国家临床执业医师资格考试推荐用书

U0691181

2021

国家临床执业及助理医师资格考试
实践技能
操作指南

刘 钊◎编著

2020考点全覆盖
考题命中90%
2021按新大纲编写
执业及助理医师通用

信昭昭 过医考
独家秘笈

表格理解 图形记忆 口诀背诵

考点贯通

1. 正版图书双色印刷。
2. 凭刮刮卡（每书一个，限用3次）登录 service.buaapress.com.cn在线享用20小时视频课程。
3. 扫码关注昭昭老师微信公众号（二维码见封底），享受免费题库、视频，并定期发布答疑解析。

北京航空航天大学出版社
BEIHANG UNIVERSITY PRESS

内容简介

　　本书拥有细致详尽的备考内容，且作者考虑到考生面临的时间紧、考点多、记忆难的三大核心问题，所以打破了传统备考用书的编排形式，采用图表形式列出章节分值、考点计分、难点标注，指导广大考生科学备考，让考生做到时间有分配、考点有了解、记忆有重点，从而帮助广大考生取得满意的成绩，顺利通过考试。考生还可以参考《国家临床执业及助理医师资格考试实践技能核心考点背诵版》，此书将不好背的重点难点、易混淆的考点编成顺口溜、口诀形式帮助大家加深记忆。

图书在版编目（CIP）数据

国家临床执业及助理医师资格考试实践技能操作指南／
刘钊编著 . -- 北京 ： 北京航空航天大学出版社，
2020.11
　　ISBN 978-7-5124-3397-7

　Ⅰ．①国… Ⅱ．①刘… Ⅲ．①临床医学－资格考试－
自学参考资料 Ⅳ．① R4

　中国版本图书馆 CIP 数据核字（2020）第 226100 号

国家临床执业及助理医师资格考试实践技能操作指南
刘　钊　编著
责任编辑　寿亚荷
*
北京航空航天大学出版社出版发行
北京市海淀区学院路 37 号（邮编 100191）　http://www.buaapress.com.cn
发行部电话：(010)82317024　传真：(010)82328026
读者信箱：bhjiaopei@163.com　邮购电话：(010)82316936
保定市中画美凯印刷有限公司印装　各地书店经销
*
开本：787×1 092　1/16　印张：28.5　字数：903 千字
2020 年 11 月第 1 版　2020 年 11 月第 1 次印刷
ISBN 978 - 7 - 5124 - 3397 - 7　定价：96.00 元

前　言

一、考试介绍

2021《国家临床执业及助理医师资格考试实践技能操作指南》是一本专门针对实践技能考试的备考用书。作为医师资格考试的重要组成部分，目前考试制度为只有通过技能考试，才有资格参加8月份的笔试，部分省份的考生在当年技能考试通过后，如果没有通过8月份的笔试，可参加11月份的第二次笔试。如果技能考试地点为指定的当地的考试基地，那么考生如果未能通过11月份的笔试，来年不用参加技能考试，直接就可参加8月份的笔试。所以对于2021届考生而言，首当其冲的任务是通过技能考试，才能确保今年通关无忧。

2021《国家临床执业及助理医师资格考试实践技能操作指南》是昭昭老师根据最新的考试大纲编写而成，除了对第九版教材的新知识点进行了更新以外，对于考生认为较难的第二站和第三站即体格检查和基本操作，插入了100多幅简笔图，帮助考生更加形象地理解和记忆，这要比单纯观看文字来的更加容易。

但是，部分考生因为对技能考试重视程度不够，导致技能不过关，耽误了自己一年的宝贵时间，追悔莫及。昭昭老师根据近十年医师培训的经验和多次担任技能监考老师的体会，总结汇编了本书。本书包括实践考试新三站的考试项目、考试时间及分值分配。总分100分，考过60分即可通过。请同学们根据自己时间适当安排复习计划。

考站	考试项目	分值	考试时间
第一站	病史采集	15分	40分钟
	病例分析	22分	
	心肺听诊	8分	
	心电图	6分	
	影像学检查	7分	
	医德医风	2分	
第二站	体格检查	20分	15分钟
第三站	基本操作	20分	10分钟

二、备考时间分配

昭昭老师根据近十年医师培训的经验建议各位考生，技能复习时间集中在 14 天左右比较好。医师考试三站内容，应对策略如下。

考站	考试项目	考试特点及应对策略	复习时间
第一站	病史采集	大家根据昭昭老师所提供的模板回答基本可以得到 90% 以上的分数	30 分钟左右
	病例分析	提前着手，涉及到 13 个临床系统疾病，难点是循环系统及神经系统	3 天左右
	心肺听诊	通过看昭昭老师相关的讲解视频，能够迅速搞定	2 小时左右
	心电图	通过看昭昭老师相关的讲解视频，能够迅速搞定	2 小时左右
	影像学检查	通过看昭昭老师相关的讲解视频，能够迅速搞定	1.5 小时左右
	医德医风	通过看昭昭老师相关的讲解视频，能够迅速搞定	15 分钟左右
第二站	体格检查	广大考生认为最难的二站和三站；需要你认真操练，考生需结合昭昭老师录制的从考生角度出发的视频，进行基本操作	7 天左右
第三站	基本操作		7 天左右

技能考试的重点和难点在于第二、三站考核，即体格检查和基本操作。这部分内容对于那些基础薄弱、刚毕业、无临床经验的大学生，以及长期未从事临床工作的考生来说，具有很大的挑战性。俗话说："是不是，三分样"。如果临床经验不足，"样子"摆出来都不专业，别人一看就是错误的。尤其近年来，第二、三站的考核越来越全面，体格检查可能会涉及三个系统的查体，基本操作再涉及一个系统，最后监考老师提出的又是另外一个系统的问题。通过这样"全面"的考核，考官可以了解考生对所有系统的掌握情况。这就要求考生对考试内容的把握要全面、准确。

本书详细介绍了技能考试的各个方面，不仅从知识层面告诉大家如何通过考试，同时从应试角度出发，对考试进行全面的解读，还将需要大家重点掌握的考点用红字标示出来。考生可登录 www.yikao88.com（昭昭老师医考网）观看讲课视频，并进行每站考试内容的练习。这样可以切实有效地帮助大家通过医师考试。考生只要按照此书的内容备考，一定能够顺利通过考试。考生在技能考完后，距离笔试，只有 2 个月左右的时间，20 多门课程内容繁杂，这个时候从历年真题进攻，效果最佳，考生可做昭昭老师的 2021《国家临床执业及助理医师资格考试精选真题考点解析》，快速高效学会怎么做题、如何读懂题眼，进而帮助你快速提高分数。

昭昭老师

目　录

第一站　上机考试

病史采集

病例分析

医德医风

第二站　体格检查

第三站　基本操作

第一站

上机考试

昭昭医考
ZHAOZHAOYIKAO

病史采集

病史采集应试指南

一、病史采集模板

（一）问诊内容

1. 现病史

（1）根据主诉及相关鉴别询问

①病因及诱因：劳累、淋雨、不洁饮食史、自身免疫力低下、外伤等。

②症状的特点：部位、性质、持续时间、强度、类型、加重及缓解因素。

③伴随症状：与该症状相关的其他症状。

（2）诊疗经过：是否到过医院，做过什么检查和治疗，治疗经过及药疗评价。

（3）一般情况：患者自发病以来，精神、饮食、大小便情况等。

2. 相关病史

（1）有无药物过敏史。

（2）与该病有关的其他病史。

（二）得分要点提示

（1）按照万能模板进行书写即可。

（2）注意条理分明，字迹清晰。

（3）昭昭老师提示：此考试内容无新意，类似于古代的八股文，无需创造和发挥，按照固定模板就可得分。

二、考生答题纸

姓名：

单位：

准考证号：

题组号：

题号：

执业医师（ ）助理医师（ ）（说明：请勾选与本人考试级别一致的考试类型）

得分：

考官签字：

问诊内容

（一）现病史

（二）相关病史

病史采集

> **2021考试大纲**

①发热、②皮肤黏膜出血（助理不要求）、③疼痛（头痛、胸痛、腹痛、关节痛、腰背痛、颈肩痛）、④咳嗽与咳痰、⑤咯血、⑥呼吸困难、⑦心悸、⑧水肿、⑨恶心与呕吐、⑩呕血与便血、⑪腹泻与便秘、⑫黄疸、⑬消瘦、⑭无尿、少尿与多尿、⑮尿频、尿急与尿痛、⑯血尿、⑰癫痫发作与惊厥、⑱眩晕（助理不要求）、⑲意识障碍。

第1节　发　热

一、基础知识

（一）现病史

1．根据主诉及相关鉴别询问

（1）起病诱因、病因：有无感冒、受凉、创伤，有无咽痛。

（2）症状的特点：发热的过程及特点（起病时间、季节、缓急、病程）。程度（热度高低）、发热的特点（热型，高峰出现时间，间歇性或持续性，加重或缓解因素）。

（3）伴随症状：是否伴有咳嗽、咳痰、咯血、胸痛；腹痛、恶心、呕吐、腹泻；尿频、尿急、尿痛；皮疹、皮肤黏膜出血、头痛、肌肉关节痛、昏迷。

2．诊疗经过　是否到过医院，做过哪些检查和治疗，治疗经过及药疗评价（抗生素、抗结核药物、激素等）。

3．一般情况　患病以来精神、饮食、睡眠、大小便及体重变化。

（二）其他相关病史

（1）有无药物过敏史。

（2）与该病有关的其他病史：传染病接触史，疫水接触史、职业特点、手术史、流产或分娩史等。

二、真题重现

1号题
【简要病史】男童，3岁。发热2日来诊。
【要求】请围绕以上简要病史，根据主诉展开询问患者病史及相关病史。
【时间】时间11分钟，分数15分。

1号题标准答案	
一、问诊内容	15分
（一）现病史	
1. 根据主诉及相关鉴别询问	
（1）起病诱因、病因：有无感冒、受凉、创伤，有无咽痛，起病缓急和患病时间（病程）。	1分
（2）症状的特点：发热的过程及特点（起病时间、季节、缓急、病程、诱因）。程度（热度高低）、发热的特点（热型，高峰出现时间，间歇性或持续性（持续时间），加重或缓解因素）。	3分
（3）伴随症状：是否伴有咳嗽、咳痰、咯血、胸痛；腹痛、恶心、呕吐、腹泻；尿频、尿急、尿痛；皮疹、皮肤黏膜出血、头痛、肌肉关节痛、昏迷。	3分
2. 诊疗经过：是否到过医院，做过哪些检查和治疗，治疗经过及药疗评价，特别注意应用抗生素、抗结核药物、激素等情况。	2分
3. 一般情况：患病以来精神、饮食、睡眠、大小便及体重变化。	1分
（二）其他相关病史	

1. 有无药物过敏史。	0.5分
2. 与该病有关的其他病史：传染病接触史，疫水接触史、手术史等。	2.5分
二、问诊技巧	
1. 条理性强，能抓住重点。	1分
2. 能够围绕病情询问。	1分

注意：问诊技巧为老师的评分标准，考试答题时，请不要写在答题纸上。

2 号题

【简要病史】男性，27 岁。发热、咳嗽、咳痰伴咽痛 7 天门诊就诊。

【要求】请围绕以上简要病史，将应询问的现病史及相关病史写在答题纸上。

【时间】时间 11 分钟，分数 15 分。

2 号题标准答案

一、问诊内容	15 分
（一）现病史	
1. 根据主诉及相关鉴别询问	
（1）起病诱因：有无受凉、劳累。	1 分
（2）发热：程度和热型，有无寒战。	1 分
（3）咳嗽：性质、音色、程度，发生的时间和规律，加重或缓解因素。	1 分
（4）咳痰：痰的性状和量。	1 分
（5）咽痛：性质、程度，加重或缓解因素（与吞咽的关系）。	1 分
（6）伴随症状：有无乏力、盗汗，有无咯血、胸痛、呼吸困难，有无头痛和肌肉酸痛。	2 分
2. 诊疗经过	
（1）是否曾到医院就诊，做过哪些检查。	1 分
（2）治疗情况。	1 分
3. 一般情况：近期精神、饮食、睡眠、大小便及体重变化情况。	1 分
（二）其他相关病史	
1. 有无药物过敏史。	0.5 分
2. 与该病相关的其他病史：有无慢性肺部疾病、心脏病病史。有无传染病接触。工作性质及环境，有无烟酒嗜好。	2.5 分
二、问诊技巧	
1. 条理性强，能抓住重点。	1 分
2. 能围绕病情询问。	1 分

3 号题

【简要病史】男性，35 岁。发热伴双侧颈部和腹股沟淋巴结肿大 6 天门诊就诊。

【要求】请围绕以上简要病史，将应询问的现病史及相关病史写在答题纸上。

【时间】时间 11 分钟，分数 15 分。

3 号题标准答案

一、问诊内容	15 分
（一）现病史	
1. 根据主诉及相关鉴别询问	
（1）发病诱因：有无劳累、外伤和感染。	1 分
（2）发热：程度、热型，有无寒战。	2 分
（3）淋巴结肿大：肿大淋巴结如何发现，大小和数量，有无疼痛，是否呈进行性肿大。其他部位淋巴结有无肿大。	3 分
（4）伴随症状：有无盗汗、消瘦，有无皮肤瘙痒、苍白和皮疹。	1 分
2. 诊疗经过	
（1）是否曾到医院就诊，做过哪些检查。	1 分

（2）治疗情况。	1分
3.一般情况：近期精神、饮食、睡眠、大小便情况。	1分
（二）其他相关病史	
1.有无药物过敏史。	0.5分
2.与该病有关的其他病史：有无血液病、结缔组织病和结核病。有无相关疾病家族史。	2.5分
二、问诊技巧	
1.条理性强，能抓住重点。	1分
2.能围绕病情询问。	1分

第2节　皮肤黏膜出血（助理医师不要求）

一、基础知识

（一）现病史

1.根据主诉及相关鉴别询问

（1）起病诱因、病因：有无劳累、服用药物（如华法林）。

（2）症状的特点：如何发现的，出血的部位、分布、持续时间及特点；注意询问皮肤、黏膜出血的部位、大小、分布、持续天数、消退情况和出血的频率。

（3）伴随症状：有无伴发鼻出血、牙龈渗血、咯血、便血等出血症状，有无关节痛及腹痛、血尿、黄疸（耳鼻喉、呼吸、消化系统）；有无牙龈肿胀、皮肤毛囊过度角化（皮肤系统）；有无皮肤苍白、乏力、头晕、眼花、耳鸣、记忆力减退、发热等贫血及相关疾病症状（血液系统）。

2.诊疗经过　是否到过医院，做过什么检查（血常规、尿常规、骨髓、胸部X线或CT）和治疗，治疗经过及药疗评价，特别注意应用抗生素、抗结核药物、激素等情况。

3.一般情况　患病以来精神、饮食、睡眠、大小便及体重变化。

（二）其他相关病史

（1）有无药物过敏史。

（2）与该病有关的其他病史：是否接触过放射性物质及毒物，有无心脏病、肾病、出血性疾病、肠道疾病、风湿性疾病病史。月经史，生育史及家族史。

二、真题重现

4号题

【简要病史】男性，28岁。皮肤瘀点、瘀斑3日来诊。

【要求】请围绕以上简要病史，根据主诉展开询问患者病史及相关病史。

【时间】时间11分钟，分数15分。

4号题标准答案

一、问诊内容	15分
（一）现病史	
1.根据主诉及相关鉴别询问	
（1）起病诱因、病因：有无劳累、服用药物（如华法林）。	1分
（2）症状的特点：如何发现的，出血的部位、分布、持续时间及特点；注意询问皮肤、黏膜出血的部位、大小、分布、持续天数、消退情况和出血的频率。	3分
（3）伴随症状：有无伴发鼻出血、牙龈渗血、咯血、便血等出血症状，有无关节痛及腹痛、血尿、黄疸；有无牙龈肿胀、皮肤毛囊过度角化，有无皮肤苍白、乏力、头晕、眼花、耳鸣、记忆力减退、发热等贫血及相关疾病症状。	3分
2.诊疗经过：是否到过医院，做过什么检查（血常规、尿常规、骨髓、胸部X线或CT）和治疗，治疗经过及药疗评价，特别注意应用抗生素、抗结核药物、激素等情况。	2分

3. 一般情况：患病以来精神、饮食、睡眠、大小便及体重变化。	1分
（二）其他相关病史	
1. 有无药物过敏史。	0.5分
2. 与该病有关的其他病史：是否接触过放射性物质及毒物，有无心脏病、肾病、出血性疾病、肠道疾病、风湿性疾病病史。	2.5分
二、问诊技巧	
1. 条理性强，能抓住重点。	1分
2. 能够围绕病情询问。	1分

5号题
【简要病史】女性，45岁。皮肤出血点、瘀斑伴胸骨压痛3天门诊就诊。
【要求】请围绕以上简要病史，将应询问的现病史及相关病史写在答题纸上。
【时间】时间11分钟，分数15分。

5号题标准答案

一、问诊内容	15分
（一）现病史	
1. 根据主诉及相关鉴别询问	
（1）发病诱因：有无接触放射线、服用药物及外伤。	0.5分
（2）皮肤出血点和瘀斑：具体颜色及其变化、部位、数量，有无瘙痒，瘀斑大小，是否高出皮面。	2分
（3）胸骨压痛：如何发现，有无自觉疼痛。	1.5分
（4）伴随症状：有无便血、尿血、鼻出血、牙龈出血、近期月经量增多（1分）；有无头晕、乏力、面色苍白，有无发热、关节痛及其他部位骨骼疼痛（2分）。	3分
2. 诊疗经过	
（1）是否曾到医院就诊，做过哪些检查：血常规、尿常规、粪常规及隐血、骨髓细胞学检查。	1分
（2）治疗情况：是否用过止血药物治疗，疗效如何。	1分
3. 一般情况：发病以来精神、饮食、睡眠和近期体重变化情况。	1分
（二）其他相关病史	
1. 有无药物过敏史。	0.5分
2. 与该病有关的其他病史：有无肝病、肾病和出血性疾病及肿瘤病史，生活、工作环境情况。有无不洁性生活史、月经史及生育史，有无相关疾病家族史。	2.5分
二、问诊技巧	
1. 条理性强，能抓住重点。	1分
2. 能围绕病情询问。	1分

第3节 疼 痛（头痛、胸痛、腹痛、关节痛、腰背痛、颈肩痛）

·头 痛·

一、基础知识

（一）现病史

1. 根据主诉及相关鉴别询问

（1）起病诱因、病因：有无剧烈运动、过度疲劳、用力排便、情绪波动、脑外伤。

（2）症状的特点：发作急缓程度、病程，疼痛出现的时间、部位、范围、性质、持续时间、加重或缓解因素（和咳嗽、喷嚏、体位的关系）。

（3）伴随症状：是否伴呕吐，呕吐后是否缓解，是否伴眩晕，是否伴发热，有无精神症状、意识障碍、视力障碍、眼球痛或项痛，是否伴有癫痫发作，有无焦虑、失眠、偏瘫、失语。

2. 诊疗经过 是否到过医院，做过什么检查（如头颅CT）和治疗，治疗经过及药疗评价。

3. 一般情况 患病以来精神、饮食、睡眠、大小便及体重变化。

（二）其他相关病史

（1）有无药物过敏史。

（2）与该病有关的其他病史：既往有无类似发作性头痛史，有无脑血管畸形或脑动脉瘤病史，有无高血压病史及头痛家族史，有无毒物接触史。

二、真题重现

6号题

【简要病史】女性，45岁。反复头痛10日来诊。

【要求】请围绕以上简要病史，根据主诉展开询问患者病史及相关病史。

【时间】时间11分钟，分数15分。

6号题标准答案

一、问诊内容	15分
（一）现病史	
1. 根据主诉及相关鉴别询问	
（1）起病诱因、病因：有无剧烈运动、过度疲劳、用力排便、情绪波动、脑外伤。	1分
（2）症状的特点：发作急缓程度、病程、疼痛出现的时间、部位、范围、性质、持续时间、加重或缓解因素（和咳嗽、喷嚏、体位的关系）。	3分
（3）伴随症状：是否伴呕吐，呕吐后是否缓解；是否伴眩晕；是否伴发热，有无精神症状、意识障碍、视力障碍、眼球痛或项痛；是否伴有癫痫发作；有无焦虑、失眠、偏瘫、失语。	3分
2. 诊疗经过：是否到过医院，做过什么检查（如头颅CT）和治疗，治疗经过及药疗评价。	2分
3. 一般情况：患病以来精神、饮食、睡眠、大小便及体重变化。	1分
（二）其他相关病史	
1. 有无药物过敏史。	0.5分
2. 与该病有关的其他病史：既往有无类似发作性头痛史，有无脑血管畸形或脑动脉瘤病史，有无高血压病史及头痛家族史，有无毒物接触史。	2.5分
二、问诊技巧	
1. 条理性强，能抓住重点。	1分
2. 能够围绕病情询问。	1分

7号题

【简要病史】女性，18岁。上体育课时爆炸样头痛伴呕吐3小时急诊就诊。

【要求】请围绕以上简要病史，将应询问的现病史及相关病史写在答题纸上。

【时间】时间11分钟，分数15分。

7号题标准答案

一、问诊内容	15分
（一）现病史	
1. 根据主诉及相关鉴别询问	
（1）发病诱因：有无剧烈运动、情绪激动、外伤。	1分
（2）头痛：具体部位、程度，持续性还是阵发性，持续时间，加重或缓解因素。	2分
（3）呕吐：次数，是否为喷射性，呕吐物的性状和量，与头痛的关系。	2分
（4）伴随症状：有无神志改变，有无发热、视力障碍、肢体活动障碍、语言障碍、抽搐。	2分
2. 诊疗经过	
（1）是否曾到医院就诊，做过哪些检查。	1分
（2）治疗情况。	1分

3. 一般情况：近期精神、饮食、睡眠及大小便情况。	1分
（二）其他相关病史	
1. 有无药物过敏史。	0.5分
2. 与该病有关的其他病史：有无类似发作史，有无脑血管畸形或脑动脉瘤、高血压病史。月经史。家族成员有无类似头痛史。	2.5分
二、问诊技巧	
1. 条理性强，能抓住重点。	1分
2. 能围绕病情询问。	1分

·胸　痛·

一、基础知识

（一）现病史

1. 根据主诉及相关鉴别询问

（1）起病诱因、病因：有无运动、饱餐及情绪激动。

（2）症状的特点：疼痛的部位、性质和程度，发作的时间、病程、发作急缓程度、范围、有无放射痛、持续时间、加重或缓解因素（与呼吸、排便、体位的关系）。

（3）伴随症状：是否伴咳嗽、咳痰、发热；是否伴呼吸困难；是否伴咯血；是否伴皮肤苍白、大汗、头晕、意识丧失；是否伴呼吸困难，有无反酸、胃灼热。

2. 诊疗经过 做过什么检查（如心电图、胸部X线片、心肌坏死标记物）和治疗，治疗经过及药疗评价。

3. 一般情况 患病以来精神、饮食、睡眠、大小便及体重变化。

（二）其他相关病史

（1）有无药物过敏史。

（2）与该病有关的其他病史：既往有无类似发作史，有无高血压、高血脂、糖尿病、心脏病、结核病史，有无烟酒嗜好，有无手术史。

二、真题重现

8号题
【简要病史】男性，21岁。突发胸痛3小时来诊。
【要求】请围绕以上简要病史，根据主诉展开询问患者病史及相关病史。
【时间】时间11分钟，分数15分。

8号题标准答案	
一、问诊内容	15分
（一）现病史	
1. 根据主诉及相关鉴别询问	
（1）起病诱因、病因：有无运动、饱餐及情绪激动。	1分
（2）症状的特点：疼痛的部位、性质和程度，发作的时间、病程、发作急缓程度、范围、有无放射痛、持续时间、加重或缓解因素（与呼吸、排便、体位的关系）。	3分
（3）伴随症状：是否伴咳嗽、咳痰、发热，是否伴呼吸困难，是否伴咯血，是否伴皮肤苍白、大汗、头晕、意识丧失，有无反酸、胃灼热。	3分
2. 诊疗经过：是否到过医院，做过什么检查（如心电图、胸部X线片、心肌坏死标记物）和治疗，治疗经过及药疗评价。	2分
3. 一般情况：患病以来精神、饮食、睡眠、大小便及体重变化。	1分
（二）其他相关病史	
1. 有无药物过敏史。	0.5分

2. 与该病有关的其他病史：既往有无类似发作史，有无高血压、高血脂、糖尿病、心脏病、结核病史，有无烟酒嗜好，有无手术史。	2.5分
二、问诊技巧	
1. 条理性强，能抓住重点。	1分
2. 能够围绕病情询问。	1分

9号题

【简要病史】男性，67岁。外伤后左侧胸痛伴呼吸困难半小时急诊就诊。

【要求】请围绕以上简要病史，将应询问的现病史及相关病史写在答题纸上。

【时间】时间11分钟，分数15分。

9号题标准答案

一、问诊内容	15分
（一）现病史	
1. 根据主诉及相关鉴别询问	
（1）受伤机制：具体受伤时间、原因、部位和受伤经过。	1分
（2）胸痛：具体部位、性质、程度，有无放射，加重或缓解因素（与呼吸、体位及活动的关系）。有无皮肤瘀斑及破损。	2分
（3）呼吸困难（气短）：发作时间及程度，发病缓急，是阵发性还是持续性，加重或缓解因素（与活动及体位的关系）。	2分
（4）伴随症状：有无咯血，有无心悸、头晕、出汗或意识障碍，有无腹痛或其他部位疼痛。	2分
2. 诊疗经过	
（1）是否曾到医院就诊，做过哪些检查。	1分
（2）治疗情况。	1分
3. 一般情况：近期精神、饮食、睡眠、大小便及体重变化情况。	1分
（二）其他相关病史	
1. 有无药物及食物过敏史。	0.5分
2. 与该病相关的其他病史：有无慢性肺部疾病、高血压、心脏病病史。有无手术史。有无烟酒嗜好。	2.5分
二、问诊技巧	
1. 条理性强，能抓住重点。	1分
2. 能围绕病情询问。	1分

·腹　痛·

一、基础知识

（一）现病史

1. 根据主诉及相关鉴别询问

（1）起病诱因、病因：有无劳累、不洁饮食，生活条件与居住状况，有无服用药物（非甾体类药物）。

（2）症状的特点：疼痛的部位、性质和程度、发作的时间（餐前、餐后，有无周期性、节律性）、病程（慢性、急性）、发作急缓程度、范围、有无放射痛、持续时间、加重或缓解因素（体力活动、精神紧张），与呼吸、排便、体位的关系。

（3）伴随症状：是否伴发热、寒战，是否伴皮肤、巩膜黄染，有无头晕、晕厥，是否伴呕吐、反酸、腹泻，是否有血尿。

2. 诊疗经过 是否到过医院，做过什么检查（如血沉、尿常规、粪常规及隐血、粪便培养、PPD试验、胸部X线、腹部B超、肠镜）和治疗，治疗经过及药疗评价。

3. 一般情况 患病以来精神、饮食、睡眠、大小便及体重变化。

（二）其他相关病史

（1）有无药物过敏史。

（2）与该病有关的其他病史：既往有无消化系统疾病病史，有无结核病史或结核病患者接触史，有无胃肠道手术史（肠粘连致肠梗阻），有无痔疮、肛裂病史，伴腹泻患者需问有无细菌性痢疾、阿米巴痢疾等病史。月经、婚育史（女性）。

二、真题重现

10 号题

【简要病史】男性，82 岁。转移性右下腹痛 5 小时来诊。

【要求】请围绕以上简要病史，根据主诉展开询问患者病史及相关病史。

【时间】时间 11 分钟，分数 15 分。

10 号题标准答案

一、问诊内容	15 分
（一）现病史	
1. 根据主诉及相关鉴别询问	
（1）起病诱因、病因：有无劳累、不洁饮食，生活条件与居住状况，有无服用药物（非甾体类药物）。	1 分
（2）症状的特点：疼痛的部位、性质和程度、发作的时间（餐前、餐后，有无周期性、节律性）、病程（慢性、急性）、发作急缓程度、范围、有无放射痛、持续时间、加重或缓解因素（体力活动、精神紧张），与呼吸、排便、体位的关系。	3 分
（3）伴随症状：是否伴发热、寒战，是否伴皮肤巩膜黄染，有无头晕、晕厥，是否伴呕吐、反酸、腹泻，是否有血尿。	3 分
2. 诊疗经过：是否到过医院，做过什么检查（如血常规、尿常规、粪常规及隐血、粪便培养、腹部 X 线、腹部 B 超、肠镜）和治疗，治疗经过及药疗评价。	2 分
3. 一般情况：患病以来精神、饮食、睡眠、大小便及体重变化。	1 分
（二）其他相关病史	
1. 有无药物过敏史。	0.5 分
2. 与该病有关的其他病史：既往有无消化系统疾病病史，有无结核病史或结核病患者接触史，有无胃肠道手术史（肠粘连致肠梗阻），有无痔疮、肛裂病史，伴腹泻患者需问有无细菌性痢疾、阿米巴痢疾等病史。	2.5 分
二、问诊技巧	
1. 条理性强，能抓住重点。	1 分
2. 能够围绕病情询问。	1 分

11 号题

【简要病史】男性，45 岁。腹痛 5 天，停止排气、排便 3 天急诊就诊。

【要求】请围绕以上简要病史，将应询问的现病史及相关病史写在答题纸上。

【时间】时间 11 分钟，分数 15 分。

11 号题标准答案

一、问诊内容	15 分
（一）现病史	
1. 根据主诉及相关鉴别询问	
（1）发病诱因：有无进食柿子或黑枣，有无饮酒、剧烈运动。	2 分
（2）腹痛：部位与程度，有无规律性痛，有无放射，加重或缓解因素。腹痛与停止排气、排便的关系。	2 分
（3）大便情况：何时开始停止排气排便，是完全性还是不完全性。	1 分
（4）伴随症状：有无发热、恶心、呕吐、腹胀，有无头晕、心悸、口渴等。	2 分

2. 诊疗经过：是否到过医院，做过什么检查（如粪常规及隐血、粪便培养、腹部B超、肠镜）和治疗，治疗经过及药疗评价。	2分
3. 一般情况：发病以来精神、饮食、睡眠及体重变化情况。	1分
（二）其他相关病史	
1. 有无药物过敏史。	0.5分
2. 与该病有关的其他病史：有无腹部手术史，有无寄生虫、腹外疝、肠扭转、炎症性肠病、血栓、栓塞、肿瘤病史，有无肿瘤疾病家族史。	2.5分
二、问诊技巧	
1. 条理性强，能抓住重点。	1分
2. 能围绕病情询问。	1分

· 关节痛 ·

一、基础知识

（一）现病史

1. 根据主诉及相关鉴别询问

（1）起病诱因、病因：有无外伤、过度劳累、饮酒，天气变冷受凉。

（2）症状的特点：疼痛出现时间，起病缓急，病程（演变），性质（是否游走性，有无红肿热痛、关节畸形）、程度，与天气、活动的关系。

（3）伴随症状：是否伴发热、畏寒、乏力盗汗、消瘦纳差，局部有无红肿热，疼痛是否对称、有无晨僵、关节畸形，是否有心悸，是否饮酒后疼痛，是否伴皮肤红斑、光过敏，是否伴皮肤紫癜、腹痛，有无肌肉疼痛、肌无力、肌萎缩、淋巴结大、肝脾大。

2. 诊疗经过 是否到过医院，做过什么检查（血常规、血沉、C-反应蛋白、膝关节X线片）和治疗（非甾体类解热镇痛药、激素、抗生素），治疗经过及药疗评价，特别注意应用抗生素、抗结核药物、激素等情况。

3. 一般情况 患病以来精神、饮食、睡眠、大小便及体重变化。

（二）其他相关病史

（1）有无药物过敏史。

（2）与该病有关的其他病史：既往有无类似发作史，有无关节外伤史、结核病、风湿病史，疑有传染病的应了解流行病史。有无关节手术史、月经婚育史（女性）。

二、真题重现

12号题
【简要病史】男性，68岁。膝关节疼痛6个月余，伴加重2日来诊。
【要求】请围绕以上简要病史，根据主诉展开询问患者病史及相关病史。
【时间】时间11分钟，分数15分。

12号题标准答案	
一、问诊内容	15分
（一）现病史	
1. 根据主诉及相关鉴别询问	
（1）起病诱因、病因：有无外伤、过度劳累、饮酒，天气变冷受凉。	1分
（2）症状的特点：疼痛出现时间，起病缓急，病程（演变），性质（是否游走性，有无红肿热痛、关节畸形）、程度，与天气、活动的关系。	3分
（3）伴随症状：是否伴发热、畏寒、乏力盗汗、消瘦纳差，局部有无红肿热，疼痛是否对称、有无晨僵、关节畸形，是否有心悸，是否饮酒后疼痛，是否伴皮肤红斑、光过敏，是否伴皮肤紫癜、腹痛，有无肌肉疼痛、肌无力、肌萎缩、淋巴结大、肝脾大。	3分

2. 诊疗经过：是否到过医院，做过什么检查（血常规、膝关节 X 线片）和治疗（非甾体类解热镇痛药、激素、抗生素），治疗经过及药疗评价，特别注意应用抗生素、抗结核药物、激素等情况。	2 分
3. 一般情况：患病以来精神、饮食、睡眠、大小便及体重变化。	1 分
（二）其他相关病史	
1. 有无药物过敏史。	0.5 分
2. 与该病有关的其他病史：既往有无类似发作史，有无关节外伤史、结核病、风湿病史，疑有传染病的应了解流行病史。	2.5 分
二、问诊技巧	
1. 条理性强，能抓住重点。	1 分
2. 能够围绕病情询问。	1 分

13 号题

【简要病史】女性，29 岁。关节痛伴面颊部红斑 3 天门诊就诊。

【要求】请围绕以上简要病史，将应询问的现病史及相关病史写在答题纸上。

【时间】时间 11 分钟，分数 15 分。

13 号题标准答案

一、问诊内容	15 分
（一）现病史	
1. 根据主诉及相关鉴别询问	
（1）发病诱因：有无感染、外伤、日光照射、服用药物。	1 分
（2）关节痛：部位、程度、出现时间、皮温，有无肿胀、变形。	2 分
（3）面颊部红斑：外形、大小，两边是否对称，局部有无不适（如疼痛、瘙痒），与日晒的关系。其他部位有无皮疹。	2.5 分
（4）伴随症状：有无发热，有无口腔溃疡、脱发。有无口干和眼干。	1.5 分
2. 诊疗经过	
（1）是否曾到医院就诊，做过哪些检查。	1 分
（2）治疗结果如何。	1 分
3. 一般情况：发病以来精神、饮食、睡眠、大小便及体重变化情况。	1 分
（二）其他相关病史	
1. 有无药物过敏史。	0.5 分
2. 与该病有关的其他病史：有无风湿性疾病病史，工作性质和居住环境。有无相关疾病家族史。	2.5 分
二、问诊技巧	
1. 条理性强，能抓住重点。	1 分
2. 能围绕病情询问。	1 分

·腰背痛·

一、基础知识

（一）现病史

1. 根据主诉及相关鉴别询问

（1）起病诱因、病因：有无腰扭伤、负重、受凉。

（2）症状的特点：起病缓急、病程、演变过程（反复出现、反复缓解或进行性加重）、性质、程度，与天气变化、活动的关系。

（3）伴随症状：有无脊柱畸形，有无活动受限，有无发热、乏力、盗汗，有无尿频、尿急、排尿不尽，有无反酸、嗳气、腹泻、便秘，有无月经异常、痛经、白带过多，是否伴下肢疼痛。

2. 诊疗经过 是否到过医院，做过什么检查和治疗，治疗经过及药疗评价，特别注意应用抗生素、抗结核药物、激素等情况。

　　3．一般情况　患病以来精神、饮食、睡眠、大小便及体重变化。

　　（二）其他相关病史

　　（1）有无药物过敏史。

　　（2）与该病有关的其他病史：职业特点（是否长期负重），既往有无类似发作史，有无腰背部手术史，有无关节外伤史、关节病史、结核病史、风湿病病史，疑有传染病的应了解流行病史。

二、真题重现

14 号题
【简要病史】男性，27 岁。搬重物后突发腰痛 3 小时来诊。
【要求】请围绕以上简要病史，根据主诉展开询问患者病史及相关病史。
【时间】时间 11 分钟，分数 15 分。

14 号题标准答案

一、问诊内容	15 分
（一）现病史	
1. 根据主诉及相关鉴别询问	
（1）起病诱因、病因：有无腰扭伤、负重、受凉。	1 分
（2）症状的特点：起病缓急、病程、演变过程（反复出现、反复缓解或进行性加重）、性质、程度，与天气变化、活动的关系。	3 分
（3）伴随症状：有无脊柱畸形，有无活动受限，有无发热、乏力、盗汗，有无尿频、尿急、排尿不尽，有无反酸、嗳气、腹泻、便秘。	3 分
2. 诊疗经过：是否到过医院，做过什么检查和治疗，治疗经过及药疗评价，特别注意应用抗生素、抗结核药物、激素等情况。	2 分
3. 一般情况：患病以来精神、饮食、睡眠、大小便及体重变化。	1 分
（二）其他相关病史	
1. 有无药物过敏史。	0.5 分
2. 与该病有关的其他病史：职业特点（是否长期负重），既往有无类似发作史，有无腰背部手术史，有无关节外伤史、关节病史、结核病史、风湿病病史，疑有传染病的应了解流行病史。	2.5 分
二、问诊技巧	
1. 条理性强，能抓住重点。	1 分
2. 能够围绕病情询问。	1 分

15 号题
【简要病史】男性，49 岁。腰痛半个月，加重伴血尿 1 天急诊就诊。
【要求】请围绕以上简要病史，将应询问的现病史及相关病史写在答题纸上。
【时间】时间 11 分钟，分数 15 分。

15 号题标准答案

一、问诊内容	15 分
（一）现病史	
1. 根据主诉及相关鉴别询问	
（1）发病诱因：有无剧烈运动、外伤、感染。	1 分
（2）腰痛：具体部位、性质、程度，有无放射，是持续性或阵发性，加重或缓解因素。	2 分
（3）血尿：具体尿色和量，与腰痛的关系，有无血凝块，是否为全程血尿，呈间歇性或持续性。	2.5 分
（4）伴随症状：有无尿频、尿急、尿痛、排尿困难、泡沫尿，有无发热，有无其他部位出血表现。	1.5 分
2. 诊疗经过	
（1）是否曾到医院就诊，做过哪些检查。	1 分
（2）治疗结果如何。	1 分

3. 一般情况：发病以来精神、饮食、睡眠、大便及体重变化情况。	1 分
（二）其他相关病史	
1. 有无药物过敏史。	0.5 分
2. 与该病有关的其他病史：有无类似发作史，有无结核、尿路结石、出血性疾病、肿瘤病史。	2.5 分
二、问诊技巧	
1. 条理性强，能抓住重点。	1 分
2. 能围绕病情询问。	1 分

·颈肩痛·

一、基础知识

　　（一）现病史

　　1. 根据主诉及相关鉴别询问

　　（1）起病诱因、病因：颈部是否外伤，过度疲劳，包括睡眠姿势等。

　　（2）症状的特点：是突然发病还是缓慢起病，疼痛是否持续存在。有无缓解和缓解因素，包括体位、制动等。颈肩痛的性质和程度：是急性锐痛还是持续性胀痛，有否伴随症状，疼痛可否忍受。颈肩痛的部位：疼痛什么部位最明显，是颈部还是肩部。

　　（3）伴随症状：有无精神症状、意识障碍、视力障碍、眼球痛或项痛，是否伴有癫痫发作等。

　　2. 诊疗经过　是否到医院就诊，做过哪些检查（颈椎 X 线平片、CT、MRI 等，血常规、尿常规、血生化、血沉、风湿免疫项目，神经电生理检查等），治疗和用药情况，疗效如何。如是否局部理疗，疗效如何。

　　3. 一般情况　患病以来精神、饮食、睡眠、大小便及体重变化。

　　（二）其他相关病史

　　（1）有无药物过敏史。

　　（2）与该病有关的其他病史：既往有无结核病、风湿病或类风湿病病史，有无肿瘤等遗传家族史，有无颈部外伤或手术史。

二、真题重现

16 号题
【简要病史】女性，45 岁。颈肩部疼痛并向左上肢放射，加重 3 周。
【要求】请围绕以上简要病史，根据主诉展开询问患者病史及相关病史。
【时间】时间 11 分钟，分数 15 分。

16 号题标准答案	
一、问诊内容	15 分
（一）现病史	
1. 根据主诉及相关鉴别询问	
（1）起病诱因、病因：颈部是否外伤，过度疲劳，包括睡眠姿势等。	1 分
（2）症状的特点：是突然发病还是缓慢起病，疼痛是否持续存在。有无缓解和缓解因素，包括体位、制动等。颈肩痛的性质和程度：是急性锐痛还是持续性胀痛，有否伴随症状，疼痛可否忍受。颈肩痛的部位：疼痛什么部位最明显，是颈部还是肩部。	3 分
（3）伴随症状：有无精神症状、意识障碍、视力障碍、眼球痛或项痛，是否伴有癫痫发作等。	3 分
2. 诊疗经过：是否到医院就诊，做过哪些检查（颈椎 X 线平片、CT、MRI 等，血常规、尿常规、血生化、血沉、风湿免疫项目，神经电生理检查等），治疗和用药情况，疗效如何。如是否局部理疗，疗效如何。	2 分
3. 一般情况：患病以来精神、饮食、睡眠、大小便及体重变化。	1 分
（二）其他相关病史	

1. 有无药物过敏史。	0.5分
2. 与该病有关的其他病史：既往有无结核病、风湿病或类风湿病病史，有无肿瘤等遗传家族史，有无颈部外伤或手术史。	2.5分
二、问诊技巧	
1. 条理性强，能抓住重点。	1分
2. 能够围绕病情询问。	1分

第4节　咳嗽与咳痰

一、基础知识

（一）现病史

1. 根据主诉及相关鉴别询问

（1）起病诱因、病因：有无受凉、劳累、上呼吸道感染，有无服用 ACEI 类药物。

（2）症状的特点：发病年龄，发病时间长短和规律（突发、发作性、慢性长期、夜间还是白天），咳嗽程度、音色（声音嘶哑、鸡鸣样咳嗽，金属音咳嗽，咳嗽声音低微或无力）与影响因素，是否伴有咳痰，痰的颜色、性状、量、气味，是否带血。

（3）伴随症状：是否伴发热，是否伴胸痛，是否伴呼吸困难，是否伴咯血，是否伴大量脓痰，是否伴哮鸣音。怀疑支气管扩张时要注意有无杵状指。

2. 诊疗经过　是否到过医院，做过什么检查（如血常规、胸部 X 线、痰病原学检查）和治疗，治疗经过及药疗评价，是否使用抗生素、祛痰、止咳治疗，疗效如何。

3. 一般情况　患病以来精神、饮食、睡眠、大小便及体重变化。

（二）其他相关病史

（1）有无药物过敏史。

（2）与该病有关的其他病史：了解居住地、职业及吸烟史，既往有无慢性肺部疾病、心脏病、糖尿病、肝病、肾病等病史。

二、真题重现

17号题
【简要病史】男性，69 岁。反复咳嗽、咳痰 20 余年来诊。
【要求】请围绕以上简要病史，根据主诉展开询问患者病史及相关病史。
【时间】时间 11 分钟，分数 15 分。

17号题标准答案	
一、问诊内容	15分
（一）现病史	
1. 根据主诉及相关鉴别询问	
（1）起病诱因、病因：有无受凉、劳累、上呼吸道感染，有无服用 ACEI 类药物。	1分
（2）症状的特点：发病年龄，发病时间长短和规律（突发、发作性、慢性长期、夜间还是白天），咳嗽程度、音色（声音嘶哑、鸡鸣样咳嗽，金属音咳嗽，咳嗽声音低微或无力）与影响因素，是否伴有咳痰，痰的颜色、性状、量、气味，是否带血。	3分
（3）伴随症状：是否伴发热，是否伴胸痛，是否伴呼吸困难，是否伴咯血，是否伴大量脓痰，是否伴哮鸣音。怀疑支气管扩张时要注意有无杵状指。	3分
2. 诊疗经过：是否到过医院，做过什么检查（如血常规、胸部 X 线、痰病原学检查）和治疗，治疗经过及药疗评价，是否使用抗生素、祛痰、止咳治疗，疗效如何。	2分
3. 一般情况：患病以来精神、饮食、睡眠、大小便及体重变化。	1分
（二）其他相关病史	
1. 有无药物过敏史。	0.5分

2. 与该病有关的其他病史：了解居住地、职业及吸烟史，既往有无慢性肺部疾病、心脏病、糖尿病、肝病、肾病等病史。	2.5分
二、问诊技巧	
1. 条理性强，能抓住重点。	1分
2. 能够围绕病情询问。	1分

18 号题

【简要病史】男性，28 岁。发热、咽痛 3 天，咳嗽 2 天门诊就诊。

【要求】请围绕以上简要病史，将应询问的现病史及相关病史写在答题纸上。

【时间】时间 11 分钟，分数 15 分。

18 号题标准答案

一、问诊内容	15 分
（一）现病史	
1. 根据主诉及相关鉴别询问	
（1）发病诱因：有无受凉、劳累。	1分
（2）发热：程度，热型，有无寒战。	1分
（3）咽痛：性质，程度，加重或缓解因素（与吞咽的关系）。	2分
（4）咳嗽：性质，音色，程度，发生的时间和规律，加重或缓解因素。	1分
（5）伴随症状：有无乏力、盗汗，有无咯血、胸痛、呼吸困难，有无头痛和肌肉酸痛。	2分
2. 诊疗经过	
（1）是否曾到医院就诊，做过哪些检查。	1分
（2）治疗情况。	1分
3. 一般情况：近期精神、饮食、睡眠、大小便及体重变化情况。	1分
（二）其他相关病史	
1. 有无药物过敏史。	0.5分
2. 与该病相关的其他病史：有无慢性肺部疾病、心脏病病史。有无传染病接触史。工作性质及环境，有无烟酒嗜好。	2.5分
二、问诊技巧	
1. 条理性强，能抓住重点。	1分
2. 能围绕病情询问。	1分

第5节　咯　血

一、基础知识

　　（一）现病史

　　1. 根据主诉及相关鉴别询问

　　（1）起病诱因、病因：有无受凉、劳累、上呼吸道感染。

　　（2）症状的特点：咯血的性质（咳出还是呕出），咯血的量、颜色和性状。

　　（3）伴随症状：是否伴发热，是否伴胸痛，是否有呛咳，是否伴脓痰，有无皮肤黏膜出血，有无杵状指，是否有皮肤、巩膜黄染。

　　2. 诊疗经过　是否到过医院，做过什么检查（如血常规、胸部 X 线或胸部 CT、痰病原学检查、支气管镜检查）和治疗，治疗经过及药疗评价。

　　3. 一般情况　患病以来精神、饮食、睡眠、大小便及体重变化。

　　（二）其他相关病史

　　（1）有无药物过敏史。

　　（2）与该病有关的其他病史：有无幼年时期下呼吸道感染病史，有无肺结核、心脏病、肝病、糖尿病、血液系统疾病、下肢深静脉血栓病史（导致肺栓塞）。工作性质及环境（职业性粉尘接触史），有无烟酒嗜好。

二、真题重现

19 号题

【简要病史】女性，24 岁。突发大量咯血 2 小时来诊。

【要求】请围绕以上简要病史，根据主诉展开询问患者病史及相关病史。

【时间】时间 11 分钟，分数 15 分。

19 号题标准答案

一、问诊内容	15 分
（一）现病史	
1. 根据主诉及相关鉴别询问	
（1）起病诱因、病因：有无受凉、劳累、上呼吸道感染。	1 分
（2）症状的特点：咯血的性质（咳出还是呕出），咯血的量、颜色和性状。	3 分
（3）伴随症状：是否伴发热，是否伴胸痛，是否有呛咳，是否伴脓痰，有无皮肤黏膜出血，有无杵状指，是否有皮肤、巩膜黄染。	3 分
2. 诊疗经过：是否到过医院，做过什么检查（如血常规、胸部 X 线或胸部 CT、痰病原学检查、支气管镜检查）和治疗，治疗经过及药疗评价。	2 分
3. 一般情况：患病以来精神、饮食、睡眠、大小便及体重变化。	1 分
（二）其他相关病史	
1. 有无药物过敏史。	0.5 分
2. 与该病有关的其他病史：有无幼年时期下呼吸道感染病史，有无肺结核、心脏病、肝病、糖尿病、血液系统疾病、下肢深静脉血栓病史（导致肺栓塞）。工作性质及环境（职业性粉尘接触史），有无烟酒嗜好。	2.5 分
二、问诊技巧	
1. 条理性强，能抓住重点。	1 分
2. 能够围绕病情询问。	1 分

20 号题

【简要病史】女性，63 岁。间断咳嗽、咳痰、痰中带血 5 年，咯血 3 天急诊就诊。

【要求】请围绕以上简要病史，将应询问的现病史及相关病史写在答题纸上。

【时间】时间 11 分钟，分数 15 分。

20 号题标准答案

一、问诊内容	15 分
（一）现病史	
1. 根据主诉及相关鉴别询问	
（1）发病诱因：有无受凉、劳累。	1 分
（2）咯血：痰中带血的性状和量，本次咯血的急缓、性状、颜色和量。	1 分
（3）咳嗽：性质、音色、程度，发生的时间和规律，加重或缓解因素。	1.5 分
（4）咳痰：痰的性状和量，有无异味，有无季节性，加重或缓解因素。	1.5 分
（5）伴随症状：有无发热、盗汗、胸痛，有无心悸、晕厥、呼吸困难，有无其他部位出血，有无双下肢水肿。	2 分
2. 诊疗经过	
（1）是否曾到医院就诊，做过哪些检查：血常规、胸部 X 线片（或 CT）、支气管镜。	1 分
（2）治疗情况：是否用过抗菌、止咳、祛痰及止血药物治疗，疗效如何。	1 分
3. 一般情况：发病以来精神、饮食、睡眠、大小便及体重变化情况。	1 分
（二）其他相关病史	
1. 有无药物过敏史。	0.5 分

2. 与该病有关的其他病史：有无幼年呼吸道感染病史（麻疹肺炎、百日咳等），有无肺结核、心脏病、糖尿病及血液病病史。工作性质及环境，有无烟酒嗜好。	2.5分
二、问诊技巧	
1. 条理性强，能抓住重点。	1分
2. 能围绕病情询问。	1分

第6节　呼吸困难

一、基础知识

（一）现病史

1. 根据主诉及相关鉴别询问

（1）起病诱因、病因：有无接触过敏原、上呼吸道感染、剧烈运动、服用阿司匹林、吗啡类、巴比妥类药物。

（2）症状的特点：呼吸困难出现的缓急，呼吸困难程度、性质，发作频率，缓解或加重因素，与活动、体位的关系。

（3）伴随症状：是否伴哮鸣音，有无发热，是否有胸痛，是否有咳嗽、咳痰，是否有意识障碍。

2. 诊疗经过 是否到过医院，做过什么检查（如血常规、胸部X线、肺功能、心电图、血气分析）和治疗，治疗经过及药效评价，有无使用抗生素、吸入糖皮质激素和支气管舒张剂（怀疑是哮喘时询问）。

3. 一般情况 患病以来精神、饮食、睡眠、大小便及体重变化。

（二）其他相关病史

（1）有无药物过敏史。

（2）与该病有关的其他病史：有无过敏性鼻炎病史，有无慢性肺部疾病病史，有无心脏病、肝病、肾病及糖尿病、高血压病史，有无血液系统疾病、下肢深静脉血栓病史。工作性质及环境，有无烟酒嗜好。

二、真题重现

21 号题
【简要病史】男性，62岁。突发呼吸困难1小时来诊。
【要求】请围绕以上简要病史，根据主诉展开询问患者病史及相关病史。
【时间】时间11分钟，分数15分。

21 号题标准答案

一、问诊内容	15分
（一）现病史	
1. 根据主诉及相关鉴别询问	
（1）起病诱因、病因：有无接触过敏原、上呼吸道感染、剧烈运动，服用阿司匹林、吗啡类、巴比妥类药物。	1分
（2）症状的特点：呼吸困难出现的缓急，呼吸困难程度、性质，发作频率，缓解或加重因素，与活动、体位的关系。	3分
（3）伴随症状：是否伴哮鸣音，有无发热，是否有胸痛，是否有咳嗽、咳痰，是否有意识障碍。	3分
2. 诊疗经过：是否到过医院，做过什么检查（如血常规、胸部X线、肺功能、心电图、血气分析）和治疗，治疗经过及药效评价，有无使用抗生素、吸入糖皮质激素和支气管舒张剂（怀疑是哮喘时询问）。	2分
3. 一般情况：患病以来精神、饮食、睡眠、大小便及体重变化。	1分
（二）其他相关病史	
1. 有无药物过敏史。	0.5分

2. 与该病有关的其他病史：有无过敏性鼻炎病史，有无慢性肺部疾病病史，有无心脏病、肝病、肾病及糖尿病、高血压病史，有无血液系统疾病、下肢深静脉血栓病史。工作性质及环境，有无烟酒嗜好。	2.5 分
二、问诊技巧	
1. 条理性强，能抓住重点。	1 分
2. 能够围绕病情询问。	1 分

22 号题

【简要病史】男性，72 岁。活动后气短 3 个月门诊就诊。既往有"高血压"病史 8 年。

【要求】请围绕以上简要病史，将应询问的现病史及相关病史写在答题纸上。

【时间】时间 11 分钟，分数 15 分。

22 号题标准答案

一、问诊内容	15 分
（一）现病史	
1. 根据主诉及相关鉴别询问	
（1）发病诱因：有无感染、情绪激动、过度劳累。	1 分
（2）呼吸困难（气短）：程度，是阵发性还是持续性，有无夜间发作，加重或缓解因素（与体位及活动的关系）。	2 分
（3）伴随症状：有无胸痛，有无心悸、晕厥，有无双下肢水肿（1.5 分）。有无发热、咳嗽、咳痰、咯血（1.5 分）。	3 分
2. 诊疗经过	
（1）是否曾到医院就诊，做过哪些检查。	1 分
（2）治疗情况。	1 分
3. 一般情况：发病以来精神、饮食、睡眠、大小便及体重变化情况。	1 分
（二）其他相关病史	
1. 有无药物过敏史。	0.5 分
2. "高血压"的诊治情况。	0.5 分
3. 与该病有关的其他病史：有无慢性肺部疾病、心脏病、血脂异常、肾病、糖尿病病史。有无烟酒嗜好。有无冠心病家族史。	2 分
二、问诊技巧	
1. 条理性强，能抓住重点。	1 分
2. 能围绕病情询问。	1 分

23 号题

【简要病史】男性，65 岁。气短 2 周门诊就诊。8 年前曾患"急性前壁心肌梗死"。

【要求】请围绕以上简要病史，将应询问的现病史及相关病史写在答题纸上。

【时间】时间 11 分钟，分数 15 分。

23 号题标准答案

一、问诊内容	15 分
（一）现病史	
1. 根据主诉及相关鉴别询问	
（1）发病诱因：有无劳累、感染、情绪激动。	1 分
（2）呼吸困难（气短）：程度，阵发性还是持续性，有无夜间发作，加重和缓解因素（与体位及活动的关系）。	3 分
（3）伴随症状：有无心悸、胸痛、出汗（1.5 分），有无发热、咳嗽、咳痰、咯血（1 分），有无腹胀、双下肢水肿（0.5 分）。	3 分
2. 诊疗经过	
（1）是否曾到医院就诊，做过哪些检查。	1 分
（2）治疗情况。	1 分

3. 一般情况：发病以来精神、饮食、睡眠、大小便及体重变化情况。	1分
（二）其他相关病史	
1. 有无药物、食物过敏史。	0.5分
2. 与该病有关的其他病史：有无慢性肺部疾病、心脏病病史。有无烟酒嗜好。有无过敏性疾病家族史。	2.5分
二、问诊技巧	
1. 条理性强，能抓住重点。	1分
2. 能围绕病情询问。	1分

第7节　心　悸

一、基础知识

（一）现病史

1. 根据主诉及相关鉴别询问

（1）起病诱因、病因：有无上呼吸道感染、胸痛、剧烈运动、劳累、精神紧张。

（2）症状的特点：心悸病程长短、性质（间歇性或阵发性、持续性），发作频率，持续时间，缓解因素，与体力活动的关系。

（3）伴随症状：是否伴心前区疼痛，是否伴发热，是否伴晕厥或抽搐，是否有头晕、乏力，是否伴呼吸困难，有无消瘦、出汗、手抖。

2. 诊疗经过 是否到过医院，做过什么检查（如心电图）和治疗，治疗经过及药效评价。

3. 一般情况 患病以来精神、饮食、睡眠、大小便及体重变化。

（二）其他相关病史

（1）有无药物过敏史。

（2）与该病有关的其他病史：既往有无类似病史，有无高血压、心脏病、慢性呼吸系统疾病、贫血、甲状腺功能亢进及神经官能症，有无烟酒嗜好。

二、真题重现

24号题

【简要病史】男性，45岁。突发心悸2小时来诊。

【要求】请围绕以上简要病史，根据主诉展开询问患者病史及相关病史。

【时间】时间11分钟，分数15分。

24号题标准答案

一、问诊内容	15分
（一）现病史	
1. 根据主诉及相关鉴别询问	
（1）起病诱因、病因：有无上呼吸道感染、胸痛、剧烈运动、劳累、精神紧张。	1分
（2）症状的特点：心悸病程长短、性质（间歇性或阵发性、持续性），发作频率，持续时间，缓解因素，与体力活动的关系。	3分
（3）伴随症状：是否伴心前区疼痛，是否伴发热，是否伴晕厥或抽搐，是否有头晕、乏力，是否伴呼吸困难，有无消瘦、出汗、手抖。	3分
2. 诊疗经过：是否到过医院，做过什么检查（如心电图）和治疗，治疗经过及药效评价。	2分
3. 一般情况：患病以来精神、饮食、睡眠、大小便及体重变化。	1分
（二）其他相关病史	
1. 有无药物过敏史。	0.5分
2. 与该病有关的其他病史：既往有无类似病史，有无高血压、心脏病、慢性呼吸系统疾病、贫血、甲状腺功能亢进及神经官能症，有无烟酒嗜好。	2.5分

二、问诊技巧	
1. 条理性强，能抓住重点。	1 分
2. 能够围绕病情询问。	1 分

25 号题

【简要病史】女性，56 岁。发作性心悸 2 年，双下肢水肿 3 周门诊就诊。

【要求】请围绕以上简要病史，将应询问的现病史及相关病史写在答题纸上。

【时间】时间 11 分钟，分数 15 分。

25 号题标准答案

一、问诊内容	15 分
（一）现病史	
1. 根据主诉及相关鉴别询问	
（1）发病诱因：有无劳累、剧烈运动、情绪激动、感染，有无饮浓茶、咖啡以及服用药物。	1 分
（2）心悸：是否突发突止，发作时的脉率和节律，加重或缓解因素（与活动及体位的关系）。	2 分
（3）水肿：发生的缓急、程度，开始水肿部位，是否为凹陷性及对称性，其他部位有无水肿，加重或缓解因素（与体位变化及活动的关系）。	2 分
（4）伴随症状：有无胸痛、呼吸困难，有无头晕、黑矇、晕厥，有无发热、咳嗽、咳痰，有无怕热、乏力、消瘦，有无腹胀、少尿。	2 分
2. 诊疗经过	
（1）是否曾到医院就诊，做过哪些检查：心电图、甲状腺功能测定。	1 分
（2）治疗情况：是否用过抗心律失常药物治疗，疗效如何。	1 分
3. 一般情况：发病以来精神、饮食、睡眠及大便情况。	1 分
（二）其他相关病史	
1. 有无药物过敏史。	0.5 分
2. 与该病有关的其他病史：有无高血压、心脏病、贫血、甲状腺功亢症病史，有无慢性肾病、肝病、肺部疾病、营养不良性疾病病史。月经与婚育史。有无心脏病家族史。	2.5 分
二、问诊技巧	
1. 条理性强，能抓住重点。	1 分
2. 能围绕病情询问。	1 分

26 号题

【简要病史】男性，75 岁。心悸、气促 1 年，加重 2 天急诊就诊。既往"冠心病、冠状动脉支架植入术后"3 年。

【要求】请围绕以上简要病史，将应询问的现病史及相关病史写在答题纸上。

【时间】时间 11 分钟，分数 15 分。

26 号题标准答案

一、问诊内容	15 分
（一）现病史	
1. 根据主诉及相关鉴别询问	
（1）发病诱因：有无劳累、情绪激动、上呼吸道感染以及睡眠障碍。	1 分
（2）心悸：是否突发突止，持续时间，发作频率，发作时的脉率和节律，加重或缓解因素。	2 分
（3）呼吸困难：出现的时间及程度，是吸气性还是呼气性，是阵发性还是持续性，与心悸的关系，加重或缓解因素，有无夜间发作。	2 分
（4）伴随症状：有无头晕、晕厥，有无胸痛、胸闷，有无发热、咳嗽、咯血，有无双下肢水肿，有无易饥、消瘦、多汗。	2 分
2. 诊疗经过	
（1）是否曾到医院就诊，做过哪些检查：胸部 X 线片、心电图、超声心动图及动态心电图。	1 分

（2）治疗情况：是否用过抗心律失常药物，疗效如何。	1分
3. 一般情况：发病以来精神、饮食、睡眠、大小便及体重变化情况。	1分
（二）其他相关病史	
1. 有无药物过敏史。	0.5分
2. 冠心病治疗情况。	0.5分
3. 与该病有关的其他病史：有无高血压、糖尿病、血脂异常、甲状腺功能亢进症、慢性肺部疾病病史。有无烟酒嗜好。有无冠心病家族史。	2分
二、问诊技巧	
1. 条理性强，能抓住重点。	1分
2. 能围绕病情询问。	1分

第8节　水　肿

一、基础知识

（一）现病史

1. 根据主诉及相关鉴别询问

（1）起病诱因、病因：有无前驱感染、精神紧张、感染等。

（2）症状的特点：水肿 出现时间、急缓、部位（开始部位及蔓延情况）、全身性或局部性、是否对称性、是否为凹陷性、与体位变化及活动的关系。

（3）伴随症状：是否伴肝区胀痛，是否有泡沫样尿，有无呼吸困难及发绀，有无心脏、肾、肝、内分泌及过敏性疾病病史及其相关症状，如心悸、咳嗽、咳痰、咯血、头晕、头痛、失眠、腹胀、腹痛等。

2. 诊疗经过 是否到过医院，做过什么检查（如尿常规、肝肾功能、胸部X线、腹部B超）和治疗（是否用过利尿剂），治疗经过及药效评价。

3. 一般情况 患病以来精神、饮食、睡眠、大小便及体重变化（水肿伴消瘦、体重减轻者，可见于营养不良）。

（二）其他相关病史

（1）有无药物过敏史。

（2）与该病有关的其他病史：有无心脏病、肝病、肾病、甲状腺疾病病史，有无肿瘤病史，有无营养不良及系统性红斑狼疮病史，月经史（水肿与月经周期有明显关系者可见于经前期紧张综合征）。

二、真题重现

27号题
【简要病史】男性，69岁。双下肢水肿5日来诊。
【要求】请围绕以上简要病史，根据主诉展开询问患者病史及相关病史。
【时间】时间11分钟，分数15分。

27号题标准答案	
一、问诊内容	15分
（一）现病史	
1. 根据主诉及相关鉴别询问	
（1）起病诱因、病因：有无前驱感染、精神紧张、感染。	1分
（2）症状的特点：水肿出现时间、急缓、部位（开始部位及蔓延情况）、全身性或局部性、是否为对称性、是否凹陷性、与体位变化及活动的关系。	3分
（3）伴随症状：是否伴肝区胀痛；是否有泡沫样尿；有无呼吸困难及发绀；有无心脏、肾、肝、内分泌及过敏性疾病病史及其相关症状，如心悸、咳嗽、咳痰、咯血、头晕、头痛、失眠、腹胀、腹痛等。	3分

2. 诊疗经过：是否到过医院，做过什么检查（如尿常规、肝肾功能、胸部X线、腹部B超）和治疗（是否用过利尿剂），治疗经过及药效评价。	2分
3. 一般情况：患病以来精神、饮食、睡眠、大小便及体重变化（水肿伴消瘦、体重减轻者，可见于营养不良）。	1分
（二）其他相关病史	
1. 有无药物过敏史。	0.5分
2. 与该病有关的其他病史：有无心脏病、肝病、肾病、甲状腺疾病病史，有无肿瘤病史，有无营养不良及系统性红斑狼疮病史。	2.5分
二、问诊技巧	
1. 条理性强，能抓住重点。	1分
2. 能够围绕病情询问。	1分

28号题

【简要病史】女性，72岁。双下肢水肿5个月，气短3天门诊就诊。既往有"冠心病"病史5年，未服药治疗。

【要求】请围绕以上简要病史，将应询问的现病史及相关病史写在答题纸上。

【时间】时间11分钟，分数15分。

28号题标准答案

一、问诊内容	15分
（一）现病史	
1. 根据主诉及相关鉴别询问	
（1）发病诱因：有无剧烈运动、劳累、精神紧张、上呼吸道感染。	1分
（2）水肿：发生的缓急及程度，是否为凹陷性及对称性，其他部位有无水肿，加重或缓解因素（与体位变化及活动的关系）。	2分
（3）心悸：发作方式，是阵发性还是持续性，发作时的脉率和节律，加重或缓解因素。	2分
（4）伴随症状：有无发热、咳嗽、咳痰、呼吸困难，有无胸痛，有无头晕、黑矇，有无腹胀、尿量及尿色改变，有无消瘦、多汗、易饥。	2分
2. 诊疗经过	
（1）是否曾到医院就诊，做过哪些检查：心电图、动态心电图、超声心动图。	1分
（2）治疗情况：是否用过利尿剂治疗，疗效如何。	1分
3. 一般情况：发病以来精神、饮食、睡眠、大小便及体重变化情况。	1分
（二）其他相关病史	
1. 有无药物过敏史。	0.5分
2. 与该病有关的其他病史：有无高血压、心脏病、甲状腺功能亢进症、糖尿病、慢性肾病、肝病病史，有无慢性肺部疾病、营养不良性疾病病史。有无烟酒嗜好。有无心脏病家族史。	2.5分
二、问诊技巧	
1. 条理性强，能抓住重点。	1分
2. 能围绕病情询问。	1分

第9节　恶心与呕吐

一、基础知识

（一）现病史

1. 根据主诉及相关鉴别询问

（1）起病诱因、病因：体位变化，咽部刺激，有无饮食不当或不洁饮食、饮酒、服药、劳累及精神因素。

（2）症状的特点：呕吐的时间，恶心和呕吐的病程，起病急缓（持续性、间歇性），呕吐程度、频率，呕吐与进餐的关系，呕吐的前驱症状（呕吐前有无恶心），呕吐的特点（是否突发喷射性呕吐），呕吐物的量、性质（颜色、气味），加重与缓解因素。

（3）伴随症状：是否伴有腹痛、腹泻，是否有头晕，是否有眩晕，有无口干、多饮、多尿、消瘦。

2. 诊疗经过 是否到过医院，做过什么检查（如 X 线钡餐、胃镜、腹部 B 超、CT、血糖、尿素氮等）和治疗，治疗经过及药效评价。

3. 一般情况 患病以来精神、饮食、睡眠、大小便及体重变化。

（二）其他相关病史

1. 有无药物过敏史。

2. 与该病有关的其他病史：既往有无高血压、心脏病、胃炎、消化性溃疡、胆胰疾病、糖尿病及腹部手术史。月经、婚育史（已婚育龄妇女早晨呕吐者应注意早孕）。

二、真题重现

29 号题

【简要病史】男性，35 岁。恶心伴呕吐 2 小时来诊。

【要求】请围绕以上简要病史，根据主诉展开询问患者病史及相关病史。

【时间】时间 11 分钟，分数 15 分。

29 号题标准答案

一、问诊内容	15 分
（一）现病史	
1. 根据主诉及相关鉴别询问	
（1）起病诱因、病因：体位变化，咽部刺激，有无饮食不当或不洁饮食、饮酒、服药、劳累及精神因素。	1 分
（2）症状的特点：呕吐的时间，恶心和呕吐的病程，起病急缓（持续性、间歇性），呕吐程度、频率，呕吐与进餐的关系，呕吐的前驱症状（呕吐前有无恶心），呕吐的特点（是否突发喷射性呕吐），呕吐物的量、性质（颜色、气味），加重与缓解因素。	3 分
（3）伴随症状：是否伴有腹痛、腹泻，是否有头晕，是否有眩晕，有无口干、多饮、多尿、消瘦。	3 分
2. 诊疗经过：是否到过医院，做过什么检查（如 X 线钡餐、胃镜、腹部 B 超、CT、血糖、尿素氮等）和治疗，治疗经过及药效评价。	2 分
3. 一般情况：患病以来精神、饮食、睡眠、大小便及体重变化。	1 分
（二）其他相关病史	
1. 有无药物过敏史。	0.5 分
2. 与该病有关的其他病史：既往有无高血压、心脏病、胃炎、消化性溃疡、胆胰疾病、糖尿病及腹部手术史。	2.5 分
二、问诊技巧	
1. 条理性强，能抓住重点。	1 分
2. 能够围绕病情询问。	1 分

30 号题

【简要病史】女性，28 岁。上腹痛、呕吐 3 天急诊就诊。

【要求】请围绕以上简要病史，将应询问的现病史及相关病史写在答题纸上。

【时间】时间 11 分钟，分数 15 分。

30 号题标准答案

一、问诊内容	15 分
（一）现病史	
1. 根据主诉及相关鉴别询问	
（1）发病诱因：有无饮食不当（不洁饮食、进食刺激性食物）、饮酒、服用药物、精神因素。	1 分

（2）腹痛：性质、程度、具体部位，有无规律性，有无放射及转移，加重或缓解因素，腹痛与呕吐的关系。	2分
（3）呕吐：发生的时间、频率、呕吐物气味、性状、量，加重或缓解因素。	2分
（4）伴随症状：有无反酸、烧心，有无发热、头痛、头晕、心悸、腹泻，有无皮肤黄染。	2分
2. 诊疗经过	
（1）是否曾到医院就诊，做过哪些检查：血常规、肝肾功能、腹部B超。	1分
（2）治疗情况：是否用过止吐药及胃黏膜保护剂治疗，疗效如何。	1分
3. 一般情况：近期精神、睡眠、饮食、大小便及体重变化情况。	1分
（二）其他相关病史	
1. 有无药物过敏史。	0.5分
2. 与该病有关的其他病史：有无类似发作史，有无胃炎、消化性溃疡、肝胆疾病病史，有无手术史。月经与婚育史。	2.5分
二、问诊技巧	
1. 条理性强，能抓住重点。	1分
2. 能围绕病情询问。	1分

第10节　呕血与便血

一、基础知识
（一）现病史
1. 根据主诉及相关鉴别询问
（1）起病诱因、病因：有无饮酒、进食粗糙或带刺食物、异物、非甾体类消炎药（NSAIDS）、外伤。
（2）症状的特点：呕血/便血的起病时间、病程长短（初发、复发）、发作次数、持续时间，呕血/便血的量、性状、颜色，便血的颜色及其与大便的关系（便中、便后）。
（3）伴随症状：是否伴上腹痛，是否有腹胀、肝掌、蜘蛛痣，是否有皮肤巩膜黄染、畏寒、发热，是否伴有皮肤出血点。呕血伴有肠鸣音亢进、黑便者，提示有活动性出血。
2. 诊疗经过　是否到过医院，做过什么检查（如粪便常规、隐血，血常规、肝肾功能、腹部B超）和治疗，治疗经过及药效评价。
3. 一般情况　患病以来精神、饮食、睡眠、大小便及体重变化。
（二）其他相关病史
（1）有无药物过敏史。
（2）与该病有关的其他病史：有无消化性溃疡、肝炎、血液系统疾病及肿瘤病史，有无地方和流行病区居住史，有无大量饮酒史，有无肿瘤家族史。

二、真题重现

31号题
【简要病史】男性，53岁。呕血、便血3天来诊。
【要求】请围绕以上简要病史，根据主诉展开询问患者病史及相关病史。
【时间】时间11分钟，分数15分。

31号题标准答案

一、问诊内容	15分
（一）现病史	
1. 根据主诉及相关鉴别询问	
（1）起病诱因、病因：有无饮酒、进食粗糙或带刺食物、异物、非甾体类消炎药（NSAIDS）、外伤。	1分
（2）症状的特点：呕血/便血的起病时间、病程长短（初发、复发）、发作次数、持续时间，呕血/便血的量、性状、颜色，便血的颜色及其与大便的关系（便中、便后）。	3分

（3）伴随症状：是否伴上腹痛，是否有腹胀、肝掌、蜘蛛痣，是否有皮肤巩膜黄染、畏寒、发热，是否伴有皮肤出血点。呕血伴有肠鸣音亢进、黑便者，提示有活动性出血。	3分
2. 诊疗经过：是否到过医院，做过什么检查（如粪便常规、隐血，血常规、肝肾功能、腹部B超）和治疗，治疗经过及药效评价。	2分
3. 一般情况：患病以来精神、饮食、睡眠、大小便及体重变化。	1分
（二）其他相关病史	
1. 有无药物过敏史。	0.5分
2. 与该病有关的其他病史：有无消化性溃疡、肝炎、血液系统疾病及肿瘤病史，有无地方和流行病区居住史，有无大量饮酒史，有无肿瘤家族史。	2.5分
二、问诊技巧	
1. 条理性强，能抓住重点。	1分
2. 能够围绕病情询问。	1分

32 号题

【简要病史】男性，42岁。间断上腹痛3年，呕血2天急诊就诊。

【要求】请围绕以上简要病史，将应询问的现病史及相关病史写在答题纸上。

【时间】时间11分钟，分数15分。

32 号题标准答案

一、问诊内容	15分
（一）现病史	
1. 根据主诉及相关鉴别询问	
（1）发病诱因：有无饮酒、饮食不当（进食刺激性食物）、服用药物、剧烈呕吐、精神因素、劳累、季节因素。	1分
（2）腹痛：具体部位、性质、程度、规律、发作频率及持续时间，有无放射，加重或缓解因素。	1.5分
（3）呕血：颜色、次数和量，是否混有食物。	1.5分
（4）伴随症状：有无便血、黑便、反酸、烧心、腹胀，有无其他部位出血（2分），有无头晕、黑矇、心悸、意识障碍（1分）。	3分
2. 诊疗经过	
（1）是否曾到医院就诊，做过哪些检查：血常规、上消化道X线钡餐造影或胃镜、腹部B超。	1分
（2）治疗情况：是否用过抑酸剂、胃黏膜保护剂治疗，疗效如何。	1分
3. 一般情况：发病以来精神、饮食、睡眠、小便及体重变化情况。	1分
（二）其他相关病史	
1. 有无药物过敏史。	0.5分
2. 与该病有关的其他病史：有无胃炎、消化性溃疡、慢性肝病病史。有无手术、输血史。有无饮酒嗜好。有无肿瘤家族史。	2.5分
二、问诊技巧	
1. 条理性强，能抓住重点。	1分
2. 能围绕病情询问。	1分

第 11 节　腹泻与便秘

·腹　泻·

一、基础知识

（一）现病史

1. 根据主诉及相关鉴别询问

（1）起病诱因、病因：有无不洁饮食、旅行、聚餐、药物、精神紧张。

（2）症状的特点：腹泻起病的急缓、病程，腹泻的性质（持续性、间歇性、复发性），腹泻次数及粪便的量、性质，腹泻与腹痛的关系（便后疼痛是否可缓解），其他加重或缓解因素。

（3）伴随症状：是否伴有发热、里急后重、消瘦、皮疹或皮下出血、腹部包块、关节痛或关节肿胀者。

2．诊疗经过　是否到过医院，做过什么检查（如粪便常规及隐血、血常规、肠镜或钡剂灌肠检查）和治疗，治疗经过及药效评价。

3．一般情况　患病以来精神、饮食、睡眠、小便及体重变化。

（二）其他相关病史

（1）有无药物过敏史。

（2）与该病有关的其他病史：有无慢性细菌性痢疾、阑尾炎、炎症性肠病、肠寄生虫病、肿瘤及精神病史。有无胃肠手术史。有无地方病和流行病区居住史，有无烟酒嗜好。有无遗传病史及肿瘤家族史。

二、真题重现

33 号题

【简要病史】男性，42 岁。腹泻 3 天来诊。

【要求】请围绕以上简要病史，根据主诉展开询问患者病史及相关病史。

【时间】时间 11 分钟，分数 15 分。

33 号题标准答案

一、问诊内容	15 分
（一）现病史	
1. 根据主诉及相关鉴别询问	
（1）起病诱因、病因：有无不洁饮食、旅行、聚餐、药物、精神紧张。	1 分
（2）症状的特点：腹泻起病的急缓、病程，腹泻的性质（持续性、间歇性、复发性），腹泻次数及粪便的量、性质，腹泻与腹痛的关系（便后疼痛是否可缓解），其他加重或缓解因素。	3 分
（3）伴随症状：是否伴有发热、里急后重、消瘦、皮疹或皮下出血、腹部包块、关节痛或关节肿胀者。	3 分
2. 诊疗经过：是否到过医院，做过什么检查（如粪便常规及隐血、血常规、肠镜或钡剂灌肠检查）和治疗，治疗经过及药效评价。	2 分
3. 一般情况：患病以来精神、饮食、睡眠、小便及体重变化。	1 分
（二）其他相关病史	
1. 有无药物过敏史。	0.5 分
2. 与该病有关的其他病史：有无慢性细菌性痢疾、阑尾炎、炎症性肠病、肠寄生虫病、肿瘤及精神病史。有无胃肠手术史。有无地方病和流行病区居住史，有无烟酒嗜好。有无遗传病史及肿瘤家族史。	2.5 分
二、问诊技巧	
1. 条理性强，能抓住重点。	1 分
2. 能围绕病情询问。	1 分

34 号题

【简要病史】女性，58 岁。间断腹泻、黏液血便 3 年门诊就诊。

【要求】请围绕以上简要病史，将应询问的现病史及相关病史写在答题纸上。

【时间】时间 11 分钟，分数 15 分。

34 号题标准答案

一、问诊内容	15 分
（一）现病史	
1. 根据主诉及相关鉴别询问	
（1）发病诱因：有无饮酒、饮食不当（不洁饮食、进食刺激性食物）、服用药物、季节及精神因素。	1 分

（2）腹泻：发作时每日腹泻及黏液血便次数、量、性状，有无里急后重，发作频率及持续时间。	3分
（3）伴随症状：有无恶心、呕吐、腹痛及其具体情况（1.5分），有无发热、盗汗、乏力、心悸、关节痛、皮疹及眼部症状（1.5分）。	3分
2. 诊疗经过	
（1）是否曾到医院就诊，做过哪些检查：血常规、粪常规及隐血、粪便培养，内镜检查及钡剂灌肠检查。	1分
（2）治疗情况：是否用过抗菌药物等治疗，疗效如何。	1分
3. 一般情况：发病以来精神、饮食、睡眠、小便及体重变化情况。	1分
（二）其他相关病史	
1. 有无药物过敏史。	0.5分
2. 与该病有关的其他病史：有无感染性肠炎、痔、炎症性肠病、结核病、心脑血管疾病、肿瘤病史。有无地方病和流行病居住史。有无肿瘤家族史。	2.5分
二、问诊技巧	
1. 条理性强，能抓住重点。	1分
2. 能围绕病情询问。	1分

· 便 秘 · （助理医师不要求）

一、基础知识

（一）现病史

1. 根据主诉及相关鉴别询问

（1）起病诱因、病因：饮食及生活环境改变，精神因素（生活大事件、压力大）。

（2）症状的特点：起病的急缓、病程，性质（持续性、间歇性、复发性），大便的次数和量，粪便的性状、颜色、加重或缓解因素。

（3）伴随症状：是否伴有腹部包块、生活环境改变、精神紧张等。

2. 诊疗经过 是否到过医院，做过什么检查（如粪便常规及隐血、血常规、肠镜或钡剂灌肠检查）和治疗，治疗经过及药效评价，是否依赖泻药。

3. 一般情况 患病以来精神、饮食、睡眠、大小便及体重变化。

（二）其他相关病史

（1）有无药物过敏史。

（2）与该病有关的其他病史：既往有无甲状腺功能减退症、糖尿病病史。

二、真题重现

35 号题
【简要病史】女性，53 岁。便秘 5 天来诊。
【要求】请围绕以上简要病史，根据主诉展开询问患者病史及相关病史。
【时间】时间 11 分钟，分数 15 分。

35 号题标准答案

一、问诊内容	15分
（一）现病史	
1. 根据主诉及相关鉴别询问	
（1）起病诱因、病因：饮食及生活环境改变，精神因素（生活大事件、压力大）。	1分
（2）症状的特点：起病的急缓、病程，性质（持续性、间歇性、复发性），大便的次数和量，粪便的性状、颜色、加重或缓解因素。	3分
（3）伴随症状：是否伴有腹部包块、生活环境改变、精神紧张等。	3分

2. 诊疗经过：是否到过医院，做过什么检查（如粪便常规及隐血、血常规、肠镜或钡剂灌肠检查）和治疗，治疗经过及药效评价，是否依赖泻药。	2分
3. 一般情况：患病以来精神、饮食、睡眠、大小便及体重变化。	1分
（二）其他相关病史	
1. 有无药物过敏史。	0.5分
2. 与该病有关的其他病史：既往有无甲状腺功能减退症、糖尿病病史。	2.5分
二、问诊技巧	
1. 条理性强，能抓住重点。	1分
2. 能围绕病情询问。	1分

36 号题

【简要病史】女性，37岁。产后便秘8年，体重无减轻门诊就诊。

【要求】请围绕以上简要病史，将应询问的现病史及相关病史写在答题纸上。

【时间】时间11分钟，分数15分。

36 号题标准答案

一、问诊内容	15分
（一）现病史	
1. 根据主诉及相关鉴别询问	
（1）发病诱因：最早出现便秘前有无感染或较大生活事件，是否分娩后出现，是否顺产，是否行过盆腔手术，是否服用过特殊药物（如抗抑郁药）。	2分
（2）排便情况：多久排便1次、量、性状，有无费力感、间断或持续性、肛周情况。	3分
（3）伴随症状：有无恶心、呕吐、腹胀、腹痛、腹部包块、肠型、便血、贫血、伴发热等。	2分
2. 诊疗经过	
（1）是否曾到医院就诊，做过哪些检查：如粪常规、大便隐血、腹部B超、钡灌肠、结肠镜检查等。	1分
（2）治疗情况：是否使用过通便药物，疗效如何。	1分
3. 一般情况：发病以来精神、生活环境、饮食、睡眠、小便及体重变化情况。	1分
（二）其他相关病史	
1. 有无药物过敏史。	0.5分
2. 与该病有关的其他病史：既往有无类似发作史，有无甲减、糖尿病、肠易激综合征等病史。有无烟酒嗜好，有无肿瘤等遗传病家族史。	2.5分
二、问诊技巧	
1. 条理性强，能抓住重点。	1分
2. 能围绕病情询问。	1分

第 12 节　黄　疸

一、基础知识

（一）现病史

1. 根据主诉及相关鉴别询问

（1）起病诱因、病因：有无感染、外出旅游、不洁饮食、服用特殊药物、饮酒。

（2）症状的特点：黄疸起病的缓急，有无群集发病，黄疸的时间与波动情况（有利于区别梗阻性与肝细胞性黄疸），黄疸的程度及大小便的颜色。

（3）伴随症状：有无畏寒、发热，有无腹痛、腹胀。

2. 诊疗经过 是否到过医院，做过什么检查（如血常规、尿常规、粪常规、肝肾功和腹部B超等检查）和治疗，治疗经过及药效评价。

3. 一般情况 患病以来精神、饮食（有无食欲减退）、睡眠、大小便及体重变化。

（二）其他相关病史

（1）有无药物过敏史。

（2）与该病有关的其他病史：既往有无类似病史，有无肝炎或肝炎患者接触史，有无肝胆系统病史及消化系统病史。有无特殊药物服用史，有无大量饮酒史，有无疫区旅游与疫水接触史。家族中有无类似病史。

二、真题重现

37 号题

【简要病史】男性，43 岁。巩膜黄染 1 周来诊。既往有肝炎病史 8 年。

【要求】请围绕以上简要病史，根据主诉展开询问患者病史及相关病史。

【时间】时间 11 分钟，分数 15 分。

37 号题标准答案

一、问诊内容	15 分
（一）现病史	
1. 根据主诉及相关鉴别询问	
（1）起病诱因、病因：有无感染、外出旅游、不洁饮食、服用特殊药物、饮酒。	1 分
（2）症状的特点：黄疸起病的缓急，有无群集发病，黄疸的时间与波动情况（有利于区别梗阻性与肝细胞性黄疸），黄疸的程度及大小便的颜色。	3 分
（3）伴随症状：有无畏寒、发热，有无腹痛、腹胀。	3 分
2. 诊疗经过：是否到过医院，做过什么检查（如血常规、尿常规、粪常规、肝肾功能和腹部 B 超等检查）和治疗，治疗经过及药效评价。	2 分
3. 一般情况：患病以来精神、饮食（有无食欲减退）、睡眠、大小便及体重变化。	1 分
（二）其他相关病史	
1. 有无药物过敏史。	0.5 分
2. 与该病有关的其他病史：既往有无类似病史，有无肝炎或肝炎患者接触史，有无肝胆系统病史及消化系统病史。有无特殊药物服用史，有无大量饮酒史，有无疫区旅游与疫水接触史。家族中有无类似病史。	2.5 分
二、问诊技巧	
1. 条理性强，能抓住重点。	1 分
2. 能围绕病情询问。	1 分

38 号题

【简要病史】男性，45 岁。皮肤黄染伴食欲减退 3 天门诊入院。既往发现 HBsAg 阳性 20 年。

【要求】请围绕以上简要病史，将应询问的现病史及相关病史写在答题纸上。

【时间】时间 11 分钟，分数 15 分。

38 号题标准答案

一、问诊内容	15 分
（一）现病史	
1. 根据主诉及相关鉴别询问	
（1）发病诱因：有无不洁饮食、服用特殊药物、饮酒。	1 分
（2）黄疸：皮肤黄染开始的部位、速度、程度及大小便颜色。	2 分
（3）食欲减退：每日饮食量减少多少，饮食情况。	2 分
（4）伴随症状：有无发热、皮肤瘙痒、恶心、呕吐、厌油腻食物、腹痛。	2 分
2. 诊疗经过	
（1）是否曾到医院就诊，做过哪些检查：血常规、尿常规、粪常规、肝肾功能和腹部 B 超检查。	1 分
（2）治疗情况：曾接受何种治疗，疗效如何。	1 分
3. 一般情况：发病以来精神、睡眠及体重变化情况。	1 分
（二）其他相关病史	
1. 有无药物过敏史。	0.5 分
2. HBsAg 阳性诊治情况。	0.5 分

3. 与该病有关的其他病史：有无输血史，有无胆道疾病、血吸虫病病史，有无特殊药物服用史、大量饮酒史、疫区旅游与疫水接触史。家族中有无类似疾病史。	2分
二、问诊技巧	
1. 条理性强，能抓住重点。	1分
2. 能围绕病情询问。	1分

第13节　消　瘦

一、基础知识

（一）现病史

1. 根据主诉及相关鉴别询问

（1）起病诱因、病因：有无精神紧张、劳累、用药（如减肥药、甲状腺激素等）、饮食不规律。

（2）症状的特点：年龄与性别，体重下降的时间、程度、速度、食欲的变化（亢进、正常、减退），与平时相比增加的量（或减少的量）。

（3）伴随症状：是否伴发热，有无怕热、多汗、心悸、手抖，有无颈部变粗，有无脾气暴躁、易怒，有无口干、多饮、多尿，有无腹泻。

2. 诊疗经过 是否到过医院，做过什么检查（如血糖、尿糖、甲状腺功能等检查）和治疗，治疗经过及药效评价。

3. 一般情况 患病以来精神、饮食、睡眠、大小便及体重变化。

（二）其他相关病史

（1）有无药物过敏史。

（2）与该病有关的其他病史：既往有无类似病史，有无慢性胃肠炎、肝胆胰系统疾病，有无结核、肿瘤等慢性消耗性疾病。家族史、月经婚育史。

二、真题重现

39号题

【简要病史】男性，69岁。因2个月来体重下降7kg来诊。

【要求】请围绕以上简要病史，根据主诉展开询问患者病史及相关病史。

【时间】时间11分钟，分数15分。

39号题标准答案

一、问诊内容	15分
（一）现病史	
1. 根据主诉及相关鉴别询问	
（1）起病诱因、病因：有无精神紧张、劳累、用药（如减肥药、甲状腺激素等）、饮食不规律。	1分
（2）症状的特点：年龄与性别，体重下降的时间、程度、速度，食欲的变化（亢进、正常、减退），与平时相比增加的量（或减少的量）。	3分
（3）伴随症状：是否伴发热，有无怕热、多汗、心悸、手抖，有无颈部变粗，有无脾气暴躁、易怒，有无口干、多饮、多尿，有无腹泻。	3分
2. 诊疗经过：是否到过医院，做过什么检查（如血糖、尿糖、甲状腺功能等检查）和治疗，治疗经过及药效评价。	2分
3. 一般情况：患病以来精神、饮食、睡眠、大小便及体重变化。	1分
（二）其他相关病史	
1. 有无药物过敏史。	0.5分
2. 与该病有关的其他病史：既往有无类似病史，有无慢性胃肠炎、肝胆胰系统疾病，有无结核、肿瘤等慢性消耗性疾病。有无家族史。	2.5分
二、问诊技巧	

| 1. 条理性强，能抓住重点。 | 1分 |
| 2. 能围绕病情询问。 | 1分 |

<table>
<tr><td colspan="2" align="center">40 号题</td></tr>
</table>

40 号题

【简要病史】女性，42 岁。烦渴多饮、多尿、消瘦 1 年门诊就诊。

【要求】请围绕以上简要病史，将应询问的现病史及相关病史写在答题纸上。

【时间】时间 11 分钟，分数 15 分。

40 号题标准答案

一、问诊内容	15分
（一）现病史	
1. 根据主诉及相关鉴别询问	
（1）发病诱因：有无精神因素、劳累、服用药物。	1分
（2）烦渴多饮：口渴情况，饮水量增加情况。	1分
（3）多尿：小便频次与尿量，夜尿次数。	1分
（4）消瘦：体重减轻的程度和速度。	1分
（5）伴随症状：有无易饥、多食（1分），有无易情绪激动、心悸、怕热多汗，有无大便次数增多，有无发热、咳嗽、盗汗（2分）。	3分
2. 诊疗经过	
（1）是否曾到医院就诊，做过哪些检查。	1分
（2）治疗情况。	1分
3. 一般情况：发病以来精神、饮食、睡眠、体重变化等情况。	1分
（二）其他相关病史	
1. 有无药物过敏史。	0.5分
2. 与该病有关的其他病史：有无糖尿病、结核病、消化系统及肿瘤病史。月经与婚育史。有无糖尿病家族史。	2.5分
二、问诊技巧	
1. 条理性强，能抓住重点。	1分
2. 能围绕病情询问。	1分

第 14 节　无尿、少尿与多尿

·少尿、无尿·

一、基础知识

（一）现病史

1. 根据主诉及相关鉴别询问

（1）起病诱因、病因：起病前有无前驱感染及其与发病时间的关系。有无大出血、休克或剧烈呕吐、腹泻，有无服用过肾毒性药物或食物。

（2）症状的特点：起病的缓急，开始出现少尿的时间、程度（即具体尿量，应以 24 小时尿量为准），每天的尿量及排尿次数，小便的颜色。

（3）伴随症状：是否有腰痛，有无胸闷、气促，有无泡沫样尿、水肿，有无乏力、纳差，有无浓茶样尿，有无畏寒、发热，有无尿频、尿急、尿痛。

2. 诊疗经过　是否到过医院，做过什么检查（如尿常规、肝肾功能、腹部泌尿系统 B 超等检查）和治疗，治疗经过及药效评价。

3. 一般情况　患病以来精神、饮食、睡眠、大小便及体重变化。

（二）其他相关病史

（1）有无药物过敏史。

（2）与该病有关的其他病史：既往是否有泌尿系统疾病，如慢性肾炎、尿路结石、前列腺肥大等，有无肝炎、肝硬化病史，有无高血压、心脏病病史，有无过敏性疾病及系统性红斑狼疮病史。

二、真题重现

41号题

【简要病史】男性，42岁。无尿、少尿2小时来诊。既往有慢性肾小球肾炎10余年。

【要求】请围绕以上简要病史，根据主诉展开询问患者病史及相关病史。

【时间】时间11分钟，分数15分。

41号题标准答案

一、问诊内容	15分
（一）现病史	
1.根据主诉及相关鉴别询问	
（1）起病诱因、病因：起病前有无前驱感染及其与发病时间的关系。有无大出血、休克或剧烈呕吐、腹泻，有无服用过肾毒性药物或食物。	1分
（2）症状的特点：起病的缓急，开始出现少尿的时间、程度（即具体尿量，应以24小时尿量为准），每天的尿量及排尿次数，小便的颜色。	3分
（3）伴随症状：是否有腰痛，有无胸闷、气促，有无泡沫样尿、水肿，有无乏力、纳差，有无浓茶样尿，有无畏寒、发热，有无尿频、尿急、尿痛。	3分
2.诊疗经过：是否到过医院，做过什么检查（如尿常规、肝肾功能、腹部泌尿系统B超等检查）和治疗，治疗经过及药效评价。	2分
3.一般情况：患病以来精神、饮食、睡眠、大小便及体重变化。	1分
（二）其他相关病史	
1.有无药物过敏史。	0.5分
2.与该病有关的其他病史：既往是否有泌尿系统疾病，如尿路结石、前列腺肥大等，有无肝炎、肝硬化病史，有无高血压、心脏病病史，有无过敏性疾病及系统性红斑狼疮病史。	2.5分
二、问诊技巧	
1.条理性强，能抓住重点。	1分
2.能围绕病情询问。	1分

42号题

【简要病史】男性，60岁。输血后腰痛、无尿6小时急诊入院。

【要求】请围绕以上简要病史，将应询问的现病史及相关病史写在答题纸上。

【时间】时间11分钟，分数15分。

42号题标准答案

一、问诊内容	15分
（一）现病史	
1.根据主诉及相关鉴别询问	
（1）发病诱因：发生无尿的诱因、缓急、持续时间、发作情况。	1分
（2）输血原因及输血量（一般10～20ml）：有无突然烦躁不安、胸闷、头胀痛，继而腰背部剧痛、呼吸困难、恶心、冷汗、发绀、寒战高热等。	3分
（3）无尿：尿量、尿色变化。	1分
（4）发病因素：血型是否相符、采血日期、储存情况等。	2分
2.诊疗经过	
（1）是否曾到医院就诊，做过哪些检查：如血常规、血型、肝肾功能、电解质。	1分
（2）治疗情况：是否用过碳酸氢钠碱化尿液，是否用过糖皮质激素、血液透析等治疗，疗效如何。	1分
3.一般情况：发病以来精神、睡眠、饮食、大便及体重变化情况。	1分

（二）其他相关病史	
1. 有无药物过敏史。	1分
2. 与该病有关的其他病史：有无输血史（注意 ABO、Rh 血型）、肾病病史。	2分
二、问诊技巧	
1. 条理性强，能抓住重点。	1分
2. 能围绕病情询问。	1分

·多　尿·

一、基础知识

（一）现病史

1．根据主诉及相关鉴别询问

（1）起病诱因、病因：有无使用利尿药、精神紧张。

（2）症状的特点：起病的缓急，开始出现多尿的时间、程度（即具体尿量，应以 24 小时尿量为准），每天的尿量及排尿次数，小便的颜色。

（3）伴随症状：有无烦渴、多饮、多食、消瘦，有无骨痛、肌肉麻痹，有无神经症状。

2．诊疗经过　是否到过医院，做过什么检查（如尿常规、肝肾功能、腹部泌尿系统 B 超等检查）和治疗，治疗经过及药效评价。

3．一般情况　患病以来精神、饮食、睡眠、大小便及体重变化。

（二）其他相关病史

（1）有无药物过敏史。

（2）与该病有关的其他病史：既往有无类似病史，有无结核、肿瘤、肝肾病病史，有无高血压、糖尿病病史。

二、真题重现

43 号题

【简要病史】男性，57 岁。尿量增多 5 天来诊。

【要求】请围绕以上简要病史，根据主诉展开询问患者病史及相关病史。

【时间】时间 11 分钟，分数 15 分。

43 号题标准答案

一、问诊内容	15分
（一）现病史	
1. 根据主诉及相关鉴别询问	
（1）起病诱因、病因：有无使用利尿药、精神紧张。	1分
（2）症状的特点：起病的缓急，开始出现多尿的时间、程度（即具体尿量，应以 24 小时尿量为准），每天的尿量及排尿次数，小便的颜色。	3分
（3）伴随症状：有无烦渴、多饮、多食、消瘦，有无骨痛、肌肉麻痹，有无神经症状。	3分
2. 诊疗经过：是否到过医院，做过什么检查（如尿常规、肝肾功能、腹部泌尿系统 B 超等检查）和治疗，治疗经过及药效评价。	2分
3. 一般情况：患病以来精神、饮食、睡眠、大小便及体重变化。	1分
（二）其他相关病史	
1. 有无药物过敏史。	0.5分
2. 与该病有关的其他病史：既往有无类似病史，有无结核、肿瘤、肝肾病病史，有无高血压、糖尿病病史。	2.5分
二、问诊技巧	
1. 条理性强，能抓住重点。	1分
2. 能围绕病情询问。	1分

44 号题

【简要病史】男性，16 岁。多饮、多尿 2 个月，昏迷半小时由家人送来急诊。

【要求】请围绕以上简要病史，将应询问的现病史及相关病史写在答题纸上。

【时间】时间 11 分钟，分数 15 分。

44 号题标准答案

一、问诊内容	15 分
（一）现病史	
1. 根据主诉及相关鉴别询问	
（1）发病诱因：有无感冒；劳累、暴饮暴食、停用药物。	1 分
（2）多饮、多尿：日饮水量，排尿次数、尿量、尿色。	2 分
（3）昏迷：是首次发生还是反复多次，起病的急缓、发生过程、历时长短和演化过程。	2 分
（4）伴随症状：有无恶心、呕吐，呕吐的性状，有无抽搐，有无尿频、尿急、尿痛（1 分），有无体重下降，喜冷饮，喜流食，呼气有无烂苹果味（1 分）。	2 分
2. 诊疗经过	
（1）是否曾到医院就诊，做过哪些检查：如血糖、尿糖及酮体、肝肾功能检查。	1 分
（2）治疗情况：是否用过药物治疗，疗效如何。	1 分
3. 一般情况：发病以来精神、饮食、睡眠及大便情况。	1 分
（二）其他相关病史	
1. 有无药物过敏史。	0.5 分
2. 与该病有关的其他病史：有无糖尿病病史，有无肝病、甲状腺疾病病史，有无遗传性疾病病史，有无精神、神经系统疾病病史。	2.5 分
二、问诊技巧	
1. 条理性强，能抓住重点。	1 分
2. 能围绕病情询问。	1 分

第 15 节　尿频、尿急与尿痛

一、基础知识

　　（一）现病史

　　1. 根据主诉及相关鉴别询问

　　（1）起病诱因、病因：发病前 1～3 周有无扁桃体炎、咽峡炎等上呼吸道感染史，有无劳累、受凉或憋尿，是否为月经期，发病前是否行导尿术、尿道器械检查或流产术。

　　（2）症状的特点：每天排尿次数及尿量，夜间排尿的次数和尿量，尿的颜色（有无酱油色及洗肉水样尿）及透明度，有无排尿中断（尿频尿急尿痛伴有尿流突然中断，见于膀胱结石堵住出口或后尿道结石嵌顿）。尿痛的部位（耻骨上区、会阴部或尿道内）、性质（刺痛、烧灼痛）、出现的时相（初始段、终末段）。

　　（3）伴随症状：有无腰痛或外阴胀痛，有无排尿困难。

　　2. 诊疗经过　是否到过医院，做过什么检查（如尿常规、尿培养、肝肾功能、腹部泌尿系统B超等检查）和治疗（是否用过抗生素），治疗经过及药效评价。

　　3. 一般情况　患病以来精神、饮食、睡眠、大小便及体重变化。

　　（二）其他相关病史

　　（1）有无药物过敏史。

　　（2）与该病有关的其他病史：既往有无类似病史，有无结核、肿瘤、肝肾病病史，有无高血压、糖尿病病史，有无泌尿系统结石病史。

二、真题重现

45 号题

【简要病史】男性，61 岁。尿频、尿急、尿痛 3 个月余来诊。

【要求】请围绕以上简要病史，根据主诉展开询问患者病史及相关病史。

【时间】时间 11 分钟，分数 15 分。

45 号题标准答案

一、问诊内容	15 分
（一）现病史	
1. 根据主诉及相关鉴别询问	
（1）起病诱因、病因：发病前 1～3 周有无扁桃体炎、咽峡炎等上呼吸道感染史，有无劳累、受凉或憋尿，是否为月经期，发病前是否行导尿术、尿道器械检查或流产术。	1 分
（2）症状的特点：每天排尿次数及尿量，夜间排尿的次数和尿量，尿的颜色（有无酱油色及洗肉水样尿）及透明度，有无排尿中断（尿频尿急尿痛伴有尿流突然中断，见于膀胱结石堵住出口或后尿道结石嵌顿）。尿痛的部位（耻骨上区、会阴部或尿道内）、性质（刺痛、烧灼痛）、出现的时相（初始段、终末段）。	3 分
（3）伴随症状：有无腰痛或外阴胀痛，有无排尿困难。	3 分
2. 诊疗经过：是否到过医院，做过什么检查（如尿常规、尿培养、肝肾功能、腹部泌尿系统 B 超等检查）和治疗（是否用过抗生素），治疗经过及药效评价。	2 分
3. 一般情况：患病以来精神、饮食、睡眠、大小便及体重变化。	1 分
（二）其他相关病史	
1. 有无药物过敏史。	0.5 分
2. 与该病有关的其他病史：既往有无类似病史，有无结核、肿瘤、肝肾病病史，有无高血压、糖尿病病史，有无泌尿系统结石病史。	2.5 分
二、问诊技巧	
1. 条理性强，能抓住重点。	1 分
2. 能围绕病情询问。	1 分

46 号题

【简要病史】女性，42 岁。尿频、尿急、尿痛 2 周门诊就诊。

【要求】请围绕以上简要病史，将应询问的现病史及相关病史写在答题纸上。

【时间】时间 11 分钟，分数 15 分。

46 号题标准答案

一、问诊内容	15 分
（一）现病史	
1. 根据主诉及相关鉴别询问	
（1）发病诱因：有无劳累、受凉或憋尿，有无接受导尿、尿道器械检查。	2 分
（2）尿频：排尿频率，每次排尿量，夜尿次数。	1 分
（3）尿急：程度，有无尿失禁。	1 分
（4）尿痛：部位、性质、程度、出现时间。	1 分
（5）伴随症状：有无尿色改变、排尿困难，有无寒战、发热、盗汗，有无腰痛、腹痛及放射痛。	2 分
2. 诊疗经过	
（1）是否曾到医院就诊，做过哪些检查：尿常规、血常规、尿培养、肾功能。	1 分
（2）治疗情况：是否用过抗菌药物治疗，疗效如何。	1 分
3. 一般情况：发病以来精神、饮食、睡眠、大便及体重变化情况。	1 分
（二）其他相关病史	
1. 有无药物过敏史。	0.5 分
2. 有无尿路感染反复发作史。	0.5 分

3. 与该病有关的其他病史：有无结核病、糖尿病、尿路结石、盆腔疾病病史。有无外伤、手术史。月经与婚育史。	2分
二、问诊技巧	
1. 条理性强，能抓住重点。	1分
2. 能围绕病情询问。	1分

47 号题

【简要病史】女性，53 岁。肉眼血尿伴尿频、尿急、尿痛 3 天门诊就诊。

【要求】请围绕以上简要病史，将应询问的现病史及相关病史写在答题纸上。

【时间】时间 11 分钟，分数 15 分。

47 号题标准答案

一、问诊内容	15分
（一）现病史	
1. 根据主诉及相关鉴别询问	
（1）发病诱因：有无劳累、受凉或憋尿，有无接受导尿、尿道器械检查。	1分
（2）血尿：具体尿色，有无血凝块，是否为全程血尿，呈间歇性或持续性。	1.5分
（3）尿频：排尿频率，每次排尿量，夜尿次数。	1分
（4）尿急：程度，有无尿失禁。	1分
（5）尿痛：部位、性质、程度、出现时间。	1分
（6）伴随症状：有无排尿困难，有无发热、盗汗，有无腰痛、腹痛及放射痛，有无其他部位出血。	1.5分
2. 诊疗经过	
（1）是否曾到医院就诊，做过哪些检查：尿常规、血常规、尿培养、腹部及泌尿系统B超。	1分
（2）治疗情况：是否用过抗菌药物治疗，疗效如何。	1分
3. 一般情况：发病以来精神、饮食、睡眠、大便及体重变化情况。	1分
（二）其他相关病史	
1. 有无药物过敏史。	0.5分
2. 有无尿路感染反复发作史。	0.5分
3. 与该病有关的其他病史：有无结核病、糖尿病、尿路结石、出血性疾病、盆腔疾病病史。有无外伤、手术史。月经与婚育史。	2分
二、问诊技巧	
1. 条理性强，能抓住重点。	1分
2. 能围绕病情询问。	1分

第 16 节　血　尿

一、基础知识

（一）现病史

1. 根据主诉及相关鉴别询问

（1）起病诱因、病因：是否进食引起红色尿的药物、食物，是否与月经、外伤等有关。

（2）症状的特点：起病的缓急，尿的颜色（淡红色像洗肉水样、暗红色、鲜红色），尿中有无血凝块，血尿的性质（全程血尿、初始血尿、终末血尿）。

（3）伴随症状：有无腰痛，是否伴排尿中断，有无尿流细、排尿困难，有无尿频、尿急、尿痛，有无水肿、泡沫样尿，有无包块，有无皮肤出血点，有无乳糜样尿。

2. 诊疗经过　是否到过医院，做什么检查（如尿常规、KUB 等检查）和治疗，治疗经过及药效评价。

3. 一般情况　患病以来精神、饮食、睡眠、大小便及体重变化。

（二）其他相关病史

（1）有无药物过敏史。

（2）与该病有关的其他病史：既往有无类似病史，有无尿路结石病史，有无泌尿系统感染史，有无高血压病史。月经、婚育史。

二、真题重现

48 号题

【简要病史】男孩，12 岁。血尿 1 天来诊。

【要求】请围绕以上简要病史，根据主诉展开询问患者病史及相关病史。

【时间】时间 11 分钟，分数 15 分。

48 号题标准答案

一、问诊内容	15 分
（一）现病史	
1. 根据主诉及相关鉴别询问	
（1）起病诱因、病因：是否进食引起红色尿的药物、食物，是否与外伤等有关。	1 分
（2）症状的特点：起病的缓急，尿的颜色（淡红色像洗肉水样／暗红色／鲜红色），尿中有无血凝块，血尿的性质（全程血尿、初始血尿、终末血尿）。	3 分
（3）伴随症状：有无腰痛，是否伴排尿中断，有无尿流细、排尿困难，有无尿频、尿急、尿痛，有无水肿、泡沫样尿，有无包块，有无皮肤出血点，有无乳糜样尿。	3 分
2. 诊疗经过：是否到过医院，做过什么检查（如尿常规、KUB 等检查）和治疗，治疗经过及药效评价。	2 分
3. 一般情况：患病以来精神、饮食、睡眠、大小便及体重变化。	1 分
（二）其他相关病史	
1. 有无药物过敏史。	0.5 分
2. 与该病有关的其他病史：既往有无类似病史，有无尿路结石病史，有无泌尿系统感染史。	2.5 分
二、问诊技巧	
1. 条理性强，能抓住重点。	1 分
2. 能围绕病情询问。	1 分

49 号题

【简要病史】男性，65 岁。左侧腰痛伴血尿 1 个月门诊入院。

【要求】请围绕以上简要病史，将应询问的现病史及相关病史写在答题纸上。

【时间】时间 11 分钟，分数 15 分。

49 号题标准答案

一、问诊内容	15 分
（一）现病史	
1. 根据主诉及相关鉴别询问	
（1）发病诱因：有无剧烈活动、腰腹部外伤、泌尿道器械检查，有无前驱感染。	1 分
（2）腰痛：起病缓急，具体部位、性质、程度，有无放射痛，持续性或阵发性，与体位的关系，有无规律性性。	2 分
（3）血尿：发现的时间，与腰痛的关系，是否有肉眼血尿或伴有血丝、凝血块。	2 分
（4）伴随症状：有无尿频、尿急、尿痛、排尿困难、水肿、泡沫尿、发热，其他部位有无出血。	2 分
2. 诊疗经过	
（1）是否曾到医院就诊，做过哪些检查：尿常规、肾功能、尿相差显微镜检查、腹部 B 超检查。	1 分
（2）治疗情况：是否用过药物治疗，疗效如何。	1 分
3. 一般情况：发病以来精神、饮食、睡眠、大小便及体重变化情况。	1 分

（二）其他相关病史	
1. 有无药物过敏史。	0.5分
2. 与该病有关的其他病史：有无腹部手术史，有无尿路结石、高尿酸血症、甲旁亢、肿瘤病史。	2.5分
二、问诊技巧	
1. 条理性强，能抓住重点。	1分
2. 能围绕病情询问。	1分

第17节　痫性发作与惊厥

一、基础知识

（一）现病史

1. 根据主诉及相关鉴别询问

（1）起病诱因、病因：有无感染、外伤，有无饮酒、服用药物。

（2）症状的特点：起病缓急，持续时间、部位（是全身性还是局限性）、性质（呈持续强直性还是间歇阵挛性），缓解或加重因素。

（3）伴随症状：有无畏寒、发热，发作时有无血压升高，有无脑膜刺激征，有无头痛，是否伴意识丧失。

2. 诊疗经过 是否到过医院，做过什么检查（如血常规、头颅CT等检查）和治疗，治疗经过及药效评价。

3. 一般情况 患病以来精神、饮食、睡眠、大小便及体重变化。

（二）其他相关病史

（1）有无药物过敏史。

（2）与该病有关的其他病史：既往有无类似发作史，有无高血压，有无精神病病史、家族史。

二、真题重现

50号题

【简要病史】男性，21岁。突发抽搐、惊厥2小时来诊。

【要求】请围绕以上简要病史，根据主诉展开询问患者病史及相关病史。

【时间】时间11分钟，分数15分。

50号题标准答案

一、问诊内容	15分
（一）现病史	
1. 根据主诉及相关鉴别询问	
（1）起病诱因、病因：有无感染、外伤，有无饮酒、服用药物。	1分
（2）症状的特点：起病缓急，持续时间、部位（是全身性还是局限性）、性质（呈持续强直性还是间歇阵挛性），缓解或加重因素。	3分
（3）伴随症状：有无畏寒、发热，发作时有无血压升高，有无脑膜刺激征，有无头痛，是否伴意识丧失。	3分
2. 诊疗经过：是否到过医院，做过什么检查（如血常规、头颅CT等检查）和治疗，治疗经过及药效评价。	2分
3. 一般情况：患病以来精神、饮食、睡眠、大小便及体重变化。	1分
（二）其他相关病史	
1. 有无药物过敏史。	0.5分
2. 与该病有关的其他病史：既往有无类似发作史，有无高血压，有无精神病病史、家族史。	2.5分
二、问诊技巧	
1. 条理性强，能抓住重点。	1分
2. 能围绕病情询问。	1分

51 号题

【简要病史】女孩，5 岁。发热 2 天，惊厥 3 次急诊就诊。

【要求】请围绕以上简要病史，将应询问的现病史及相关病史写在答题纸上。

【时间】时间 11 分钟，分数 15 分。

51 号题标准答案

一、问诊内容	15 分
（一）现病史	
1. 根据主诉及相关鉴别询问	
（1）发病诱因：有无受凉、上呼吸道感染、饮食不当。	1 分
（2）发热：程度，热型，有无寒战。	1.5 分
（3）惊厥：持续时间、发作时间、发作表现，惊厥前的体温，发作时有无意识丧失、大小便失禁、发绀（2.5 分），惊厥停止后的精神状态（1 分）。	3.5 分
（4）伴随症状：有无咳嗽、头痛、呕吐，有无皮疹。	1 分
2. 诊疗经过	
（1）是否曾到医院就诊，做过哪些检查。	1 分
（2）治疗情况。	1 分
3. 一般情况：发病以来精神、饮食、睡眠、大小便及体重变化情况。	1 分
（二）其他相关病史	
1. 出生史，喂养史，生长发育情况。	1 分
2. 有无药物过敏史，预防接种史。	1 分
3. 与该病有关的其他病史：有无类似发作史，有无传染病接触史。有无热性惊厥家族史。	1 分
二、问诊技巧	
1. 条理性强，能抓住重点。	1 分
2. 能围绕病情询问。	1 分

第 18 节 眩 晕（助理医师不要求）

一、基础知识

（一）现病史

1. 根据主诉及相关鉴别询问

（1）起病诱因、病因：有无前驱感染、劳累、服用药物。

（2）症状的特点：起病的时间，发作频率，每次持续时间，眩晕的特征（外界物体旋转或自身旋转、漂浮感、晃动感、倾倒），缓解或加重因素。

（3）伴随症状：有无耳鸣、听力下降，有无恶心、呕吐，有无站立不稳、倾倒。

2. 诊疗经过 是否到过医院，做过什么检查（如血常规、头颅 CT、耳鼻喉科检查等检查）和治疗，治疗经过及药效评价。

3. 一般情况 患病以来精神、饮食、睡眠、大小便及体重变化。

（二）其他相关病史

（1）有无药物过敏史。

（2）与该病有关的其他病史：有无耳病病史（耳流脓史，耳毒性药物使用史），有无神经系统疾病、高血压病、血液病、颈椎病、眼科疾病等，有无晕车、晕船及服药史，有无眩晕家族史。月经史。

二、真题重现

52 号题

【简要病史】男性，46 岁。反复眩晕 4 天来诊。

【要求】请围绕以上简要病史，根据主诉展开询问患者病史及相关病史。

【时间】时间 11 分钟，分数 15 分。

52 号题标准答案

一、问诊内容	15 分
（一）现病史	
1. 根据主诉及相关鉴别询问	
（1）起病诱因、病因：有无前驱感染、劳累、服用药物。	1 分
（2）症状的特点：起病的时间，发作频率，每次持续时间，眩晕的特征（外界物体旋转或自身旋转、漂浮感、晃动感、倾倒），缓解或加重因素。	3 分
（3）伴随症状：有无耳鸣、听力下降，有无恶心、呕吐，有无站立不稳、倾倒。	3 分
2. 诊疗经过：是否到过医院，做过什么检查（如血常规、头颅 CT、耳鼻喉科检查等检查）和治疗，治疗经过及药效评价。	2 分
3. 一般情况：患病以来精神、饮食、睡眠、大小便及体重变化。	1 分
（二）其他相关病史	
1. 有无药物过敏史。	0.5 分
2. 与该病有关的其他病史：有无耳病病史（耳流脓史，耳毒性药物使用史），有无神经系统疾病、高血压病、血液病、颈椎病、眼科疾病等，有无晕车、晕船及服药史，有无眩晕家族史。	2.5 分
二、问诊技巧	
1. 条理性强，能抓住重点。	1 分
2. 能围绕病情询问。	1 分

53 号题

【简要病史】女性，32 岁。阵发性头晕伴耳鸣、呕吐 2 年，加重 1 小时门诊就诊。

【要求】请围绕以上简要病史，将应询问的现病史及相关病史写在答题纸上。

【时间】时间 11 分钟，分数 15 分。

53 号题标准答案

一、问诊内容	15 分
（一）现病史	
1. 根据主诉及相关鉴别询问	
（1）发病诱因：有无劳累、精神因素、服用药物及外伤。	1 分
（2）头晕：发作时间、频率、性质及持续时间，加重或缓解因素。	2 分
（3）耳鸣：低音调还是高音调，双侧还是单侧，与头晕的关系。	1 分
（4）呕吐：次数、呕吐物的性状和量，是否为喷射性，与头晕的关系，加重或缓解因素。	1 分
（5）伴随症状：有无听力减退、耳痛、视物旋转、视力改变，有无心悸、发热、出汗，有无口周及四肢麻木，站立或行走不稳。	2 分
2. 诊疗经过	
（1）是否曾到医院就诊，做过哪些检查：血常规、血生化、头颅 CT、颈椎 X 线片。	1 分
（2）治疗情况：是否用过抗眩晕和止吐药物治疗，疗效如何。	1 分
3. 一般情况：发病以来精神、饮食、睡眠、大小便及体重变化情况。	1 分
（二）其他相关病史	
1. 有无药物过敏史。	0.5 分
2. 与该病有关的其他病史：有无晕动病、贫血、中耳炎及高血压、糖尿病病史。月经与婚育史。	2.5 分
二、问诊技巧	
1. 条理性强，能抓住重点。	1 分
2. 能围绕病情询问。	1 分

第 19 节　意识障碍

一、基础知识

　　（一）现病史

　　1.根据主诉及相关鉴别询问

　　（1）起病诱因、病因：有无外伤，有无感染、疲劳，有无农药接触史，有无饮酒、服药。

　　（2）症状的特点：发病的急缓，意识障碍的程度（嗜睡、意识模糊、昏睡和昏迷），意识障碍的过程（时轻时重，波动性大，清醒后再度昏迷）。

　　（3）伴随症状：有无畏寒、发热，有无呼吸缓慢，有无瞳孔散大或缩小，有无胸闷、心悸，有无皮肤黏膜瘀点、瘀斑。

　　2.诊疗经过　是否到过医院，做过什么检查（如血常规、血糖、胸部 X 线、头颅 CT 或 MRI、脑脊液检查、PPD 试验）和治疗，治疗经过及药效评价。

　　3.一般情况　患病以来精神、饮食、睡眠、大小便及体重变化。

　　（二）其他相关病史

　　（1）有无药物过敏史。

　　（2）与该病有关的其他病史：既往有无类似病史，有无高血压、甲状腺疾病、动脉硬化、糖尿病、肝肾疾病、肺源性心脏病、癫痫、颅脑外伤、肿瘤等病史，有无烟酒嗜好。有无遗传性疾病病史，有无精神、神经系统疾病家族史。

二、真题重现

54 号题
【简要病史】男性，57 岁。突发意识丧失半小时来诊。
【要求】请围绕以上简要病史，根据主诉展开询问患者病史及相关病史。
【时间】时间 11 分钟，分数 15 分。

54 号题标准答案

一、问诊内容	15 分
（一）现病史	
1. 根据主诉及相关鉴别询问	
（1）起病诱因、病因：有无外伤，有无感染、疲劳，有无农药接触史，有无饮酒、服药。	1 分
（2）症状的特点：发病的急缓，意识障碍的程度（嗜睡、意识模糊、昏睡和昏迷），意识障碍的过程（时轻时重，波动性大，清醒后再度昏迷）。	3 分
（3）伴随症状：有无畏寒、发热，有无呼吸缓慢，有无瞳孔散大或缩小，有无胸闷、心悸，有无皮肤黏膜瘀点、瘀斑。	3 分
2. 诊疗经过：是否到过医院，做过什么检查（如血常规、血糖、胸部 X 线、头颅 CT 或 MRI、脑脊液检查、PPD 试验）和治疗，治疗经过及药效评价。	2 分
3. 一般情况：患病以来精神、饮食、睡眠、大小便及体重变化。	1 分
（二）其他相关病史	
1. 有无药物过敏史。	0.5 分
2. 与该病有关的其他病史：既往有无类似病史，有无高血压、甲状腺疾病、动脉硬化、糖尿病、肝肾疾病、肺源性心脏病、癫痫、颅脑外伤、肿瘤等病史，有无烟酒嗜好。有无遗传性疾病病史，有无精神、神经系统疾病家族史。	2.5 分
二、问诊技巧	
1. 条理性强，能抓住重点。	1 分
2. 能围绕病情询问。	1 分

55 号题

【简要病史】女性，56 岁。因神志不清伴全身出汗 1 小时家人送来急诊就诊。既往"糖尿病"病史 8 年。

【要求】请围绕以上简要病史，将应询问的现病史及相关病史写在答题纸上。

【时间】时间 11 分钟，分数 15 分。

55 号题标准答案

一、问诊内容	15 分
（一）现病史	
1. 根据主诉及相关鉴别询问	
（1）发病诱因：降糖药物使用变化情况，有无服用镇静安眠药物，有无饮食不当（不洁饮食、进食刺激性食物），有无过度运动，有无受凉。	2 分
（2）意识障碍：发生急缓、程度、持续时间、进展情况。	2 分
（3）出汗：部位、程度，发生前有无饥饿感。	1 分
（4）伴随症状：有无头痛、头晕、呼吸困难、胸闷、心悸。呼气时有无烂苹果味或大蒜味，有无恶心、呕吐。	2 分
2. 诊疗经过	
（1）是否曾到医院就诊，做过哪些检查：血糖、尿糖、心电图。	1 分
（2）治疗情况：是否用过抗癫痫药物，疗效如何。	1 分
3. 一般情况：近期精神、饮食、睡眠、大小便及体重变化情况。	1 分
（二）其他相关病史	
1. 有无药物过敏史。	0.5 分
2. 糖尿病治疗情况，血糖监测情况。	0.5 分
3. 与该病有关的其他病史：有无心脏病、高血压、脑血管疾病、肝病、甲状腺功能亢进症等病史。月经与婚育史。	2 分
二、问诊技巧	
1. 条理性强，能抓住重点。	1 分
2. 能围绕病情询问。	1 分

病例分析

病例分析应试指南

一、病例分析模板

*号题

【病历摘要】（示例）

女，22岁。下腹痛伴阴道分泌物增多2天，加重伴发热半天。

患者2天前开始出现下腹痛，阴道分泌物增多，分泌物呈脓性。今日腹痛较前加重，伴发热、恶心，无呕吐，急诊就诊。既往体健，月经规律，13岁月经初潮，周期28天，持续3～5天。现有3个性伴侣，生育史：0-0-3-0。

查体：T 38.6℃，P 100次/分，R 24次/分，BP 110/70mmHg。急性病容，双肺未闻及干湿性啰音。心界不大，心率100次/分，心律整齐。各瓣膜听诊区未闻及杂音。腹肌紧张，下腹部压痛、反跳痛（+）。

妇科检查：阴道通畅，黏膜光滑，可见大量脓性分泌物；宫颈光滑，宫颈口有脓性分泌物流出，宫颈举痛（+）；子宫稍大，有压痛，活动受限；双附件区增厚，有压痛。

实验室检查：血常规 Hb 110g/L，RBC 3.9×10^{12}/L，WBC12.3$\times10^9$/L，N0.89，PLT 205×10^9/L。

【要求】根据以上病历摘要，请将初步诊断、诊断依据（两个以上诊断，应分别列出各自诊断依据，未分别列出扣分）、鉴别诊断、进一步检查与治疗原则写在答题纸上。

二、考生答题纸

姓名：

单位：

准考证号：

题组号：

题号：

执业医师（ ）助理医师（ ）（说明：请勾选与本人考试级别一致的执业医师或助理医师）

得分：

考官签字：

【要求】根据以上病历摘要，请将初步诊断、诊断依据（两个以上诊断，应分别列出各自诊断依据，未分别列出扣分）、鉴别诊断、进一步检查与治疗原则写在答题纸上。

第一章 呼吸系统疾病

> **2021 考试大纲**

①慢性阻塞性肺疾病、②支气管哮喘、③支气管扩张（**助理不要求**）、④肺炎、⑤肺结核、⑥肺栓塞、⑦肺癌、⑧呼吸衰竭（**助理不要求**）、⑨胸腔积液（**助理不要求**）和脓胸，⑩气胸、⑪胸部闭合性损伤（肋骨骨折、血胸）。

第1节 慢性阻塞性肺疾病

一、基础知识

1. 初步诊断

（1）诊断公式

慢性阻塞性肺疾病	慢性阻塞性肺疾病＝中老年人＋**反复咳嗽咳痰数年或数十年**＋桶状胸＋$FEV_1/FVC < 70\%$
慢性阻塞性肺疾病**急性加重期**	慢性阻塞性肺疾病**急性加重期**＝中老年人＋反复咳嗽咳痰数年或数十年＋桶状胸＋$FEV_1/FVC < 70\%$＋**发热**（肺部湿啰音）

（2）COPD 的分期

急性加重期	急性加重期＝咳嗽、气短、喘息加重＋痰量增多＋**发热**
稳定期	稳定期＝咳嗽、咳痰、气促症状稳定＋无发热

（3）COPD 的并发症

气胸	气胸＝胸痛＋呼吸困难＋**鼓音**
慢性肺源性心脏病	慢性肺源性心脏病＝颈静脉怒张＋**双下肢水肿**＋右心室肥厚
Ⅱ型呼吸衰竭	Ⅱ型呼吸衰竭＝$PaO_2 < 60mmHg$，$PaCO_2 > 50mmHg$
肺性脑病	肺性脑病＝COPD＋**昏迷、神志不清**

2. 鉴别诊断 ①炎症（肺结核、支气管扩张），②癌症（肺癌），③**特殊疾病**（支气管哮喘）。

3. 进一步检查 ①**检验科**（血电解质、肝肾功能），②**影像科**（胸部 X 线、心电图、超声心动图检查），③**特殊检查**（肺功能）④**与鉴别诊断相关的检查**（PPD 试验）。

4. 治疗原则 ①**对症治疗**（吸氧、止咳、祛痰），②**药物治疗**（支气管舒张剂），③**介入手术**（机械通气），④**手术治疗**（肺移植手术），⑤**预防及处理并发症**（戒烟、健康教育）。

二、真题重现

1 号题

病历摘要

男，61 岁，**反复咳嗽、咳痰 9 年**，活动后气短 2 年，加重伴**发热** 3 天。

患者 9 年前受凉后出现阵发性咳嗽、咳白色泡沫痰，无痰中带血。经"消炎"治疗后缓解，之后秋冬季节交替时反复发作，每年累计发病时间大于 3 个月。2 年前出现活动后气短，休息后可缓解。3 天前受凉后再次出现咳嗽，咳大量黄色黏痰，伴发热，体温 38.8℃，稍活动即感气短，自服"感冒药"治疗，无明显好转，来院就诊。发病以来食欲、睡眠差，大小便正常，体重无变化。既往体健。否认传染病接触史，**吸烟 46 年，30 支／日**，偶饮酒，无遗传病家族史。

查体：T38.9℃，P110 次／分，R26 次／分，BP138/76mmHg。轮椅推入病房，神志清楚，面色暗红，皮肤湿润，浅表淋巴结未触及肿大，口唇发绀，**桶状胸**，双侧触觉语颤减弱，叩诊呈**过清音**，呼吸音低，**双下肺**可闻及**中细湿啰音**和散在哮鸣音。心界不大，心率 110 次／分，律齐，各瓣膜听诊区未闻及杂音。腹平软，无压痛，肝脾肋下未触及。双下肢无水肿。

实验室检查：血常规 Hb171g/L，RBC5.7×10^{12}/L，WBC7.9×10^9/L，N0.89，PLT305×10^9/L。动脉气血分析（未吸氧）：pH7.26，**$PaO_2 43mmHg$**，**$PaCO_2 68mmHg$**，$HCO_3^- 34mmol/L$，$SaO_2 74\%$。

【要求】根据以上病历摘要，请将初步诊断、诊断依据（两个以上诊断，应分别列出各自诊断依据，未分别列出扣分）、鉴别诊断、进一步检查与治疗原则写在答题纸上（时间15分钟）

1号题标准答案

评分标准	总分22分	
一、初步诊断	4分	
1. 慢性阻塞性肺疾病急性加重期。（仅答"慢性阻塞性肺疾病"得2分）		2.5分
2. Ⅱ型呼吸衰竭。		1.5分
二、诊断依据	5分	
1. 慢性阻塞性肺疾病急性加重期。		
（1）老年男性，慢性病程，长期大量吸烟史。		1分
（2）反复咳嗽咳痰9年，活动后气短2年，发作呈季节性，本次加重伴发热。		1.5分
（3）查体：双肺叩诊呈过清音，双肺可闻及散在哮鸣音。		0.5分
（4）血中性粒细胞比例增高。		0.5分
2. Ⅱ型呼吸衰竭。		
（1）慢性阻塞性肺部疾病病史，本次急性加重，口唇发绀。		0.5分
（2）动脉血气分析（未吸氧）：$PaO_2 < 60mmHg$，$PaCO_2 > 50mmHg$。		1分
三、鉴别诊断	3分	
1. 支气管哮喘。		1分
2. 支气管扩张。		1分
3. 支气管肺癌。		1分
四、进一步检查	5分	
1. 血电解质，肝、肾功能检查。		0.5分
2. 痰培养＋药敏试验。		1分
3. 胸部X线检查。		1分
4. 心电图、超声心动图检查。		1分
5. 肺功能检查（病情平稳后）。		1.5分
五、治疗原则	5分	
1. 持续低流量吸氧，止咳，祛痰。		1分
2. 广谱抗生素抗感染治疗。		1.5分
3. 联合使用支气管舒张剂＋糖皮质激素平喘治疗。		1.5分
4. 必要时机械通气。		0.5分
5. 戒烟，健康教育。		0.5分

2号题

病历摘要

男性，72岁，间断咳嗽、咳痰10年，活动后气短3年，呼吸困难加重1天。

患者10年前开始多于冬春季出现咳嗽、咳白色黏痰，有时可出现发热、咳黄脓痰。一般经门诊口服"头孢菌素"及止咳化痰中成药后症状可逐渐好转，每年持续1月余。3年前开始逐渐出现活动后气短，1个月前胸部X线片示"双下肺纹理增粗紊乱"，肺功能检查示"中度阻塞性通气功能障碍，FEV_1改善率6%（120ml）"。口服"茶碱缓释片"症状可改善。1天前无明显诱因出现呼吸困难加重，伴左侧胸部不适，无咳嗽、咳痰、咯血，无发热。既往体健，否认高血压、心脏病史，吸烟30余年，20支／日。子女身体健康，无遗传病家族史。

查体：T36.3℃，P100次／分，R23次／分，BP135/85mmHg，皮肤未见出血点和皮疹，浅表淋巴结未触及肿大，口唇略发绀，颈静脉无怒张，左肺叩诊呈鼓音，右肺叩诊呈清音，左肺呼吸音低，双肺未闻及干湿啰音及胸膜摩擦音。心率 100 次 / 分，律齐，各瓣膜听诊区未闻及杂音。腹平软，无压痛，肝脾肋下未触及，双下肢无水肿。

实验室检查：血常规 Hb135g/L，WBC8.5×10⁹/L，NO.72，PLT205×10⁹/L。

【要求】根据以上病历摘要，请将初步诊断、诊断依据（两个以上诊断，应分别列出各自诊断依据，未分别列出扣分）、鉴别诊断、进一步检查与治疗原则写在答题纸上（时间 15 分钟）

2 号题标准答案

评分标准		总分 22 分
一、初步诊断	4 分	
1. 慢性阻塞性肺疾病。		2 分
2. 左侧自发性气胸。（仅答"自发性气胸"得 1.5 分）		2 分
二、诊断依据	6 分	
1. 慢性阻塞性肺疾病		
（1）老年男性，长期大量吸烟史。		1 分
（2）慢性咳嗽、咳痰，冬春季明显，活动后气短。		1 分
（3）肺功能示阻塞性通气功能障碍，支气管舒张试验阴性。		1.5 分
（4）1 个月前胸部 X 线片示双下肺纹理增粗紊乱。		0.5 分
2. 左侧自发性气胸		
（1）突发呼吸困难加重，伴左胸不适。		1 分
（2）口唇略发绀，左肺叩诊呈鼓音，呼吸音低。		1 分
三、鉴别诊断	4 分	
1. 支气管哮喘。		1 分
2. 支气管扩张。		1 分
3. 肺栓塞。		1 分
4. 肺大疱。		1 分
四、进一步检查	3 分	
1. 胸部高分辨 CT 检查。（答"胸部 X 线片"得 0.5 分）		1 分
2. 动脉血气分析检查。		1 分
3. 心电图、超声心动图检查。		1 分
五、治疗原则	5 分	
1. 休息、鼻导管吸氧。		1.5 分
2. 胸腔穿刺抽气，必要时闭式引流。		2 分
3. 应用支气管舒张剂。		1 分
4. 戒烟，健康教育。		0.5 分

第 2 节　支气管哮喘

一、基础知识

1. 初步诊断

（1）**诊断公式**　支气管哮喘＝青年人 + 反复发作喘息并可自行缓解 + 夜间或凌晨加重 + 双肺广泛哮鸣音。

（2）**支气管哮喘的分期**　急性加重期和稳定期。

2. 鉴别诊断　①炎症（慢性阻塞性肺疾病），②特殊疾病（急性左心衰竭、气道阻塞）。

3. 进一步检查　①检验科（血常规），②影像科（胸部 X 线片、心电图、超声心动图），③特殊检查（肺功能、皮肤变应原检测）。

4. 治疗原则 ①对症治疗（吸氧、脱离变应原），②药物治疗（支气管扩张剂、糖皮质激素），③介入手术（机械通气），④预防（健康教育）。

二、真题重现

3号题

病历摘要

女性，27岁。反复喘息伴咳嗽、咳痰1年，再发1天。

患者1年来反复发作喘息，多与气候变化、接触油烟等刺激性气味有关。伴咳嗽，咳少许白痰。无胸闷、胸痛、心悸，无发热、盗汗，在脱离刺激性气味后症状可自行缓解。喘息持续发作时，曾在当地诊所按"上呼吸道感染"治疗，症状可逐渐缓解。缓解期间无不适症状。1天前患者逛宠物市场后喘息再次发作，轻微活动后即感胸闷、气促，夜间症状严重，需高枕卧位。发病以来，精神、食欲、睡眠差，大小便正常。否认过敏史。无烟酒嗜好。月经正常。否认遗传病家族史。

查体：T36.5℃，P95次/分，R26次/分，BP120/76mmHg。坐位喘息状，表情焦虑，精神差。口唇无明显发绀。皮肤湿润，全身浅表淋巴结未触及肿大。胸廓外形正常，双肺触觉震颤减弱，双肺叩诊过清音，可闻及中量呼气相哮鸣音，未闻及湿性啰音和胸膜摩擦音。心界不大，心率95次/分，心律整齐，未闻及心脏杂音。双下肢无水肿。

实验室检查：动脉血气分析 pH7.43，$PaO_2$70mmHg，$PaCO_2$37mmHg，HCO_3^-23.5mmol/L，$SaO_2$92%。

【要求】根据以上病历摘要，请将初步诊断、诊断依据（两个以上诊断，应分别列出各自诊断依据，未分别列出扣分）、鉴别诊断、进一步检查与治疗原则写在答题纸上（时间15分钟）

3号题标准答案

评分标准		总分22分
一、初步诊断	3分	
支气管哮喘急性发作期。（仅答"支气管哮喘"或"哮喘"得2分）		3分
二、诊断依据	4分	
1. 青年女性，反复发作哮喘伴咳嗽，1天来再发伴胸闷、气促。		1分
2. 与气候变化、接触刺激性气味等有关，可自行缓解。缓解期无不适症状。		2分
3. 查体：坐位喘息状，双肺触觉震颤减弱，叩诊过清音，可闻及中量哮鸣音。		1分
三、鉴别诊断	4分	
1. 急性左心衰竭。		1.5分
2. 慢性阻塞性肺疾病。		1分
3. 心源性哮喘。		1分
4. 气道阻塞。		0.5分
四、进一步检查	5分	
1. 血常规（嗜酸性粒细胞计数＋百分比）。		0.5分
2. 胸部X线片。		1分
3. 心电图，必要时超声心动图。		0.5分
4. 肺功能检查（支气管舒张试验）。		2分
5. 皮肤变应原检测（病情控制后）。		1分
五、治疗原则	6分	
1. 休息、吸氧，脱离变应原。		1分
2. 联合使用支气管扩张剂，静脉或口服糖皮质激素缓解症状。		2分
3. 吸入糖皮质激素＋支气管扩张剂预防发作。		2分
4. 必要时机械通气治疗。		0.5分
5. 哮喘的健康教育与管理。		0.5分

第3节　支气管扩张（助理医师不要求）

一、基础知识

1. 初步诊断

（1）**诊断公式** 支气管扩张＝反复发作咳嗽、咳痰＋咳血＋"双轨征"。

（2）**支气管哮喘的分期** 急性加重期和稳定期。

2. 鉴别诊断 ①炎症（肺结核、肺脓肿、慢性阻塞性肺疾病），②癌症（肺癌）。

3. 进一步检查 ①检验科（肝肾功能），②影像科（胸部X线、心电图、超声心动图），③特殊检查（胸部CT）、④与鉴别诊断相关的检查（PPD试验）。

4. 治疗原则 ①对症治疗（吸氧、营养支持），②药物治疗（抗生素），③介入手术（支气管动脉栓塞术），④手术治疗（手术切除），⑤预防及处理并发症（健康教育）。

二、真题重现

4号题

病历摘要

男性，67岁。反复咳嗽、咳痰、痰中带血20年，加重伴发热5天。

患者20年前"感冒"后出现发热、咳黄黏痰，量约30～50ml/d，伴痰中带血。无胸闷、胸痛。胸部X线片提示肺部感染，按"肺炎"治疗后好转。此后，多次出现上述症状，经抗感染、止血等治疗后可缓解。5天前受凉后咳嗽、咳痰再次加重，痰量增多，量约80～100ml/d，黄脓痰，有臭味。伴发热、气喘，体温38.4℃。无痰中带血。自行口服"青霉素V、复方甘草片"，疗效欠佳。精神状态差，食欲、睡眠尚可，大小便正常，体重无明显变化。否认肺结核、心脏病史。无药物过敏史。吸烟40年，15～20支/日，已戒烟10年，饮少量白酒。无遗传病家族史。

查体：T38.1℃，P87次/分，R23次/分，BP128/84mmHg。消瘦，精神差。口唇无发绀。皮肤湿润。双肺叩诊呈清音，双下肺可闻及散在湿啰音及干鸣音，未闻及胸膜摩擦音。心界不大，心率87次/分，心律整齐，未闻及心脏杂音。双手可见杵状指。

实验室检查：血常规 Hb153g/L，RBC4.71×10^{12}/L，WBC12.3×10^9/L，N0.85，PLT225×10^9/L。

胸部CT：右肺中叶及双肺下叶多发囊状阴影，可见"双轨征"，双下肺散在斑片状模糊影。

【要求】根据以上病历摘要，请将初步诊断、诊断依据（两个以上诊断，应分别列出各自诊断依据，未分别列出扣分）、鉴别诊断、进一步检查与治疗原则写在答题纸上（时间15分钟）

4号题标准答案

评分标准		总分22分
一、初步诊断	3分	
1. 支气管扩张。		2分
2. 双下肺肺炎。		1分
二、诊断依据	5分	
1. 支气管扩张。		
（1）老年男性，慢性病程，反复咳嗽、咳脓痰，伴痰中带血。		0.5分
（2）查体：双下肺湿性啰音，杵状指。		0.5分
（3）胸部CT：双肺多发囊状、柱状影。		1分
2. 双下肺肺炎。		
（1）发热，痰量增加，脓性痰。		1分
（2）查体：双下肺湿性啰音。		1分
（3）血常规：白细胞总数及中性粒细胞比例明显增高。		0.5分

（4）胸部CT：双下肺斑片状阴影。		0.5分
三、鉴别诊断	4分	
1. 慢性阻塞性肺疾病。		2分
2. 肺结核。		1分
3. 支气管肺癌。		1分
四、进一步检查	5分	
1. 肝肾功能，肿瘤标志物。		1分
2. 痰病原学检查（细菌培养＋药敏试验，痰涂片抗酸染色）。		1分
3. 动脉血气分析。		1分
4. 肺功能检查（疾病控制后）。		1.5分
5. 必要时支气管镜检查。		0.5分
五、治疗原则	5分	
1. 休息、吸氧、营养支持。		1.5分
2. 应用广谱抗生素＋抗厌氧菌药物。		1.5分
3. 应用支气管扩张剂，祛痰药物。		1分
4. 病情缓解后行肺炎球菌疫苗、流感疫苗接种。		1分

5号题

病历摘要

男性，37岁。间断咳嗽、咳痰、痰中带血5年，咯血2小时。

患者5年前开始间断出现咳嗽、咳痰，痰量不多，为黏痰或脓性痰，有时痰中带血。3年前胸部X线片检查示"右上肺尖纤维条索影及硬结灶，可见透亮区"，多次查痰抗酸杆菌阴性。给予抗感染及止血治疗后症状可好转。2小时前突然咯鲜红色血液，量约200ml。无发热、胸痛及呼吸困难，急症就诊。发病以来，食欲、睡眠及大小便正常，体重无明显变化。10年前患右上肺结核，抗结核治疗1年后痊愈。否认高血压、心脏病、糖尿病史。无烟酒嗜好。无遗传病家族史。

查体：T36.4℃，P82次/分，R20次/分，BP136/80mmHg。睑结膜无苍白，浅表淋巴结未触及肿大，颈静脉无怒张。右上肺可闻及湿啰音。心界不大，心率82次/分，心律整齐，未闻及心脏杂音。腹平软，无压痛，肝脾肋下未触及。未见杵状指。

实验室检查：血常规Hb123g/L，RBC4.11×10^{12}/L，WBC8.5×10^9/L，N0.78，PLT125×10^9/L。

胸部X线片：右上肺尖纤维条索影及硬结灶，可见数个囊状阴影，与3年前胸X线比较无明显变化。

【要求】根据以上病历摘要，请将初步诊断、诊断依据（两个以上诊断，应分别列出各自诊断依据，未分别列出扣分）、鉴别诊断、进一步检查与治疗原则写在答题纸上（时间15分钟）

5号题标准答案

评分标准		总分22分
一、初步诊断	3分	
1. 支气管扩张。		2分
2. 右上肺陈旧性肺结核。		1分
二、诊断依据	5分	
1. 支气管扩张。		
（1）间断咳嗽、咳痰，伴痰中带血。		1分
（2）本次大咯血。		1分
（3）查体：右上肺湿性啰音。		0.5分
（4）胸部X线片示右上肺尖纤维条索影及硬结灶，可见数个囊状阴影。		1分
2. 右上肺陈旧性肺结核。		

（1）胸部 X 线片示右上肺尖纤维条索影及硬结灶，较前无明显变化。	1 分
（2）肺结核病史，多次查痰找抗酸性杆菌阴性。	0.5 分
三、鉴别诊断	4 分
1. 支气管肺癌。	2 分
2. 肺脓肿（或特殊类型肺部感染）。	2 分
四、进一步检查	5 分
1. 肝、肾功能，血糖，电解质，肿瘤标志物，血型。	1 分
2. 胸部高分辨率 CT。	1.5 分
3. 病原学检查（痰培养＋药敏试验，痰涂片抗酸染色）。	1.5 分
4. 必要时支气管镜检查。	1 分
五、治疗原则	5 分
1. 休息、吸氧、营养支持、必要时输血。	1 分
2. 应用广谱抗生素＋抗厌氧菌药物。	1.5 分
3. 体位引流，应用支气管扩张药、祛痰药。	1.5 分
4. 病情缓解后行肺炎球菌疫苗、流感疫苗接种。	0.5 分
5. 必要时行手术或支气管动脉栓塞。	0.5 分

第 4 节　肺　炎

一、基础知识

1. 初步诊断

肺炎	肺炎＝咳嗽、咳痰＋发热＋肺部湿啰音＋胸片渗出影
肺炎链球菌肺炎	肺炎链球菌肺炎＝青壮年＋寒战高热＋铁锈色痰＋大片状渗出影
金黄色葡萄球菌肺炎	金黄色葡萄球菌肺炎＝老年人＋咳嗽＋脓黄痰＋小空洞
肺炎支原体肺炎	肺炎支原体肺炎＝青少年＋刺激性咳嗽＋无痰液
克雷伯菌肺炎	克雷伯菌肺炎＝中老年人＋砖红色胶冻状痰＋叶间隙弧形下坠

2. 鉴别诊断 ①炎症（不同类型肺炎、肺结核、肺脓肿），②癌症（肺癌）。

3. 进一步检查 ①检验科（血常规、肝肾功能、电解质），②影像科（胸部 X 线、CT），③特殊检查（痰细菌学培养）、④与鉴别诊断相关的检查（PPD 试验）。

4. 治疗原则 ①对症治疗（休息、吸氧），②药物治疗（抗生素），③介入手术（机械通气），④预防（并发症）。

二、真题重现

6 号题

病历摘要

男性，37 岁。发热伴咳嗽、咳痰 3 天，加重伴左侧胸痛 1 天。

患者 3 天前冲凉水澡后出现发热，体温最高达 38.5℃。伴咳嗽、咳少量脓性痰。口服"感冒药"效果欠佳。1 天前，上述症状加重，伴畏寒、左侧胸痛，胸痛于咳嗽和深吸气时加剧。自发病以来，精神、食欲稍差，睡眠可，大小便正常。平素体健。否认传染病接触史。吸烟 17 年（3～5 支／日），少量饮酒。否认遗传病家族史。

查体：T39.3℃，P96 次／分，R25 次／分，BP118/82mmHg。急性热病容。口唇无发绀。左侧呼吸动度差，左下肺触觉震颤减弱，叩诊呈浊音，呼吸音减弱，余肺呼吸音清晰，双肺未闻及干湿性啰音及胸膜摩擦音。心界不大，心率 96 次／分，心律整齐，未闻及杂音。肝脾肋下未触及。双下肢无水肿。

实验室检查：血常规 Hb147g/L，RBC5.3×10^{12}/L，WBC15.8×10^9/L，NO.91，PLT269×10^9/L。

胸部 X 线片：左下肺斑片状密度增高影，左侧肋膈角消失，上缘呈外高内低弧形。

【要求】根据以上病历摘要，请将初步诊断、诊断依据（两个以上诊断，应分别列出各自诊断依据，未分别列出扣分）、鉴别诊断、进一步检查与治疗原则写在答题纸上（时间15分钟）

6号题标准答案

评分标准	总分22分	
一、初步诊断	3分	
1. 左下肺肺炎。（仅答"肺炎"得1分）		2分
2. 左侧肺炎性胸腔积液。		1分
二、诊断依据	5分	
1. 左下肺肺炎。		
（1）青年男性，急性起病，咳嗽、咳脓痰，伴发热。		1分
（2）白细胞总数和中性粒细胞比例明显增高。		1分
（3）胸部X线片示左下肺斑片状密度增高影。		1分
2. 左侧类肺炎性胸腔积液。		
（1）左侧肺炎，伴胸痛（胸膜性胸痛）。		1分
（2）查体：左下胸腔积液体征（左侧呼吸动度差，左下肺触觉震颤减弱，叩诊呈浊音，呼吸音减弱）。		0.5分
（3）胸部X线片示左侧胸腔积液（左侧肋膈角消失，上缘呈外高内低弧形）。		0.5分
三、鉴别诊断	4分	
1. 肺结核。		1.5分
2. 肺脓肿。		1.5分
3. 脓胸。		1分
四、进一步检查	5分	
1. 病原学检查（痰培养+药敏试验，痰涂片抗酸染色，血培养）。		2分
2. 动脉血气分析。		0.5分
3. 胸腔积液常规、生化、病原学检查。PPD试验。		1.5分
4. 肝、肾功能，血电解质，血糖。		0.5分
5. 必要时行胸部CT、支气管镜检查。		0.5分
五、治疗原则	5分	
1. 休息、退热、止咳、营养支持。		1分
2. 静脉滴注广谱抗生素。		2分
3. 胸腔穿刺抽液（必要时行闭式引流）。		1.5分
4. 防治并发症。		0.5分

7号题

病历摘要

女性，52岁。发热伴咳嗽、咳痰3天。

患者3天前受凉后出现发热、寒战，最高体温39.5℃，伴咳嗽，咳少量黄脓痰。无胸痛，呼吸困难。自服"泰诺林"后，体温可暂时下降，但咳嗽咳痰症状逐渐加重。平素体健。否认慢性呼吸系统疾病、心脏病病史。无烟酒嗜好。无遗传病家族史。

查体：T38.8℃，P96次/分，R20次/分，BP110/70mmHg。一般情况可。口唇无发绀。右上肺叩诊呈浊音，语音震颤增强，可闻及支气管呼吸音，双肺未闻及干湿性啰音。心界不大，心率96次/分，律齐，未闻及心脏杂音。腹平软，无压痛及反跳痛，肝脾肋下未触及，双下肢无水肿。

实验室检查：血常规，Hb120g/L，WBC$13.9×10^9$/L，NO.80，PLT$220×10^9$/L。

胸部正侧位X线片，右上肺大片状密度均匀增高影。

【要求】根据以上病历摘要，请将初步诊断、诊断依据（两个以上诊断，应分别列出各自诊断依据，未分别列出扣分）、鉴别诊断、进一步检查与治疗原则写在答题纸上（时间15分钟）

7号题标准答案

评分标准		总分22分
一、初步诊断	3分	
右上肺大叶性肺炎。（仅答"肺炎"得1分）		3分
二、诊断依据	5分	
1. 中年女性，急性起病，咳嗽、咳脓痰，伴发热。		1分
2. 查体发现右上肺叩诊呈浊音，语音震颤增强，可闻及支气管呼吸音。		2分
3. 白细胞总数和中性粒细胞比例明显增高。		1分
4. 胸部X线片示右上肺大片状密度均匀增高影。		1分
三、鉴别诊断	4分	
1. 肺结核。		1.5分
2. 肺脓肿。		1.5分
3. 脓胸。		1分
四、进一步检查	5分	
1. 病原学检查（痰培养＋药敏试验，痰涂片抗酸染色，血培养）。		2分
2. 动脉血气分析。		1.5分
3. 肝、肾功能，血电解质，血糖。		1分
4. 必要时行胸部CT、支气管镜检查。		0.5分
五、治疗原则	5分	
1. 休息、退热、止咳、营养支持。		1分
2. 静脉滴注广谱抗生素。		2分
3. 防治并发症。		2分

第5节　肺结核

一、基础知识

1.初步诊断

（1）诊断公式 肺结核＝低热、盗汗、乏力、纳差＋抗生素治疗无效。

（2）分型及诊断

原发性肺结核	原发性肺结核＝儿童＋低热、盗汗＋X线片"哑铃状"改变
急性粟粒性肺结核	急性粟粒性肺结核＝婴幼儿和青少年＋全肺粟粒状结节
浸润性肺结核	浸润性肺结核＝成人＋低热、盗汗、乏力、纳差
结核性胸膜炎	结核性胸膜炎＝成人＋低热、盗汗＋胸膜摩擦音、摩擦感
纤维空洞性肺结核	纤维空洞性肺结核＝成人＋低热、盗汗＋胸片厚壁空洞
干酪样肺炎	干酪样肺炎＝高热＋胸片大面积的均匀一致磨玻璃状阴影

2.鉴别诊断 ①炎症（肺炎、肺脓肿），②癌症（肺癌）。

3.进一步检查 ①检验科（肝肾功能、电解质），②影像科（胸部X线、CT），③特殊检查（PPD试验、痰找结核杆菌或抗酸染色）。

4.治疗原则 ①对症治疗（吸氧、加强营养），②药物治疗（抗结核治疗），③预防（并发症）。

二、真题重现

8 号题

病历摘要

男性，37 岁。咳嗽、咳痰 3 周。

患者 3 周前受凉后出现咳嗽，咳少量白色黏痰。无发热、盗汗，无胸痛、咯血、呼吸困难。口服"头孢呋辛、克拉霉素"等抗感染治疗，无明显效果。行胸部 X 线片检查示右肺下叶背段见不规则斑片状阴影，其内可见空洞，无液平面。发病以来，大小便正常，体重下降约 3kg。既往糖尿病病史 5 年，口服降糖药治疗，空腹血糖波动于 7～8mmol/L。否认高血压、心脏病病史。无药物过敏史。无烟酒嗜好。否认遗传病家族史。

查体：T36.6℃，P86 次／分，R22 次／分，BP120/70mmHg。体形消瘦，皮肤巩膜无黄染。浅表淋巴结未触及肿大。双肺呼吸音稍粗，未闻及干湿性啰音及胸膜摩擦音。心率 86 次／分，心律整齐，未闻及杂音。腹软，肝脾肋下未触及。双下肢无水肿。

实验室检查：血常规 Hb126g/L，WBC7.5×10^9/L，N0.70，L0.26。ESR75mm/h。

【要求】根据以上病历摘要，请将初步诊断、诊断依据（两个以上诊断，应分别列出各自诊断依据，未分别列出扣分）、鉴别诊断、进一步检查与治疗原则写在答题纸上（时间 15 分钟）

---

8 号题标准答案

评分标准	总分 22 分	
一、初步诊断	4 分	
1. 右下肺浸润性肺结核。		3 分
2. 2 型糖尿病。		1 分
二、诊断依据	5 分	
1. 右下肺浸润性肺结核。		
（1）青年男性，亚急性起病。		0.5 分
（2）咳嗽、咳痰 3 周，抗生素治疗无效，体重下降。		1 分
（3）糖尿病血糖控制不理想，为结核好发因素。		1 分
（4）血常规正常，ESR 显著增快。		0.5 分
（5）胸部 X 线片：右肺下叶背段（结核好发部分）见不规则斑片状阴影，其内可见空洞，无液平面。		1 分
2. 2 型糖尿病：糖尿病病史，口服降糖药治疗，空腹血糖高。		1 分
三、鉴别诊断	3 分	
1. 肺炎。		1.5 分
2. 肺脓肿。		1.5 分
四、进一步检查	5 分	
1. 痰病原学检查（涂片抗酸染色，细菌培养＋药敏试验）。		1.5 分
2. PPD 试验、结核抗体。		1 分
3. 肝、肾功能，血糖，糖化血红蛋白。		1.5 分
4. 胸部 CT，必要时行支气管镜检查。		1 分
五、治疗原则	5 分	
1. 休息、加强营养支持。		1 分
2. 按"早期、联合、规律、全程、适量"的原则行抗结核治疗。（仅答"抗结核治疗"得 2 分）		2.5 分
3. 积极治疗糖尿病。		1.5 分

9 号题

病历摘要

男性，37 岁。发热、胸痛 20 天。

患者 20 天前无明确诱因出现发热，最高体温 38℃，发热多于午后出现，经退热治疗体温可降至正常。伴右侧胸痛、干咳，无咯血、寒战和呼吸困难。右侧胸痛于深吸气及咳嗽时稍有加重，与姿势变化及活动无关。10 天前起胸痛有所减轻，但仍有每日发热。发病以来，精神、食欲正常，睡眠可，大小便未见异常，体重无明显变化。平素体健，吸烟 20 余年，10 余支／天。患者妻子于半年前诊断为"肺结核"，目前仍在口服抗结核药物。无遗传病家族史。

查体：T37.9℃，P94 次／分，R20 次／分，BP102/70mmHg。全身浅表淋巴结未触及肿大。右侧胸廓略膨隆，右侧呼吸动度减小，语颤减弱，右侧肩胛线第 7 肋间以下叩诊呈浊音，右下肺呼吸音消失，双肺未闻及干湿性啰音及摩擦音。心界不大，心率 94 次／分，律齐，各瓣膜听诊区未闻及杂音。腹平软，无压痛及反跳痛，肝脾肋下未触及。双下肢无水肿。

实验室检查：血常规：Hb132g/L，RBC3.9×10^{12}/L，WBC5.0×10^{9}/L，N0.67，L0.33，PLT348×10^{9}/L。ESR55mm/h，肝肾功能未见异常。

胸部 X 线片：右侧胸腔中等量积液。

【要求】根据以上病历摘要，请将初步诊断、诊断依据（两个以上诊断，应分别列出各自诊断依据，未分别列出扣分）、鉴别诊断、进一步检查与治疗原则写在答题纸上（时间 15 分钟）

9 号题标准答案

评分标准		总分 22 分
一、初步诊断	4 分	
1. 结核性胸膜炎。		3 分
2. 右侧胸腔积液。		1 分
二、诊断依据	5 分	
1. 结核性胸膜炎。		
（1）中年男性，有发热、咳嗽伴结核中毒症状（低热、乏力）。		1 分
（2）有结核病接触史。		1 分
（3）血沉明显增快。		1 分
2. 右侧胸腔积液。		
（1）右侧胸廓略膨隆，右侧呼吸动度减小，语颤减弱，右侧肩胛线第 7 肋间以下叩诊呈浊音，右下肺呼吸音消失。		1 分
（2）胸部 X 线片：右侧胸腔中等量积液。		1 分
三、鉴别诊断	4 分	
1. 肺炎。		1.5 分
2. 肺脓肿。		1.5 分
3. 肺癌。		0.5 分
4. 肺部真菌感染。		0.5 分
四、进一步检查	5 分	
1. 痰涂片抗酸染色。		1 分
2. PPD 试验。		1 分
3. 痰细菌培养＋药敏试验。		1 分
4. 血电解质，血糖，肝、肾功能。		1 分
5. 必要时胸部 CT 检查。		0.5 分
6. 必要时胸腔穿刺。		0.5 分
五、治疗原则	4 分	

1. 休息、加强营养。	1分
2. 止咳、退热等对症治疗。	1分
3. 抗结核治疗（早期、规律、全程、适量、联合）。（仅答"抗结核治疗"得0.5分）	1分
4. 胸腔穿刺术。	1分

第6节　肺栓塞

一、基础知识

1. 初步诊断　肺栓塞＝一侧下肢水肿 + 突发胸痛 +$P_2 > A_2$。

2. 鉴别诊断　①本系统特殊疾病（气胸），②其他系统特殊疾病（冠心病、主动脉夹层）。

3. 进一步检查　①检验科（血常规、肝肾功能、电解质），②影像科（胸部X线、CT），③特殊检查（CT肺动脉造影等）。

4. 治疗原则　①对症治疗（吸氧等对症治疗），②药物治疗（溶栓治疗），③预防（并发症）。

二、真题重现

10号题

病历摘要

男性，58岁。呼吸困难3天。

患者3天前在家中突感呼吸困难，休息后无缓解。无畏寒发热，无咳嗽咳痰，无胸痛、咯血等。既往体健，无结核、肝炎等传染病病史，无高血压、糖尿病病史，无家族遗传病史，无吸烟、酗酒史。

查体：T36.8℃，P105次/分，R32次/分，BP110/65mmHg，指脉氧饱和度89%。双肺未闻及干湿啰音，P_2亢进，$P_2 > A_2$。心律齐。双下肢可见静脉曲张，右侧明显，无凹陷性水肿。

辅助检查：血常规WBC$7.5×10^9$/L，N0.89。尿、粪常规正常，肝、肾功能正常，血蛋白、血脂、心肌酶、电解质、血糖均正常。肌钙蛋白正常。动脉血气pH7.37，$PaCO_2$38mmHg，$PaO_2$55mmHg，HCO_3^-22mmol/L。

【要求】根据以上病历摘要，请将初步诊断、诊断依据（两个以上诊断，应分别列出各自诊断依据，未分别列出扣分）、鉴别诊断、进一步检查与治疗原则写在答题纸上（时间15分钟）

10号题标准答案

评分标准	总分22分	
一、初步诊断	4分	
1. 急性肺动脉栓塞。		2分
2. Ⅰ型呼吸衰竭。		1分
3. 下肢静脉曲张。		1分
二、诊断依据	5分	
1. 急性肺动脉栓塞：		
（1）中年男性，急性发作病史。		1分
（2）突发不明原因呼吸困难，P_2亢进，$P_2 > A_2$。		2分
2. Ⅰ型呼吸衰竭：$PaO_2$55mmHg < 60mmHg。		1分
3. 下肢静脉曲张：双下肢可见静脉曲张，右侧明显。		1分
三、鉴别诊断	4分	
1. 冠心病。		2分
2. 气胸。		1分
3. 主动脉夹层。		1分
四、进一步检查	4分	
1. 胸部X线。		1分

2.D- 二聚体及凝血功能检查。		1分
3. 下肢静脉超声。		1分
4.CT 肺动脉造影。		1分
五、治疗原则	5分	
1. 卧床休息、吸氧等对症治疗。		1分
2. 尿激酶等溶栓治疗。		1.5分
3. 抗血小板、抗凝治疗。		1分
4. 必要时手术取栓。		1分
5. 手术治疗下肢静脉曲张。		0.5分

11 号题

病历摘要

男性，32 岁。右侧胸痛伴气促 7 天。

患者 5 天前乘坐飞机旅游时，长时间久坐。下飞机时发现右下肢水肿，右下肢皮温过高。随后突发胸痛，伴气促，伴有憋气感。既往健康，无传染病病史，无高血压、糖尿病病史，无家族遗传病史，无吸烟及酗酒史。

查体：T36.6℃，P100 次 / 分，R31 次 / 分，BP100/70mmHg。双肺未闻及干湿啰音，$P_2 > A_2$。心津齐，第一心音、第二心音正常。腹部查体未见异常，右下肢水肿，按压有凹陷，左下肢正常。

心电图：窦性心动过速，V_1、V_2 ST 段改变。

X 线：右侧肋膈角变钝，右肺楔形囊状影。

【要求】根据以上病历摘要，请将初步诊断、诊断依据（两个以上诊断，应分别列出各自诊断依据，未分别列出扣分）、鉴别诊断、进一步检查与治疗原则写在答题纸上（时间 15 分钟）

11 号题标准答案

评分标准	总分 22 分	
一、初步诊断	4分	
1. 右肺肺动脉栓塞。		2分
2. 右下肢深静脉血栓形成。		1分
3. 右侧胸腔积液。		0.5分
4. 窦性心动过速。		0.5分
二、诊断依据	5分	
1. 右肺肺动脉栓塞。		
（1）青年男性，急性发作病史。		1分
（2）突发不明原因胸闷憋气。		1分
（3）P_2 亢进。		0.5分
（4）X 线：右肺楔形囊状影。		0.5分
2. 右下肢深静脉血栓形成：久坐病史，下肢有凹陷性水肿。		1分
3. 右侧胸腔积液：X 线：右侧肋膈角变钝。		0.5分
4. 窦性心动过速：心电图提示窦性心动过速。		0.5分
三、鉴别诊断	4分	
1. 冠心病。		2分
2. 气胸。		1分
3. 主动脉夹层。		1分
四、进一步检查	4分	
1. 胸部 X 线。		1分
2.D- 二聚体及凝血功能检查。		1分
3. 下肢静脉超声。		1分
4.CT 肺动脉造影。		1分

五、治疗原则	5分	
1. 卧床休息、吸氧等对症治疗。		1分
2. 尿激酶等溶栓治疗。		2分
3. 抗血小板、抗凝治疗。		1分
4. 必要时手术取栓。		1分

第7节 肺 癌

一、基础知识

1. 初步诊断 支气管肺癌＝中老年人＋刺激性咳嗽＋痰中带血＋胸片示占位性病变。

2. 鉴别诊断 ①炎症（肺炎、肺结核、肺脓肿），②特殊疾病（支气管扩张、支气管哮喘）。

3. 进一步检查 ①检验科（血常规、肝肾功能、电解质），②影像科（胸部X线、CT），③特殊检查（肿瘤标志物、多部位检查了解有无转移）。

4. 治疗原则 ①对症治疗（休息、吸氧等对症治疗），②药物治疗（化疗），③手术治疗（手术切除病变），④预防（并发症）。

二、真题重现

12号题

病历摘要

男性，57岁。间断咳嗽、咳痰伴发热3个月，加重1周。

患者3个月前无明显诱因出现咳嗽、咳痰及发热，胸部X线示"右上肺炎"。经抗感染治疗后，发热、咳痰症状明显好转，复查胸部X线片示肺部阴影明显吸收，但仍有刺激性咳嗽，且镇咳药治疗效果欠佳。1周前咳嗽症状再次加重，伴黄痰及发热，体温38.5℃。血常规示Hb145g/L，WBC14.5×10⁹/L，N0.87。胸部X线片示"右上肺大片阴影，水平裂上移，右上肺容积减少"。给予静脉滴注"头孢菌素"后体温逐渐下降。自发病以来食欲可，大小便正常，体重无明显变化。既往体健，无高血压、心脏病、糖尿病病史。吸烟30余年，每日20支。爱人及子女身体健康，否认遗传病家族史。

查体：T36.6℃，P78次/分，R18次/分，BP110/80mmHg。一般情况可，口唇无发绀，浅表淋巴结未触及肿大。右上肺叩诊浊音，呼吸音减弱，语音震颤减弱，双肺未闻及干湿性啰音及胸膜摩擦音。心界不大，心率78次/分，心律整齐，未闻及杂音。腹软，肝脾肋下未触及。双下肢无水肿。

【要求】根据以上病历摘要，请将初步诊断、诊断依据（两个以上诊断，应予分别列出各自诊断依据，未分别列出扣分）、鉴别诊断、进一步检查与治疗原则写在答题纸上（时间15分钟）

12号题标准答案

评分标准	总分22分	
一、初步诊断	4分	
1. 右上肺阻塞性肺炎。（仅答出"肺炎"得1分）		2分
2. 支气管肺癌。		2分
二、诊断依据	5分	
1. 右上肺阻塞性肺炎。		
（1）发热、咳黄痰、抗感染治疗有效，但反复发作。		1分
（2）血常规提示WBC增加，中性粒细胞比例增加。		0.5分
（3）体检示右上肺不张体征。		0.5分
（4）胸部X线片示右上肺实变，肺叶体积变小。		0.5分
2. 支气管肺癌。		
（1）中年男性，大量吸烟史。		1分

（2）右上肺反复感染，刺激性咳嗽。		0.5 分
（3）胸部 X 线片及体检示右上肺不张。		1 分
三、鉴别诊断	4 分	
1. 肺结核。		2 分
2. 支气管良性狭窄或异物。		2 分
四、进一步检查	5 分	
1. 肺部增强 CT。		1.5 分
2. 支气管镜检查。		1.5 分
3. 血清肿瘤标志物。		0.5 分
4. 肺功能检查。		0.5 分
5. 若明确肺癌诊断，应行骨扫描、腹部 B 超（CT）、头颅 CT 或 PET/CT 等明确肿瘤分期。		1 分
五、治疗原则	4 分	
1. 休息、止咳、祛痰治疗。		1 分
2. 静脉滴注抗生素。		2 分
3. 待明确诊断后，确定下一步是否行手术或化疗。		1 分

第 8 节　呼吸衰竭（助理医师不要求）

一、基础知识

1. 初步诊断

| Ⅰ型呼吸衰竭 | Ⅰ型呼吸衰竭＝$PaO_2 < 60mmHg$ 不伴有 $PaCO_2 > 50mmHg$（多见于重症肺炎） |
| Ⅱ型呼吸衰竭 | Ⅱ型呼吸衰竭＝$PaO_2 < 60mmHg$ 伴有 $PaCO_2 > 50mmHg$（多见于 COPD） |

2. 鉴别诊断
本章节呼吸衰竭诊断多为继发的并发症，主要与原发疾病进行鉴别诊断。

3. 进一步检查
①检验科（血常规、肝肾功能、电解质、血气分析），②影像科（胸部 X 线、CT），③特殊检查（头颅 CT）。

4. 治疗原则
①对症治疗（吸氧），②药物治疗（给予相应药物），③介入手术（机械通气）。

二、真题重现

13 号题

病历摘要

　　男性，72 岁。反复咳嗽、咳痰伴喘息 20 年，加重伴意识障碍 3 天。

　　患者 20 余年前开始间断出现咳嗽，咳白色泡沫痰或白、黄色黏痰，并渐感喘憋。每于冬季好发，受凉或感冒后加重。每年咳喘、咳痰加重约 3 个月。半个月前在受凉后上述症状复发并加重，咳大量白黏痰，间有黄痰，双下肢明显水肿。在当地医院给予"青霉素"抗感染治疗约 10 天，疗效不佳。3 天前开始出现烦躁、谵妄，来院急诊。

　　既往史：自 20 岁开始吸烟，已戒烟 20 年。否认高血压、冠心病及糖尿病病史。

　　查体：T37.4℃，P120 次 / 分，R30 次 / 分，BP130/70mmHg，体形肥胖，神志恍惚，查体欠合作。球结膜水肿明显，双侧瞳孔正大等圆，对光反射灵敏。口唇、甲床发绀明显。颈短粗，颈静脉充盈。桶状胸，肋间隙增宽，双肺呼吸动度一致，语颤对等，叩诊呈过清音，双肺散在湿啰音。心脏（-），腹膨隆，肝脾未及。双下肢及低体位处Ⅲ度可凹性水肿，无杵状指（趾）。

　　实验室检查：血常规 WBC7.1×10^9/L，N0.79，RBC5.6×10^{12}/L，Hb167g/L，PLT189×10^9/L。尿常规（-），便常规（-）。血气分析：鼻导管吸氧（2L/min）时 pH7.29，$PaO_2$48mmHg，$PaCO_2$106mmHg。

　　【要求】根据以上病历摘要，请将初步诊断、诊断依据（两个以上诊断，应分别列出各自诊断依据，未分别列出扣分）、鉴别诊断、进一步检查与治疗原则写在答题纸上（时间 15 分钟）

13 号题标准答案

评分标准		总分 22 分
一、初步诊断	4 分	
1. 慢性阻塞性肺疾病急性发作合并肺部感染。		1 分
2. 慢性肺源性心脏病。		1 分
3. 肺性脑病。		1 分
4. Ⅱ型呼吸衰竭，酸碱失衡。		1 分
二、诊断依据	5 分	
1. 病史：反复咳嗽、咳痰伴喘息 20 年，吸烟，COPD 基本明确；下肢水肿，考虑肺心病；加重伴意识障碍考虑肺性脑病。		2 分
2. 查体：口唇、甲床发绀明显。颈静脉充盈。桶状胸，肋间隙增宽，双肺叩诊呈过清音，双肺散在湿啰音。双下肢水肿。		2 分
3. 实验室检查：感染血象，血气分析提示Ⅱ型呼吸衰竭。		1 分
三、鉴别诊断	5 分	
1. 支气管扩张。		1 分
2. 支气管哮喘。		1 分
3. 肺结核。		2 分
4. 肺癌。		1 分
四、进一步检查	4 分	
1. 胸部 X 线片，CT。		1 分
2. 病原学检查。		1 分
3. 头颅 CT。		1 分
4. 肺功能。		1 分
五、治疗原则	4 分	
1. 呼吸支持：机械通气，气管插管呼吸机辅助呼吸，充分氧疗。		1 分
2. 积极治疗肺部感染。		1 分
3. 支气管解痉治疗。		1 分
4. 纠正水电解质平衡紊乱及营养支持治疗。		1 分

14 号题

病历摘要

男性，35 岁，咳嗽伴发热 3 天。

患者 3 天前劳累后出现发热、寒战，最高体温 38.8℃，伴咳嗽、咳少量黄色黏痰，无臭味。无咯血、胸痛、呼吸困难。今日门诊血常规示 Hb122g/L，WBC13.5×10⁹/L，中性分叶性粒细胞 0.85，杆状核 0.08，Plt325×10⁹/L。胸部 X 线片示"右下肺大片状致密影，未见空洞及胸腔积液征象"。发病以来食欲正常，大小便如常。既往体健，无烟酒嗜好，无遗传病家族史。

查体：T38.4℃，P95 次 / 分，R24 次 / 分，BP125/85mmHg，皮肤未见出血点和皮疹，浅表淋巴结未触及肿大，巩膜无黄染。右下肺叩诊浊音，可闻及支气管呼吸音，双肺未闻及干湿性啰音。心界不大，心率 95 次 / 分，律齐，各瓣膜听诊区未闻及杂音。腹平软，无压痛，肝脾肋下未触及。双下肢无水肿。

实验室检查：动脉气血分析 $pH7.52$，$PaCO_2 32mmHg$，$PaO_2 58mmHg$。

【要求】根据以上病历摘要，请将初步诊断、诊断依据（两个以上诊断，应分别列出各自诊断依据，未分别列出扣分）、鉴别诊断、进一步检查与治疗原则写在答题纸上（时间 15 分钟）

---

14 号题标准答案

评分标准		总分 22 分
一、初步诊断	4 分	
1. 右下肺肺炎。（仅答"肺炎"得 2 分）		2.5 分
2. Ⅰ型呼吸衰竭。		1.5 分
二、诊断依据	5 分	
1. 右下肺肺炎。		
（1）青年男性，急性发病，发热伴咳嗽、咳黄色黏痰。		1 分
（2）T38.4℃，右下肺实变体征（病变部位叩诊浊音，可闻及支气管呼吸音）。		1 分
（3）血白细胞总数及中性粒细胞比例增高，核左移。		1 分
（4）胸部 X 线片示右下肺大片状致密影。		1 分
2. Ⅰ型呼吸衰竭：动脉血气分析 PaO$_2$ < 60mmHg，PaCO$_2$ 降低。		1 分
三、鉴别诊断	4 分	
1. 肺脓肿。		2 分
2. 肺结核。		2 分
四、进一步检查	5 分	
1. 痰培养 + 药敏试验，血培养 + 药敏试验。		2 分
2. 痰涂片抗酸染色、PPD 试验。		1 分
3. 血电解质，血糖，肝、肾功能检查。		1 分
4. 必要时行胸部 CT 检查。		1 分
五、治疗原则	4 分	
1. 休息、退热、止咳。		1 分
2. 吸氧。		1 分
3. 广谱抗生素抗感染治疗。		1.5 分
4. 必要时机械通气。		0.5 分

第 9 节　胸腔积液和脓胸（助理医师不要求）

一、基础知识

1. 初步诊断

结核性胸腔积液	结核性胸腔积液＝呼吸困难 + 肺部叩诊实音、浊音 + 低热、盗汗 + 胸水 ADA > 45U/L
恶性胸腔积液	恶性胸腔积液＝呼吸困难 + 肺部叩诊实音、浊音 + 胸水 ADA < 45U/L+LDH > 500U/L
类肺炎性胸腔积液	类肺炎性胸腔积液＝呼吸困难 + 肺部叩诊实音、浊音 + 胸水中性粒细胞升高
结缔组织疾病所致胸腔积液	结缔组织疾病所致胸腔积液＝呼吸困难 + 肺部叩诊实音、浊音 + 系统性红斑狼疮的疾病病史
急性脓胸	急性脓胸＝寒战、高热 + 肺部叩诊实音、浊音 + 纵隔向健侧移位
慢性脓胸	慢性脓胸＝寒战、高热 + 肺部叩诊实音、浊音 + 纵隔向患侧移位

2. 鉴别诊断　四种不同类型胸腔积液相互鉴别。

3. 进一步检查　①检验科（肝肾功能、电解质、血气分析），②影像科（B 超、胸部 X 线、CT），③特殊检查（胸腔穿刺、胸水活检）。

4. 治疗原则　①对症治疗（吸氧等），②药物治疗（抗结核、放化疗），③介入手术（胸腔穿刺抽液），④手术治疗（必要时手术治疗）。

二、真题重现

15 号题

病历摘要

女性，45 岁，发热、咳嗽、咳黄痰、胸闷、胸痛 2 周。

2 周前患者淋雨后突发寒战高热，最高体温 39.3℃。1 天后咳嗽、咳痰，初为白色黏液痰，后转为脓性黄痰。伴胸闷、胸痛。在门诊查外周血"白细胞增高"，给予"头孢噻肟钠"静脉滴注 3 天后体温降低，咳嗽减轻，但仍感胸闷。前天开始再次高热，咳嗽无痰，感胸闷。发病以来，精神差，睡眠不佳，食欲减退，大便正常，尿量减少。既往体健，无高血压、糖尿病、心脏病病史及呼吸系统疾病史，无出凝血障碍。无烟酒嗜好。无遗传病家族史。

查体：T39.5℃，P116 次／分，R25 次／分，BP130/80mmHg。神志清楚，精神差，气管明显左移，右肺语音震颤减弱，叩诊呈实音，呼吸音消失。心界不大，心率 110 次／分，律齐，心脏各瓣膜听诊区无杂音。腹平软，无压痛，肝脾肋下未触及，移动性浊音（－），双下肢无水肿。

实验室检查：血常规 Hb110g/L，RBC4.8×10^{12}/L，WBC18×10^9/L，N0.89，PLT250×10^9/L。肝肾功能正常。

胸部 B 超：右侧胸腔大量液性暗区。

【要求】根据以上病历摘要，请将初步诊断、诊断依据（两个以上诊断，应分别列出各自诊断依据，未分别列出扣分）、鉴别诊断、进一步检查与治疗原则写在答题纸上（时间 15 分钟）

---

15 号题标准答案

评分标准		总分 22 分
一、初步诊断	4 分	
右侧脓胸。（仅答"右侧胸腔积液"得 2 分）		4 分
二、诊断依据	5 分	
1. 中年女性，有肺炎病史。		1 分
2. 发热、咳嗽、咳黄痰、胸闷、胸痛 2 周。		2 分
3. 查体：气管明显左移，右肺语音震颤减弱，叩诊呈实音。		1 分
4. 胸部 B 超：右侧胸腔大量液性暗区。		1 分
三、鉴别诊断	4 分	
1. 肺炎性胸腔积液。		1 分
2. 肿瘤性胸腔积液。		2 分
3. 结缔组织疾病所致胸腔积液。		1 分
四、进一步检查	5 分	
1. 肝、肾功能检查。		1 分
2. 胸腔积液细菌培养＋药敏。		1 分
3. 胸部 CT。		1 分
4. PPD 试验，肿瘤标志物等。		1 分
5. 必要时行胸腔镜检查。		1 分
五、治疗原则	4 分	
1. 休息、吸氧等对症治疗。		1 分
2. 抗生素抗感染治疗。		1 分
3. 胸腔闭式引流术。		1 分
4. 必要时手术治疗。		1 分

第10节　气　胸

一、基础知识

1. 初步诊断

自发性气胸	自发性气胸＝无明显外伤＋突发呼吸困难＋胸痛＋肺部叩诊鼓音
闭合性气胸	闭合性气胸＝外伤＋突发呼吸困难＋胸痛＋肺部叩诊鼓音
张力性气胸	张力性气胸＝呼吸困难＋胸痛＋肺部叩诊鼓音＋气管移向健侧、皮下气肿
开放性气胸	开放性气胸＝呼吸困难＋胸痛＋肺部叩诊鼓音＋纵隔扑动

2. 鉴别诊断　三种不同类型气胸相互鉴别。

3. 进一步检查　①检验科（血气分析），②影像科（胸部X线、CT），③特殊检查（胸腔穿刺）。

4. 治疗原则　①对症治疗（镇痛），②药物治疗（抗生素），③介入手术（胸腔闭式引流术），④手术治疗（开胸探查）。

二、真题重现

16号题

病历摘要

女性，33岁。车祸后胸痛、呼吸困难、咯血2小时。

患者2小时前在乘坐高速行驶的汽车时，因紧急刹车，右胸撞击在汽车的铁杆上，当即感到右胸疼痛难忍，呼吸困难，咯血数口，后呼吸困难逐渐加重，随即送来医院。既往体健。无手术、外伤史及药物过敏史。无遗传病家族史。

查体：T37.1℃，P130次/分，R30次/分，BP96/60mmHg。神志清楚，口唇发绀。气管明显向左侧偏移，颈、胸部可触及广泛握雪感。右胸廓膨隆，触痛明显，无骨擦感，叩诊呈鼓音，呼吸音消失。心界不大，心率130次/分，心律整齐，未闻及杂音。腹部平软，无压痛及反跳痛，肝脾未触及，肠鸣音正常。四肢活动正常，Babinski征阴性。

胸部X线：胸部皮下气肿明显，右肺被压缩于肺门，纵隔明显左移，肋骨未见骨折，双侧肋膈角清晰。

【要求】根据以上病历摘要，请将初步诊断、诊断依据（两个以上诊断，应分别列出各自诊断依据，未分别列出扣分）、鉴别诊断、进一步检查与治疗原则写在答题纸上（时间15分钟）

16号题标准答案

评分标准		总分22分
一、初步诊断	5分	
1. 右侧张力性气胸。		4分
2. 右肺损伤。		1分
二、诊断依据	5分	
1. 右侧张力性气胸。		
（1）右胸外伤史，严重呼吸困难，口唇发绀。		1分
（2）呼吸频率、心率显著增快。		1分
（3）皮下气肿，右肺叩诊呈鼓音，呼吸音消失。		1分
（4）胸部X线片示右侧气胸（右肺被完全压缩）。		1分
2. 右肺损伤。		
（1）胸部外伤史。		0.5分
（2）患者有咯血的表现，提示肺损伤。		0.5分
三、鉴别诊断	4分	

1. 开放性气胸。		2分
2. 自发性气胸。		2分
四、进一步检查	4分	
1. 诊断性胸腔穿刺。		2分
2. 病情稳定后行胸部CT检查。		2分
五、治疗原则	4分	
1. 立即行右侧胸腔穿刺减压或闭式引流。		1分
2. 应用抗生素防治感染。		0.5分
3. 镇痛。		1分
4. 保持呼吸道通畅、吸氧。		1分
5. 必要时开胸检查。		0.5分

17号题

病历摘要

男性，18岁。右前胸刀刺伤1小时。

患者1小时前右前胸被刀刺伤后即出现呼吸困难、头晕伴心慌，伤口少许活动性出血并有气泡冒出，在进行简单包扎后急诊抬送入院。既往体健，无手术、外伤史及药物过敏史。

查体：T36.5℃，P136次/分，R28次/分，BP76/50mmHg。神志清楚，躁动不安，面色苍白，口唇轻度发绀，四肢皮肤湿冷。颈静脉无怒张。气管向左侧移位，胸廓对称，伤口位于右锁骨中线第5肋间，长2.5cm，边缘平整，伤口有溢血并伴随呼吸有气体进出。右胸上部叩诊为鼓音，下部叩诊为实音，呼吸音减弱，左肺呼吸音增粗。心界不大，心率136次/分，律齐，心音减弱，心脏各瓣膜听诊区未闻及杂音。腹软，无压痛，肝脾肋下未触及。

【要求】根据以上病历摘要，请将初步诊断、诊断依据（两个以上诊断，应分别列出各自诊断依据，未分别列出扣分）、鉴别诊断、进一步检查与治疗原则写在答题纸上（时间15分钟）

17号题标准答案

评分标准	总分22分	
一、初步诊断	4分	
1. 右侧开放性气胸。（仅答"气胸"得1分）		2分
2. 右侧血胸。		1分
3. 失血性休克。		1分
二、诊断依据	6分	
1. 右侧开放性气胸。		
（1）刀刺伤、伤口随呼吸有气体进入。		1分
（2）呼吸急促，口唇轻度发绀。		1分
（3）气管向左侧移位，右胸上部叩诊为鼓音。		1分
2. 右侧血胸。		
（1）刀刺伤史，伤口活动性出血。		1分
（2）右胸下部叩诊实音，呼吸音减低。		1分
3. 失血性休克。		
（1）外伤史，伤口活动性出血，右胸下部叩诊实音，呼吸音减弱。		0.5分
（2）低血容量表现（如苍白、躁动、四肢湿冷、血压低、心率快）。		0.5分
三、鉴别诊断	2分	
1. 张力性气胸。		1分
2. 心脏压塞。		1分
四、进一步检查	5分	

1. 诊断性右侧胸腔穿刺。		2分
2. 胸部正侧位 X 线摄片。		2分
3. 心脏及胸腔超声。		1分
五、治疗原则	5分	
1. 纠正休克，输血、输液。		1分
2. 保持呼吸道通畅，吸氧。		1分
3. 清创，缝合。		1分
4. 胸腔穿刺、闭式引流，必要时开胸探查。		1分
5. 抗生素防治感染，镇痛，预防破伤风。		1分

第 11 节　胸部闭合性损伤（肋骨骨折、血胸）

一、基础知识

1. 初步诊断

多根多处肋骨骨折	多根多处肋骨骨折＝外伤史 + 呼吸困难 + 反常呼吸 + 连枷胸
血胸	血胸＝外伤史 + 呼吸困难 + 肺部叩诊实音 + 肋膈角消失或变钝

2. 鉴别诊断 特殊疾病（气胸、心脏压塞）。

3. 进一步检查 ①检验科（血常规、血生化），②影像科（胸部 X 线），③特殊检查（胸腔穿刺术）。

4. 治疗原则 ①对症治疗（固定胸廓、止痛），②药物治疗（抗生素），③介入手术（胸腔闭式引流术），④手术治疗（开胸探查）。

二、真题重现

18 号题

病历摘要

男性，34 岁。胸痛、气促伴心悸半小时。

患者半小时前骑摩托车摔伤后出现胸痛、气促、呼吸困难、面色苍白伴心悸，急诊入院。既往体健，无肝炎、结核病等传染病史，无手术、外伤史及药物过敏史。

查体：T36.0℃，P130 次 / 分，R28 次 / 分，BP70/42mmHg，神志清楚，烦躁，大汗，表情痛苦，睑结膜苍白，口唇发绀，颈静脉怒张，气管明显移向右侧，左胸廓饱满，呼吸运动较右侧明显减弱，未见反常呼吸。左胸壁第 4、5、6 肋有骨擦音，局部压痛明显，上自颈部、胸部直至上腹部均可触及皮下气肿，左侧上胸部叩诊呈鼓音，下胸部叩诊实音，左肺呼吸音消失，右肺呼吸音较粗，未闻及啰音。心界未叩出，心率 130 次 / 分，心律整齐，心音遥远，未闻及病理性杂音。腹部平软，无压痛、反跳痛，肠鸣音正常。肝脾未触及，下肢无水肿，四肢活动正常，病理反射未引出。

【要求】根据以上病历摘要，请将初步诊断、诊断依据（两个以上诊断，应分别列出各自诊断依据，未分别列出扣分）、鉴别诊断、进一步检查与治疗原则写在答题纸上（时间 15 分钟）

---

18 号题标准答案

评分标准	总分 22 分	
一、初步诊断	6分	
1. 左侧多根肋骨骨折。		2分
2. 左侧张力性气胸。		2分
3. 左侧血胸。		1分
4. 失血性休克。		1分
二、诊断依据	4分	

1. 左侧多根肋骨骨折：左侧胸壁多根肋骨骨擦音，局部压痛明显。	1分
2. 左侧张力性气胸：严重呼吸困难，大汗，口唇发绀，血压显著下降，广泛皮下气肿，左侧气胸体征。	2分
3. 左侧血胸：左下胸部叩诊呈实音，左肺呼吸音消失。	0.5分
4. 失血性休克：胸部外伤史，P130 次／分，BP70/42mmHg。	0.5分
三、鉴别诊断	3分
1. 心脏压塞。	1分
2. 闭合性气胸。	1分
3. 多根肋骨骨折。	1分
四、进一步检查	4分
1. 胸腔穿刺。	2分
2. 胸部正侧位 X 线片。	1.5分
3. 血常规、血生化。	0.5分
五、治疗原则	5分
1. 抗休克治疗：输血、输液。	1分
2. 胸腔穿刺闭式引流，必要时开胸探查。	1分
3. 固定胸廓、镇痛。	1分
4. 使用抗生素防治感染。	1分
5. 保持呼吸道通畅，鼓励咳嗽排痰，防治并发症。	1分

19 号题

病历摘要

男性，47 岁。跌倒后右胸疼痛 2 小时，心慌、乏力 1 小时。

2 小时前患者洗澡时滑倒，右侧季肋部撞在浴缸边缘，撞伤时感觉局部有"咔嚓"声，剧烈疼痛，严重影响呼吸。休息 1 小时疼痛不缓解，逐渐出现心慌、乏力、头晕，眼前发黑，憋气，由他人搀扶步入急诊就诊。患者受伤后无晕厥，无意识不清，伤后未进食，未排大小便。身体其他部位没有受伤。既往体健，无高血压、糖尿病、心脏病病史及呼吸系统疾病史，无出凝血障碍。无烟酒嗜好。无遗传病家族史。

查体：T37.2℃，P120 次／分，R25 次／分，BP100/60mmHg。右侧弯腰前屈被动体位。气管居中。右侧季肋部皮肤轻度挫伤，局部可见腋前线至腋后线第 7～8 肋骨区域面积 3cm×3cm 皮下淤血。胸廓挤压试验阳性，可闻及骨摩擦音，无皮下气肿，右下胸叩诊呈实音，听诊呼吸音减弱，其他各区域叩诊呈清音，听诊呼吸音清晰，未闻及干湿性啰音。心界不大，心率 120 次／分，律齐，心脏各瓣膜听诊区未闻及杂音。腹平软，无压痛，肝脾肋下未触及，移动性浊音（－），双下肢无水肿。

实验室检查：血常规：Hb120g/L，RBC4.0×10^{12}/L，WBC11.6×10^{9}/L，分类正常，PLT287×10^{9}/L，肝肾功能正常，出凝血功能正常。

胸部正侧位 X 线片：右侧第 8 肋骨骨折伴错位，右下肺外高内低致密影。

胸部 CT 平扫：右侧第八肋骨骨折伴错位，胸腔下部可见弧形致密影。

【要求】根据以上病历摘要，请将初步诊断、诊断依据（两个以上诊断，应分别列出各自诊断依据，未分别列出扣分）、鉴别诊断、进一步检查与治疗原则写在答题纸上（时间 15 分钟）

19 号题标准答案

评分标准	总分 22 分	
一、初步诊断	5分	
1. 右侧肋骨骨折。		2分
2. 右侧血胸。		2分

3. 右侧壁软组织挫伤。		1分
二、诊断依据	6分	
1. 右侧肋骨骨折。		
（1）明确右胸外伤史。		1分
（2）局部有骨摩擦音。		1分
（3）胸部 X 线片及 CT 明确有肋骨骨折。		0.5分
2. 右侧血胸。		
（1）右胸外伤后出现进行性心慌、乏力、头晕、心率增快等低血容量症状。		1分
（2）右下肺叩诊呈实音，呼吸音减低（胸腔积液体征）。		1分
（3）胸部 X 线片及 CT 均提示右侧胸腔积液。		0.5分
3. 右胸壁软组织挫伤。		
（1）胸外伤史。		0.5分
（2）局部皮肤挫伤，皮下淤血。		0.5分
三、鉴别诊断	4分	
1. 肺挫伤。		2分
2. 腹部闭合性损伤。		2分
四、进一步检查	2分	
1. 右侧胸腔积液超声定位及诊断性穿刺。		1分
2. 腹部 B 超。		1分
五、治疗原则	5分	
1. 胸部包扎固定。		1.5分
2. 对症治疗：吸氧，镇痛。		1.5分
3. 行右侧胸腔穿刺引流或胸腔闭式引流术。		1分
4. 必要时开胸手术探查。		0.5分
5. 应用抗生素预防感染。		0.5分

第二章 循环系统疾病

➤ **2021 考试大纲**

①心力衰竭、②心律失常（助理不要求）、③冠心病、④高血压、⑤心脏瓣膜病（助理不要求）、⑥结核性心包炎（助理不要求）。

第 1 节 心力衰竭

一、基础知识

1. 初步诊断

（1）诊断公式

慢性左心衰竭	慢性左心衰竭 = 长期心脏病史 + 劳力性呼吸困难 + 肺部湿啰音
慢性右心衰竭	慢性右心衰竭 = 长期心脏病史 + 下肢水肿、肝大 + 肝颈静脉回流征阳性
慢性全心衰竭	慢性全心衰竭 = 同时出现左心衰和右心衰表现
急性左心衰竭	急性左心衰竭 = 心脏病病史 + 咳粉红色泡沫状痰 + 肺部湿啰音

（2）NYHA 分级和 Killip 分级

分级	NYHA 分级	Killip 分级
	非急性心肌梗死患者	急性心肌梗死患者
分期	Ⅰ级：有心脏病，体力活动不受限	Ⅰ级：有心脏病，体力活动不受限
	Ⅱ级：有心脏病，体力活动轻度受限	Ⅱ级：肺部有湿啰音范围 < 1/2 肺野
	Ⅲ级：有心脏病，体力活动明显受限	Ⅲ级：肺部有湿啰音范围 > 1/2 肺野
	Ⅳ级：有心脏病，休息时就有症状	Ⅳ级：休克

2. 鉴别诊断 特殊疾病（左心衰、右心衰、全心衰相互鉴别）。

3. 进一步检查 ①检验科（血常规、血气分析、肝肾功能、电解质），②影像科（胸部 X 线、心电图、超声心动图），③特殊检查（BNP）。

4. 治疗原则 ①对症治疗（休息、吸氧），②药物治疗（强心、利尿、扩血管），③预防（二级预防）。

二、真题重现

20 号题

病历摘要

男性，67 岁。突发心悸伴气促 5 小时。

患者 5 小时前用力大便时突发心悸、气促，无胸痛，无咳嗽、咯血，送来急诊。既往有"急性广泛前壁心肌梗死"2 年，保守治疗。否认高血压病史。否认糖尿病病史。吸烟 40 年，每天 30 支。无遗传病家族史。

查体：T36.0℃，P96 次 / 分，R24 次 / 分，BP100/60mmHg。神志清楚，半卧位，口唇发绀，颈静脉未见充盈，甲状腺无肿大。双肺可闻及大量湿性啰音。心尖搏动位于左侧第 5 肋间锁骨中线外 2cm 处，心率 136 次 / 分，心律绝对不齐，未闻及心脏杂音。腹平坦，无压痛，肝脾未触及，移动性浊音（-）。双下肢无水肿。

实验室检查：血常规入院后急查 CK250U/L，CK-MB18U/L。

【要求】根据以上病历摘要，请将初步诊断、诊断依据（两个以上诊断，应分别列出各自诊断依据，未分别列出扣分）、鉴别诊断、进一步检查与治疗原则写在答题纸上（时间 15 分钟）

---

20 号题标准答案

评分标准	总分 22 分	
一、初步诊断	4 分	
1. 急性左心衰竭。		1.5 分
2. 冠心病。		0.5 分
（1）陈旧性广泛前壁心肌梗死。		0.5 分
（2）心脏扩大。		0.5 分
3. 快速心房颤动。		1 分
二、诊断依据	5 分	
1. 急性左心衰竭。		
（1）陈旧性心肌梗死病史。		0.5 分
（2）用力排便后突发呼吸困难。		0.5 分
（3）半卧位，口唇发绀，双肺大量湿啰音。		1 分
（4）心率 136 次／分。		0.5 分
2. 冠心病，陈旧性广泛前壁心肌梗死，心脏扩大。		
（1）老年男性，有吸烟史。		0.5 分
（2）"广泛前壁心肌梗死"病史 2 年，心脏扩大。		0.5 分
（3）心肌坏死标记物正常。		0.5 分
3. 快速心房颤动：心率 136 次／分，心律绝对不齐，短绌脉。		1 分
三、鉴别诊断	4 分	
1. 心绞痛。		1 分
2. 主动脉夹层。		1 分
3. 急性肺栓塞。		1 分
4. 支气管哮喘。		1 分
四、进一步检查	4 分	
1. BNP。		1 分
2. 心电图。		1 分
3. 血常规，动脉血气分析，肝、肾功能，血糖，血脂。		1 分
4. 胸部 X 线片，超声心动图。		1 分
五、治疗原则	5 分	
1. 坐位，双腿下垂，吸氧，控制液体入量。		0.5 分
2. 应用吗啡。		1 分
3. 应用快速利尿剂。		1 分
4. 应用血管扩张剂。		1 分
5. 应用洋地黄类药物。		1 分
6. 冠心病二级预防。		0.5 分

第 2 节　心律失常（助理医师不要求）

一、基础知识

1. 初步诊断

阵发性室上性心动过速	阵发性室上性心动过速 = 青年人 + 突发突止
心房颤动	心房颤动 = 第一心音强弱不等 + 心律绝对不齐 + 脉搏短绌
室性期前收缩	室性期前收缩 = 提前出现宽大畸形 QRS 波
心室颤动	心室颤动 = 大小不一的 QRS 波，无法辨认 QRS 波
房室传导阻滞	三度房室传导阻滞 = 心率 30～40 次／分 + 下壁心肌梗死

2. 鉴别诊断 特殊疾病（各种不同类型的心律失常相互鉴别）。

3. 进一步检查 ①检验科（肝肾功能、电解质），②影像科（心电图、超声心动图），③特殊检查（24 小时动态心电图）。

4．治疗原则 ①对症治疗（休息、吸氧），②药物治疗（房颤要用胺碘酮；室上速首选腺苷、维拉帕米；室性心律失常首选利多卡因等），③介入手术（休克就进行电除颤，除了室颤是非同步电除颤，其余都是同步电除颤）。

二、真题重现

21 号题

病历摘要

男性，30 岁。主因阵发性心慌 3 年，加重 1 小时来诊。

患者于 3 年前无明显诱因间断出现心慌，与活动无关，突然发作，伴轻度胸闷，无胸痛，持续 20～30 分钟可以自行突然好转，无症状时查心电图正常，每年发作 2～3 次，未进一步检查。1 小时前再次突然心慌，性质程度同前，收急诊室观察。饮食、睡眠正常，两便正常，体重无下降。

查体：T36.8℃，P160 次 / 分，R25 次 / 分，BP110/70mmHg。一般状况可，浅表淋巴结无肿大，巩膜无黄染。心界不大，心音有力，心律整齐无杂音。肺、腹部检查未见异常。

实验室检查 ECG 如下图所示：

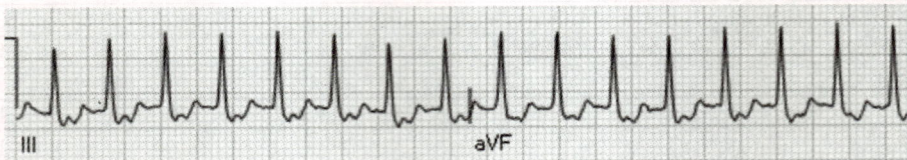

【要求】根据以上病历摘要，请将初步诊断、诊断依据（两个以上诊断，应分别列出各自诊断依据，未分别列出扣分）、鉴别诊断、进一步检查与治疗原则写在答题纸上（时间 15 分钟）

21 号题标准答案

评分标准	总分 22 分	
一、初步诊断	4 分	
阵发性室上性心动过速。		4 分
二、诊断依据	5 分	
1. 病史：青年男性，症状突发突止。		1 分
2. 体检：心率 160 次 / 分，心音有力，心律整齐无杂音，血压正常。		2 分
3. 辅助检查：ECG 示 QRS 波室上型，QRS 波群形态与时限正常，QRS 波前未见明显 P 波。		2 分
三、鉴别诊断	5 分	
1. 持续性室性心动过速。		2 分
2. 窦性心动过速。		1 分
3. 非阵发性房室交界区性心动过速。		1 分
4. 心房扑动。		1 分
四、进一步检查	4 分	
ECG 基本可确诊，如无 ECG 证据可行运动负荷试验，多数患者能诱发室上性心动过速，明确诊断，并可分型。		4 分
五、治疗原则	4 分	
1. 急性发作期：①刺激迷走神经，颈动脉窦按摩（严禁双侧），Valsalva 动作。②药物选用腺苷或维拉帕米静脉缓慢注射。③毛花苷 C（西地兰）静脉注射对伴有心功能不全患者可作首选。④当患者出现严重的心绞痛、心肌缺血、低血压或心力衰竭或药物治疗无效，应立即进行电复律。⑤已应用洋地黄者不应接受电复律。		2 分

2. 预防：复发洋地黄、长效钙通道阻滞剂或 β 受体阻滞剂可供首先选用。	1分
3. 手术：导管消融能根治心动过速，应优先考虑应用。	1分

22 号题

病历摘要

男性，67 岁。反复发作心悸 2 年，加重 1 个月。

患者 2 年前晨练时出现心悸，持续约 2 小时后自行缓解，以后类似发作反复出现。近 1 个月心悸发作较前频繁，伴胸闷，持续时间延长至 4～6 小时方能自行缓解，发作时多次查心电图一致（如下图）。既往高血压病史 10 余年，最高血压 160/100mmHg，坚持服药治疗，血压控制尚可。吸烟 30 年，15～20 支/日。无遗传病家族史。

查体：T36.2℃，P98 次/分，R18 次/分，BP156/96mmHg，神志清楚。口唇无发绀，甲状腺无肿大。双肺未闻及干湿性啰音。心界不大，心率 112 次/分，律不齐，各瓣膜听诊区未闻及杂音。腹 软，无压痛，肝脾肋下未触及。双下肢无水肿。

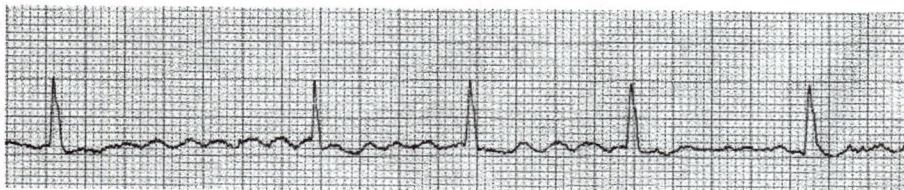

【要求】根据以上病历摘要，请将初步诊断、诊断依据（两个以上诊断，应分别列出各自诊断依据，未分别列出扣分）、鉴别诊断、进一步检查与治疗原则写在答题纸上（时间 15 分钟）

22 号题标准答案

评分标准	总分 22 分	
一、初步诊断	4分	
1. 心律失常——0.5分。		2分
阵发性心房颤动——5分（仅答"心房颤动"得 1 分）		
2. 高血压 2 级高危。		2分
二、诊断依据	5分	
1. 心律失常：阵发性心房颤动。		
（1）老年男性，慢性病程。		0.5分
（2）反复发作心悸，持续时间较长，伴有胸痛，可自行缓解。		1分
（3）发作时的心电图提示心房颤动。		1分
2. 高血压 2 级高危。		
（1）高血压病史，最高血压 160/100mmHg。		1分
（2）老年男性，有吸烟史。		0.5分
（3）心电图提示左室肥厚。		1分
三、鉴别诊断	4分	
1. 冠心病。		2分
2. 甲状腺功能亢进症。		2分
四、进一步检查	5分	
1. 24 小时动态心电图检查。		1分
2. 甲状腺功能测定。		1分
3. 超声心动图、胸部 X 线检查。		1分
4. 血电解质，肝、肾功能，血脂、血糖检查。		1分
5. 必要时冠状动脉造影或冠状动脉 CTA。		1分

五、治疗原则	4分
1. 首选药物复律，必要时电复律。	1分
2. 可用抗心律失常药物（普罗帕酮或索他洛尔等）预防发作。	1分
3. 长期口服抗血小板聚集药物（阿司匹林）或抗凝药物（华法林），预防血栓栓塞。	1分
4. 长期药物控制血压。	0.5分
5. 必要时行射频消融治疗。	0.5分

第3节　冠心病

一、基础知识

1. 初步诊断

（1）诊断公式（此类诊断先扣一个"大帽子"：冠状动脉粥样硬化性心脏病）

稳定型心绞痛	稳定型心绞痛＝胸骨后压榨性或紧缩性＋一般持续3～5分钟＋硝酸甘油显著缓解＋ST段压低≥0.1mV
不稳定型心绞痛	不稳定型心绞痛＝胸痛发生的时间延长、频率增加或一过性ST段抬高
ST段抬高型心肌梗死	急性心肌梗死＝胸骨后压榨性或紧缩性＋一般持续数小时＋硝酸甘油不缓解＋ST段抬高≥0.1mV
非ST段抬高型心肌梗死	急性心肌梗死＝胸骨后压榨性或紧缩性＋一般持续数小时＋硝酸甘油不缓解＋ST段不抬高

（2）定位诊断

$V_1 \sim V_3$	前间壁	$V_7 \sim V_9$	后壁	II、III、AVF	下壁
$V_3 \sim V_5$	前壁	$V_1 \sim V_5$	广泛前壁	I、AVL、V_8	高侧壁

（3）Killip分级 详见心力衰竭章节。

2. 鉴别诊断 ①特殊疾病（心绞痛、心肌梗死相互鉴别；主动脉夹层、肺栓塞、胸膜炎等）。

3. 进一步检查 ①检验科（肝肾功能、电解质），②影像科（胸片、心电图、超声心动图），③特殊检查（心肌酶、冠脉造影）。

4. 治疗原则 ①对症治疗（止痛），②药物治疗（溶栓、抗血小板、抗凝治疗），③介入手术（冠脉支架手术），④手术治疗（开胸心脏搭桥），⑤预防（二级预防）。

二、真题重现

23号题

病历摘要

女性，56岁。反复发作性胸痛2年。

患者2年来反复出现发作性胸骨后疼痛，呈压迫感，多因情绪激动或劳累诱发，每次发作3～5分钟，休息后症状可自行缓解。无头晕、头痛，偶有腹胀、反酸，曾到当地医院就诊，多次做心电图大致正常。患病以来，生活和活动如常，睡眠可，大小便正常，体重无变化。既往有糖尿病病史，口服降糖药及控制饮食治疗。无药物过敏史。

查体：T36.5℃，P80次／分，R18次／分，BP130/70mmHg。神志清楚，无颈静脉怒张，双侧颈部未闻及血管杂音。双肺呼吸音清晰。心界不大，心率80次／分，心律整齐，未闻及心脏杂音。腹平软，无压痛，肝脾未触及。双下肢无水肿，双侧足背动脉搏动对称。

实验室检查：CK175U/L，CK-MB8U/L，cTnT0.02mg/ml，空腹血糖7.8mmol/L。

【要求】根据以上病历摘要，请将初步诊断、诊断依据（两个以上诊断，应分别列出各自诊断依据，未分别列出扣分）、鉴别诊断、进一步检查与治疗原则写在答题纸上（时间15分钟）

---

23 号题标准答案

评分标准	总分 22 分	
一、初步诊断	4 分	
1. 冠心病。		0.5 分
（1）稳定型心绞痛。		2 分
（2）心功能Ⅰ级（NYHA 分级）。		0.5 分
2. 2 型糖尿病。		1 分
二、诊断依据	4 分	
1. 冠心病，稳定型心绞痛，心功能Ⅰ级（NYHA 分级）。		
（1）中年女性，有糖尿病病史。		0.5 分
（2）胸痛发作频率、程度、时限、诱发因素稳定。		1.5 分
（3）心电图及心肌坏死标记物正常。		1 分
（4）心功能Ⅰ级：活动量不受限。		0.5 分
2. 2 型糖尿病：有糖尿病史，空腹血糖增高。		0.5 分
三、鉴别诊断	4 分	
1. 急性心肌梗死。		1.5 分
2. 不稳定型心绞痛。		1.5 分
3. 胃食管反流病。		1 分
四、进一步检查	5 分	
1. 心电图负荷试验。		1.5 分
2. 超声心动图。		1 分
3. 血常规，血电解质，肝、肾功能，血脂检查。		1 分
4. 必要时行冠状动脉 CTA 或造影检查。		0.5 分
5. 胃镜。		1 分
五、治疗原则	5 分	
1. 去除诱因，糖尿病饮食，适度运动。		0.5 分
2. 使用长效硝酸酯制剂、β 受体阻滞剂、钙通道阻滞剂缓解疼痛。		1.5 分
3. 抗血小板聚集药物治疗。		1 分
4. 必要时冠状动脉介入治疗。		0.5 分
5. 控制血糖。		1 分
6. 冠心病二级预防。		0.5 分

24 号题

病历摘要

男性，70 岁。间断心悸伴头晕 12 天。

患者 12 天前开始间断于活动时出现心悸，伴有头晕，无胸痛、黑矇及晕厥。无活动后气短和夜间阵发性呼吸困难。自扪脉搏缓慢，遂来院就诊。发病以来精神可，食欲、睡眠差，大小便正常，近期体重未见明显变化。既往有"冠心病"病史 17 年，4 年前因"不稳定型心绞痛"行冠状动脉搭桥手术，术后坚持口服阿司匹林，每次发作持续数分钟，含服硝酸甘油 5 分钟内可缓解，每年约发作 1 次。否认高血压、糖尿病病史。否认药物及食物过敏史。吸烟史 50 余年，已戒 4 年。无遗传病家族史。

查体：T36.4℃，P52 次 / 分，R16 次 / 分，BP130/80mmHg。神清，精神可。颈静脉无怒张。双肺呼吸音清，未闻及干湿性啰音。心界不大。心率 52 次 / 分，律齐，$A_2 > P_2$，未闻及杂音。腹软，无压痛，肝脾肋下未触及，Murphy 征（－）。双下肢无水肿，双足背动脉搏动对称。

实验室检查：血 CK124U/L，CK-MB14U/L，cTnI0.013ng/mL。

心电图（入院时）：P 波与 QRS 波群无关，P 波频率大于 QRS 波群的频率，QRS 波群时限正常，为交界性逸搏心律，心室率 52 次 / 分。

【要求】根据以上病历摘要，请将初步诊断、诊断依据（两个以上诊断，应分别列出各自诊断依据，未分别列出扣分）、鉴别诊断、进一步检查与治疗原则写在答题纸上（时间15分钟）

24号题标准答案

评分标准	总分22分	
一、初步诊断	4分	
1. 冠状动脉粥样硬化性心脏病。（答"冠心病"亦得分）		1分
（1）稳定型心绞痛。（仅答"心绞痛"得0.5分）		1分
（2）心功能Ⅰ级（NYHA分级）。		0.5分
2. 三度房室传导阻滞。		1分
3. 冠状动脉搭桥术后。		0.5分
二、诊断依据	5分	
1. 老年男性，慢性病程。有吸烟史。		0.5分
2. 曾因不稳定型心绞痛行冠状动脉搭桥术。		0.5分
3. 偶有劳累时胸痛，持续时间短，含服硝酸甘油可缓解。		1分
4. 活动时心悸、头晕。		0.5分
5. 脉搏减慢。		1分
6. 心电图：心室率52次/分，三度房室传导阻滞，交界性逸搏心律。		1分
7. 心功能Ⅰ级：日常活动不受限制。		0.5分
三、鉴别诊断	4分	
1. 药物所致心律失常。		1.5分
2. 电解质紊乱所致心律失常。		1.5分
3. 甲状腺功能减退症。		0.5分
4. 脑血管病。		0.5分
四、进一步检查	5分	
1. 动态心电图。		2分
2. 超声心动图、胸部X线片。		1分
3. 甲状腺功能。		0.5分
4. 头颅CT。		0.5分
5. 血电解质。		0.5分
6. 凝血功能，肝、肾功能，血糖，血脂。		0.5分
五、治疗原则	4分	
1. 持续心电监护、吸氧。		0.5分
2. 美托洛尔减量或停药。		1.5分
3. 维持扩冠、抗血小板制剂、调脂治疗。		1分
4. 必要时可行电生理检查。		0.5分
5. 冠心病二级预防。		0.5分

25号题

病历摘要

男性，66岁。突发胸痛伴大汗、呕吐2小时。

患者2小时前与邻居发生口角，情绪激动时突发前胸闷痛，持续30分钟，并向左肩部放射，自行含服硝酸甘油片未能缓解。随之出现气短、恶心、呕吐2次，呕吐物为胃内容物，伴大汗，急就诊。既往有高血压10年，长期服用降压药物治疗，血压波动在140～180/86～110mmHg。无胃病、肝病史。吸烟30年，每天20～30支，少量饮酒。否认高血压家族史。

　　查体：T37℃，P98 次／分，R18 次／分，BP150/96mmHg。痛苦面容，神志清楚。口唇无发绀，浅表淋巴结未触及，甲状腺无肿大。双肺呼吸音清晰。心界不大，心率 98 次／分，心律整齐，$A_2 > P_2$，心音稍低，未闻及心脏杂音。腹平软，无压痛，肝脾未触及。双下肢无水肿。

　　实验室检查：入院即刻采血，肌钙蛋白测定阴性。

　　心电图：$V_3 \sim V_5$ 导联 ST 段弓背向上抬高 0.5mV。

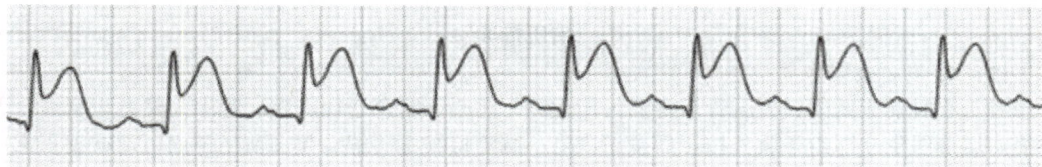

　　【要求】根据以上病历摘要，请将初步诊断、诊断依据（两个以上诊断，应分别列出各自诊断依据，未分别列出扣分）、鉴别诊断、进一步检查与治疗原则写在答题纸上（时间 15 分钟）

25 号题标准答案

评分标准		总分 22 分
一、初步诊断	4 分	
1. 冠心病。		0.5 分
（1）急性前壁心肌梗死。		2 分
（2）心功能 I 级（Killip 分级）。		0.5 分
2. 高血压 3 级　很高危。		1 分
二、诊断依据	5 分	
1. 冠心病，急性前壁心肌梗死，心功能 I 级（Killip 分级）。		
（1）老年男性，急性发病，有高血压及吸烟史。		0.5 分
（2）情绪激动时发作胸痛，持续时间长，有放射痛，含服硝酸甘油后不缓解，伴恶心、呕吐及大汗。		2 分
（3）查体：痛苦面容，心音稍低。		0.5 分
（4）心电图：$V_3 \sim V_5$ 导联 ST 段抬高。		0.5 分
（5）心功能 I 级（Killip 分级）：双肺呼吸音清晰。		0.5 分
2. 高血压 3 级　很高危。		
（1）高血压病史 10 年，最高血压 180/110mmHg，为 3 级。		0.5 分
（2）吸烟史，合并心肌梗死。		0.5 分
三、鉴别诊断	4 分	
1. 心绞痛。		1 分
2. 急性肺栓塞。		1 分
3. 主动脉夹层。		1 分
4. 急性胆道疾病。		1 分
四、进一步检查	4 分	
1. 监测心肌坏死标记物及心电图变化。		1 分
2. 肝、肾功能，电解质，血糖，血脂，动脉血气分析，凝血功能。		1 分
3. 超声心动图。		1 分
4. 胸部 X 线片，腹部 B 超。		0.5 分
5. 必要时行冠状动脉造影。		0.5 分
五、治疗原则	5 分	
1. 卧床休息、吸氧、心电监护、低脂饮食、戒烟。		1 分

内容	分值
2. 解除疼痛（如哌替啶、吗啡、硝酸酯类药物等）。	0.5分
3. 抗凝及抗血小板聚集药物治疗。	1分
4. 心肌再灌注治疗（静脉溶栓或冠状动脉介入治疗）。	1分
5. 长期降压治疗。	0.5分
6. 对症治疗。	0.5分
7. 冠心病二级预防。	0.5分

26 号题

病历摘要

男性，46 岁。突发胸痛 1 小时。

患者 1 小时前无诱因突发胸骨后疼痛，伴大汗、恶心，紧急送往医院。途中突然意识丧失，无四肢抽搐，送诊医生立即给予胸外按压后意识恢复，胸痛持续不缓解。起病前精神尚可，饮食正常，睡眠稍差，大小便正常。3 年前体检发现血压升高，最高为 166/98mmHg，未诊治。否认高血压家族史及猝死家族史。吸烟 20 年，每天 10 ～ 15 支。

查体：T36.3℃，P96 次 / 分，R18 次 / 分，BP120/70mmHg。神志清楚，口唇无发绀，颈静脉无怒张，甲状腺无肿大。双肺呼吸音清晰。心界无扩大，心率 98 次 / 分，律不齐，心音低钝，未闻及心脏杂音，无心包摩擦音。腹平软，无压痛，肝脾未触及。双下肢无水肿。

心电图：V_1 ～ V_6 导联 ST 段弓背向上抬高 0.5mV，并可见提前出现的宽大畸形的 QRS 波群，其前未见 P 波，时有连续 4 个。

【要求】根据以上病历摘要，请将初步诊断、诊断依据（两个以上诊断，应分别列出各自诊断依据，未分别列出扣分）、鉴别诊断、进一步检查与治疗原则写在答题纸上（时间 15 分钟）

26 号题标准答案

评分标准	总分 22 分	
一、初步诊断	4 分	
1. 冠心病。		0.5分
（1）急性广泛前壁心肌梗死。		1.5分
（2）阵发性室性心动过速。		1分
（3）心功能Ⅰ级（Killip 分级）。		0.5分
2. 高血压 2 级 很高危。		0.5分
二、诊断依据	4 分	
1. 冠心病，急性广泛前壁心肌梗死，阵发性室性心动过速，心功能Ⅰ级（Killip 分级）。		
（1）中年男性，有高血压、吸烟史。		0.5分
（2）突发胸痛，持续不缓解，心音低钝。		0.5分
（3）心电图示 V_1 ～ V_6 导联 ST 段弓背向上抬高 0.5mV。		1分
（4）阵发性室性心动过速：听诊心律不齐，心电图提示提前出现宽大畸形的 QRS 波群，其前未见 P 波，时有连续 4 个。		0.5分
（5）心功能Ⅰ级（Killip 分级）：双肺呼吸音清晰。		0.5分
2. 高血压 2 级 很高危。		
（1）高血压病史，血压最高为 166/98mmHg。		0.5分
（2）吸烟史，合并急性心肌梗死。		0.5分
三、鉴别诊断	4 分	
1. 急性肺栓塞。		1分
2. 主动脉夹层。		1分
3. 不稳定型心绞痛。		1分
4. 急性脑血管病。		1分

四、进一步检查	5分	
1. 监测心肌坏死标记物及心电图变化。		1分
2. 超声心动图、动态心电图。		1分
3. 头颅 CT。		1分
4. 胸部 X 线片。		1分
5. 血糖，血脂，肝、肾功能，电解质，动脉血气分析，血常规检查。		1分
五、治疗原则	5分	
1. 绝对卧床，吸氧，心电监护，低脂饮食、戒烟。		1分
2. 解除疼痛（如使用硝酸酯类药物）。		0.5分
3. 抗凝及抗血小板聚集药物治疗。		0.5分
4. 心肌再灌注治疗（静脉溶栓或冠状动脉介入治疗）。		1分
5. 纠正心律失常。		1分
6. 长期降压治疗。		0.5分
7. 冠心病二级预防。		0.5分

27 号题

病历摘要

男性，68 岁。发作性胸痛 3 年，加重 4 小时。

患者 3 年前劳累时出现胸骨后疼痛，无放射痛，休息 3～5 分钟后可自行缓解，无大汗，头晕。之后间断于劳累时发作，性质同前，曾就诊于当地医院，诊断为"冠心病"，间断服用中药治疗。4 小时前无诱因再次出现胸骨后疼痛，呈持续性，伴大汗、气喘，舌下含服硝酸甘油 0.5mg 后 20 分钟未能缓解，急诊就诊。既往有高血压病史 6 年，最高血压 160/90mmHg，口服"替米沙坦"。自述血压控制尚好，无血脂异常、糖尿病、脑卒中病史。吸烟 50 年，20～30 支／日。

查体：T36.7℃，P48 次／分，R20 次／分，BP120/70mmHg。神志清楚，浅表淋巴结未触及肿大，口唇无发绀，双肺叩诊呈清音，双肺呼吸音清，未闻及干湿性啰音。心尖搏动点位于第 5 肋间左锁骨中线内侧 0.5cm 处，心率 48 次／分，律齐，心音强弱不等，可闻及大炮音，未闻及心脏杂音。腹平软，无压痛，肝脾肋下未触及。双下肢无水肿。未闻及大血管杂音。

心电图：窦性心律，P 波与 QRS 波群无关，P 波频率＞ QRS 波群频率，II、III、aVF 导联 ST 段弓背向上抬高，伴病理性 Q 波形成。

【要求】根据以上病历摘要，请将初步诊断、诊断依据（两个以上诊断，应分别列出各自诊断依据，未分别列出扣分）、鉴别诊断、进一步检查与治疗原则写在答题纸上（时间 15 分钟）

27 号题标准答案

评分标准	总分 22 分	
一、初步诊断	4分	
1. 冠状动脉粥样硬化性心脏病。（答"冠心病"亦得 0.5 分）		0.5分
（1）急性下壁心肌梗死。（仅答"急性心肌梗死"得 0.5 分）		1分
（2）心律失常（三度房室传导阻滞）。（仅答"心律失常"得 0.5 分）		1分
（3）心功能 I 级（Killip 分级）。（仅答"心功能 I 级"得 0.5 分）		1分
2. 高血压（或原发性高血压）2 级 很高危。		0.5分
二、诊断依据	5分	
1. 冠状动脉粥样硬化性心脏病		
（1）老年男性，慢性病程，急性发作。有高血压、吸烟危险因素。		1分
（2）反复出现胸骨后疼痛 3 年，4 小时前持续胸骨后疼痛伴大汗、气喘，舌下含服硝酸甘油不能缓解。		1分

（3）查体：心率 48 次 / 分，律齐，心音强弱不等，可闻及大炮音。	1 分
（4）心电图提示急性下壁心肌梗死及三度房室传导阻滞。	0.5 分
（5）心功能 I 级（Killip 分级）：肺部未闻及湿啰音。	0.5 分
2. 高血压 2 级 很高危。	
（1）有高血压史，最高血压 160/90mmHg。	0.5 分
（2）有长期吸烟史，有急性心肌梗死。	0.5 分
三、鉴别诊断	3 分
1. 不稳定型心绞痛。	1 分
2. 急性肺栓塞。	1 分
3. 主动脉夹层。	0.5 分
4. 其他心律失常。	0.5 分
四、进一步检查	5 分
1. 动态监测心肌损伤标志物。	1 分
2. 动态监测心电图。	1 分
3. 血、尿常规，粪常规＋粪隐血。	0.5 分
4. 血脂、血糖、血电解质，肝、肾功能，凝血功能、D- 二聚体、BNP、CRP，血气分析。	1 分
5. 胸部 X 线摄片，必要时 CT 检查。	0.5 分
6. 超声心动图及腹部 B 超。	0.5 分
7. 冠状动脉造影。	0.5 分
五、治疗原则	5 分
1. 卧床休息，持续心电监护，吸氧、建立静脉通道。	0.5 分
2. 镇静、解除疼痛等对症治疗。	0.5 分
3. 抗血小板聚集、抗凝治疗。	1 分
4. 心肌再灌注治疗（静脉溶栓或急诊介入治疗）。	1 分
5. 抗心律失常治疗（必要时植入临时心脏起搏器）；降压治疗。	1 分
6. 冠心病二级预防治疗。	1 分

28 号题

病历摘要

男性，67 岁。反复胸痛 7 年，伴喘憋、胸闷 1 个月，加重 2 天。

患者 7 年前开始反复出现胸痛，为左侧前胸部针刺样疼痛，每次发作含硝酸甘油后持续约 10 分钟，可缓解，每周发作 1～2 次，平素口服中成药治疗（具体不详），日常活动不受影响。近 1 个月来胸痛发作较前频繁，每日均有发作，含服硝酸甘油后约半小时可缓解，伴活动后喘憋，活动耐力逐渐下降，夜平卧入睡时常有憋醒，无尿少，无双下肢水肿。近 2 天来上述症状加重，轻微活动后即有喘憋、胸闷，夜间不能平卧入睡。无发热，无咳嗽，咳痰，无腹痛、腹泻。服用硝酸甘油后胸痛、胸闷等症状持续不缓解就诊于急诊。发病以来，精神差，睡眠差，大小便如常，体重未见明显变化。既往无糖尿病、高血压病史。吸烟史 20 年，20 支 / 日。

查体：T36.6℃，P103 次 / 分，R21 次 / 分，BP136/70mmHg。神志清楚，双下肺可闻及湿啰音。心界不大，心率 103 次 / 分，律齐，心尖部可闻及奔马律，腹软，无压痛，肝脾肋下未触及。双下肢无水肿。

实验室检查：CK467U/L，cTnT1.87ng/ml。

心电图：V_1～V_6 导联 ST 段压低。

【要求】根据以上病历摘要，请将初步诊断、诊断依据（两个以上诊断，应分别列出各自诊断依据，未分别列出扣分）、鉴别诊断、进一步检查与治疗原则写在答题纸上（时间 15 分钟）

28 号题标准答案

评分标准		总分 22 分
一、初步诊断	4 分	
1. 冠心病。		1 分
急性非 ST 段抬高型心肌梗死。（仅答"急性心肌梗死"得 1 分）		2 分
2. 急性左心衰竭。		1 分
二、诊断依据	5 分	
1. 冠心病、急性非 ST 段抬高型心肌梗死。		
(1) 老年男性，长期大量吸烟史。		0.5 分
(2) 劳累相关的胸痛，2 天来症状加重，含服硝酸甘油持续不缓解。		1.5 分
(3) 心肌酶及 cTnT 升高，心电图表现 ST 段压低。		1 分
2. 急性左心衰竭。		
(1) 有渐进性呼吸困难，夜间不能平卧。		1 分
(2) 双肺可闻及湿性啰音。		0.5 分
(3) 心尖部闻及奔马律。		0.5 分
三、鉴别诊断	4 分	
1. 不稳定型心绞痛。		1.5 分
2. 肺栓塞。		1.5 分
3. 慢性阻塞性肺疾病。		1 分
四、进一步检查	5 分	
1. NT-proBNP。		1 分
2. 超声心动图。		1 分
3. 胸部 X 线片。		1 分
4. 血脂、血糖、血气分析、D- 二聚体。		1 分
5. 冠状动脉造影。		1 分
五、治疗原则	4 分	
1. 卧床休息、吸氧、心电监护。		1 分
2. 心肌再灌注治疗。		1.5 分
3. 纠正心衰治疗（利尿剂等），控制液体入量。		1 分
4. 冠心病二级预防。		0.5 分

第 4 节 高血压

一、基础知识

1. 初步诊断

（1）血压水平的定义和分类

类别	收缩压（mmHg）	舒张压（mmHg）
正常血压	< 120	< 80
正常高值	120 ～ 139	80 ～ 89
1 级高血压（轻度）	140 ～ 159	90 ～ 99
2 级高血压（中度）	160 ～ 179	100 ～ 109
3 级高血压（重度）	≥ 180	≥ 110
单纯收缩期高血压	≥ 140	< 90

（2）分层标准

其他危险因素	血压		
	1 级高血压	2 级高血压	3 级高血压
无其他危险因素	低危	中危	高危
1 ～ 2 个危险因素	中危	中危	很高危

| 3 个以上危险因素或靶器官损伤 | 高危 | 高危 | 很高危 |
| 临床并发症或合并糖尿病 | 很高危 | 很高危 | 很高危 |

（3）**危险因素、靶器官损伤及临床并发症内容**

危险因素	靶器官损伤	临床并发症
①高龄，女性＞65 岁，男性＞55 岁 ②吸烟 ③糖耐量受损或空腹血糖受损 ④血脂异常 ⑤早发心血管病家族史 ⑥腹型肥胖 ⑦血同型半胱氨酸升高	①左心室肥厚 ②颈动脉超声 IMT ≥ 0.9mm 或动脉粥样硬化斑块 ③颈股动脉 PWV ≥ 12m/s ④ ABI ＜ 0.9 ⑤ eGFR ＜ 60ml/（min・1.73m^2）或血肌酐轻度升高 ⑥尿微量蛋白 30 ～ 300mg/24h	①脑血管病 ②心脏疾病 ③肾疾病 ④周围血管病 ⑤视网膜病变 ⑥糖尿病

2. 鉴别诊断 特殊疾病（继发性高血压、冠心病、脑血管病）。

3. 进一步检查 ①检验科（肝肾功能电解质），②影像科（心电图、超声心动图）。

4. 治疗原则 ①对症治疗（休息、吸氧），②药物治疗（抗高血压药物治疗），③预防（健康教育防止并发症）。

二、真题重现

29 号题

病历摘要

男性，55 岁。反复头痛、头晕 5 年，加重 2 天。

患者 5 年前开始常在劳累或情绪波动时出现头痛、头晕，休息后能缓解，未诊治。2 年前体检时发现血压 200/120mmHg，自行购买"复方降压片"间断服用，血压控制不理想。近 2 天无诱因出现头痛，伴有恶心，无呕吐，无意识改变及肢体活动障碍。发病以来睡眠差，食欲及大小便正常。既往有糖尿病病史 3 年，长期口服降糖药，空腹血糖控制在 7mmol/L 左右。吸烟 35 年，每天 20 ～ 30 支，饮少量酒。母亲有糖尿病。

查体：T36.0℃，P86 次/分，R18 次/分，BP170/100mmHg。体形肥胖，神志清楚，浅表淋巴结未触及，甲状腺无肿大。双肺呼吸音清晰。心界无扩大，心率 86 次/分，心律整齐，$A_2 ＞ P_2$，未闻及心脏杂音。腹平软，无压痛，肝脾未触及。双下肢无水肿。

实验室检查：空腹血糖 9.5mmol/L，K^+3.3mmol/L，Na^+135mmol/L。

【要求】根据以上病历摘要，请将初步诊断、诊断依据（两个以上诊断，应分别列出各自诊断依据，未分别列出扣分）、鉴别诊断、进一步检查与治疗原则写在答题纸上（时间 15 分钟）

---

29 号题标准答案

评分标准	总分 22 分	
一、初步诊断	3 分	
1. 高血压 3 级 很高危。		2 分
2. 2 型糖尿病。		0.5 分
3. 低钾血症。		0.5 分
二、诊断依据	6 分	
1. 高血压 3 级 很高危。		
（1）中年男性，病程长。		0.5 分
（2）劳累或情绪波动时出现头痛、头晕。最高血压 200/120mmHg，为 3 级。		2 分
（3）$A_2 ＞ P_2$。		0.5 分

（4）有糖尿病及吸烟史，为很高危组。		1分
2. 2型糖尿病。		
（1）有糖尿病病史，体型肥胖，长期口服降糖药。		0.5分
（2）母亲有糖尿病。		0.5分
（3）空腹血糖9.5mmol/L。		0.5分
3. 低钾血症：K^+3.3mmol/L。		0.5分
三、鉴别诊断	4分	
1. 冠心病。		1分
2. 脑血管病。		2分
3. 继发性高血压。		1分
四、进一步检查	4分	
1. 心电图。		1分
2. 超声心动图。		1分
3. 胸部X线片。		1分
4. 头部CT。		0.5分
5. 血糖，血脂，肝、肾功能，电解质，动脉血气分析，血常规检查。		0.5分
五、治疗原则	5分	
1. 戒烟、戒酒治疗。		1分
2. 长期降压治疗。		2分
3. 降糖治疗及纠正低钾血症。		1分
4. 健康教育，预防并发症。		1分

30号题

病历摘要

男性，75岁。头晕6年，反复心悸3个月。

患者6年前间断于劳累后出现头晕，测血压升高，最高为190/80mmHg，不规律服用降压药物，血压不平稳。3个月前无诱因反复出现心悸，伴胸闷，无晕厥及胸痛。发病以来饮食正常，入睡困难，大小便正常。否认冠心病、肝炎、肾病和肺部疾病病史。无高血压家族史。吸烟45年，每天20支。少量饮酒。

查体：T37.0℃，P66次/分，R18次/分，BP186/76mmHg，神志清楚，口唇无发绀，甲状腺无肿大。双肺呼吸音清晰。心界不大，心率66次/分，律不齐，可闻及早搏，时呈二联律，心音正常，未闻及心脏杂音，无心包摩擦音。腹平软，无压痛，肝脾未触及。双下肢无水肿。

心电图：可见提前出现的宽大畸形QRS波，其前未见P波，时呈二联律。

【要求】根据以上病历摘要，请将初步诊断、诊断依据（两个以上诊断，应分别列出各自诊断依据，未分别列出扣分）、鉴别诊断、进一步检查与治疗原则写在答题纸上（时间15分钟）

30号题标准答案

评分标准	总分22分	
一、初步诊断	4分	
1. 单纯收缩期高血压。		3分
2. 室性期前收缩。		1分
二、诊断依据	4分	
1. 单纯收缩期高血压。		
（1）老年男性，吸烟史。		1分
（2）有头晕。		0.5分
（3）仅收缩压增高。		1分

2. 室性期前收缩。		
（1）高血压病史，心悸伴胸闷。		0.5 分
（2）听诊心律不齐，可闻及早搏，时呈二联律。		0.5 分
（3）心电图见提前出现的宽大畸形 QRS 波，其前未见 P 波，时呈二联律。		0.5 分
三、鉴别诊断	4 分	
1. 冠心病。		1 分
2. 脑血管病。		1 分
3. 慢性心力衰竭。		1 分
4. 继发性高血压。		1 分
四、进一步检查	5 分	
1. 动态心电图。		1 分
2. 超声心动图。		1 分
3. 胸部 X 线片，腹部 B 超。		1 分
4. 血糖，血电解质，肝、肾功能，血脂，尿常规。		1 分
5. 头颅 CT。		1 分
五、治疗原则	5 分	
1. 戒烟酒、限钠盐饮食。		1 分
2. 长期降压治疗。		1.5 分
3. 纠正心律失常。		1.5 分
4. 调整睡眠。		1 分

31 号题

病历摘要

男性，70 岁，反复头晕 20 年，双下肢水肿，气短 1 周。

患者 20 年前反复出现头晕，测血压波动在 140 ～ 165/70 ～ 105mmHg，间断服用降压药物，1 周前出现双下肢水肿伴乏力，活动耐力下降，夜间不能平卧，无胸痛，咯血，无发热、咳嗽、咳痰，发病以来，尿量减少，大便正常。睡眠差，既往无糖尿病病史，无药物过敏史，无烟酒嗜好，有高血压家族史。

查体：T36.5℃，P102 次／分，R22 次／分，BP150/100mmHg。神志清楚，半卧位，浅表淋巴结未触及肿大，眼睑无水肿，巩膜无黄染，口唇无发绀，颈静脉怒张，双肺底可闻及少许细湿啰音，心界向左下扩大，心率 102 次／分，律齐，未闻及杂音，腹平软，肝肋下 3cm，质中，轻压痛，肝颈静脉回流征阳性，脾肋下未触及，腹部未闻及血管杂音。双下肢凹陷性水肿。

【要求】根据以上病历摘要，请将初步诊断、诊断依据（两个以上诊断，应分别列出各自诊断依据，未分别列出扣分）、鉴别诊断、进一步检查与治疗原则写在答题纸上（时间 15 分钟）

31 号题标准答案

评分标准	总分 22 分	
一、初步诊断	4 分	
1. 高血压 2 级 很高危。		2 分
2. 心脏扩大。		0.5 分
3. 全心衰竭。		0.5 分
4. 心功能 Ⅳ级（NYHA 分级）。		1 分
二、诊断依据	5 分	
1. 高血压 2 级 很高危。		
（1）老年男性，病程长。		1 分
（2）反复头晕。最高血压 165/105mmHg，为 2 级。		1 分

（3）高龄、遗传史且出现泌尿系统症状，为很高危。		1分
2. 心脏扩大：心界向左下扩大。		1分
3. 全心衰竭：颈静脉怒张提示右心衰；双肺湿啰音提示左心衰。		1分
4. 心功能Ⅳ级（NYHA 分级）：休息时都有症状，不能平卧。		1分
三、鉴别诊断	4分	
1. 急性脑血管病。		2分
2. 椎动脉型颈椎病。		1分
3. 偏头痛。		1分
四、进一步检查	4分	
1. 心电图。		1分
2. 超声心动图。		1分
3. 胸部 X 线片。		1分
4. 血常规及血生化检查。		1分
五、治疗原则	5分	
1. 卧床，吸氧等对症治疗。		1分
2. 长期降压治疗。		2分
3. 强心、利尿、扩血管治疗心衰。		1分
4. 健康教育，防治高血压相关的并发症。		1分

第 5 节　心脏瓣膜病（助理医师不要求）

一、基础知识

1．初步诊断

二尖瓣狭窄	二尖瓣狭窄 = 心尖部舒张期的隆隆样杂音
二尖瓣关闭不全	二尖瓣关闭不全 = 心尖部收缩期的杂音
主动脉瓣狭窄	主动脉瓣狭窄 = 胸骨右缘第 2 肋间或胸骨左缘第 3 肋间收缩期杂音
主动脉瓣关闭不全	主动脉瓣关闭不全 = 胸骨右缘第 2 肋间或胸骨左缘第 3 肋间舒张期杂音

2．鉴别诊断 ①炎症（感染性心内膜炎、心肌炎），②特殊疾病（心肌病、先心病）。

3．进一步检查 ①检验科（肝肾功能、电解质），②影像科（胸部 X 线、心电图），③特殊检查（超声心动图）。

4．治疗原则 ①对症治疗（休息、吸氧），②药物治疗（利尿、扩血管），③介入手术（心瓣膜介入手术），④手术治疗（瓣膜置换手术），⑤预防（二级预防）。

二、真题重现

32 号题

病历摘要

男性，28 岁，劳累后胸闷、气促 2 年，夜间不能平卧 1 个月。

患者 2 年前开始劳累后感胸闷、气促，休息片刻能缓解，日常工作和生活不受影响，未重视。近 1 个月来"感冒"后稍活动感胸闷、气促，伴心悸，夜间不能平卧，时有夜间憋醒，无发热。既往有反复上呼吸道感染史，无烟、酒嗜好，无遗传病家族史。

查体：T36.5℃，P110 次 / 分，R20 次 / 分，BP130/60mmHg。皮肤未见出血点和皮疹，巩膜无黄染，口唇轻度发绀，浅表淋巴结未触及，甲状腺无肿大，双肺可闻及少量湿啰音。心界向左下扩大，心率 110 次 / 分，可闻及奔马律，A₂减弱，胸骨左缘第 3 肋间可闻及舒张期高调递减型叹气样杂音，向心尖部传导，心尖部可闻及舒张中期低调的隆隆样杂音，局限。腹软，无压痛，肝脾未触及，移动性浊音（－）。双下肢无水肿，可触及水冲脉。

【要求】根据以上病历摘要，请将初步诊断、诊断依据（两个以上诊断，应分别列出各自诊断依据，未分别列出扣分）、鉴别诊断、进一步检查与治疗原则写在答题纸上（时间 15 分钟）

32 号题标准答案

评分标准	总分 22 分	
一、初步诊断	4 分	
1. 风湿性心脏病。		0.5 分
2. 二尖瓣狭窄。		1 分
3. 主动脉瓣关闭不全。		1 分
4. 心脏扩大。		0.5 分
5. 心功能Ⅲ级（NYHA 分级）。		1 分
二、诊断依据	5 分	
1. 青年男性，起病缓、病程长。		0.5 分
2. 劳累后胸闷、气促。		0.5 分
3. 口唇轻度发绀，心脏听诊可闻及杂音。		1 分
4. 有反复上呼吸道感染史，考虑为风湿性心脏病。		0.5 分
5. 二尖瓣狭窄、主动脉瓣关闭不全：心尖部可闻及舒张中期低调的隆隆样杂音，符合二尖瓣狭窄。A_2 减弱，胸骨左缘第 3 肋间可闻及舒张期高调递减型叹气样杂音，向心尖部传导，可触及水冲脉，符合主动脉瓣关闭不全。		1 分
6. 心脏扩大：心界向左下扩大。		0.5 分
7. 心功能Ⅲ级：稍活动感胸闷、气促伴心悸，夜间呼吸困难。		1 分
三、鉴别诊断	4 分	
1. 先天性心脏病。		1 分
2. 心肌炎。		1 分
3. 心肌病。		1 分
4. 支气管哮喘。		1 分
四、进一步检查	4 分	
1. 超声心动图。		1.5 分
2. 心电图，胸部 X 线片。		1 分
3. 血沉，抗"O"抗体，病毒抗体。		0.5 分
4. 血糖，肝、肾功能，电解质，血脂。		0.5 分
5. 肺功能检查。		0.5 分
五、治疗原则	5 分	
1. 休息，低钠饮食，控制液体入量。		1 分
2. 纠正心功能不全：利尿剂，血管扩张剂，必要时使用洋地黄。		2 分
3. 必要时行心脏瓣膜外科手术。		1 分
4. 预防上呼吸道感染。		1 分

33 号题

病历摘要

男性，55 岁。间断心悸、胸闷 10 年，加重 1 周。

患者 10 年前开始出现劳累后心悸、胸闷。3 年来间断出现夜间发作性呼吸困难，在当地诊所诊断为"心肌缺血"，间断服用"复方丹参片"治疗。近年来活动耐量进行性降低，1 个月来轻微活动即感心悸和胸闷。1 周前受凉后咽痛、咳嗽、心悸、胸闷加重，偶有夜间憋醒，坐起后缓解，无发热、咯血。发病以来精神可、食欲差，睡眠不佳，尿量少，大便正常。既往曾有四肢关节游走性疼痛及膝关节肿胀，否认糖尿病、高血压、血脂异常病史，无外伤、手术史，无药物过敏史，无烟酒嗜好，无遗传病家族史。

查体：T37.0℃，P89次/分，R18次/分，BP120/70mmHg。神志清楚，精神略差。浅表淋巴结未触及肿大。双颧绀红，口唇无苍白及发绀，咽无充血，双侧扁桃体不大，甲状腺不大，无颈静脉怒张。双肺底可闻及中等量细湿啰音。心界不大，心率108次/分，心律绝对不齐，心音强弱不等，心尖部可闻及3/6级收缩期吹风样杂音和舒张中晚期隆隆样杂音。腹平软，无压痛、反跳痛，肝脾肋下未触及，双下肢无水肿，四肢关节无红肿。

超声心动图：左房内径61cm，二尖瓣前叶呈"城墙样"改变，后叶与前叶同向运动，瓣叶回声增强，二尖瓣瓣口面积1.2cm²，闭合不良。彩超多普勒示二尖瓣中重度反流。

【要求】根据以上病历摘要，请将初步诊断、诊断依据（两个以上诊断，应分别列出各自诊断依据，未分别列出扣分）、鉴别诊断、进一步检查与治疗原则写在答题纸上（时间15分钟）

33号题标准答案

评分标准	总分22分	
一、初步诊断	4分	
1. 风湿性心脏瓣膜病。（仅答"心脏瓣膜病"得0.5分）		1分
2. 二尖瓣狭窄并关闭不全。		1.5分
3. 心房颤动。		1分
4. 心功能Ⅲ级（NYHA分级）。		0.5分
二、诊断依据	6分	
1. 中年男性，慢性病程。		0.5分
2. 既往曾有游走性关节痛。		0.5分
3. 劳累后心悸、胸闷，活动耐量进行性降低，间断夜间阵发性呼吸困难，尿量少。		1.5分
4. 双颧绀红，双肺底可闻及中等量湿啰音。心界扩大，心尖部可闻及3/6级收缩期吹风样杂音和舒张中晚期隆隆样杂音。		1.5分
5. 脉搏短绌，心律绝对不齐，心音强弱不等。		1分
6. 轻体力活动受限，提示心功能Ⅲ级。		1分
三、鉴别诊断	3分	
1. 其他疾病所致心功能不全。		1分
2. 其他病因所致瓣膜损害。		0.5分
3. 肺炎。		0.5分
4. 其他病因所致心房颤动（如甲状腺功能亢进）。		0.5分
5. 冠心病。		0.5分
四、进一步检查	4分	
1. 心电图及动态心电图。		1分
2. 血常规，肝、肾功能，血电解质，心肌损伤标志物。		1分
3. 血沉、ASO、CRP。		0.5分
4. BNP或NT-proBNP。		0.5分
5. 胸部X线摄片。		0.5分
6. 甲状腺功能。		0.5分
五、治疗原则	5分	
1. 休息，吸氧，心电监护。		0.5分
2. 限制钠盐摄入和饮水量。		0.5分
3. 利尿、扩血管、强心等抗心衰治疗。		1.5分
4. 控制心室率。		1分

5. 预防血栓（抗凝治疗）。	1 分
6. 手术治疗（择期）。	0.5 分

34 号题

病历摘要

女性，33 岁。活动后胸闷、气急 3 年余，加重伴发热半个月。

患者 3 年前开始于活动后感胸闷、气急，偶有夜间憋醒，需坐起方能缓解，伴有咳嗽，半个月前因受凉而发热，体温波动于 37.5℃～38.5℃，轻咳，当地医院给予抗生素治疗 4 天后体温正常，停药后又发热，伴关节痛，且胸闷、气急症状加重，伴有咳嗽、咳白色黏痰。曾在小学时期有过膝关节红、肿、痛，未行规范治疗。家族史无特殊。

查体：T38.9℃，P90 次／分，R22／分，BP110/68mmHg。半卧位，轻度贫血貌，皮肤无黄染。双手指甲床有针尖样出血点，无皮疹。颈静脉充盈。双下肺可闻及少量湿性啰音。心界向左扩大。心率 90 次／分，律齐，P_2 亢进，心尖部可闻及 4/6 级收缩期杂音、中度舒张期杂音，主动脉第二听诊区可闻及舒张期叹气样杂音。腹平软，肝肋下未触及，脾肋下可触及，双下肢水肿（+）。

实验室检查：血常规：Hb96g/L，WBC13.0×10⁹/L，N0.86，PLT210×10⁹/L。尿常规：尿红细胞 30～40/HP，尿蛋白（+）。

【要求】根据以上病历摘要，请将初步诊断、诊断依据（两个以上诊断，应分别列出各自诊断依据，未分别列出扣分）、鉴别诊断、进一步检查与治疗原则写在答题纸上（时间 15 分钟）

34 号题标准答案

评分标准		总分 22 分
一、初步诊断	4 分	
1. 风湿性心脏瓣膜病。		0.5 分
（1）二尖瓣狭窄伴关闭不全。		1 分
（2）主动脉瓣关闭不全。		1 分
（3）心功能Ⅳ级（NYHA 分级）。		0.5 分
2. 感染性心内膜炎。		1 分
二、诊断依据	5 分	
1. 风湿性心脏瓣膜病：二尖瓣狭窄伴关闭不全，主动脉瓣关闭不全，心功能Ⅳ级。		
（1）青年女性，慢性病程。既往膝关节红肿痛史。		0.5 分
（2）活动后胸闷、气急，偶有夜间憋醒，需坐起方能缓解，伴有咳嗽。此次因发热症状加重。		1 分
（3）查体：心率 90 次／分。P_2 亢进，心尖部可闻及 4/6 级收缩期杂音、中度舒张期杂音，主动脉第二听诊区可闻及舒张期叹气样杂音。		1.5 分
2. 感染性心内膜炎。		
（1）有心脏瓣膜病，持续发热伴关节痛。		0.5 分
（2）查体：T38.9℃，轻度贫血貌，皮肤无黄染。双手指甲床有针尖样出血点，脾肋下可触及。		1 分
（3）血白细胞及中性粒细胞比例升高，中度贫血，尿红细胞 30～40/HP，尿蛋白（+）。		0.5 分
三、鉴别诊断	4 分	
1. 风湿热。		2 分
2. 先天性心脏病。		1 分
3. 肺结核。		1 分
四、进一步检查	5 分	

项目	分值
1. 血沉、抗"O"、肝肾功能、BNP。	1分
2. 血培养＋药物敏感试验、免疫学检查（类风湿因子、血清补体）。	1分
3. 胸部X线片。	1分
4. 超声心动图。	1分
5. 心电图。	1分
五、治疗原则	4分
1. 一般治疗：减轻体力活动，限制钠盐。	0.5分
2. 心衰治疗：扩血管、利尿。	1分
3. 抗微生物治疗：经验用药或根据血培养及药物敏感试验结果用药，应早期、足量、长疗程。	2分
4. 必要时行手术治疗。	0.5分

第6节　结核性心包炎（助理医师不要求）

一、基础知识

1. **初步诊断** 结核性心包炎 = 低热、盗汗 + 呼吸困难 + 心界向两侧扩大 + 心音遥远。

2. **鉴别诊断** 特殊疾病（全心衰、扩张型心肌病）。

3. **进一步检查** ①检验科（肝肾功能、电解质），②影像科（心电图、超声心动图），③特殊检查（心包穿刺）。

4. **治疗原则** ①对症治疗（卧床、吸氧），②药物治疗（相应药物），③介入手术（心包穿刺引流）。

二、真题重现

35号题

病历摘要

男性，29岁。咳嗽伴发热3个月，加重伴气短10天。

患者3个月前受凉后出现发热、体温38℃，伴咳嗽、咳少量白痰，无胸痛，气短，当地医院按"上感"治疗，咳嗽未见好转，体温波动在37.3～37.8℃。10天前咳嗽加重，干咳为主，偶有痰中带血丝，伴气短、乏力、轻微胸痛，不能平卧，无腹胀、腹痛。发病以来精神差，食欲欠佳，大便正常，尿量减少。既往无肝病和肺结核病史，无高血压、心脏病、风湿免疫性疾病病史。无烟酒嗜好。家族史无特殊。

查体：T37.5℃，P116次/分，R22次/分，BP96/70mmHg。半卧位，口唇无发绀。颈静脉怒张。双肺未闻及干湿性啰音。心尖搏动不能触及，心界向两侧扩大，心率116次/分，心律整齐，心音低而遥远，未闻及心脏杂音。腹平软，肝肋下2cm、无压痛，脾未触及，移动性浊音阴性。双下肢轻度凹陷性水肿。吸气时脉搏减弱。

胸部X线片：左上肺可见小片状及斑点状阴影，心影明显向两侧扩大。

【要求】根据以上病历摘要，请将初步诊断、诊断依据（两个以上诊断，应分别列出各自诊断依据，未分别列出扣分）、鉴别诊断、进一步检查与治疗原则写在答题纸上（时间15分钟）

35号题标准答案

评分标准	总分22分
一、初步诊断	4分
1. 左上肺浸润性肺结核。（仅答"肺结核"得1分）	2分
2. 结核性心包炎。	1.5分
3. 心包积液（大量）。	0.5分
二、诊断依据	5分

1. 左上肺浸润性肺结核。		
（1）青年男性，有低热、干咳、痰中带血、乏力等肺结核表现。		1分
（2）胸部 X 线片符合左上肺浸润性肺结核改变。		1分
2. 结核性心包炎、心包积液（大量）。		
（1）有肺结核感染证据。		0.5分
（2）气短、不能平卧。		0.5分
（3）大量心包积液的体征（颈静脉怒张、心尖搏动不能触及、心界向两侧扩大、心音低而遥远、肝大、奇脉），双下肢轻度凹陷性水肿。		1.5分
（4）胸部 X 线片提示心影向双侧扩大。		0.5分
三、鉴别诊断	3分	
1. 左上肺炎。		1分
2. 心力衰竭。		1分
3. 扩张型心肌病。		1分
四、进一步检查	5分	
1. 痰病原学检查（涂片抗酸染色、细菌培养＋药敏）。		1分
2. PPD 试验、结核抗体。		0.5分
3. 超声心动图检查。		1分
4. 心包穿刺液检查。		0.5分
5. 血电解质，肝、肾功能、ESR 检查。		1分
6. 胸部 CT 检查。		1分
五、治疗原则	5分	
1. 休息，加强营养，支持治疗。		1分
2. 心包穿刺引流。		2分
3. 抗结核治疗（早期、规律、全程、适量、联合）。（仅答"抗结核治疗"得1分）		2分

第三章　消化系统疾病

➤ **2021 考试大纲**

①胃食管反流病、②食管癌、③胃炎、④消化性溃疡、⑤消化道穿孔、⑥消化道出血、⑦胃癌、⑧肝硬化、⑨非酒精性脂肪性肝炎（助理不要求）、⑩肝癌（助理不要求）、⑪胆石病、胆管感染、⑫急性胰腺炎、⑬溃疡性结肠炎（助理不要求）、⑭克罗恩病（助理不要求）、⑮肠梗阻、⑯结、直肠癌、⑰肠结核（助理不要求）、⑱结核性腹膜炎、⑲急性阑尾炎、⑳肛管、直肠良性病变、㉑腹外疝、㉒腹部闭合性损伤。

第 1 节　胃食管反流病

一、基础知识

1. 初步诊断　胃食管反流病 = 胸骨后反酸、胃烧灼感 + 抗酸药物有效。

2. 鉴别诊断　①癌症（食管肿瘤），②特殊疾病（冠心病）。

3. 进一步检查　①检验科（肝肾功能、电解质），②影像科（食管钡餐造影），③特殊检查（胃镜、24 小时食管 pH 值），④与鉴别诊断相关的检查（运动负荷试验）。

4. 治疗原则　①对症治疗（改善生活方式），②药物治疗（抑酸剂），③介入手术（胃镜），④手术治疗（手术）。

二、真题重现

36 号题

病历摘要

男性，47 岁，间断性胸骨后疼痛 2 年，加重半年。

患者 2 年前开始间断出现胸骨后疼痛，多于饱餐或平卧后发生，常伴反酸、嗳气，未予以重视。近半年上述症状发作频繁，无放射痛及吞咽困难，自服西咪替丁后症状可改善，食欲良好，大便不通畅，小便及睡眠均正常，体重增加。既往无高血压、心脏病及呼吸系统疾病史。吸烟 10 年，每日 1 包，饮酒 1～2 两 / 日。无肿瘤家族史。

查体：T36.0℃，P76 次 / 分，R16 次 / 分，BP125/84mmHg。超力体型，浅表淋巴结未触及肿大。双肺未闻及干湿性啰音。心界不大，心率 76 次 / 分，心律整齐，各瓣膜区未闻及杂音。腹平软，无压痛，肝脾肋下未触及。双下肢无水肿。

辅助检查：血常规 Hb126g/L，WBC7.0×10^9/L，PLT200×10^9/L。粪常规：镜检 (−)，隐血 (−)，心电图、胸部 X 线片无异常。

【要求】根据以上病历摘要，请将初步诊断、诊断依据（两个以上诊断，应分别列出各自诊断依据，未分别列出扣分）、鉴别诊断、进一步检查与治疗原则写在答题纸上（时间 15 分钟）

---

36 号题标准答案

评分标准		总分 22 分
一、初步诊断	2 分	
胃食管反流病。		2 分
二、诊断依据	7 分	
1. 中年患者，慢性病程，有长期吸烟、饮酒史，无高血压及心脏病病史。		1 分
2. 常于饱餐或平卧后出现胸痛伴反酸，无吞咽困难及放射痛，食欲良好。		3 分
3. 超力体形，心肺查体无异常。		1 分
4. 血、粪常规检查正常，心电图、胸部 X 线片无异常。		2 分

三、鉴别诊断	4分	
1. 冠状动脉粥样硬化性心脏病。		2分
2. 食管肿瘤。		2分
四、进一步检查	5分	
1. 胃镜或上消化道钡剂造影检查。		2.5分
2. 必要时行食管pH监测。		1.5分
3. 复查心电图，必要时行心电图负荷试验。		1分
五、治疗原则	4分	
1. 改善生活方式，减少烟酒用量。		1分
2. 药物治疗：合理应用抑酸剂，可酌情加用促胃肠动力剂。		2.5分
3. 若有适应证，可考虑内镜或手术治疗。		0.5分

第2节　食管癌

一、基础知识

1. 初步诊断　食管癌 = 进行性吞咽困难 + 消瘦、贫血貌、体重下降。

2. 鉴别诊断　①炎症（胃食管反流病），②肿瘤（食管恶性肿瘤），③特殊疾病（贲门失迟缓症、胃底食管静脉曲张、幽门梗阻）。

3. 进一步检查　①检验科（肝肾功能、电解质），②影像科（胸部X线、钡餐及CT检查），③特殊检查（胃镜、淋巴结活检）。

4. 治疗原则　①对症治疗（营养支持），②药物治疗（化疗），③手术治疗（开胸手术）。

二、真题重现

37号题

病历摘要

男性，58岁，进行性吞咽困难半年余，呕吐1月。

患者诉半年前无明显诱因出现进行性吞咽困难、吞咽痛，开始进干食症状明显，近1个月进流食甚至喝水均有哽噎感，并伴呕吐。无腹痛、反酸、胃灼热及腹泻症状。发病以来，食欲佳，睡眠尚可，大小便正常，体重减轻8kg。既往无手术及服用化学腐蚀剂史，无药物过敏史。饮酒5年余，平均3～4两/日，吸烟7年，每日半包，嗜吃热烫食物。

查体：T36.8℃，P76次/分，R16次/分，BP125/60mmHg。神志清楚，营养中等，左锁骨上可触及0.8cm×0.6cm大小的淋巴结，质中等，无压痛，活动度欠佳。心肺未见异常。腹平软，无压痛及反跳痛，肝脾未触及，腹部未触及包块，肠鸣音正常。双下肢无水肿。

实验室检查：Hb95g/L，WBC6.5×10⁹/L，RBC4.0×10¹²/L，PLT240×10⁹/L，粪便隐血阳性。

【要求】根据以上病历摘要，请将初步诊断、诊断依据（两个以上诊断，应分别列出各自诊断依据，未分别列出扣分）、鉴别诊断、进一步检查与治疗原则写在答题纸上（时间15分钟）

37号题标准答案

评分标准	总分22分	
一、初步诊断	5分	
1. 食管或贲门癌。		3分
2. 失血性贫血。		2分
二、诊断依据	4分	
1. 喜吃热烫食物。		1分

2. 典型表现：进行性吞咽困难及体重减轻。		2分
3. 左锁骨淋巴结肿大。		0.5分
4. Hb95g/L，RBC4.0×10¹²/L，粪便隐血阳性。		0.5分
三、鉴别诊断	4分	
1. 贲门失弛缓症。		2分
2. 幽门梗阻。		1分
3. 反流性食管炎并发食管狭窄。		1分
四、进一步检查	5分	
1. 首选胃镜检查和活检病理检查或 X 线钡餐检查。		2分
2. 淋巴结活检。		1.5分
3. B 超或 CT 检查明确有无肿瘤转移。		1分
4. 肝、肾及心脏检查。		0.5分
五、治疗原则	4分	
1. 一般治疗，加强支持治疗。		1分
2. 手术或介入治疗解除梗阻。		1分
3. 可酌情进行化疗及生物治疗。		1分
4. 对症治疗。		1分

第3节　胃　炎

一、基础知识

1. 初步诊断

急性胃炎	急性胃炎（急性胃黏膜病变）＝ NSAIDs/ 刺激性食物、酒精 + 呕血 / 黑粪
慢性浅表性胃炎	慢性浅表性胃炎＝上腹部不适 + 恶心、嗳气 + 胃黏膜充血、色泽红白相间，以红为主
慢性萎缩性胃炎	慢性萎缩性胃炎＝上腹部不适 + 恶心、嗳气 + 胃黏膜皱襞平坦、色泽红白相间，以白为主

2. 鉴别诊断　①炎症（胆囊炎、胰腺炎），②特殊疾病（消化性溃疡）。

3. 进一步检查　①检验科（肝肾功能、电解质），②特殊检查（胃镜），③与鉴别诊断相关的检查（血、尿淀粉酶；腹部 B 超）。

4. 治疗原则　①对症治疗（去除病因），②药物治疗（抗酸剂、胃黏膜保护剂）。

二、真题重现

38 号题

病历摘要

　　男性，52 岁，上腹痛伴黑便 1 天。

　　患者 1 天来剑突下阵发性隐痛，无放射，无呕吐，发热，伴间断排黑色软便，总量约 100g，无头晕、心悸及意识障碍。发病以来，食欲、睡眠可，小便正常。近期体重无明显变化。既往体健。2 周前因膝关节疼痛开始口服"双氯芬酸钠"治疗。无烟酒嗜好。

　　查体：T36.2℃，P76 次 / 分，R18 次 / 分，BP118/66mmHg。神清清楚，浅表淋巴结未触及肿大。双肺呼吸音清，未闻及干湿性啰音。心率 76 次 / 分，律齐。腹平软，剑突下压痛（+），无反跳痛，肝脾肋下未触及，肠鸣音 6 次 / 分，双下肢无水肿。

　　实验室检查：血常规：Hb121g/L，RBC4.0×10¹²/L，WBC7.2×10⁹/L，NO.69，PLT285×10⁹/L。粪隐血（+）。

　　【要求】根据以上病历摘要，请将初步诊断、诊断依据（两个以上诊断，应分别列出各自诊断依据，未分别列出扣分）、鉴别诊断、进一步检查与治疗原则写在答题纸上（时间 15 分钟）

---

38 号题评分标准

评分标准		总分 22 分
一、初步诊断	3 分	
1. 急性胃炎。（仅答"胃炎"得 1 分）		2 分
2. 上消化道出血。		1 分
二、诊断依据	6 分	
1. 急性胃炎。		
（1）青壮年，急性病程，既往体健。		1 分
（2）服用双氯芬酸钠病史，表现为上腹痛。		2 分
（3）剑突下压痛，肠鸣音活跃。		1 分
2. 上消化道出血。		
（1）有黑粪。		1 分
（2）粪隐血（+）。		1 分
三、鉴别诊断	3 分	
1. 急性胰腺炎。		1 分
2. 消化性溃疡。		1 分
3. 胆石病，急性胆囊炎。		1 分
四、进一步检查	5 分	
1. 粪常规＋隐血、尿常规、肝肾功能、心电图。		1 分
2. 血、尿淀粉酶。		1.5 分
3. 必要时进行胃镜检查。		2.5 分
五、治疗原则	5 分	
1. 祛除病因，尽量避免刺激性食物或药物。		1 分
2. 抗酸剂或抑酸剂。		1.5 分
3. 胃黏膜保护剂。		2 分
4. 对症治疗。		0.5 分

39 号题

病历摘要

女性，70 岁。食欲下降、上腹胀 5 年，伴头晕、心悸 1 年。

患者 5 年前开始无明显诱因出现食欲下降，有时上腹胀，伴恶心，嗳气。近 1 年来出现头晕、心悸，活动时明显。发病以来大小便正常，体重下降 3kg。既往体健。

查体：T36.5℃，P100 次／分，R18 次／分，BP105/70mmHg。神志清楚，贫血貌，皮肤粗糙。浅表淋巴结未触及肿大。巩膜可疑黄染，舌面光滑，舌质红，舌乳头消失。双肺呼吸音清，未闻及干湿啰音。心率 100 次／分，律齐，各瓣膜听诊区未闻及杂音。腹平软，剑突下深压痛，肝脾肋下未触及包块，移动性浊音（-）。双下肢无水肿。

实验室检查：血常规 Hb81g/L，RBC2.0×10^{12}/L，MCV105fl，MCH36pg，WBC3.2×10^9/L，N0.68，PLT90×10^9/L。粪常规：镜检（-），隐血（-）。肝功能：ALT、AST、白蛋白正常，总胆红素 41.2μmol/L，直接胆红素 6.8μmol/L。肾功能正常，血 PCA（壁细胞抗体）（+），IFA（内因子抗体）（+）。

【要求】根据以上病历摘要，请将初步诊断、诊断依据（两个以上诊断，应分别列出各自诊断依据，未分别列出扣分）、鉴别诊断、进一步检查与治疗原则写在答题纸上（时间 15 分钟）

---

39 号题标准答案

评分标准	总分 22 分	
一、初步诊断	5 分	
1. 自身免疫性胃炎。（答"A 型萎缩性胃炎"得 3 分，仅答"萎缩性胃炎"得 2 分，仅答"慢性胃炎"得 1 分）		3 分
2. 巨幼细胞贫血。（答"恶性贫血"亦得 2 分）		2 分
二、诊断依据	6 分	
1. 老年女性，慢性病程。		0.5 分
2. 食欲差、上腹胀 5 年、体重下降。		1 分
3. 头晕、心悸。		1 分
4. 贫血貌，巩膜可疑黄染，舌面光滑，舌质红，舌乳头消失。心率增快，剑突下深压痛。		1 分
5. 血常规提示全血细胞减少、大细胞性贫血。间接胆红素增高。		1 分
6. 血 PCA（＋），IFA（＋）。		1.5 分
三、鉴别诊断	2 分	
1. 胃癌。		0.5 分
2. 溶血性贫血。		0.5 分
3. 骨髓增生异常综合征。		0.5 分
4. 肝硬化。		0.5 分
四、进一步检查	4 分	
1. 胃镜＋活组织病理学检查。		2 分
2. 幽门螺旋杆菌（Hp）相关检查。		0.5 分
3. 血网织红细胞计数，血清维生素 B_{12}、叶酸测定。		1 分
4. 必要时骨髓细胞学检查。		0.5 分
五、治疗原则	5 分	
1. 肌内注射维生素 B_{12}。		2 分
2. 胃黏膜保护剂及对症治疗。		2 分
3. Hp 阳性时根除治疗。		1 分

第 4 节　消化性溃疡

一、基础知识

1. 初步诊断

（1）诊断公式

胃溃疡	胃溃疡＝进食痛（进食—疼痛—缓解）
十二指肠溃疡	十二指肠溃疡＝饥饿痛（疼痛—进食—缓解）

（2）并发症

穿孔	穿孔＝突发上腹痛＋压痛、反跳痛、肌紧张＋肝肺浊音界消失
消化道出血	消化道出血＝消化性溃疡＋呕血、黑粪
幽门梗阻	幽门梗阻＝呕吐大量发酸的宿食＋不含胆汁

2. 鉴别诊断 ①炎症（急性胃炎、慢性胃炎、胆囊炎），②癌症（胃癌），③特殊疾病（胃溃疡和十二指肠溃疡可以相互鉴别）。

3. 进一步检查 ①检验科（肝肾功能、血电解质及动脉血气分析），②影像科（腹部 B 超），③特殊检查（肿瘤标志物、幽门螺旋杆菌检测）。

4. 治疗原则 ①对症治疗（营养支持），②药物治疗（抑酸剂），③手术治疗（胃大部分切除术），④预防（根除幽门螺旋杆菌）。

二、真题重现

40 号题

病历摘要

男性，41 岁。间断性上腹痛 5 年，呕吐 3 天。

患者 5 年前开始反复出现上腹痛，曾于医院就诊。自服"庆大霉素及法莫替丁"症状可缓解，但上述症状于秋末冬初季节反复发作，未正规治疗。3 天来感上腹部胀满，反复呕吐，呕吐物含大量宿食，呕吐后症状可缓解。发病以来，食欲减退，有排气，但排便量减少，体重略减轻。

查体：T36.5℃，P70 次／分，R16 次／分，BP120/80mmHg。浅表淋巴结未触及，巩膜无黄染，双肺查体无异常，心率 70 次／分，心律整齐。腹软，未见胃肠型及蠕动波，上腹压痛（+），无反跳痛，肝脾未触及，振水音阳性。双下肢无水肿。

实验室检查：血常规 Hb126g/L，RBC4.9×10^{12}/L，WBC8.5×10^9/L，PLT300×10^9/L。粪常规：镜检（-），隐血（-）。

上消化道造影检查：十二指肠有小龛影。

【要求】根据以上病历摘要，请将初步诊断、诊断依据（两个以上诊断，应分别列出各自诊断依据，未分别列出扣分）、鉴别诊断、进一步检查与治疗原则写在答题纸上（时间 15 分钟）

40 号题标准答案

评分标准	总分 22 分	
一、初步诊断	4 分	
1. 幽门梗阻。		2 分
2. 十二指肠溃疡。（答"消化性溃疡"得 1.5 分）		2 分
二、诊断依据	4 分	
1. 幽门梗阻。		
（1）在十二指肠溃疡基础上，反复呕吐宿食，呕吐后症状缓解。		0.5 分
（2）振水音阳性。		0.5 分
2. 十二指肠溃疡。		
（1）青年男性，慢性病程，发病与季节有关。		1 分
（2）上腹痛，抗菌药物及 H_2 受体拮抗剂治疗有效。		1 分
（3）上腹压痛（+）。		0.5 分
（4）上消化道造影检查符合十二指肠溃疡改变。		0.5 分
三、鉴别诊断	3 分	
1. 胃溃疡。		1 分
2. 胆结石、胆囊炎。		1 分
3. 胃癌。		1 分
四、进一步检查	5 分	
1. 胃镜及活组织病理检查。		2.5 分
2. 肝肾功能、血电解质及动脉血气分析、肿瘤标志物。		1.5 分
3. 腹部 B 超。		0.5 分
4. 择期幽门螺杆菌检测。		0.5 分
五、治疗原则	6 分	
1. 胃肠减压，禁饮食，休息。		1.5 分
2. 静脉补液、肠外营养。		1.5 分
3. 静脉应用抑酸剂（H_2 受体拮抗剂、PPI）。		1.5 分

4. 必要时外科治疗。	1 分
5. 若有 Hp 感染，择期行根除幽门螺杆菌治疗（PPI、铋制剂＋两种以上抗菌药物）。	0.5 分

41 号题

病历摘要

男性，34 岁。反复上腹痛 3 年，黑便 1 天。

患者 3 年前开始反复出现上腹隐痛，多于夜间发生，进食后可缓解，半个月前上述症状发作频繁。1 天来排黑色糊状便 2 次，总量约 300g，无呕吐、头晕、心悸。发病以来饮食尚可，体重无明显变化，既往体健。无烟酒嗜好。近期无特别用药。

查体：T36℃，P80 次／分，R18 次／分，BP110/70mmHg。皮肤、巩膜无黄染，未见肝掌、蜘蛛痣。浅表淋巴结未触及肿大，睑结膜无苍白，双肺未闻及干湿啰音。心界不大，心率80 次／分，律齐。腹平软，无压痛及反跳痛，肝脾肋下未触及，肠鸣音 10 次／分。双下肢水肿（＋）。

实验室检查：血常规 Hb120g/L，WBC5.5×10^9/L，N0.82，PLT205×10^9/L。粪常规：黑色软便，镜检（－），隐血（＋）。

【要求】根据以上病历摘要，请将初步诊断、诊断依据（两个以上诊断，应分别列出各自诊断依据，未分别列出扣分）、鉴别诊断、进一步检查与治疗原则写在答题纸上（时间 15 分钟）

41 号题标准答案

评分标准		总分 22 分
一、初步诊断	4 分	
1. 上消化道出血。		2 分
2. 十二指肠溃疡。（仅答"消化性溃疡"得 1 分）		2 分
二、诊断依据	5 分	
1. 青年男性，慢性病程，急性发作。无慢性肝病史及用药史。		1 分
2. 反复上腹痛，夜间痛，进食后可缓解。		1.5 分
3. 此次症状发作后出现黑便。		1 分
4. 肠鸣音活跃。		0.5 分
5. 粪镜检（－），隐血（＋）。		1 分
三、鉴别诊断	3 分	
1. 胃溃疡。		1 分
2. 胃癌。		1 分
3. 肝硬化食管胃底静脉曲张破裂出血。		0.5 分
4. 其他原因所致消化道出血。		0.5 分
四、进一步检查	5 分	
1. 肝肾功能、凝血功能。		0.5 分
2. 腹部 B 超。		0.5 分
3. 胃镜检查，必要时活检病理学检查。		1.5 分
4. 幽门螺杆菌（Hp）检查。		1.5 分
5. 血型，复查血常规，粪常规＋隐血。		1 分
五、治疗原则	5 分	
1. 休息，限制饮食。		0.5 分
2. 补液，支持疗法。		0.5 分
3. 抑制胃酸：应用质子泵抑制剂。		1.5 分
4. 应用胃黏膜保护剂。		1.5 分
5. 如有 Hp 感染，择期行根除治疗。		0.5 分
6. 必要时内镜下止血治疗。		0.5 分

第5节 消化道穿孔

一、基础知识

1. 初步诊断

胃溃疡穿孔	胃溃疡＝进食痛（进食—疼痛—缓解）＋突发上腹痛＋压痛、反跳痛、肌紧张＋肝肺浊音界消失
十二指肠溃疡穿孔	十二指肠溃疡＝饥饿痛（疼痛—进食—缓解）＋突发上腹痛＋压痛、反跳痛、肌紧张＋肝肺浊音界消失

2. 鉴别诊断 ①炎症（阑尾炎、胆囊炎、胰腺炎），②特殊疾病（肠梗阻）。

3. 进一步检查 ①检验科（肝肾功能、电解质），②影像科（立位腹部 X 线平片），③特殊检查（诊断性腹腔穿刺），④与鉴别诊断相关的检查（腹部 CT 或 B 超）。

4. 治疗原则 ①对症治疗（禁食水、胃肠减压），②药物治疗（抗生素），③手术治疗（急症手术）。

二、真题重现

42 号题

病历摘要

男性，35 岁，突发上腹部剧痛 5 小时。

患者 5 小时前午餐后突然出现上腹部"刀割"样疼痛，伴恶心、呕吐，疼痛很快波及右下腹，伴心悸及全身出冷汗，服止痛药无效。发病以来未进饮食，未排尿、排便。既往有十二指肠溃疡病史 3 年，未正规治疗。无药物过敏史及手术、外伤史，无烟酒嗜好。

查体：T37.8℃，P110 次／分，R26 次／分，BP130/80mmHg。神志清楚，消瘦，痛苦面容，屈曲体位。浅表淋巴结未触及肿大，巩膜无黄染，口唇无发绀，心肺检查未见异常。腹式呼吸消失，板样腹，上腹及右下腹明显压痛、反跳痛，肝脾触诊不满意，肝浊音界消失，移动性浊音（－），肠鸣音消失。

实验室检查：血常规 Hb120g/L，WBC12.0×10^9/L，N0.85，PLT280×10^9/L。

【要求】根据以上病历摘要，请将初步诊断、诊断依据（两个以上诊断，应分别列出各自诊断依据，未分别列出扣分）、鉴别诊断、进一步检查与治疗原则写在答题纸上（时间 15 分钟）

---

42 号题标准答案

评分标准		总分 22 分
一、初步诊断	4 分	
1. 急性弥漫性腹膜炎。		1 分
2. 十二指肠溃疡穿孔。（答"消化性溃疡穿孔"得 2 分）		3 分
二、诊断依据	5 分	
1. 急性弥漫性腹膜炎。		
（1）体温 37.8℃，腹式呼吸消失、板样腹，上腹及右下腹均有压痛、反跳痛，肠鸣音消失。		1 分
（2）血白细胞总数及中性粒细胞比例增高。		1 分
2. 十二指肠溃疡穿孔。		
（1）餐后突然出现上腹部"刀割"样疼痛，伴恶心、呕吐，腹痛很快波及右下腹。		1.5 分
（2）十二指肠溃疡病史，未正规治疗。		1 分
（3）查体：肝浊音界消失。		0.5 分
三、鉴别诊断	4 分	
1. 急性阑尾炎。		1 分
2. 急性胆囊炎。		1 分
3. 急性胰腺炎。		1 分

4. 急性肠梗阻。		1分
四、进一步检查	5分	
1. 立位腹部 X 线平片或透视。		2分
2. 腹部 CT 或 B 超。		1分
3. 血、尿淀粉酶测定。		1分
4. 诊断性腹腔穿刺。		1分
五、治疗原则	4分	
1. 禁饮食、胃肠减压。		1分
2. 补液、维持水电解质平衡、应用抗生素治疗。		1分
3. 急症手术治疗。		2分

第6节　消化道出血

一、基础知识

1.初步诊断 消化道出血 = 消化道相关疾病病史 + 呕血、黑粪。

2.鉴别诊断 ①炎症（急性胃炎），②癌症（胃癌），③特殊疾病（十二指肠溃疡、胃底食管静脉曲张破裂出血）。

3.进一步检查 ①检验科（凝血四项、便潜血等），②影像科（X 线钡餐检查），③特殊检查（胃镜 + 活检），④与鉴别诊断相关的检查（腹部 B 超）。

4.治疗原则 ①对症治疗（禁食水、休息等），②药物治疗（抑酸剂、止血剂、抗生素等），③手术治疗（胃镜下手术或急症开腹手术）。

二、真题重现

43 号题

病历摘要

男性，53 岁。慢性上腹痛 3 年余。

患者 3 年前，无明显诱因出现上腹痛，表现为餐后痛，至下一餐前缓解。口服"抑酸剂"后症状减轻，未规律诊治。3 天前因咽痛、咳嗽、发热口服"对乙酰氨基酚" 2 次，此后再次出现上腹痛，1 天前发现排成型黑便，每日 2 次，伴乏力。6 小时前恶心，呕吐咖啡样液体 1 次，量约 300ml，自觉头晕、心慌，故来院急诊。

既往否认肝病史，饮酒 20 余年。否认药物及食物过敏史。

查体：T36.7℃，R15 次 / 分，P90 次 / 分，BP90/60mmHg，贫血貌，神志清楚。结膜苍白，巩膜无黄染，未见肝掌及蜘蛛痣。浅表淋巴结无肿大。心肺查体无异常。腹平坦，上腹轻压痛。未触及明显包块。肠鸣音 8 次 / 分。

实验室检查：血 WBC9.5×10^9/L，Hb80g/L，血 ALT25U/L，TBil19.2mmol/L，BUN13.7mmol/L。

【要求】根据以上病历摘要，请将初步诊断、诊断依据（两个以上诊断，应分别列出各自诊断依据，未分别列出扣分）、鉴别诊断、进一步检查与治疗原则写在答题纸上（时间 15 分钟）

---

43 号题标准答案

评分标准	总分 22 分	
一、初步诊断	4分	
1. 上消化道出血。（消化性溃疡出血可能大，胃癌待除外）		3分
2. 失血性贫血。		1分
二、诊断依据	5分	

1. 青年男性，慢性病程急性加重。		1分
2. 上腹痛多年，近期口服"退热药"后疼痛加重，并出现呕血及黑便，伴心慌、头晕。否认肝病史，有慢性饮酒史。		2分
3. 心率加快，未见肝掌和蜘蛛痣，上腹部轻压痛，肝脾未触及。		1分
4. 白细胞略升高，中度贫血，肝功能正常，血BUN升高。		1分
三、鉴别诊断	4分	
1. 关于上消化道出血部位的鉴别诊断：患者有呕血及黑便，血BUN升高，可确定上消化道出血。排除下消化道出血。		1分
2. 关于出血病因的鉴别诊断。		
（1）胃癌。		1分
（2）食管胃底静脉曲张破裂出血。		1分
（3）急性胃黏膜病变。		1分
四、进一步检查	5分	
1. 凝血酶原时间及活动度，血型。		2分
2. 腹部B超。		2分
3. 急诊胃镜，必要时黏膜活检做病理检查。		1分
五、治疗原则	4分	
1. 禁食，卧床，吸氧。		1分
2. 开放静脉，补充平衡盐溶液，视生命体征稳定情况及血红蛋白变化决定是否输血。		1分
3. 药物治疗：静脉应用质子泵抑制剂；抗幽门螺杆菌治疗。		1分
4. 胃镜下确定是否需要止血及预防止血治疗。		1分

第7节 胃 癌

一、基础知识

    1. 初步诊断 胃癌 = 上腹部不适 + 剑突下肿物 + 消瘦、贫血貌。

    2. 鉴别诊断 ①炎症（胃炎），②肿瘤（胃良性肿瘤），③特殊疾病（胃溃疡）。

    3. 进一步检查 ①检验科（肝肾功能电解质），②影像科（腹部CT），③特殊检查（胃镜、胃液细胞学分析）。

    4. 治疗原则 ①对症治疗（营养支持），②药物治疗（化疗），③手术治疗（开腹探查）。

二、真题重现

44号题

病历摘要

    男性，52岁。上腹部隐痛不适2个月。

    2个月前开始出现上腹部隐痛不适，进食后明显，伴饱胀感，食欲逐渐下降，无明显恶心、呕吐及呕血，当地医院按"胃炎"进行治疗，稍好转。近半月自觉乏力，体重较2个月前下降3kg。近日大便色黑，来院就诊，查两次大便潜血（+），查血Hb96g/L。为进一步诊治收入院。既往：吸烟20年，10支／天，其兄死于"消化道肿瘤"。

    查体：一般状况尚可，浅表淋巴结未触及肿大，皮肤无黄染，结膜、甲床苍白。心、肺未见异常。腹平坦，未见胃肠型及蠕动波，腹软，肝脾未及，腹部未触及包块，剑突下区域深压痛，无肌紧张，移动性浊音（-），肠鸣音正常。直肠指检未见异常。

    辅助检查：上消化道造影示胃窦小弯侧似见约2cm大小龛影，位于胃轮廓内，周围黏膜僵硬粗糙，腹部B超检查未见肝脾异常，胃肠部分检查不满意。

【要求】根据以上病历摘要，请将初步诊断、诊断依据（两个以上诊断，应分别列出各自诊断依据，未分别列出扣分）、鉴别诊断、进一步检查与治疗原则写在答题纸上（时间 15 分钟）

44 号题标准答案

评分标准	总分 22 分	
一、初步诊断	4 分	
胃癌。		4 分
二、诊断依据	5 分	
1. 腹痛、食欲下降、乏力、消瘦。		1 分
2. 结膜苍白、剑突下深压痛。		1 分
3. 上消化道造影所见。		2 分
4. 便潜血两次（+）。		1 分
三、鉴别诊断	5 分	
1. 胃溃疡。		3 分
2. 胃炎。		2 分
四、进一步检查	4 分	
1. 胃镜检查加活体组织病理检查。		2 分
2. CT：了解肝、腹腔淋巴结情况。		1 分
3. 胸部 X 线片。		1 分
五、治疗原则	4 分	
1. 开腹探查，胃癌根治术。		2 分
2. 辅助化疗。		2 分

45 号题

病历摘要

女性，70 岁，反复中上腹隐痛 1 年，加重伴纳差、乏力，消瘦 6 个月。

1 年前无明显诱因出现中上腹隐痛，疼痛无规律，无放射痛，可自行缓解，无反酸。近 6 个月腹痛加重，出现纳差、乏力。发病以来大便量少，体重下降约 10Kg。既往体健，无饮酒嗜好。吸烟史 50 年，10 支／天。

查体：T36.2℃，P90 次／分，R19 次／分，BP115/65mmHg。神志清楚，贫血貌。浅表淋巴结未触及肿大。巩膜无黄染。双肺呼吸音清，未闻及干湿性啰音。心率 90 次／分，各瓣膜听诊未闻及杂音。腹平软，剑突下压痛（+），无反跳痛，中上腹可触及包块，大小约 4cm×3cm，质硬，边界不清、不固定，肝肋下未触及，Murphy 征（-），移动性浊音（-），肠鸣音 3 次／分，双下肢无水肿。

实验室检查：血常规：Hb75g/L，RBC2.9×10^{12}/L，WBC7.8×10^9/L，N0.65，PLT220×10^9/L。粪常规：镜检（-），隐血（++）。

【要求】根据以上病历摘要，请将初步诊断、诊断依据（两个以上诊断，应分别列出各自诊断依据，未分别列出扣分）、鉴别诊断、进一步检查与治疗原则写在答题纸上（时间 15 分钟）

45 号题标准答案

评分标准	总分 22 分	
一、初步诊断	4 分	
进展期胃癌。（答："胃恶性肿瘤"或"胃癌"得 3 分）		4 分
二、诊断依据	5 分	
1. 老年女性，长期吸烟史。		1 分

2. 反复中上腹隐痛、纳差，消瘦。		1分
3. 上腹可触及包块、边界不清、质硬、不固定；剑突下压痛（+）。		1分
4. 贫血貌，血常规示小细胞贫血，Hb75g/L。		1分
5. 粪隐血（++）。		1分
三、鉴别诊断	4分	
1. 消化性溃疡。		1分
2. 肠道恶性肿瘤。		1分
3. 胆囊癌。		1分
4. 胰腺癌。		0.5分
5. 肝癌。		0.5分
四、进一步检查	5分	
1. 胃镜＋活组织病理检查。		2分
2. 腹部CT。（答"腹部超声"得0.5分）		1分
3. 胸部X线片或胸部CT。		1分
4. 血肿瘤标志物。		1分
五、治疗原则	4分	
1. 补液、营养支持治疗。		1分
2. 纠正贫血。		1分
3. 酌情行胃癌根治术。		1分
4. 酌情化疗。		1分

46号题

病历摘要

女性，56岁。上腹部隐痛不适3个月。

3个月前开始出现上腹部隐痛不适，进食后明显，伴饱胀感，食欲逐渐下降，无明显恶心、呕吐及呕血，当地医院按"胃炎"进行治疗，稍好转。近半月自觉乏力，体重较1个月前下降5kg。近日大便色黑，来我院就诊，查两次大便潜血（+）。为进一步诊治收入院。

查体：T36.6℃，P85次/分，R16次/分，BP125/60mmHg。浅表淋巴结未触及肿大，皮肤无黄染，心、肺未见异常。腹平坦，未见胃肠型及蠕动波，腹软，肝脾未及，腹部未及包块，剑突下区域深压痛，无肌紧张，移动性浊音（+），肠鸣音正常。妇科检查：右侧附件可触及肿块，右侧附件肿块大小约5cm×2cm，左侧附件正常。

X线钡餐检查：胃壁增厚连续性中断。盆腔增强CT扫描：右侧卵巢肿物。

【要求】根据以上病历摘要，请将初步诊断、诊断依据（两个以上诊断，应分别列出各自诊断依据，未分别列出扣分）、鉴别诊断、进一步检查与治疗原则写在答题纸上（时间15分钟）

46号题标准答案

评分标准	总分22分	
一、初步诊断	4分	
1. 胃癌（晚期）。		2分
2. 右侧卵巢转移癌（库肯伯格瘤）。		1分
3. 腹水。		1分
二、诊断依据	5分	
1. 胃癌（晚期）。		
（1）腹痛、食欲下降、乏力、消瘦。		1分
（2）剑突下深压痛。		1分
（3）X线钡餐造影：胃壁增厚连续性中断。		1分

2. 卵巢转移癌：胃癌病史，检查及影像学提示卵巢肿物。		1分
3. 腹水：腹部有移动性浊音。		1分
三、鉴别诊断	5分	
1. 胃溃疡。		2分
2. 胃炎。		2分
3. 胃良性病变如胃息肉。		1分
四、进一步检查	4分	
1. 胃镜检查加活体组织病理检查。		2分
2. 腹部 CT：了解肝、腹腔淋巴结情况。		1分
3. 胸部 X 线片。		1分
五、治疗原则	4分	
1. 开腹探查，可行相应手术治疗。		2分
2. 辅助化疗。		1分
3. 对症支持治疗。		1分

第8节　肝硬化

一、基础知识

1. 初步诊断

（1）诊断公式 乙型肝炎后肝硬化失代偿期＝肝硬化病史 + 肝掌、蜘蛛痣 + 肝病面容。

（2）并发症

脾功能亢进	脾功能亢进＝肝硬化病史 + 脾大 + 全血细胞减少
食管胃底静脉曲张	食管胃底静脉曲张＝肝硬化病史 + 食管钡餐 X 线：串珠状、虫蚀样
腹水	腹水＝肝硬化病史 + 移动性浊音阳性
自发性腹膜炎	自发性腹膜炎＝肝硬化病史 + 发热 + 腹部压痛、反跳痛、肌紧张
肝性脑病	肝性脑病＝肝硬化病史 + 昏迷、神志不清

2. 鉴别诊断 ①炎症（肝炎），②癌症（肝癌）。

3. 进一步检查 ①检验科（肝肾功能、电解质），②影像科（腹部 B 超和 CT），③特殊检查（肝炎病毒学检查、胆红素检查）。

4. 治疗原则 ①对症治疗（营养支持），②药物治疗（保肝药物、利尿剂），③介入手术（腹腔穿刺抽腹水）。

二、真题重现

47 号题

病历摘要

男性，56 岁。乏力 4 年，腹胀、少尿 1 周。

患者 4 年前开始感到疲乏无力，食欲减退，劳累后加重，未予诊治。近 1 周来感到腹胀、尿少，尿量约 300ml/d，无发热、盗汗、消瘦。既往无高血压、心脏病、肾病史，无肝炎、结核病等传染病史，饮白酒 10 余年，每日半斤左右。

查体：T35.8℃，P88 次 / 分，R20 次 / 分，BP130/80mmHg。神志清楚，慢性病容，肝掌（+）。浅表淋巴结未触及。巩膜黄染，睑结膜苍白。双肺未闻及干湿性啰音。心界不大，心率88 次 / 分，心律整齐，各瓣膜听诊区未闻及杂音。腹部膨隆，腹壁静脉曲张，全腹无压痛及反跳痛，肝肋下 2cm，剑突下 4cm，质地硬，脾肋下 4cm，移动性浊音阳性。双下肢水肿。

实验室检查：血常规 Hb88g/L，WBC3.0×10^9/L，N0.68，L0.32，PLT40×10^9/L。肝功能：AST72U/L，ALT48U/L，血白蛋白 22g/L。乙肝五项：HBsAg 阴性。AFP25μg/L。肾功能正常。

【要求】根据以上病历摘要，请将初步诊断、诊断依据（两个以上诊断，应分别列出各自诊断依据，未分别列出扣分）、鉴别诊断、进一步检查与治疗原则写在答题纸上（时间 15 分钟）

47 号题标准答案

评分标准		总分 22 分
一、初步诊断	3.5 分	
1. 酒精性肝硬化失代偿期。（仅答出"肝硬化"得 1.5 分）		2 分
2. 腹水。		0.5 分
3. 脾功能亢进。		1 分
二、诊断依据	5.5 分	
1. 酒精性肝硬化失代偿期		
（1）长期大量饮酒史。		0.5 分
（2）临床表现：慢性病程，乏力、腹胀、尿少。		1 分
（3）查体：肝大、腹壁静脉曲张、脾大、移动性浊音阳性、双下肢水肿。		1 分
（4）肝功能异常，AST ＞ ALT，低白蛋白血症。		1 分
2. 腹水：腹部膨隆，移动性浊音阳性。		1 分
3. 脾功能亢进：脾大，全血细胞减少。		1 分
三、鉴别诊断	4 分	
1. 病毒性肝炎肝硬化。		1.5 分
2. 原发性肝癌。		1.5 分
3. 其他原因引起的腹水（如结核性腹膜炎等）。		1 分
四、进一步检查	5 分	
1. 肝炎病毒学检查、血沉、胆红素检测。		1.5 分
2. 腹部 B 超或腹部 CT、心电图。		1.5 分
3. 腹水常规、病原学及细胞学检查。		2 分
五、治疗原则	4 分	
1. 戒酒，休息，饮食疗法，补充白蛋白。		1.5 分
2. 保肝，合理应用利尿剂。		2 分
3. 酌情放腹水。		0.5 分

48 号题

病历摘要

男性，42 岁。乏力、腹胀 2 年，加重伴发热 3 天。

患者 2 年前无明显诱因出现乏力、腹胀，进食后加重，伴纳差。有时牙龈出血。无腹痛、呕吐、黑便。尚能坚持工作，未到医院诊治。3 天前腹胀加重，伴发热，体温 38 ～ 38.5℃，偶有腹部隐痛，发病以来食欲减退，睡眠不佳，尿黄色，大便可，体重无明显变化。

查体：T38℃，P104 次 / 分，R18 次 / 分，BP100/70mmHg。慢性病容，浅表淋巴结未触及肿大，巩膜黄染。颈部可见蜘蛛痣。双肺呼吸音正常，心率 104 次 / 分，律齐，各瓣膜听诊区未闻及杂音，腹部膨隆，腹肌稍紧张，全腹压痛（+），轻度反跳痛，肝肋下未触及，脾肋下 2cm，移动性浊音（+），双下肢无水肿。

实验室检查：血常规 Hb110g/L，RBC3.5×10^{12}/L，WBC9.5×10^{9}/L，NO.85，PLT65×10^{9}/L。肝功能：总胆红素 38.5μmol/L，直接胆红素 23.2μmol/L，白蛋白 30g/L，球蛋白 36g/L，ALT38U/L，AST28U/L，HBsAg（+）。BUN10.5mmol/L，Cr76.5μmol/L，AFP18ng/ml。粪常规：镜检（-），隐血（-）。

【要求】根据以上病历摘要，请将初步诊断、诊断依据（两个以上诊断，应分别列出各自诊断依据，未分别列出扣分）、鉴别诊断、进一步检查与治疗原则写在答题纸上（时间15分钟）

48 号题标准答案

评分标准	总分 22 分	
一、初步诊断	4 分	
1. 乙肝肝硬化。		2 分
2. 自发性腹膜炎。		1 分
3. 脾功能亢进。		0.5 分
4. 腹水。		0.5 分
二、诊断依据	5 分	
1. 慢性病程，腹胀、乏力伴纳差，牙龈出血。3 天来加重伴发热。		1 分
2. 慢性病容，巩膜黄染，可见蜘蛛痣，腹膜刺激征阳性，脾大，腹水征阳性。		2 分
3. 血红蛋白及血小板减少，中性粒细胞比例升高，HBsAg 阳性，白／球蛋白倒置。		2 分
三、鉴别诊断	4 分	
1. 结核性腹膜炎。		1.5 分
2. 原发性肝癌。		1.5 分
3. 其他原因所致腹水（如心、肾疾病）。		1 分
四、进一步检查	5 分	
1. 腹部 B 超或 CT 检查。		1.5 分
2. 腹腔穿刺，腹水常规，生化，ADA、培养＋药敏试验及细胞学检查。		2 分
3. 胃镜检查或上消化道 X 线钡餐造影。		1 分
4. 血 HBV-DNA。		0.5 分
五、治疗原则	4 分	
1. 低盐饮食，休息。		0.5 分
2. 应用广谱抗菌药物治疗。		1.5 分
3. 护肝、利尿及补充白蛋白。		1 分
4. 必要时放腹水。		0.5 分
5. 酌情抗病毒治疗。		0.5 分

第9节　非酒精性脂肪性肝病（助理医师不要求）

一、基础知识

　　1. 初步诊断　非酒精性脂肪性肝病＝无饮酒史＋肝功能异常（转氨酶即 ALT＞40U/L）。

　　2. 鉴别诊断　①炎症（病毒性肝炎），②癌症（肝癌），③特殊疾病（自身免疫性肝病）。

　　3. 进一步检查　①检验科（肝肾功能、电解质、肝炎病毒标记物），②影像科（腹部 B 超和 CT），③特殊检查（肝穿刺活检）。

　　4. 治疗原则　①对症治疗（饮食控制、体育锻炼），②药物治疗（降糖药、降脂药）。

二、真题重现

49 号题

病历摘要

男性，53 岁。查体发现肝功能异常 2 年。

患者 2 年前于常规查体发现血 ALT102U/L，AST68U/L，其余化验检查结果正常。无特殊不适，未诊治。

此后数次检查肝功能均有异常，1周前再次做肝功能检查：ALT117U/L，AST75U/L。既往史：否认肝炎病史，偶尔饮酒。无特殊药物服用史。

查体：T36.5℃，P80次／分，R12次／分，BP135/75mmHg，BMI32.2。巩膜无黄染，未见肝掌及蜘蛛痣。皮肤未见出血点。肝脏肋下3cm，质地韧，表面光滑，边缘整齐，无触痛。脾未触及。

辅助检查：腹部超声发现肝脏轻度增大，肝区近场回声弥漫性增强。

【要求】根据以上病历摘要，请将初步诊断、诊断依据（两个以上诊断，应分别列出各自诊断依据，未分别列出扣分）、鉴别诊断、进一步检查与治疗原则写在答题纸上（时间15分钟）

49号题标准答案

评分标准		总分22分
一、初步诊断	4分	
1. 非酒精性脂肪性肝病。		3分
2. 肥胖。		1分
二、诊断依据	5分	
1. 青年男性，慢性病程；无饮酒及肝炎病史；肝功能异常多年。		1分
2. 查体：BMI32.2＞28，为肥胖。未见肝掌、蜘蛛痣。		2分
3. 腹部超声：肝脏轻度增大，肝区近场回声弥漫性增强。		2分
三、鉴别诊断	4分	
1. 病毒性肝炎。		1.5分
2. 肝脏肿瘤。		1.5分
3. 自身免疫性肝病。		1分
四、进一步检查	5分	
1. 肝肾功能、电解质、各型肝炎病毒学指标、血脂、血糖等。		2分
2. 自身免疫性肝病指标。		1.5分
3. 甲胎蛋白。		1分
4. 必要时肝活检行病理学检查。		0.5分
五、治疗原则	4分	
1. 饮食控制，低脂、低糖、高纤维素饮食。		1分
2. 减重及身体锻炼。		0.5分
3. 如有血糖或血脂升高，行相应降糖、降脂治疗。		2分
4. 若肝功能持续异常，可应用多烯磷脂酰胆碱。		0.5分

第10节　肝　癌（助理医师不要求）

一、基础知识

1. 诊断公式　肝癌＝乙肝肝硬化病史＋肝大＋AFP升高。

2. 鉴别诊断　①炎症（病毒性肝炎、肝脓肿），②肿瘤（肝良性肿瘤），③特殊疾病（肝囊肿等）。

3. 进一步检查　①检验科（肝肾功能、电解质、肝炎病毒标记物），②影像科（腹部B超和CT），③特殊检查（肝穿刺活检）。

4. 治疗原则　①对症治疗（休息），②药物治疗（化疗），③手术治疗。

二、真题重现

50 号题

病历摘要

男性，48 岁，右上腹胀痛伴乏力半年。

患者于半年前开始出现右上腹胀痛，向背部放射，伴乏力，下午及劳累后明显。食欲尚可，无发热、厌油腻食物等症状，体重变化不大。有乙型肝炎病史十余年，未规范治疗。

查体：T36.5℃，P80 次 / 分，R18 次 / 分，BP130/80mmHg。皮肤巩膜无黄染，未见蜘蛛痣，浅表淋巴结未触及肿大，心肺检查未见异常。未见腹壁静脉曲张，腹软，肝肋下可触及边缘，质硬，边缘不规则，触痛（+），上界位于右锁骨中线第 5 肋间，脾肋下 2cm。腹部叩诊呈鼓音，移动性浊音（－）。

实验室检查：血常规 Hb120g/L，WBC4.0×10^9/L，PLT110×10^9/L。AFP637Mg/L，CEA2.5ng/mL。

腹部 B 超：肝右后叶内可见一直径 6cm 中等偏低回声肿块，边界尚清，肝内外胆管无扩张。

【要求】根据以上病历摘要，请将初步诊断、诊断依据（两个以上诊断，应分别列出各自诊断依据，未分别列出扣分）、鉴别诊断、进一步检查与治疗原则写在答题纸上（时间 15 分钟）

---

50 号题标准答案

评分标准		总分 22 分
一、初步诊断	5 分	
1. 原发性肝癌。（仅答"肝癌"得 3 分）		4 分
2. 乙型肝炎肝硬化。		1 分
二、诊断依据	5 分	
1. 原发性肝癌。		
（1）乙型肝炎病史，肝区胀痛伴乏力。		1 分
（2）肝大、质硬、边缘不规则。		1 分
（3）B 超发现肝有单个实性占位。		1 分
（4）血清甲胎蛋白值上升。		1 分
2. 乙型肝炎肝硬化。		
（1）乙型肝炎病史，乏力。		0.5 分
（2）脾大，肝质硬。		0.5 分
三、鉴别诊断	4 分	
1. 肝良性肿瘤。		1.5 分
2. 转移性肝癌。		1.5 分
3. 肝脓肿或肝囊肿。		0.5 分
4. 肝包虫病。		0.5 分
四、进一步检查	3 分	
1. 肝功能及乙肝病毒标志物检测。		1 分
2. 腹部增强 CT 或 MRI。		1 分
3. 血管造影或核素肝扫描。		1 分
五、治疗原则	5 分	
1. 手术治疗（肝占位切除）或介入治疗（介入化疗、栓塞）。		3 分
2. 放射治疗。		1 分
3. 免疫治疗或中医中药治疗。		1 分

第 11 节　胆石病、胆管感染

一、基础知识

1. 初步诊断

胆石症	胆石症＝阵发性右上腹痛＋黄疸＋B超提示局部强回声团
急性化脓性梗阻性胆管炎	急性化脓性梗阻性胆管炎＝腹痛＋黄疸＋高热＋休克＋精神症状＋WBC明显升高
急性胆管炎	急性胆管炎＝夏柯氏三联征：腹痛＋黄疸＋寒战高热
急性胆囊炎	急性胆囊炎＝右上腹绞痛＋Murphy征阳性＋B超显示胆囊增大
急性胆囊结石	急性胆囊结石＝右上腹绞痛＋Murphy征阳性＋多无黄疸

2. 鉴别诊断　①炎症（胰腺炎），②癌症（胆管肿瘤），③特殊疾病（胆道蛔虫、胆管外伤）。

3. 进一步检查　①检验科（肝肾功能电解质、凝血检查），②影像科（腹部CT、MRCP），③特殊检查（ERCP），④与鉴别诊断相关的检查（血肿瘤标志物）。

4. 治疗原则　①对症治疗（营养支持），②药物治疗（抗感染治疗），③手术治疗（胆总管切开、探查）。

二、真题重现

51 号题

病历摘要

男性，62岁，反复发作性右上腹绞痛2年，腹痛加重伴皮肤黄染、发热1天。

患者2年前出现右上腹绞痛，当地医院诊断为"急性胆囊炎，胆囊结石"，行胆囊切除术，术后绞痛症状一度缓解。之后又出现右上腹疼痛，多于进食油腻食物后引起，无发热及黄疸。1天前突感右上腹绞痛，伴寒战、发热、巩膜黄染，急诊入院。既往体健。

查体：T38.5℃，P98次/分，R20次/分，BP130/80mmHg。神志清楚，查体合作，皮肤、巩膜黄染，浅表淋巴结未触及肿大，心肺未见异常。腹平坦，可见右上腹旁正中切口瘢痕，未见肠形及蠕动波，右上腹压痛，无肌紧张、反跳痛，未触及肿块，肝脾肋下未触及，肠鸣音正常。

实验室检查：总胆红素36μmol/L，直接胆红素19.9μmol/L。肝功能、电解质均在正常范围。血常规 Hb150g/L，WBC29.7×10^9/L，N0.89。

腹部B超提示：胆总管扩张，胆总管直径1.2cm，胆管内有结石。

【要求】根据以上病历摘要，请将初步诊断、诊断依据（两个以上诊断，应分别列出各自诊断依据，未分别列出扣分）、鉴别诊断、进一步检查与治疗原则写在答题纸上（时间15分钟）

---

51 号题标准答案

评分标准		总分22分
一、初步诊断	4分	
1. 急性梗阻性化脓性胆管炎。		2.5分
2. 胆总管结石。		1分
3. 胆囊切除术后。		0.5分
二、诊断依据	6分	
1. 急性梗阻性化脓性胆管炎。		
（1）反复发作右上腹绞痛，近期出现Charcot三联征（腹痛、黄疸、寒战、高热）。		1.5分
（2）皮肤、巩膜黄染，右上腹压痛。		1分
（3）直接胆红素、白细胞总数及中性粒细胞比例升高。		1分
2. 胆总管结石。		
（1）有胆囊切除手术史。		0.5分
（2）腹部B超显示胆总管扩张，管内有结石。		1.5分

3. 胆囊切除术后：2年前行胆囊切除术，查体可见右上腹旁正中切口瘢痕。		0.5分
三、鉴别诊断	4分	
1. 胆管损伤导致的狭窄、梗阻。		2分
2. 胆管下段肿瘤。		1分
3. 胆管蛔虫症。		1分
四、进一步检查	4分	
1. 腹部 CT 或 MRCP（磁共振胰胆管造影）。		1.5分
2. 尿常规和凝血功能检查。		1分
3. 必要时 ERCP（内镜逆行胰胆管造影）检查。		1分
4. 血肿瘤标志物（CEA、CA19-9 等）检查。		0.5分
五、治疗原则	4分	
1. 抗感染治疗。		2分
2. 急诊开腹探查，胆总管切开、探查、引流或内镜下行 Oddi 括约肌切开、引流、取石。		2分

52 号题

病历摘要

女性，56 岁，右上腹痛伴寒颤，发热 3 天。

患者 3 天前进食油腻食物后出现右上腹痛，疼痛呈持续性伴阵发性加重，伴有发热、寒战、腹胀、恶心，未呕吐，大便色变浅，小便色深黄，睡眠差，近两年有发作性右上腹痛伴皮肤黄染、寒战、发热病史，经禁食、体息后症状均可自行缓解，未曾就诊，无烟酒嗜好。无传染病家接史。

查体：T39℃，P110 次/分，R22 次/分，BP80/60mmHg。体胖，神情淡漠，嗜睡。皮肤巩膜明显黄染，末见出血点和皮疹，浅表淋巴结未触及肿大，口唇无发绀，双肺未闻及干湿性啰音，心界不大，心率 110 次/分，律齐，腹稍膨隆，右上腹肌略紧张伴局限性压痛，无反跳痛，肝脾肋下未触及，Murphy 征（-）。移动性浊音（-），听诊肠鸣音减弱，脊柱、四肢未见异常。

实验室检查：血常规 Hb110g/L，WBC170×10⁹/L，N0.90，PLT205×10⁹/L。

B 超：胆总管内有数个强回声团。

【要求】根据以上病历摘要，请将初步诊断、诊断依据（两个以上诊断，应分别列出各自诊断依据，未分别列出扣分）、鉴别诊断、进一步检查与治疗原则写在答题纸上（时间 15 分钟）

52 号题标准答案

评分标准	总分22分	
一、初步诊断	4分	
1. 急性梗阻性化脓性胆管炎。		2分
2. 胆总管结石。		2分
二、诊断依据	5分	
1. 急性梗阻性化脓性胆管炎。		
（1）既往有腹痛，黄疸，寒战，发热病史。		1分
（2）本次发作存在典型的 Reynolds 五联征（腹痛、黄疸、寒战和高热，休克和神志变化）。		2分
（3）右上腹肌略紧张伴局限性压痛。		1分
（4）血常规：白细胞及中性粒细胞比例增高。		1分
2. 胆总管结石：B 超显示胆总管内有数个强回声团。		
三、鉴别诊断	4分	
1. 急性胆囊炎。		2分
2. 胰头癌及壶腹周围癌。		1.5分
3. 肝脓肿。		1.5分

四、进一步检查	5分	
1. 腹部B超。		1分
2. 腹部CT或MRI（MRCP）。		1分
3. 肝脏酶学胆红素测定。		1分
4. 尿常规、粪常规。		1分
5. 血清肿瘤标志物（CA199、CEA等）。		0.5分
6. ERCP或PTC等。		0.5分
五、治疗原则	4分	
1. 禁食水、输液、补充血容量。		1分
2. 静脉应用抗生素。		1分
3. 维持水、电解质及酸碱平衡。		0.5分
4. 急症手术治疗（胆总管切开、T管引流等）。		1.5分

53号题

病历摘要

女性，52岁，反复发作右上腹痛2年，加重伴皮肤黄染5天。

患者2年来反复出现右上腹疼痛，为持续性胀痛，无放射痛，药物治疗后症状能缓解。5天前腹痛加重，伴恶心、呕吐，无寒战、发热，并出现皮肤、巩膜黄染，尿色加深，食欲下降，粪便颜色变浅，体重无明显变化。既往无心、肺、肾脏疾病病史，无肝炎、结核病史。

查体：T37.2℃，P78次/分，R20次/分，BP120/80mmHg。神志清楚，皮肤及巩膜黄染。心、肺查体未见异常。腹部平软，未见肠型及蠕动波，右上腹有压痛，无反跳痛及肌紧张，Murphy征阴性，未触及肿物，肝脾肋下未触及，肠鸣音3次/分。

实验室检查：血常规Hb157g/L，WBC7.9×10⁹/L，PLT56×10⁹/L，尿深褐色，尿胆红素（++）。血总胆红素181umol/L，直接胆红素113umol/L，ALT109U/L，AST52U/L。血清电解质正常。

腹部B超：肝内胆管扩张，肝外胆管内径1.5cm，于其末端可见多发强回声团，伴声影；胆囊8.0cm×4.3cm，壁毛糙，囊内可见多个强回声团，后伴声影，较大直径0.8cm。

【要求】根据以上病历摘要，请将初步诊断、诊断依据（两个以上诊断，应分别列出各自诊断依据，未分别列出扣分）、鉴别诊断、进一步检查与治疗原则写在答题纸上（时间15分钟）

53号题标准答案

评分标准	总分22分	
一、初步诊断	4分	
1. 胆总管结石。		3分
2. 胆囊结石。		1分
二、诊断依据	6分	
1. 胆总管结石。		
（1）反复发作右上腹绞痛，近期出现皮肤黄染。		1.5分
（2）皮肤、巩膜黄染，右上腹压痛。		1分
（3）直接胆红素、白细胞总数及中性粒细胞比例升高。		1分
2. 胆囊结石。		
（1）右上腹痛。		1分
（2）胆囊内可见多个强回声团。		1.5分
三、鉴别诊断	4分	
1. 胆管损伤导致的狭窄、梗阻。		2分
2. 胆管下段肿瘤。		1分
3. 胆管蛔虫症。		1分

四、进一步检查	4分
1. 腹部 CT 或 MRCP（磁共振胰胆管造影）。	1.5分
2. 尿常规和凝血功能检查。	1分
3. 必要时行 ERCP（内镜逆行胰胆管造影）检查。	1分
4. 血肿瘤标志物（CEA、CA19-9 等）检查。	0.5分
五、治疗原则	4分
1. 抗感染治疗。	2分
2. 急诊开腹探查，胆总管切开、探查、引流或内镜下行 Oddi 括约肌切开、引流、取石及胆囊切除术。	2分

54 号题

病历摘要

女性，56 岁。反复右上腹胀痛 3 年，加重伴发热 2 天。

3 年前因右上腹痛被诊断为胆结石，于外院行"保胆取石"手术，术后症状一度缓解。半年后腹痛复发，逐渐加重，无发热及黄疸。2 天前午饭后即感右上腹胀痛，向后背放射，伴恶心，未呕吐，自觉发热伴寒战，前来就诊。既往无心脏、肝肾病史。

查体：T39℃，P90 次 / 分，R24 次 / 分，BP130/80mmHg，神清合作，皮肤、巩膜轻度黄染，浅表淋巴结未触及肿大，心肺检查未见异常。腹平坦，可见右肋缘下小切口瘢痕，未见肠型及蠕动波，右上腹轻度压痛，无肌紧张或反跳痛，Murphy 征（±），肝脾肋下未触及，全腹未触及肿物，肠鸣音 3 次 / 分。

实验室检查：血常规：HB140g/L，WBC12.1×10⁹/L，N0.90，PLT126×10⁹/L。

腹部 B 超：胆囊稍微缩小，壁增厚、粗糙，内可见多个细小沙粒样结石影，部分位于胆囊颈；肝外胆管稍增粗，有小结石影；胰腺未见明显异常。

【要求】根据以上病历摘要，请将初步诊断、诊断依据（两个以上诊断，应分别列出各自诊断依据，未分别列出扣分）、鉴别诊断、进一步检查与治疗原则写在答题纸上（时间 15 分钟）

54 号题标准答案

评分标准	总分 22 分	
一、初步诊断	4分	
1. 胆石病：胆囊结石、胆管结石。（仅答"胆囊结石"得 1 分）		2分
2. 胆道感染：急性胆囊炎，急性胆管炎。（仅答"急性胆囊炎"得 1 分，仅答"急性胆管炎"得 1 分）		2分
二、诊断依据	6分	
1. 胆石病：胆囊结石、胆管结石。		
（1）反复右上腹胀痛 3 年，"保胆取石"有手术史。		1分
（2）腹部 B 超显示胆囊壁增厚，粗糙，囊内可见细小结石影。		1分
（3）肝外胆管稍增粗，有小结石影。		1分
2. 胆道感染：急性胆囊炎，急性胆管炎。		
（1）右上腹胀痛，向后背放射，伴恶心，并发热伴寒战。		1分
（2）查体：T39℃，皮肤、巩膜轻度黄染，浅表淋巴结未触及肿大，右上腹压痛，Murphy 征（±）。		1分
（3）血白细胞总数及中性粒细胞比例升高。		1分
三、鉴别诊断	3分	
1. 急性胰腺炎。		1分
2. 消化性溃疡。		1分
3. 肝脓肿。		1分

四、进一步检查	4分	
1. CT 或 MRCP（磁共振胆胰管造影）。		2分
2. 肝功能和血、尿淀粉酶、尿常规（尿三胆）检查。		1.5分
3. 必要时行胃镜检查。		0.5分
五、治疗原则	5分	
1. 禁食，输液。		1分
2. 应用抗生素，术前准备。		2分
3. 手术治疗：胆囊切除术，胆总管探查术（或鼻胆管引流）。		2分

第 12 节　急性胰腺炎

一、基础知识

1. 初步诊断

轻症急性胰腺炎	轻症急性胰腺炎＝大量饮酒／胆道疾病病史＋腹部持续性剧烈疼痛＋向腰背部放射＋淀粉酶升高＋腹膜炎局限在上腹部及体征较轻
重症急性胰腺炎	重症急性胰腺炎＝大量饮酒／胆道疾病病史＋腹部持续性剧烈疼痛＋向腰背部放射＋淀粉酶升高＋严重腹胀、脐或腰部有淤血斑

2. 鉴别诊断　①炎症（胆囊炎），②特殊疾病（肠梗阻、心肌梗死、消化性溃疡穿孔）。

3. 进一步检查　①检验科（肝肾功能，电解质（血钙）），②影像科（腹部B超或CT），③特殊检查（血、尿淀粉酶）。

4. 治疗原则　①对症治疗（禁食水、胃肠减压），②药物治疗（抑制酶分泌药物、减弱胰酶活性药物），③介入手术（内镜治疗），④手术治疗（开腹探查），⑤预防（并发症）。

二、真题重现

55 号题

> **病历摘要**
>
> 女性，65 岁。持续上腹痛 2 天，伴发热、少尿 5 小时。
>
> 患者 2 天前进食油腻食物后出现上腹部持续性疼痛，疼痛剧烈，不能平卧，服用"酵母片"及"颠茄"无效。近 5 小时自感发热，尿量不足 50ml。既往曾患"胆石病"多年，间断口服药物治疗。
>
> 查体：T38.5℃，P108 次／分，R26 次／分，BP85/60mmHg。神志恍惚，四肢皮肤温度低，巩膜黄染，浅表淋巴结未触及。肝上界位于右锁骨中线第 6 肋间，双肺听诊无异常，心率 108 次／分，心律整齐。腹部膨隆，腹肌紧张，全腹有压痛及反跳痛，肝脾触诊不满意，移动性浊音阳性，肠鸣音减弱。
>
> 实验室检查：血常规 Hb122g/L，RBC4.0×10^{12}/L，WBC19.5×10^9/L，NO.90，PLT250×10^9/L。CK-MB20U/L，TnT0.01mg/L（正常值＜0.05mg/L）。血淀粉酶 365U/L。
>
> 腹部 B 超：胆囊多发性结石，胆管扩张。胰腺肿大，弥漫性低回声改变。腹腔积液。
>
> 【要求】根据以上病历摘要，请将初步诊断、诊断依据（两个以上诊断，应分别列出各自诊断依据，未分别列出扣分）、鉴别诊断、进一步检查与治疗原则写在答题纸上（时间 15 分钟）

55 号题标准答案

评分标准	总分 22 分	
一、初步诊断	3分	
1. 重症急性胰腺炎。（仅答"急性胰腺炎"得 1.5 分）		2.5 分
2. 胆石病。		0.5 分
二、诊断依据	6分	

1. 重症急性胰腺炎。	
（1）老年患者，急性病程，既往有胆石病史。	0.5分
（2）进食油腻食物后出现剧烈的持续性上腹部疼痛，伴发热及少尿。	1分
（3）体温达38.5℃，脉搏加速，呼吸急促，血压下降。四肢皮肤温度低，全腹压痛、反跳痛及肌紧张，腹水征阳性，肠鸣音减弱。	1.5分
（4）血淀粉酶升高，白细胞总数及中性粒细胞比例均增高，心肌坏死标志物正常。	1.5分
（5）腹部B超：胆囊结石，胆管扩张，胰腺大，弥漫低回声改变。腹腔积液。	1分
2. 胆石病：既往病史及腹部B超检查所见。	0.5分
三、鉴别诊断	3分
1. 消化性溃疡穿孔。	1分
2. 急性肠梗阻。	1分
3. 急性心肌梗死。	1分
四、进一步检查	4分
1. 血脂肪酶，检测血、尿淀粉酶，腹水淀粉酶测定。	1分
2. 肝、肾功能，血胆红素，电解质（尤其血钙）及动脉血气分析。	1分
3. 腹部CT。	1分
4. 立位腹部X线平片。	0.5分
5. 心电图。	0.5分
五、治疗原则	6分
1. 重症监护，禁饮食、胃肠减压。	1分
2. 扩容、补液，营养支持疗法，维持水电解质、酸碱平衡。	1分
3. 合理运用抗菌药物。	1分
4. 抑制胰腺外分泌及胰酶活性，如抑酸剂、生长抑素等。	1分
5. 酌情考虑内镜治疗。	1分
6. 中医中药治疗及对症治疗（镇痛解痉）。	0.5分
7. 可酌情考虑外科治疗。	0.5分

56号题

病历摘要

男性，46岁。持续性上腹痛10小时。

患者10小时前无明显诱因突发上腹痛，为持续性，向背部放射，口服"速效救心丸"症状无缓解。无发热、呕吐。发病后排成形便1次。半年前查体发现血脂异常，未治疗。

查体：T36.5℃，P80次/分，R18次/分，BP110/70mmHg。痛苦面容，皮肤巩膜无黄染。双肺未闻及干湿啰音。心率80次/分，心律整齐，各瓣膜听诊区未闻及杂音。腹软，脐上偏左压痛，无反跳痛及肌紧张，未触及包块，肝脾肋下未触及，Murphy征阴性，移动性浊音阴性，肠鸣音正常，未闻及腹部血管杂音。

实验室检查：血常规Hb140g/L，WBC10.2×10^9/L，N0.84，PLT200×10^9/L。血淀粉酶308U/L。

【要求】根据以上病历摘要，请将初步诊断、诊断依据（两个以上诊断，应分别列出各自诊断依据，未分别列出扣分）、鉴别诊断、进一步检查与治疗原则写在答题纸上（时间15分钟）

56号题标准答案

评分标准	总分22分	
一、初步诊断	3分	
急性胰腺炎（或轻症急性胰腺炎）。		3分
二、诊断依据	5分	
1. 中年患者，急性起病。既往血脂异常。		1分

2. 持续性上腹痛，向背部放射。		1.5分
3. 查体：腹软，左上腹压痛，无反跳痛，Murphy 征阴性，肠鸣音正常。		1分
4. 血淀粉酶升高。		1.5分
三、鉴别诊断	4分	
1. 消化性溃疡穿孔。		1分
2. 胆石病、胆囊炎。		1分
3. 急性肠梗阻。		1分
4. 冠心病。		1分
四、进一步检查	5分	
1. 血电解质（尤其血钙），肝、肾功能，动脉血气分析。		1分
2. 监测血、尿淀粉酶，血脂肪酶。		1分
3. 腹部 B 超、腹部 CT 检查。		1分
4. 立位腹部 X 线平片检查。		1分
5. 心电图，心肌坏死标志物检查。		1分
五、治疗原则	5分	
1. 禁食水，卧床休息，胃肠减压。		1.5分
2. 营养支持，维持水电解质及酸碱平衡。		1分
3. 抑制胰腺外分泌及胰酶活性，如抑酸剂、生长抑素等。		1.5分
4. 合理应用抗菌药物。		0.5分
5. 中医中药治疗及对症治疗（镇痛解痉）。		0.5分

第 13 节　溃疡性结肠炎（助理医师不要求）

一、基础知识

1. 初步诊断

轻型溃疡性结肠炎	轻型溃疡性结肠炎＝左下腹痛＋黏液脓血便＋抗生素治疗无效＋腹泻＜4 次／日、无发热
重型溃疡性结肠炎	重型溃疡性结肠炎＝左下腹痛＋黏液脓血便＋抗生素治疗无效＋腹泻＞6 次／日、发热（体温＞37.5℃）

2. 鉴别诊断　①炎症（克罗恩病、细菌性痢疾），②特殊疾病（肠阿米巴病）。

3. 进一步检查　①检验科（肝肾功能、电解质），②影像科（X 线钡餐检查），③特殊检查（结肠镜＋活检）。

4. 治疗原则　①对症治疗（营养支持），②药物治疗（糖皮质激素、免疫抑制剂），③手术治疗（开腹探查）。

二、真题重现

57 号题

> **病历摘要**
>
> 女性，20 岁。间断腹泻、腹痛 2 年，伴发热、血便 1 周。
>
> 患者 2 年前开始，无明显诱因反复腹泻，排便 3～5 次／日，为黄稀便，时有下腹痛及排便不尽感，未系统诊治。近 1 周上述症状复发，大便为黄稀便中混有鲜血或鲜血便，每日排便 6～10 次，伴发热（体温最高达 39℃），左下腹痛，口服"左氧氟沙星及黄连素"无效。发病以来，食欲减退，尿量及尿色正常，体重减轻约 5kg。既往有关节炎病史。
>
> 查体：T38.5℃，P106 次／分，R18 次／分，BP100/60mmHg。贫血貌，巩膜无黄染，浅表淋巴结未触及。双肺查体无异常，心率 106 次／分，心律整齐。腹软，左下腹压痛（+），无反跳痛，肝脾未触及，肠鸣音活跃。双下肢无水肿。

実验室检查：血常规 Hb86g/L，RBC2.9×10^{12}/L，WBC12.9×10^9/L，N0.87，PLT380×10^9/L。粪常规：镜检 WBC5～15/HP，RBC 满视野/高倍视野，隐血阳性。

【要求】根据以上病历摘要，请将初步诊断、诊断依据（两个以上诊断，应分别列出各自诊断依据，未分别列出扣分）、鉴别诊断、进一步检查与治疗原则写在答题纸上（时间 15 分钟）

57 号题标准答案

评分标准		总分 22 分
一、初步诊断	3 分	
溃疡性结肠炎（重型）。（答出"溃疡性结肠炎"得 2 分）		3 分
二、诊断依据	5 分	
1. 青年女性，慢性病程。既往有关节炎病史。		1 分
2. 间断腹泻（此次发病每日大便超过 6 次）、便血、左下腹痛、发热，抗菌药物治疗无效。		1.5 分
3. 脉率增快，左下腹压痛（+）。		0.5 分
4. 血常规：中度贫血，白细胞总数及中性粒细胞比例均增高，PLT380×10^9/L。粪常规：镜检 WBC5～15/HP，RBC 满视野/高倍视野，隐血阳性。		2 分
三、鉴别诊断	3 分	
1. 慢性细菌性痢疾。		1 分
2. 克罗恩病。		1 分
3. 肠阿米巴病。		1 分
四、进一步检查	5 分	
1. 结肠镜及活体组织病理检查。		1.5 分
2. 粪便病原学检查。		1.5 分
3. 肝肾功能，血白蛋白，电解质及动脉血气分析。		1 分
4. 血沉、C 反应蛋白、自身抗体检查。		1 分
五、治疗原则	6 分	
1. 限制饮食，休息，维持水、电解质、酸碱平衡。		1 分
2. 营养支持。		1 分
3. 静脉应用糖皮质激素。		2 分
4. 应用氨基水杨酸制剂。		1 分
5. 酌情应用免疫抑制剂。		0.5 分
6. 保守治疗，无效可酌情手术治疗。		0.5 分

第 14 节　克罗恩病（助理医师不要求）

一、基础知识

　1. **初步诊断**　克罗恩病＝右下腹痛＋糊状便＋无黏液脓血便＋抗生素治疗无效。

　2. **鉴别诊断**　①炎症（溃疡性结肠炎、细菌性痢疾），②特殊疾病（肠阿米巴病）。

　3. **进一步检查**　①检验科（肝肾功能、电解质），②影像科（X 线钡餐检查），③特殊检查（结肠镜＋活检）。

　4. **治疗原则**　①对症治疗（营养支持），②药物治疗（5-氨基水杨酸制剂、糖皮质激素），③手术治疗。

二、真题重现

58 号题

病历摘要

男性，38 岁。右下腹痛 2 年，加重 3 个月伴发热。

患者 2 年前开始无明显诱因出现右下腹痛，初始间断出现，为隐痛，伴腹泻，大便每日 2～3 次，黄稀便，无脓血。3 个月来右下腹痛较前加重，伴发热，体温最高 38.2℃。静脉应用"抗生素"无明显缓解，仍腹泻，每日 3～4 次。体重减轻 4kg。既往史：否认结核病史。否认药物及食物过敏史。

查体：T38.0℃，神清，贫血貌。心肺未见明显异常，腹平坦，右下腹压痛，无反跳痛及肌紧张，肝脾未触及，腹部未触及包块。

实验室检查：血常规 WBC8.9×10⁹/L，NO.85，Hb95g/L，ESR35mm/h。粪隐血实验阳性。胸部 X 线片心肺未见明显异常。肠镜发现回肠末段溃疡，0.5cm×0.8cm，局部肠腔略狭窄，周边黏膜呈卵石征。

【要求】根据以上病历摘要，请将初步诊断、诊断依据（两个以上诊断，应分别列出各自诊断依据，未分别列出扣分）、鉴别诊断、进一步检查与治疗原则写在答题纸上（时间 15 分钟）

58 号题标准答案

评分标准	总分 22 分
一、初步诊断	3 分
克罗恩病。	3 分
二、诊断依据	5 分
1. 病史：青年男性，慢性病程，渐进加重。	1 分
2. 表现：腹痛、腹泻，伴有发热、消瘦，且抗生素治疗无效。	1 分
3. 查体：右下腹轻压痛。	0.5 分
4. 实验室检查：中性粒细胞升高，轻度贫血，血沉增快，粪隐血阳性。	2 分
5. 结肠镜检查：回盲部黏膜有卵石征。	0.5 分
三、鉴别诊断	3 分
1. 肠结核。	1 分
2. 肠阿米巴病。	1 分
3. 结肠癌。	1 分
四、进一步检查	5 分
1. 肝肾功能、电解质。	2 分
2. PPD 实验、组织病理做结核菌 DNA 探针检查。	2 分
3. 粪便细菌培养及寻找阿米巴。	1 分
五、治疗原则	6 分
1. 营养支持，纠正贫血。	1 分
2. 短期应用甲硝唑。	2 分
3. 静脉应用糖皮质激素。	2 分
4. 应用氨基水杨酸制剂如美沙拉嗪。	1 分

第 15 节　肠梗阻

一、基础知识

1. 初步诊断

完全性肠梗阻	完全性肠梗阻＝痛、吐、胀、闭＋肛门完全停止排便、排气
不完全性肠梗阻	不完全性肠梗阻＝痛、吐、胀、闭＋肛门部分停止排便、排气

低位肠梗阻	低位肠梗阻＝痛、吐、胀、闭＋呕吐物有粪臭味
绞窄性肠梗阻	绞窄性肠梗阻＝痛、吐、胀、闭＋血性呕吐物、腹水
急性、慢性肠梗阻	急性肠梗阻＝发病数天以内；慢性肠梗阻＝发病数月

2. 鉴别诊断　①癌症（肠道肿瘤），②特殊疾病（输尿管结石）。

3. 进一步检查　①检验科（肝肾功能、电解质），②影像科（腹部B超），③特殊检查（肿瘤标志物）。

4. 治疗原则　①对症治疗（禁食水、胃肠减压），②药物治疗（抗生素），③手术治疗（开腹探查）。

二、真题重现

59 号题

病历摘要

女，35岁，腹痛、腹胀、呕吐，停止排便、排气1天。

患者于1天前无明显诱因出现阵发性腹痛，呈绞痛，以右下腹为重，同时腹胀，停止肛门排便、排气。腹痛逐渐加重，伴恶心、呕吐，呕吐物初为胃液及胆汁，后呕吐物有粪臭味。共呕吐5～6次，量约1000～1500ml，尿量每天约500ml，对症治疗未见明显好转。既往大小便正常，2年前曾因化脓性阑尾炎穿孔行阑尾切除术。

查体：T37℃，P102次/分，R20次/分，BP130/80mmHg。急性病容，神志清楚，全身皮肤未见黄染，皮肤黏膜干燥，弹性稍差。双肺未闻及干湿性啰音，心界不大，心率102次/分，心律整齐。腹膨隆，右下腹有手术瘢痕，可见肠形及蠕动波，全腹柔软，轻压痛，无反跳痛，未触及明确肿块，肝脾肋下未触及，肠鸣音高亢。直肠指诊：腔内空虚，未触及明确肿物，指套无血迹。

实验室检查：血常规Hb160g/L，WBC11.5×10^9/L，血K^+3.0mmol/L，血Na^+135mmol/L，血Cl^-105mmol/L。

【要求】根据以上病历摘要，请将初步诊断、诊断依据（两个以上诊断，应分别列出各自诊断依据，未分别列出扣分）、鉴别诊断、进一步检查与治疗原则写在答题纸上（时间15分钟）

59 号题标准答案

评分标准	总分22分
一、初步诊断	4分
1. 急性肠梗阻（机械性、完全性、单纯性低位小肠梗阻）。	2.5分
2. 低钾血症。	1分
3. 阑尾切除术后。	0.5分
二、诊断依据	5分
1. 急性肠梗阻。	
（1）腹部手术史。	1分
（2）腹痛、腹胀、呕吐，呕吐物有粪臭味，停止排便、排气1天。	1分
（3）腹部膨隆，肠鸣音亢进。	1分
2. 低钾血症：血清钾3.0mmol/L。	1分
3. 阑尾切除术后：曾因化脓性阑尾炎穿孔行阑尾切除术。	1分
三、鉴别诊断	3分
1. 肠道肿瘤。	2分
2. 输尿管结石。	1分
四、进一步检查	4分
1. 尿常规。	1分
2. 腹部B超。	1分
3. 肿瘤标志物检查。	0.5分
4. 肝、肾功能，复查血电解质。	1.5分

五、治疗原则	6分	
1. 禁饮食、留置胃管持续胃肠减压。		2分
2. 维持血容量和水、电解质平衡，适当补钾。		2分
3. 保守治疗无效则手术治疗。		1分
4. 预防感染。		1分

60号题

病历摘要

男性，65岁。腹痛、呕吐3天，加重伴发热4小时。

患者3天前饱餐后腹痛、腹胀、呕吐，呕吐物为胃内容物，未排气、排便。4小时前腹痛加重伴发热，自测体温38.5℃，轻度畏寒。发病以来进少量流质饮食，小便量少。5年前曾行胆囊切除术。无高血压、肝病和心脏病病史。无烟酒嗜好。无遗传病家族史。

查体：T38.6℃，P100次/分，R22次/分，BP140/95mmHg。皮肤未见出血点和皮疹，浅表淋巴结未触及肿大，结膜无苍白，巩膜无黄染，甲状腺未触及肿大。双肺未闻及干湿性啰音，心界不大，心率100次/分，律齐，各瓣膜听诊区未及杂音。腹膨隆，右肋缘下可见手术瘢痕，腹部肌紧张（+），压痛、反跳痛明显，肝脾肋下未触及，肝浊音界存在，移动性浊音（±），未闻及肠鸣音。双下肢无水肿。

实验室检查：血常规Hb151g/L，RBC5.1×10^{12}/L，WBC21.5×10^9/L，N0.85，PLT330×10^9/L，血淀粉酶110U/L，血钾3.1mmol/L，血钠141mmol/L。入院当天尿量350ml，尿比重1.025。

【要求】根据以上病历摘要，请将初步诊断、诊断依据（两个以上诊断，应分别列出各自诊断依据，未分别列出扣分）、鉴别诊断、进一步检查与治疗原则写在答题纸上（时间15分钟）

60号题标准答案

评分标准	总分22分	
一、初步诊断	5分	
1. 急性肠梗阻（绞窄性）。		3分
2. 低钾血症。		1分
3. 胆囊切除术后		1分
二、诊断依据	5分	
1. 急性肠梗阻（绞窄性）。		
（1）腹痛、呕吐、停止排气排便3天。		1分
（2）曾行胆囊切除术。		0.5分
（3）腹痛加重伴发热。		0.5分
（4）腹部肌紧张（+），压痛、反跳痛明显，肠鸣音消失。		0.5分
（5）血白细胞总数及中性粒细胞比例增加。		0.5分
2. 低钾血症。		
（1）呕吐。		0.5分
（2）血钾浓度低于正常。		0.5分
3. 胆囊切除术后：5年前曾行胆囊切除术。		1分
三、鉴别诊断	3分	
1. 急性阑尾炎。		1分
2. 急性胰腺炎。		1分
3. 消化道穿孔。		1分
四、进一步检查	4分	
1. 立位腹部X线平片检查。		2分
2. 腹部B超或CT检查。		1分
3. 动脉血气分析检查。		1分

五、治疗原则	5分	
1. 禁食、胃肠减压。		1分
2. 静脉补液，补钾，维持水、电解质、酸碱平衡。		1分
3. 急症手术。		2分
4. 静脉应用抗生素。		1分

61 号题

病历摘要

男性，69 岁。腹痛、腹胀伴排气排便减少 2 个月，加重伴呕吐 2 天。

患者 2 个月前正常饮食后出现腹痛、腹胀，伴肛门排气排便减少，不伴恶心、呕吐、反酸等。自行使用"开塞露"后可排出少量颗粒样大便，症状稍缓解，上述症状反复发作。2 天前腹痛，腹胀加重，伴呕吐 1 次，呕吐物以宿食为主，既往高血压病史 10 余年，血压最高 170/95mmHg。2 年前"中风"一次，治疗后好转，未服抗凝药物。否认传染病接触史，吸烟 40 年，10 支／日，饮酒 40 年，100ml/d。无遗传病家族史。

查体：T37.1℃，P92 次／分，R12 次／分，BP165/85mmHg。神志清，精神可，急性病容，皮扶、巩膜无黄染，浅表淋巴结未触及肿大，心肺查体无明显异常，腹部明显膨隆，未见胃肠型及蠕动波，全腹压痛，以中下腹为主，无反跳痛及肌紧张，肝脾肋下未触及，未触及包块。Murphy 征（-），移动性浊音（±），叩诊鼓音，肠鸣音减少，双下肢无水肿。

实验室检查：血常规 Hb102g/L，WBC10.5×10⁹/L，NO.85，Plt110×10⁹/L，血 K⁺4.2mmol/L，Na⁺135mmol/L，Cl⁻98mmol/L，HCO₃⁻23mmol/L。尿常规正常。腹部 X 线平片：肠腔积气扩张，左上腹及右中腹可见多个液气平面。腹部 B 超：肝胆脾胰肾未见异常，肠腔扩张并肠间积液。

【要求】根据以上病历摘要，请将初步诊断、诊断依据（两个以上诊断，应分别列出各自诊断依据，未分别列出扣分）、鉴别诊断、进一步检查与治疗原则写在答题纸上（时间 15 分钟）

61 号题标准答案

评分标准	总分 22 分	
一、初步诊断	4分	
1. 慢性不完全性肠梗阻，急性发作。		2分
2. 高血压 2 级很高危。		2分
二、诊断依据	5分	
1. 慢性不完全性肠梗阻，急性发作。		
（1）老年男性，有高血压及"中风"病史。未行抗凝治疗。		0.5分
（2）慢性肠梗阻表现：腹痛、腹胀伴排气排便减少 2 个月，加重伴呕吐 2 天。		1分
（3）腹部明显膨隆，全腹压痛，叩诊鼓音，移动性浊音（±），肠鸣音减少。		1分
（4）血 WBC 总数及中性粒细胞比例增高。腹部 X 线平片提示肠梗阻，B 超可见肠腔扩张并肠间积液。		1分
2. 高血压 2 级很高危。		
（1）高血压病史 10 余年，最高 170/95mmHg。		1分
（2）2 年前"中风"一次。		0.5分
三、鉴别诊断	3分	
1. 胃肠道肿瘤		1分
2. 排便功能障碍		1分
3. 急性胃肠炎		1分
四、进一步检查	5分	
1. 腹部增强 CT。		1分

2. 超声心动图。		1分
3. 腹腔穿刺。		1分
4. 凝血功能。		1分
5. 血肿瘤标志物。		1分
五、治疗原则	5分	
1. 禁食水，胃肠减压。		1分
2. 营养支持、补液、纠正电解质紊乱等。		1分
3. 抑酸、抗感染等。		2分
4. 保守治疗无效则手术治疗。		1分

第 16 节 结、直肠癌

一、基础知识

1. 初步诊断

结肠癌	结肠癌＝老年人＋腹部隐痛＋一侧腹部包块
直肠癌	直肠癌＝老年人＋直肠刺激症状＋直肠指检阳性

2. 鉴别诊断 ①炎症（炎症性肠病），②肿瘤（良性肿瘤），③特殊疾病（息肉等）。

3. 进一步检查 ①检验科（肝肾功能、电解质），②影像科（腹部B超和CT），③特殊检查（结肠镜、癌胚抗原）。

4. 治疗原则 ①对症治疗（营养支持），②药物治疗（化疗），③手术治疗（肿瘤根治手术）。

二、真题重现

62 号题

病历摘要

女性，38 岁。腹胀、乏力、消瘦 3 个月。

患者 3 个月前开始出现腹胀、乏力，近 2 个月来偶有右侧腹部隐痛。发病以来食欲减退，逐渐消瘦，无鲜血便，但有时大便色黑，小便正常，体重下降约 5kg。既往体健，月经规律，量正常。无烟酒嗜好。无遗传病家族史。

查体：T36.4℃，P88 次／分，R22 次／分，BP120/70mmHg。贫血貌，睑结膜和口唇略苍白。双肺未闻及干湿性啰音，心界不大，心率 88 次／分，心律整齐。腹平软，肝脾肋下未触及，右侧腹触及一 5.5cm×3cm 纵行肿块，无压痛，活动度小，移动性浊音（－），肠鸣音正常。直肠指诊未见异常。

实验室检查：血常规 Hb90g/L，RBC$3.5×10^{12}$/L，WBC$4.5×10^9$/L，N0.68，PLT$210×10^9$/L。大便隐血阳性。尿常规（－）。

【要求】根据以上病历摘要，请将初步诊断、诊断依据（两个以上诊断，应分别列出各自诊断依据，未分别列出扣分）、鉴别诊断、进一步检查与治疗原则写在答题纸上（时间 15 分钟）

---

62 号题标准答案

评分标准	总分 22 分
一、初步诊断	4分
1. 结肠癌。	3分
2. 失血性贫血。	1分
二、诊断依据	4分
1. 腹胀伴乏力，右侧腹部隐痛，体重下降。	1分
2. 右侧腹部触及纵行肿块。	1分

3. 大便隐血阳性。		1分
4. Hb90g/L		1分
三、鉴别诊断	3分	
1. 炎症性肠病。		1分
2. 阑尾周围脓肿。		1分
3. 肠结核。		1分
四、进一步检查	6分	
1. 结肠镜及活体组织病理检查。		2分
2. 腹部B超或CT。		1.5分
3. 血清癌胚抗原（CEA），PPD试验。		1.5分
4. 胸部X线片。		1分
五、治疗原则	5分	
1. 结肠癌根治性手术。		1分
2. 化疗。		2分
3. 其他治疗，如免疫治疗、分子靶向治疗。		1分
4. 必要时输血。		1分

63号题

病历摘要

男性，54岁。大便带血及黏液3个月。

患者3个月前开始无明显诱因出现大便带少量鲜血，血附于大便表面，并带有黏液，当时未就诊，自行外用"痔疮膏"未见好转。症状逐渐加重，出现排便不尽感。发病以来进食正常，体重下降约2kg。既往体健，无胃病史，无高血压、肝病和心脏病病史，无烟酒嗜好，无遗传病家族史。

查体：T36.5℃，P88次／分，R20次／分，BP135/85mmHg。睑结膜略苍白。双肺未闻及干湿性啰音。心界不大，心率88次／分，心律整齐。腹平软，无压痛，肝脾肋下未触及，移动性浊音（－），肠鸣音正常。直肠指诊：膝胸位，齿状线上方2cm直肠后壁可触及菜花样肿物，指套表面有血和黏液。

实验室检查：血常规Hb120g/L，WBC7.5×10^9/L，N0.68，PLT290×10^9/L。粪隐血强阳性。尿常规（－）。

【要求】根据以上病历摘要，请将初步诊断、诊断依据（两个以上诊断，应分别列出各自诊断依据，未分别列出扣分）、鉴别诊断、进一步检查与治疗原则写在答题纸上（时间15分钟）

63号题标准答案

评分标准	总分22分	
一、初步诊断	4分	
直肠癌。		4分
二、诊断依据	4分	
1. 中年男性，大便带血及黏液，体重下降。		1分
2. 直肠指诊：齿状线上方2cm可触及菜花样肿物。		2分
3. 粪隐血强阳性。		1分
三、鉴别诊断	4分	
1. 痔。		1分
2. 炎症性肠病。		1分
3. 结肠癌。		1分
4. 直肠息肉。		1分
四、进一步检查	5分	

1. 结肠镜检查及活体组织病理检查。		3分
2. 血清癌胚抗原（CEA）。		1分
3. 腹部B超或CT。		1分
五、治疗原则	5分	
1. 根治性手术治疗。		2分
2. 化疗。		1分
3. 放疗。		1分
4. 其他治疗如免疫治疗等。		1分

第17节　肠结核（助理医师不要求）

一、基础知识

1. 初步诊断　肠结核＝右下腹痛＋低热＋盗汗＋抗生素治疗无效＋回盲部激惹征。

2. 鉴别诊断　①炎症（炎症性肠病），②癌症（肠道肿瘤），③特殊疾病（肠寄生虫病）。

3. 进一步检查　①检验科（肝肾功能、电解质），②影像科（肠道X线钡餐检查），③特殊检查（PPD试验、结肠镜），④与鉴别诊断相关的检查（肿瘤标志物）。

4. 治疗原则　①对症治疗（营养支持），②药物治疗（抗结核药物治疗），③手术治疗（必要时手术）。

二、真题重现

64号题

病历摘要

女性，37岁。右下腹痛、腹泻4个月，伴低热20天。

患者4个月前开始，自觉劳累后出现右下腹隐痛，常伴腹泻，大便3～5次／日，呈糊状，未见脓血便，曾于公社卫生院检查粪常规，镜检（-），隐血（-），未治疗。近20天出现发热，于午后多见，体温在37.5～38℃之间，口服头孢类抗生素效果不佳，为进一步诊治收入院。自发病以来，食欲减退，小便正常，体重下降约5kg。既往无慢性胃肠疾病、妇科疾病，近半年月经不规律，无肿瘤家族史。

查体：T37.6℃，P88次／分，R18次／分，BP105/60mmHg。贫血貌，未见皮疹，浅表淋巴结未触及肿大，巩膜无黄染。双肺未闻及干湿性啰音。心率88次／分，心律整齐。腹平软，右下腹深压痛，无反跳痛，未触及腹部包块。肝脾肋下未触及，移动性浊音（-），双下肢无水肿。

辅助检查：血常规Hb110g/L，RBC3.7×10^{12}/L，WBC9.0×10^9/L，L0.55，PLT280×10^9/L。粪常规：镜检（-），隐血（+）。尿常规正常。血沉52mm/h。钡餐灌肠检查见回盲部激惹征象。

【要求】根据以上病历摘要，请将初步诊断、诊断依据（两个以上诊断，应分别列出各自诊断依据，未分别列出扣分）、鉴别诊断、进一步检查与治疗原则写在答题纸上（时间15分钟）

64号题标准答案

评分标准	总分22分
一、初步诊断	3分
肠结核。	3分
二、诊断依据	6分
1. 中年女性，慢性病程。	0.5分
2. 右下腹痛，腹泻伴午后低热，口服头孢类抗生素疗效不佳。	2分
3. 查体：腹平软，右下腹深压痛，无反跳痛，未触及腹部包块，移动性浊音（-）。	1.5分

4. 实验室检查：血淋巴细胞升高，粪隐血阳性，血沉增快，钡剂灌肠检查提示回盲部激惹征象。		2分
三、鉴别诊断	4分	
1. 炎症性肠病。		1.5分
2. 慢性阑尾炎。		1分
3. 肠肿瘤。		1分
4. 肠寄生虫病。		0.5分
四、进一步检查	5分	
1. PPD试验。		1分
2. 结肠镜及病理学检查。		1分
3. 粪便病原学检查。		1分
4. 结肠菌相关性检查。		1分
5. 血CRP、肿瘤相关抗原检查。		1分
五、治疗原则	4分	
1. 营养和休息。		1分
2. 合理应用抗结核药物。		2.5分
3. 对症处理。		0.5分

第18节　结核性腹膜炎

一、基础知识

　　1. 初步诊断　结核性腹膜炎 = 腹痛 + 低热 + 盗汗 + 抗生素治疗无效 + 腹壁柔韧感。

　　2. 鉴别诊断　①炎症（化脓性腹膜炎），②癌症（肿瘤性腹水），③特殊疾病（肝肾疾病导致的腹水）。

　　3. 进一步检查　①检验科（肝肾功能、电解质），②影像科（腹部X线检查），③特殊检查（PPD试验、腹腔穿刺活检、腹腔镜），④与鉴别诊断相关的检查（肿瘤标志物）。

　　4. 治疗原则　①对症治疗（营养支持），②药物治疗（抗结核治疗），③介入手术（腹腔穿刺）。

二、真题重现

65号题

病历摘要

　　女性，36岁。腹胀，乏力3个月。

　　患者3个月前自觉劳累后出现乏力、腹胀，自服"酵母片"后，症状无改善。发病以来食欲减退，大便为黄色糊状，每日2～4次，无脓血，每日尿量700ml左右，体重增加2kg。既往无慢性胃肠疾病、肝病病史。无肿瘤家族史。

　　查体：晨起T36.5℃，下午4时T37.7℃，P76次/分，R18次/分，BP105/60mmHg。皮肤、巩膜无黄染。眼睑无水肿。双肺未闻及干湿性啰音。心界不大，心率76次/分，心律整齐，各瓣膜听诊区未见及杂音。腹部膨隆，触诊有腹壁柔韧感，全腹轻度压痛（+），反跳痛（+），未触及包块，肝脾肋下未触及，移动性浊音（+），双下肢无水肿。

　　实验室检查：血常规Hb120g/L，RBC4.1×10^{12}/L，WBC8.7×10^9/L，N0.46，L0.54，PLT150×10^9/L，血沉60mm/h。粪常规及尿常规检查未见异常。

　　腹部B超：腹腔内可见中等量积液。

　　【要求】根据以上病历摘要，请将初步诊断、诊断依据（两个以上诊断，应分别列出各自诊断依据，未分别列出扣分）、鉴别诊断、进一步检查与治疗原则写在答题纸上（时间15分钟）

---

65 号题标准答案

评分标准		总分 22 分
一、初步诊断	3 分	
结核性腹膜炎。（仅答"腹膜炎"得 2 分）		3 分
二、诊断依据	5 分	
1. 青年患者，亚急性病程，劳累后发病。		0.5 分
2. 以腹胀、乏力、腹泻为主要临床表现。		1 分
3. 查体：午后低热。腹部膨隆，触诊柔韧感，全腹轻度压痛，反跳痛（+），移动性浊音阳性。		1.5 分
4. 实验室检查：血淋巴细胞比例增高，血沉增快。		1 分
5. 腹部 B 超：腹腔内有中等量积液。		1 分
三、鉴别诊断	4 分	
1. 化脓性腹膜炎。		1.5 分
2. 肿瘤性腹水。		1.5 分
3. 肝、肾疾病引起的腹水。		1 分
四、进一步检查	6 分	
1. 肝、肾功能，C- 反应蛋白，肿瘤标志物（如 CEA）检查。		1.5 分
2. PPD 试验。		0.5 分
3. 腹腔穿刺，腹水常规、生化、腺苷脱氨酶检查，病原及细胞学检查。		2.5 分
4. 胸部 X 线片，肠镜或下消化道 X 线钡餐造影检查。		1 分
5. 必要时腹腔镜检查。		0.5 分
五、治疗原则	4 分	
1. 注意休息，加强营养。		1 分
2. 抗结核治疗（早期、规律、全程、适量、联合）。（仅答"抗结核治疗"得 1 分）。		2 分
3. 酌情放腹水。		1 分

第 19 节　急性阑尾炎

一、基础知识

1. 初步诊断　急性阑尾炎 = 转移性右下腹痛 + 右下腹压痛、反跳痛、肌紧张。

2. 鉴别诊断　①炎症（肠结核、克罗恩病、消化性溃疡），②特殊疾病（尿路结石、女性和异位妊娠鉴别）。

3. 进一步检查　①检验科（尿常规、粪常规），②影像科（立位 X 线腹平片、腹部 B 超）。

4. 治疗原则　①对症治疗（禁食水、维持电解质平衡），②药物治疗（抗感染治疗），③手术治疗（阑尾切除术）。

二、真题重现

66 号题

病历摘要

女性，37 岁，转移性右下腹痛 48 小时。

患者 48 小时前出现上腹及脐周胀痛，伴恶心、呕吐 2 次，呕吐物为胃内容物。自服"止痛药"后症状无明显缓解。发病 8 小时后腹痛转移至右下腹，伴发热、腹胀。既往体健，月经正常，无痛经史。

查体：T39℃，P100 次 / 分，R20 次 / 分，BP120/70mmHg。心肺查体未见异常。下腹部有压痛、反跳痛及肌紧张，以右下腹为重，移动性浊音阴性，肠鸣音减弱。

实验室检查：血常规 Hb130g/L，WBC14.5×10^9/L，N0.90，PLT220×10^9/L。

【要求】根据以上病历摘要，请将初步诊断、诊断依据（两个以上诊断，应分别列出各自诊断依据，未分别列出扣分）、鉴别诊断、进一步检查与治疗原则写在答题纸上（时间 15 分钟）

---

66 号题标准答案

评分标准	总分 22 分	
一、初步诊断	4 分	
1. 急性化脓性阑尾炎。（答"急性阑尾炎"得 2 分）		3 分
2. 局限性腹膜炎。		1 分
二、诊断依据	5 分	
1. 急性化脓性阑尾炎。		
（1）青年女性，转移性右下腹痛，急性起病。		1 分
（2）体温 39℃，下腹部有压痛。		1 分
（3）血白细胞总数及中性粒细胞比例增高。		1 分
2. 局限性腹膜炎：下腹部有压痛、反跳痛及肌紧张，以右下腹为重。		2 分
三、鉴别诊断	4 分	
1. 消化性溃疡穿孔。		1 分
2. 右输尿管结石。		1 分
3. 急性肠梗阻。		1 分
4. 右输卵管异位妊娠或卵巢囊肿蒂扭转。		1 分
四、进一步检查	4 分	
1. 尿常规、粪常规。		1 分
2. 立位腹部 X 线平片。		1.5 分
3. 腹部 B 超及妇科 B 超。		1.5 分
五、治疗原则	5 分	
1. 禁食，维持水、电解质及酸碱平衡。		1 分
2. 急诊阑尾切除术。		2 分
3. 抗感染治疗。		2 分

第 20 节　肛管、直肠良性病变

一、基础知识

1．初步诊断

肛裂	肛裂＝肛裂＋前哨痔＋肛乳头肥大
直肠肛周脓肿	直肠肛周脓肿＝肛门周围局部红、肿、热、痛肿块＋波动感
肛瘘	肛瘘＝肛门周围有瘘管＋排出脓性、粪性分泌物
内痔	内痔＝无痛性肛门脱出肿块＋形状规则＋便后出血
外痔	外痔＝痛性肛门脱出肿块＋形状规则
血栓性外痔	血栓性外痔＝排便时剧痛＋肛门周围肿物

2．鉴别诊断　特殊疾病（几个疾病可以相互鉴别）。

3．进一步检查　①检验科（粪常规），②影像科（腹部 CT），③特殊检查（血 CEA、直肠指诊）。

4．治疗原则　①对症治疗（软化大便），②药物治疗（抗感染、止血），③介入手术（挂线疗法），④手术治疗（手术切除）。

二、真题重现

67 号题

病历摘要

男性，50 岁。大便时肛门脱出肿物 2 年。

患者 2 年前开始每天大便干燥时引起肛门口脱出小肿物，伴鲜血滴出，无疼痛，便后脱出物可自行回纳。近 3 个月来肛门脱出肿物逐渐增大，便后不能自行完全回纳，常常需要用手回纳。发病以来，

经常便秘，睡眠好，体重无明显减轻。

查体：T36.7℃，P78 次 / 分，R18 次 / 分，BP110/70mmHg。心脏、肺、腹部检查未见异常。肛门直肠检查：膝胸位，肛门 1、5、9 点 处可见肿物脱出，肿物突出于黏膜，质软，呈暗红色，挤压可变形。肛门未见皮肤裂口。直肠指诊：肛门括约肌松弛，直肠黏膜光滑，指套表面可见新鲜血迹。

实验室检查：血常规 Hb126g/L，WBC6.4×10^9/L，NO.68，PLT225×10^9/L。

【要求】根据以上病历摘要，请将初步诊断、诊断依据（两个以上诊断，应分别列出各自诊断依据，未分别列出扣分）、鉴别诊断、进一步检查与治疗原则写在答题纸上（时间 15 分钟）

67 号题标准答案

评分标准	总分 22 分	
一、初步诊断	4 分	
1. 内痔。		3 分
2. 痔脱出。		1 分
二、诊断依据	5 分	
1. 大便时肛门脱出肿物伴便血，无疼痛。		1 分
2. 便后脱出肿物可回纳。		1 分
3. 脱出肿物膝胸位在肛门 1、5、9 点处。		1 分
4. 直肠指诊：肛门括约肌松弛，直肠黏膜光滑，指套表面可见新鲜血迹。		1 分
5. 肿物突出于黏膜，质软，呈暗红色，挤压可变形。		1 分
三、鉴别诊断	4 分	
1. 直肠癌。		1 分
2. 直肠息肉。		1 分
3. 直肠脱垂。		1 分
4. 血栓性外痔。		1 分
四、进一步检查	3 分	
1. 直肠镜。		2 分
2. 粪常规、血 CEA。		1 分
五、治疗原则	6 分	
1. 保持大便通畅，防止便秘和腹泻。		1 分
2. 肛管内应用药物。		1 分
3. 硬化剂注射疗法、红外线凝固法等。		2 分
4. 必要时手术治疗（胶圈套扎、痔单纯切除术等）。		2 分

68 号题

病历摘要

女性，20 岁。肛门部疼痛、出血间歇发作 2 年。

患者 2 年前开始经常出现便秘，每当大便干燥期间，排便时肛门部疼痛，手纸上常带线状血迹，便后疼痛暂时减轻，数分钟后反而加剧。排便通畅后即好转。既往体健，月经正常。

查体：T36.5℃，P80 次 / 分，R15 次 / 分，BP100/70mmHg。体形瘦弱，睑结膜无苍白。心脏、肺、腹部检查未见异常。肛门检查：膝胸位 6 点处可见肛管皮肤裂口，边缘增厚，肉芽暗红色；裂口近端肛乳头水肿、肥大；远端皮肤形成袋状皮垂突出于肛门外。因患者肛门部疼痛较剧，未做直肠指诊。

【要求】根据以上病历摘要，请将初步诊断、诊断依据（两个以上诊断，应分别列出各自诊断依据，未分别列出扣分）、鉴别诊断、进一步检查与治疗原则写在答题纸上（时间15分钟）

68号题标准答案

评分标准	总分22分	
一、初步诊断	4分	
肛裂。		4分
二、诊断依据	5分	
1. 青年女性，体形瘦弱。		1分
2. 典型临床表现：肛门部疼痛、便秘、出血。		2分
3. 肛门检查：可见肛裂、前哨痔、肛乳头肥大，即肛裂"三联征"。		2分
三、鉴别诊断	4分	
1. 痔。		1.5分
2. 炎症性肠病。		1.5分
3. 直肠肛管肿瘤。		1分
四、进一步检查	4分	
1. 直肠指检。		1分
2. 直肠镜检查。		1分
3. 血、粪常规。		1分
4. 必要时活体组织病理检查。		1分
五、治疗原则	5分	
1. 口服缓泻剂或液状石蜡纠正便秘，增加纤维性食物、多饮水，保持大便通畅。		2分
2. 便后高锰酸钾坐浴，保持局部清洁。		1分
3. 局部麻醉后扩肛。		1分
4. 必要时可行肛裂切除术等。		1分

69号题

病历摘要

男性，35岁。肛门旁反复红肿痛2年，再发2天。

2年前因"肛旁脓肿"在当地医院行脓肿切开后好转，但局部有小口，随后几个月肛门左侧即红肿痛，局部清洗、坐浴、服用抗生素，肛门旁小口流出脓液后疼痛缓解。2年来多次发作，近2天，因局部又有红肿痛前来就诊。既往体健，无慢性腹泻史，无结核病史。

查体：T37.0℃，P80次/分，R18次/分，BP130/80mmHg，一般情况良好、浅表淋巴结未触及肿大，甲状腺不大，双肺未闻及干湿性啰音，心界不大，心率80次/分，律齐，未闻及杂音，腹平软，无压痛，肝脾肋下未触及，移动性浊音（-），双下肢无水肿。

外科情况：肛门左侧红肿，局部可见瘘口，在膝胸位8点距肛门约1.5cm处挤压有脓液流出。直肠指诊于相应部位可触及结节和条索样物，有轻度压痛。肛门镜与相应的肛窦处可见内口。

实验室检查：血常规 Hb130g/L，WBC9.8×10⁹/L，NO.64，PLT123×10⁹/L。尿常规（-）。

【要求】根据以上病历摘要，请将初步诊断、诊断依据（两个以上诊断，应分别列出各自诊断依据，未分别列出扣分）、鉴别诊断、进一步检查与治疗原则写在答题纸上（时间15分钟）

69号题标准答案

评分标准	总分22分	
一、初步诊断	4分	

		4分
低位单纯性肛瘘。 （仅答"低位肛瘘"或"单纯性肛瘘"得3分，仅答"肛瘘"得2分）		
二、诊断依据	5分	
1. 2年来肛门旁反复红肿痛，从肛门旁小口流出脓液。		2分
2. 既往无慢性腹泻史，无结核病史。		1分
3. 肛门左侧红肿，局部可见瘘口，挤压有脓液流出；在膝胸位8点，肛窦处可见内口。		2分
三、鉴别诊断	5分	
1. 痔。		1分
2. 肛裂。		1分
3. 皮脂腺囊肿继发感染。		1分
4. 复杂肛瘘。		1分
5. 肛管肿瘤。		1分
四、进一步检查	4分	
1. 肠镜检查，必要时活检。		2分
2. 探针探查或MRI检查。		2分
五、治疗原则	4分	
1. 坐浴，局部清洗。		1分
2. 应用抗生素。		1分
3. 手术治疗：瘘管切开、瘘管切除或挂线疗法。		2分

第21节　腹外疝

一、基础知识

1. 初步诊断

斜疝	斜疝＝幼儿、青少年＋可进入阴囊的腹部包块
直疝	直疝＝老年人＋腹股沟下方半球形包块＋不进入阴囊
股疝	股疝＝40岁以上女性＋腹股沟韧带下方包块＋不进入阴囊＋肠梗阻
嵌顿疝	嵌顿疝＝不易回纳
绞窄疝	绞窄疝＝肠管坏死＋固定区域腹痛＋血性呕吐物或腹水

2. 鉴别诊断
①癌症（腹股沟肿瘤），②特殊疾病（腹股沟肿大淋巴结，鞘膜积液、斜疝和直疝可相互鉴别）。

3. 进一步检查
①检验科（肝肾功能、凝血检查），②影像科（腹部B超），③特殊检查（透光试验）。

4. 治疗原则
①手术治疗（疝囊高位结扎手术、疝修补术），⑤预防（避免咳嗽、排便用力）。

二、真题重现

70号题

病历摘要

男童，2岁。右侧腹股沟可复性包块1年。

患者1年前哭闹时发现右侧腹股沟处隆起包块，平卧后包块消失。1年来，包块逐渐增大，每次于哭闹或咳嗽时出现，未予治疗。发病以来饮食、大小便及睡眠均正常，体重未下降，无遗传病家族史。

查体：T36.2℃，P88次/分，R20次/分，BP90/60mmHg。双肺未闻及干湿性啰音，心界不大，心率88次/分，心律整齐，未闻及杂音。腹平软，无压痛，肝脾肋下未触及，移动性浊音（-），肠鸣音活跃。右腹股沟区可见约4cm×3cm"梨形"包块，平卧后按压包块，包块可消失。按住腹股沟韧带中点上方1.5cm处，让患儿站立并咳嗽，包块不再复出。

实验室检查：血常规Hb120g/L，WBC$6.5×10^9$/L，NO.60，PLT$105×10^9$/L。粪常规（-），尿常规（-）。

【要求】根据以上病历摘要，请将初步诊断、诊断依据（两个以上诊断，应分别列出各自诊断依据，未分别列出扣分）、鉴别诊断、进一步检查与治疗原则写在答题纸上（时间 15 分钟）

70 号题标准答案

评分标准	总分 22 分	
一、初步诊断	4 分	
1. 右侧腹股沟斜疝。（答"腹股沟疝"得 2 分）		3 分
2. 易复性疝。		1 分
二、诊断依据	5 分	
1. 男性幼儿，哭闹时发病。		2 分
2. 右腹股沟 4cm×3cm "梨形"包块，平卧后按压包块，包块可消失，按住内环处，包块不再复出。		3 分
三、鉴别诊断	5 分	
1. 鞘膜积液。		2 分
2. 隐睾。		2 分
3. 腹股沟肿大淋巴结或肿瘤。		1 分
四、进一步检查	4 分	
1. 包块处透光试验。		2 分
2. 腹部 B 超。		2 分
五、治疗原则	4 分	
1. 避免慢性咳嗽、哭闹等。		2 分
2. 疝囊高位结扎术。		2 分

第 22 节　腹部闭合性损伤

一、基础知识

1. 初步诊断

肝破裂	肝破裂＝腹部外伤病史＋右上腹腹痛＋休克＋腹膜刺激征
脾破裂	脾破裂＝腹部外伤病史＋左上腹腹痛＋休克
肠损伤	肠损伤＝腹部外伤病史＋腹膜刺激征
肾损伤	肾损伤＝腹部外伤病史＋腰痛＋血尿

2. 鉴别诊断　特殊疾病（几个腹部损伤疾病可相互鉴别）。

3. 进一步检查　①检验科（血常规），②影像科（腹部 CT），③特殊检查（腹腔穿刺）。

4. 治疗原则　①对症治疗（密切观察），②手术治疗（剖腹探查）。

二、真题重现

71 号题

病历摘要

男性，38 岁，建筑工人。高处跌落后血尿 1 小时急诊入院。

患者于 1 小时之前在建筑施工时，不慎从脚手架上跌落，左腰部撞在地上一堆砖头上。患者随即感到左腰腹疼痛剧烈，伴恶心、呕吐。伤后排尿一次，为全程肉眼血尿，伴有血块。急送当地医院，经输液病情稳定后转入本院。平素体健，否认肝炎、结核病病史，无药物过敏史。

查体：T37.3℃，P102 次／分，R20 次／分，BP96/60mmHg。发育营养中等，神清，查体合作，痛苦病容。皮肤、黏膜未见苍白、黄染，头颅、心肺均未见异常。腹部稍膨隆，上腹部压痛、反跳痛，肝脾未触及，未扪及包块，移动性浊音（-），肠鸣音弱。左腰部大片皮下瘀斑，局部肿胀，触痛明显，膀胱区叩诊实音，尿道口有血迹。

实验室检查：血常规RBC3.5×10^{12}/L，Hb101g/L，WBC5.9×10^9/L；肾B超提示左肾显影模糊。

【要求】根据以上病历摘要，请将初步诊断、诊断依据（两个以上诊断，应分别列出各自诊断依据，未分别列出扣分）、鉴别诊断、进一步检查与治疗原则写在答题纸上（时间15分钟）

71号题标准答案

评分标准	总分22分	
一、初步诊断	5分	
肾外伤（左肾）。		5分
二、诊断依据	4分	
1. 左腰部外伤。		1.5分
2. 左腰部疼痛，血压、血红蛋白偏低，脉搏快。		1.5分
3. 肉眼血尿。		1分
三、鉴别诊断	5分	
1. 肝破裂。		3分
2. 肠破裂。		2分
四、进一步检查	4分	
1. 尿路造影。		2分
2. CT扫描。		2分
五、治疗原则	4分	
1. 绝对卧床，观察生命体征，经积极治疗后病情无改善者，需紧急手术探查。		2分
2. 抗休克、抗感染治疗及对症处理。		1分
3. 注意腰部肿块范围有无增大，观察每次排尿液的颜色深浅变化，定期检测血红蛋白和红细胞容积。		1分

72号题

病历摘要

女性，22岁。12小时前被木块击中腹部，6小时来腹痛、腹胀逐渐加重入院。

患者因车祸被木块击中腹部，腹壁挫伤后剧痛，休息后逐渐缓解，随后出现腹胀，且逐渐加重，来院就诊。

查体：T37.6℃，P82次/分，BP120/80mmHg。神志清楚，查体合作，头、颈、心脏、肺未见异常，腹稍胀，腹式呼吸减弱，脐周可见挫伤痕迹，全腹均有压痛，而以腹中部最重，腹肌稍紧张，反跳痛较明显，肝浊音界存在，移动性浊音（±），肠鸣音甚弱，听不清楚。

辅助检查化验：Hb120g/L，WBC11×10^9/L。腹部X线平片：膈下未见明显游离气体。B超显示肠间隙增宽。腹腔穿刺有少量淡黄色液体。

【要求】根据以上病历摘要，请将初步诊断、诊断依据（两个以上诊断，应分别列出各自诊断依据，未分别列出扣分）、鉴别诊断、进一步检查与治疗原则写在答题纸上（时间15分钟）

72号题标准答案

评分标准	总分22分	
一、初步诊断	5分	
1. 腹部闭合性损伤。		3分

2. 肠管破裂（小肠破裂可能性大）。		2分
二、诊断依据	4分	
1. 腹中部直接受力外伤史。		1分
2. 腹痛、腹胀逐渐加重。		1分
3. 有腹膜刺激征。		1分
4. 穿刺液不除外肠液。		1分
三、鉴别诊断	5分	
1. 其他空腔脏器破裂。		2分
2. 单纯腹壁损伤。		2分
3. 肝损伤。		1分
四、进一步检查	4分	
1. 重复腹腔穿刺。		2分
2. 腹腔灌洗检查。		2分
五、治疗原则	4分	
1. 开腹探查。		2分
2. 行破裂肠壁缝合或肠段切除吻合术。		2分

73 号题

病历摘要

男性，17 岁，左季肋部外伤后 10 小时，口渴、心悸、烦躁 2 小时。

患者今日晨起行走于驴群中时，被踢中左季肋部，当时疼痛剧烈，即至镇上医院就诊，拍片证实有肋骨骨折，卧床休息和局部固定后感觉好转，但仍有左上腹痛伴恶心。下午起床活动时觉全腹疼痛发胀，伴头晕、心悸，2 小时来口渴、烦躁。

查体：T37.6℃，P110 次 / 分，BP90/60mmHg。神志清楚，颜面、结膜明显苍白，心肺（-）。左季肋部皮下瘀斑，压痛。腹稍胀，全腹有明显压痛，以左上腹为著，肌紧张不明显，但有明显反跳痛，移动性浊音（±），肠鸣音弱。

实验室检查：Hb82g/L，WBC9.0×10^9/L。

【要求】根据以上病历摘要，请将初步诊断、诊断依据（两个以上诊断，应分别列出各自诊断依据，未分别列出扣分）、鉴别诊断、进一步检查与治疗原则写在答题纸上（时间 15 分钟）

73 号题标准答案

评分标准		总分 22 分
一、初步诊断	5分	
1. 脾破裂，腹腔内出血。		3分
2. 肋骨骨折。		2分
二、诊断依据	4分	
1. 左季肋部外伤史。		1分
2. 胸部 X 线片证实肋骨骨折。		1分
3. 腹痛遍及全腹，伴有失血症状。		1分
4. 腹腔内出血体征。		1分
三、鉴别诊断	5分	
1. 单纯肋骨骨折及软组织挫伤。		2分
2. 其他腹腔脏器损伤（肝、小肠）。		2分
3. 血胸。		1分
四、进一步检查	4分	
1. 腹部 B 超。		1分

2. 腹部 X 线平片。		1分
3. 胸部 X 线片。		1分
4. 腹腔穿刺。		1分
五、治疗原则	4分	
1. 严密观察病情，复查 Hb、P、BP，必要时输血。		2分
2. 开腹探查：脾切除。		2分

第四章 泌尿系统疾病

> **2021 考试大纲**

①急性肾小球肾炎、②慢性肾小球肾炎、③尿路感染、④尿路结石（助理不要求）、⑤良性前列腺增生（助理不要求）、⑥慢性肾脏病（助理不要求）。

第 1 节 急性肾小球肾炎

一、基础知识

1．初步诊断 急性肾小球肾炎＝上呼吸道感染史＋血尿＋C3 降低。

2．鉴别诊断 ①炎症（急进性肾炎、慢性肾炎），②特殊疾病（继发性肾炎）。

3．进一步检查 ①检验科（尿常规、尿蛋白定量），②影像科（肾脏 B 超），③特殊检查（尿相差显微镜检查、肾脏穿刺活检），④与鉴别诊断相关的检查（乙肝标志物、抗核抗体谱）。

4．治疗原则 ①对症治疗（卧床休息等），②药物治疗（利尿剂、ACEI），③介入手术（透析治疗）。

二、真题重现

74 号题

<table>
<tr><td colspan="2" align="center">病历摘要</td></tr>
<tr><td colspan="2">女性，17 岁。水肿伴血尿 1 周，尿量减少 2 天。

患者 1 周前无明显诱因出现颜面及双足背水肿，下午明显，进行性加重，逐渐蔓延至膝下。同时发现尿液呈洗肉水样，无尿频、尿急、尿痛。2 天前出现尿量减少，每日约 500～600ml，伴头痛。发病以来无夜尿增多，无发热、皮疹、关节痛。3 周前因患"急性扁桃体炎"，于外院使用"青霉素"抗感染治疗 1 周后好转。否认肝炎、结核病史，无高血压、肾疾病病史及其家族史。

查体：T36.8℃，P74 次/分，R18 次/分，BP150/95mmHg。皮肤未见出血点和皮疹，浅表淋巴结未触及肿大。双眼睑水肿，双侧扁桃体Ⅰ度肿大、无充血。双肺未闻及干湿性啰音。心界不大，心律整齐，各瓣膜听诊区未闻及杂音。腹平软，无压痛，肝脾肋下未触及。移动性浊音（-）。双下肢无水肿。

实验室检查：血常规 Hb111g/L，WBC6.5×10^9/L，NO.65，PLT263×10^9/L。Cr150μmol/L，BUN8.4mmol/L。抗链"O"升高。尿常规：RBC 满视野/高倍视野，Pro（+++）。

【要求】根据以上病历摘要，请将初步诊断、诊断依据（两个以上诊断，应分别列出各自诊断依据，未分别列出扣分）、鉴别诊断、进一步检查与治疗原则写在答题纸上（时间 15 分钟）</td></tr>
</table>

74 号题标准答案

评分标准	总分 22 分	
一、初步诊断	4 分	
急性肾小球肾炎。		4 分
二、诊断依据	5 分	
1．青年女性，急性病程，起病 1～3 周内有前驱感染史，无高血压病史及其家族史。		1 分
2．水肿、血尿、尿量减少。		1 分
3．查体：血压高（150/95mmHg），双眼睑及双下肢水肿。		1 分
4．尿常规示血尿、蛋白尿。		1 分
5．抗链"O"升高。		0.5 分
6．血 Cr 及 BUN 升高。		0.5 分
三、鉴别诊断	4 分	

1. 急进性肾小球肾炎。		1.5 分
2. 慢性肾小球肾炎。		1 分
3. 继发性肾小球肾炎（如狼疮性肾炎、过敏性紫癜性肾炎、乙肝病毒相关性肾炎）。		1.5 分
四、进一步检查	5 分	
1. 尿相差显微镜检查。		0.5 分
2. 24 小时尿蛋白定量。		0.5 分
3. 检测肾功能。		1 分
4. 血补体、抗肾小球基底膜抗体、乙肝病毒免疫标志物、抗核抗体谱检查。		1.5 分
5. 肾脏 B 超检查。		0.5 分
6. 必要时肾穿刺活检。		1 分
五、治疗原则	4 分	
1. 卧床休息，限制水、盐摄入。		1.5 分
2. 对症治疗：利尿、降压。		2 分
3. 必要时行血液净化治疗。		0.5 分

第 2 节　慢性肾小球肾炎

一、基础知识

1. 初步诊断

（1）诊断公式 慢性肾小球肾炎＝反复血尿、蛋白尿、水肿、高血压＞3 个月（这里注意和慢性肾盂肾炎区别，肾盂肾炎主要表现是长期反复尿频、尿急、尿痛）。

（2）肾功能分期（肾小球滤过率）

CKD1 期	$90 \sim 120ml/(min \cdot 1.73m^2)$	CKD4 期	$15 \sim 30ml/(min \cdot 1.73m^2)$
CKD2 期	$60 \sim 90ml/(min \cdot 1.73m^2)$	CKD5 期	$< 15ml/(min \cdot 1.73m^2)$
CKD3 期	$30 \sim 60ml/(min \cdot 1.73m^2)$		

2. 鉴别诊断 特殊疾病（高血压肾损伤、继发性肾炎、无症状血尿及蛋白尿）。

3. 进一步检查 ①检验科（肝肾功能、电解质），②影像科（腹部 B 超），③特殊检查（尿相差显微镜、肾穿刺活检），④与鉴别诊断相关的检查（乙肝标志物、抗核抗体谱）。

4. 治疗原则 ①对症治疗（限盐、控制），②药物治疗（ACEI），③介入手术（透析治疗），④手术治疗（肾移植）。

二、真题重现

75 号题

病历摘要

男性，33 岁。间断水肿 3 年，再发伴尿色加深 10 天。

患者 3 年前劳累后出现双下肢对称性、凹陷性水肿，晨轻暮重，无肉眼血尿及泡沫尿。于当地医院查尿常规示 RBC5 ～ 8/HP，蛋白（++），予以"青霉素"治疗，1 周后水肿消退。此后间断于劳累后出现上述症状，休息后缓解，未再复查尿常规。10 天前受凉后出现咽痛、发热，T37.8℃，尿液呈浓茶色，并再发双下肢水肿。自服"阿奇霉素"7 天，体温正常，尿色恢复正常。发病以来尿量正常，无皮疹及关节疼痛，大便正常，体重无变化。既往体健，无烟酒嗜好，无高血压家族史。

查体：T36.2℃，P78 次 / 分，R20 次 / 分，BP145/95mmHg。皮肤未见出血点和皮疹，浅表淋巴结未触及肿大。双肺未闻及干湿性啰音，心界不大，心率 78 次 / 分，心律整齐，各瓣膜听诊区未闻及杂音，腹平软，无压痛，肝脾肋下未触及，移动性浊音（-），肾区无叩击痛。双下肢轻度凹陷性水肿。

实验室检查：血常规 Hb114g/L，WBC5.4×10^9/L，N0.68，Plt282×10^9/L。尿常规：蛋白（++），

沉渣 RBC25 ～ 30/HP，颗粒管型 2 ～ 3/LP。尿蛋白定量 1.2g/d。血 Cr158μmol/L，BUN8.9mmol/L，Alb38g/L，估算肾小球滤过率（GFR）57ml/（min·1.73m²）。

【要求】根据以上病历摘要，请将初步诊断、诊断依据（两个以上诊断，应分别列出各自诊断依据，未分别列出扣分）、鉴别诊断、进一步检查与治疗原则写在答题纸上（时间 15 分钟）

75 号题标准答案

评分标准	总分 22 分
一、初步诊断	3 分
1. 慢性肾小球肾炎。	2 分
2. 肾性高血压。	0.5 分
3. 慢性肾疾病（CKD 分期 3 期）。	0.5 分
二、诊断依据	6 分
1. 慢性肾小球肾炎。	
（1）青年男性，慢性病程。	1 分
（2）双下肢水肿、血尿、蛋白尿、高血压。	2 分
（3）尿常规：蛋白（++），沉渣 RBC25 ～ 30/HP，颗粒管型 2 ～ 3/LP。	1 分
2. 肾性高血压：青年男性，肾脏疾病之后发现血压升高，无高血压家族史。	1 分
3. 慢性肾脏疾病（CKD 分期 3 期）：病程超过 3 个月，血肌酐升高，GFR57ml/（min·1.73m²）。	1 分
三、鉴别诊断	4 分
1. 继发性肾小球肾炎（如狼疮性肾炎、过敏性紫癜性肾炎、乙肝病毒相关性肾炎）。	1.5 分
2. 高血压肾损害。	1.5 分
3. 无症状性血尿和蛋白尿。	1 分
四、进一步检查	5 分
1. 尿相差显微镜检查。	1 分
2. 补体、乙肝病毒标志物、抗核抗体谱、抗肾小球基底膜抗体。	2 分
3. 肾 B 超。	1 分
4. 必要时行肾穿刺活检。	1 分
五、治疗原则	4 分
1. 限制水盐摄入，优质低蛋白饮食加必需氨基酸治疗。	1 分
2. 密切监测肾功能情况下，首选 ACEI 或 ARB。	1.5 分
3. 根据肾穿刺病理类型酌情给予免疫抑制治疗。	0.5 分
4. 避免劳累、感染及应用肾毒性药物。	1 分

第 3 节 尿路感染

一、基础知识

1. 初步诊断

急性肾盂肾炎	急性肾盂肾炎＝腰痛＋寒战高热＋尿路刺激症状＋白细胞尿＋白细胞管型
急性膀胱炎	急性膀胱炎＝尿路刺激症状：尿频、尿急、尿痛＋无全身症状

2. 鉴别诊断 ① 炎症（肾盂肾炎和膀胱炎可相互鉴别、尿路结核），② 特殊疾病（尿道综合征）。

3. 进一步检查 ① 检验科（肾功能、尿渗透压），② 影像科（泌尿系统 B 超），③ 特殊检查（清洁中段尿＋培养）。

4. 治疗原则 ① 对症治疗（多饮水），② 药物治疗（抗生素抗感染）。

二、真题重现

76 号题

病历摘要

女性，35 岁。尿频、尿急 5 天，发热 1 天。

患者 5 天前劳累后出现尿频、尿急，不伴尿痛，未诊治。1 天前出现畏寒、发热，体温最高达 38.2℃，同时感左侧腰部酸胀不适，伴乏力。无恶心、呕吐、腹痛、腹泻。既往 1 年曾有尿频、尿急、尿痛症状发作，自服"左氧氟沙星"2 天后好转。半个月前因意外妊娠行人工流产术。

查体：T38.0℃，P96 次／分，R20 次／分，BP125/80mmHg。皮肤未见出血点和皮疹，浅表淋巴结未触及肿大，睑结膜无苍白，巩膜无黄染。双肺未闻及干湿性啰音。心界不大，心率 96 次／分，心律整齐，各瓣膜区未闻及杂音。腹平软，无压痛，肝脾肋下未触及，Murphy 征阴性，麦氏点无压痛。左肾区叩痛（+）。双下肢无水肿。

实验室检查：血常规示 Hb120g/L，WBC12.5×10⁹/L，N0.85，PLT258×10⁹/L。尿常规：蛋白（+），尿沉渣检查 RBC8～10/HP，WBC50～60/HP，糖（-），亚硝酸盐（+）。粪常规（-）。

【要求】根据以上病历摘要，请将初步诊断、诊断依据（两个以上诊断，应分别列出各自诊断依据，未分别列出扣分）、鉴别诊断、进一步检查与治疗原则写在答题纸上（时间 15 分钟）

---

76 号题标准答案

评分标准		总分 22 分
一、初步诊断	3 分	
急性肾盂肾炎。（答"尿路感染"得 1 分）		3 分
二、诊断依据	5 分	
1. 青年女性，急性起病。		0.5 分
2. 尿频、尿急伴发热。		1 分
3. 发病前有人工流产术及劳累诱因。		0.5 分
4. 体温高、左肾区叩痛（+）。		1 分
5. 白细胞总数及中性粒细胞比例升高，尿白细胞增多，亚硝酸盐阳性，尿蛋白（+）。		2 分
三、鉴别诊断	4 分	
1. 急性膀胱炎。		1.5 分
2. 慢性肾盂肾炎急性发作。		1.5 分
3. 泌尿系结核。		0.5 分
4. 尿道综合征。		0.5 分
四、进一步检查	5 分	
1. 清洁中段尿沉渣涂片革兰染色、细胞培养计数加药物敏感试验。		2 分
2. 肾功能、尿渗透压及尿 NAG 检测。		1.5 分
3. 泌尿系统 B 超。		1.5 分
五、治疗原则	5 分	
1. 多饮水、避免憋尿。		2 分
2. 首选针对 G⁻ 杆菌有效的抗生素治疗，根据药敏结果调整用药。		2 分
3. 抗生素治疗 2 周。		1 分

77 号题

病历摘要

女性，45 岁。尿频、尿急、尿痛伴肉眼血尿 3 天。

　　患者3天前劳累后出现<u>尿频、尿急、尿痛</u>，伴尿色发红，未见血丝及凝血块，无发热及腰痛，既往<u>2型糖尿病病史5年</u>，应用胰岛素治疗，血糖控制情况不详；反复尿频、尿急2年，每年发作2～3次，不伴发热，口服抗生素治疗症状可好转。无高血压、肾疾病家族史。

　　查体：T36.5℃，P72次／分，R16次／分，BP125/75mmHg。皮肤未见出血点和皮疹，浅表淋巴结未触及肿大，咽无充血，扁桃体无肿大，双肺未闻及干湿啰音。心率72次／分，律齐，各瓣膜听诊区未闻及杂音。腹平软，无压痛，肝脾肋下未触及，双肾区叩击痛（-）。双下肢无水肿。

　　实验室检查：血常规Hb125g/L，WBC6.5×10^9/L，N0.65，PLT253×10^9/L。血生化：Glu12.6mmol/L，BUN6.6mmol/L，Cr77μmol/L。尿常规：Glu（++），RBC3～5/HP，WBC40～50/HP，亚硝酸盐（++），白细胞管型（-）。

　　【要求】根据以上病历摘要，请将初步诊断、诊断依据（两个以上诊断，应分别列出各自诊断依据，未分别列出扣分）、鉴别诊断、进一步检查与治疗原则写在答题纸上（时间15分钟）

77号题标准答案

评分标准	总分22分
一、初步诊断	4分
1. 急性膀胱炎。（仅答"尿路感染"得2分）	3分
2. 2型糖尿病。（仅答"糖尿病"得0.5分）	1分
二、诊断依据	5分
1. 急性膀胱炎。	
（1）中年女性，急性病程，有糖尿病病史。	1分
（2）症状：尿频、尿急、尿痛，无发热、腰痛。	1分
（3）体征：肾区叩击痛（-）。	0.5分
（4）尿白细胞增多伴亚硝酸盐（++），尿白细胞管型（-）。	1.5分
2. 2型糖尿病：既往糖尿病病史，本次查血糖12.6mmol/L，尿糖（++）。	1分
三、鉴别诊断	4分
1. 急性肾盂肾炎。	1分
2. 慢性肾盂肾炎。	1分
3. 泌尿系统结核。	1分
四、进一步检查	5分
1. 清洁中段尿细菌培养＋药敏试验。	1.5分
2. 尿β₂微球蛋白、尿NAG、尿渗透压检查。	1.5分
3. 尿沉渣抗酸染色、PPD试验。	1分
4. 泌尿系统B超检查。	1分
五、治疗原则	4分
1. 多饮水，避免憋尿。	1分
2. 控制血糖。	1分
3. 抗感染：经验性治疗选择针对G⁻抗生素，待尿培养结果回报后根据药敏结果调整用药。	2分

第4节　尿路结石（助理医师不要求）

一、基础知识

1. 初步诊断

上尿路结石	上尿路结石＝腰痛＋血尿
膀胱结石	膀胱结石＝排尿过程中尿流突然中断

2. 鉴别诊断　①炎症（肾盂肾炎），②癌症（尿路肿瘤），③特殊疾病（胆石症）。

　　3．进一步检查 ①检验科（肝肾功能、电解质），②影像科（腹平片），③特殊检查（静脉肾盂造影、膀胱镜或输尿管镜）。

　　4．治疗原则 ①对症治疗（止痛、多饮水），②药物治疗（中药排石），③介入手术（体外冲击波、内镜治疗），④手术治疗（开放手术治疗）。

二、真题重现

78号题

病历摘要

　　男性，45岁。右侧腰痛1个月余，加重2小时。

　　患者于1个多月前无明显诱因出现右侧腰部持续性胀痛，与体位无关，可以忍受，未予诊治。2小时前奔跑时突感右侧腰痛加重，呈剧烈绞痛，难以忍受，并向右下腹部及右侧腹股沟区放射，伴尿频、恶心，无呕吐。发病以来无发热，无尿急、尿痛、肉眼血尿及排尿困难，大便正常。既往史：3个月前曾于饮酒后发作左足第一跖趾关节红肿疼痛，自服"止痛药"症状缓解，此后未再发作，未进一步检查。否认肝炎、结核病等病史。吸烟20年，10支／日，饮酒10余年。

　　查体：T36.5℃，P82次／分，R20次／分，BP135/85mmHg。痛苦表情，皮肤未见出血点和皮疹，浅表淋巴结未触及肿大，颜面、眼睑无水肿，巩膜无黄染，甲状腺无肿大。双肺呼吸音清晰。心界不大，心率82次／分，心律整齐，未闻及杂音。腹平软，右输尿管走行区平脐水平有深压痛，无反跳痛，全腹未触及包块，肝脾肋下未触及，移动性浊音（－），右肾区叩痛（＋）。四肢关节无肿胀畸形。无皮下结节，双下肢无水肿。

　　实验室检查：血常规Hb145g/L，RBC4.21×10¹²/L，WBC6.9×10⁹/L，N0.70，PLT225×10⁹/L。尿常规：pH5.0，蛋白微量，RBC满视野/HP，WBC2～4个/HP，血肌酐101μmol/L，尿素氮6.7mmol/L，尿酸542μmol/L（正常208～428μmol/L）。

　　【要求】根据以上病历摘要，请将初步诊断、诊断依据（两个以上诊断，应分别列出各自诊断依据，未分别列出扣分）、鉴别诊断、进一步检查与治疗原则写在答题纸上（时间15分钟）

78号题标准答案

评分标准		总分22分
一、初步诊断	3分	
1．上尿路结石（右侧尿酸结石）。		2分
2．痛风。		1分
二、诊断依据	6分	
1．上尿路结石（右侧尿酸结石）。		
（1）中年男性，右侧腰部胀痛，急性加重。		0.5分
（2）活动后呈绞痛性、程度加重，向右下腹及右腹股沟区放射。		1.5分
（3）既往有疑似痛风性关节炎发作。		0.5分
（4）查体：右肾区叩击痛，右输尿管走行区平脐水平深压痛。		1分
（5）尿检示镜下血尿、酸性尿。		1.5分
2．痛风。		
（1）饮酒后急性发作足部单关节炎（跖趾关节）。		0.5分
（2）血尿酸升高。		0.5分
三、鉴别诊断	4分	
1．急性阑尾炎。		1分
2．胆石病。		1分
3．急性肾盂肾炎。		1分
4．输尿管肿瘤。		1分

四、进一步检查	5分	
1. 尿相差显微镜。		1分
2. 腹部B超。		1.5分
3. 腹平片＋静脉肾盂造影。		1.5分
4. 输尿管镜。		1分
五、治疗原则	4分	
1. 对症治疗：解痉、镇痛。		1分
2. 一般治疗：多饮水、低嘌呤饮食、碱化尿液、降尿酸。		1分
3. 体外冲击波治疗。		1分
4. 内镜治疗（输尿管镜或经皮肾镜取石或碎石术）。		0.5分
5. 开放手术治疗。		0.5分

第5节　良性前列腺增生（助理医师不要求）

一、基础知识

1. 初步诊断　前列腺增生＝老年男性＋进行性排尿困难＋尿路刺激症状。

2. 鉴别诊断　①癌症（前列腺癌），②特殊疾病（膀胱镜痉挛、尿道狭窄、神经源性膀胱功能障碍）。

3. 进一步检查　①检验科（肝肾功能、电解质），②影像科（前列腺B超），③特殊检查（前列腺特异性抗原（PSA）、尿动力学检查）。

4. 治疗原则　①药物治疗（α_1受体阻滞剂、5α-还原酶抑制剂），②介入手术（导尿管或耻骨上穿刺膀胱造瘘）、③手术治疗（手术治疗）。

二、真题重现

79号题

病历摘要

男性，69岁。夜尿增多、排尿困难4年，加重1天。

患者4年前无明显诱因出现夜尿增多，4～6次/夜，伴尿前等待、排尿费力、尿线分叉、排尿不尽。自服"消炎药"症状无改善。昨日饮酒后排尿困难加重，尿频明显，10余分钟1次，每次尿量少。并逐渐出现下腹部胀痛，不能自行排尿，尿失禁，全天尿量少于200ml。发病以来无发热及肉眼血尿，大便正常，体重无明显改变。既往无高血压、糖尿病病史，无肝炎、结核病史。

查体：T36.4℃，P95次/分，R20次/分，BP135/85mmHg。皮肤未见出血点和皮疹，浅表淋巴结未触及肿大，颜面无水肿，巩膜无黄染。心肺查体未见异常。下腹部膨隆，腹软，无肌紧张，肝脾肋下未触及，耻骨上区可触及球形包块，上极距耻骨上缘8cm，叩诊呈浊音，移动性浊音（－），肾区无叩痛。双下肢无水肿。直肠指检：前列腺Ⅱ度增大，表面光滑，边缘清楚，质中，无触痛，中央沟变浅，肛门括约肌张力正常。

实验室检查：血常规 Hb125g/L，WBC6.8×10^9/L，N0.70，PLT225×10^9/L，血 Cr78μmol/L，BUN6.7mmol/L。

【要求】根据以上病历摘要，请将初步诊断、诊断依据（两个以上诊断，应分别列出各自诊断依据，未分别列出扣分）、鉴别诊断、进一步检查与治疗原则写在答题纸上（时间15分钟）

79号题标准答案

评分标准	总分22分
一、初步诊断	3分
1. 良性前列腺增生。	2分
2. 急性尿潴留。	1分

二、诊断依据	5分	
1. 良性前列腺增生。		
（1）老年男性、慢性病程、急性加重。		1分
（2）夜尿增多伴排尿困难，饮酒后加重。		1分
（3）前列腺Ⅱ度增大，表面光滑，边缘清楚，质中，无触痛，中央沟变浅，肛门括约肌张力正常。		1分
2. 急性尿潴留。		
（1）饮酒后出现不能自主排尿、下腹胀痛、尿失禁。		1分
（2）下腹部膨隆，耻骨以上触及球形包块，叩诊呈浊音。		1分
三、鉴别诊断	4分	
1. 膀胱颈痉挛。		1分
2. 前列腺癌。		1分
3. 尿道狭窄。		1分
4. 神经源性膀胱功能障碍。		1分
四、进一步检查	5分	
1. 泌尿系统及前列腺B超。		2分
2. 前列腺特异性抗原（PSA）测定。		2分
3. 尿动力学检查。		1分
五、治疗原则	5分	
1. 留置导尿管或耻骨上穿刺膀胱造瘘。		2分
2. α₁受体阻滞剂、5α-还原酶抑制剂治疗。		1分
3. 手术治疗。		1分
4. 其他物理疗法。		1分

80号题

病历摘要

男性，75岁。进行性排尿困难5年，不能排尿4小时。

患者5年前无明显诱因逐渐出现排尿困难，伴尿频、尿急、夜尿次数增多，严重时每晚4～6次，偶伴有尿失禁，无血尿，1年前曾在感冒后出现过一次严重的排尿困难，排尿呈滴沥状。伴发热，到医院就诊，诊断为"急性前列腺炎"，给予抗炎（具体不详）治疗后缓解。近半年排尿困难明显加重，排尿费力，尿等待时间明显延长。4小时前出现不能排尿，无发热。发病以来饮食正常，睡眠差，大便无异常，体重无明显变化。既往体健。无烟酒嗜好。无遗传病家族史。

查体：T36℃，P80次/分，R18次/分，BP140/85mmHg。神志清楚，表情痛苦。颜面无水肿，浅表淋巴结未触及肿大。双肺呼吸音清，心率80次/分，律齐，各瓣膜听诊区未闻及杂音。腹软，肝脾肋下未触及，肠鸣音正常。双下肢无水肿。

专科查体：双肾区无叩击痛，膀胱区隆起，叩诊呈浊音。外生殖器正常。直肠指诊：前列腺增大，表面光滑，无结节，无压痛，质地中等，直肠黏膜未触及肿物，指套无染血。

泌尿系统B超：双肾大小正常，回声无异常，肾盂无分离，双侧输尿管无扩张，膀胱极度充盈，膀胱内尿量约1000ml，膀胱内可见1枚强回声光团，后伴声影，直径约1.5cm，位置随体位改变而改变。

【要求】根据以上病历摘要，请将初步诊断、诊断依据（两个以上诊断，应分别列出各自诊断依据，未分别列出扣分）、鉴别诊断、进一步检查与治疗原则写在答题纸上（时间15分钟）

80号题标准答案

评分标准	总分22分
一、初步诊断	3分

1. 良性前列腺增生。		1分
2. 急性尿潴留。		1分
3. 膀胱结石。		1分
二、诊断依据	5分	
1. 良性前列腺增生。		
（1）老年男性、慢性病程、急性加重。		1分
（2）夜尿增多伴排尿困难。		1分
（3）前列腺增大，表面光滑，边缘清楚，质中，无触痛。		1分
2. 急性尿潴留。		
（1）不能自主排尿。		1分
（2）下腹部膨隆，叩诊呈浊音。		1分
3. 膀胱结石：膀胱内见强回声团。		
三、鉴别诊断	4分	
1. 膀胱颈痉挛。		1分
2. 前列腺癌。		1分
3. 尿道狭窄。		1分
4. 神经源性膀胱功能障碍。		1分
四、进一步检查	5分	
1. 泌尿系统及前列腺B超		2分
2. 前列腺特异性抗原（PSA）测定。		2分
3. 尿动力学检查。		1分
五、治疗原则	5分	
1. 留置导尿管或耻骨上穿刺膀胱造瘘。		1分
2. α_1受体阻滞剂、5α-还原酶抑制剂治疗。		1分
3. 手术治疗。		1分
4. 其他物理疗法。		1分
5. 膀胱结石采用膀胱镜等手术治疗。		1分

第6节　慢性肾脏病（助理医师不要求）

一、基础知识

1. 初步诊断

（1）诊断公式　慢性肾衰竭＝长期肾疾病病史＋肌酐升高＋尿素氮升高。

（2）分期

	Cr（肌酐）	Ccr（内生肌酐清除率）
肾功能代偿期	133～177μmol/L	80～51ml/min
肾功能失代偿期	177～442μmol/L	50～20ml/min
肾功能衰竭期	442～707μmol/L	19～10ml/min
尿毒症期	≥707μmol/L	＜10ml/min

（3）并发症

肾性高血压	肾性高血压＝长期肾脏疾病病史＋血压＞140/90mmHg
肾性贫血	肾性贫血＝长期肾疾病病史＋血红蛋白＜110g/L

2. 鉴别诊断　①炎症（肾盂肾炎），②癌症（消化道肿瘤），③特殊疾病（高血压病、血液系统疾病）。

3. 进一步检查　①检验科（肾疾病抗体），②影像科（肾脏B超），③与鉴别诊断相关的检查（肝炎病毒学检查）。

4. 治疗原则　①对症治疗（低蛋白饮食），②药物治疗（控制高血压、纠正酸中毒），③介入手术（血液透析），④手术治疗（肾移植）。

二、真题重现

81 号题

病历摘要

男性，35 岁。因"乏力、厌食 1 个月"就诊。

患者近 1 个月无诱因感乏力、厌食，有时伴恶心、腹胀，进行性加重。无腹痛、腹泻或发热。近 2 年来出现夜尿次数增多，尿量无明显改变。既往史：5 年前曾发现血压偏高，150/90mmHg，未正规诊治。无糖尿病史，无药物滥用史，无药物过敏史。

查体：T36.8℃，P90 次 / 分，R20 次 / 分，BP160/100mmHg。慢性病容，贫血貌，皮肤有氨味，浅表淋巴结无肿大，巩膜无黄染。心、肺、腹部查体未见异常。双下肢无水肿。

实验室检查：血常规 Hb90g/L。尿常规：蛋白 (++)，RBC(++)。粪便常规 (-)。血生化：Cr910μmol/L，HCO_3 16mmol/L，血磷升高。

B 超：双肾缩小，左肾 8.8cm×4.1cm，右肾 9.1cm×4.0cm，双肾皮质回声增强。

【要求】根据以上病历摘要，请将初步诊断、诊断依据（两个以上诊断，应分别列出各自诊断依据，未分别列出扣分）、鉴别诊断、进一步检查与治疗原则写在答题纸上（时间 15 分钟）

---

81 号题标准答案

评分标准		总分 22 分
一、初步诊断	5 分	
1. 慢性肾衰竭，尿毒症期。		3 分
2. 肾性贫血。		1 分
3. 肾性高血压。		1 分
二、诊断依据	4 分	
1. 消化道起病，临床表现多系统受累症状明显。		1 分
2. 结合辅助检查，血 Cr 升高，重度肾功能损伤伴血尿、蛋白尿、贫血，结合肾影像学表现，B 超提示双肾萎缩。		1 分
3. 血 Cr 水平 Cr910μmol/L ＞ 707μmol/L，表明已经进入尿毒症期。		1 分
4. 实验室检查代谢紊乱表现提示肾性贫血、肾性骨病等。		1 分
三、鉴别诊断	4 分	
1. 消化道肿瘤。		1 分
2. 血液系统疾病。		1 分
3. 慢性肾盂肾炎。		1 分
4. 高血压病。		1 分
四、进一步检查	4 分	
1. 病因筛查：了解家族史、查抗肾基底膜抗体、肝炎病毒学检查、肾血管超声等。		2 分
2. 血甲状旁腺素，肺部影像学检查、心功能评价等。		2 分
五、治疗原则	5 分	
1. 基础治疗：优质低蛋白饮食，监测血压、血生化、对症治疗。		2 分
2. 药物治疗：纠正酸中毒、纠正肾性贫血、控制高血压。		2 分
3. 替代治疗：根据患者的实际情况选择血液透析、腹膜透析或者肾移植。		1 分

第五章　女性生殖系统疾病

> **2021 考试大纲**

①自然流产（助理不要求）、②异位妊娠、③妊娠期高血压（助理不要求）、④前置胎盘（助理不要求）、⑤胎盘早剥（助理不要求）、⑥产后出血（助理不要求）、⑦盆腔炎性疾病、⑧子宫颈癌（助理不要求）、⑨子宫肌瘤（助理不要求）、⑩子宫内膜癌（助理不要求）、⑪卵巢癌（助理不要求）、⑫卵巢囊肿蒂扭转或破裂（助理不要求）、⑬子宫内膜异位症（助理不要求）。

第 1 节　自然流产（助理医师不要求）

一、基础知识

　　1. 初步诊断

先兆流产	先兆流产＝妊娠＜28 周＋腹痛及阴道流血＋宫口闭＋子宫与孕周大小相符
难免流产	难免流产＝妊娠＜28 周＋腹痛及阴道流血＋宫口开＋子宫与孕周大小相符或略小
不全流产	不全流产＝妊娠＜28 周＋腹痛及阴道流血＋宫口开＋子宫＜孕周大小
完全流产	完全流产＝妊娠＜28 周＋腹痛及阴道流血＋宫口闭＋子宫恢复正常大小
稽留流产	死胎在宫内没有排出，最危险的并发症是 DIC
复发性流产	连续自然流产≥3 次，或连续 2 次及以上的自然流产者

　　2. 鉴别诊断　几种不同的流产类型相互鉴别。

　　3. 进一步检查　①检验科（血常规、血型、凝血检查），②影像科（妇科 B 超）。

　　4. 治疗原则　①药物治疗，②手术治疗（剖腹探查、手术治疗）。

二、真题重现

82 号题

病历摘要

　　女性，28 岁，停经 48 天，阴道少量流血 5 天，阴道流血增多，有血凝块，伴有阵发性腹痛 2 小时。查体：T37.1℃，P113 次／分，R15 次／分，BP70/60mmHg，面色苍白。

　　妇科检查：阴道内可见多量血，宫颈口有组织堵塞，并有活动性出血，子宫如孕 7 周大小，质软，无压痛，双侧附件区未触及异常。

　　辅助检查：尿妊娠试验阳性。

　　【要求】根据以上病历摘要，请将初步诊断、诊断依据（两个以上诊断，应分别列出各自诊断依据，未分别列出扣分）、鉴别诊断、进一步检查与治疗原则写在答题纸上（时间 15 分钟）

---

82 号题标准答案

评分标准		总分 22 分
一、初步诊断	4 分	
1. 难免流产。		3 分
2. 失血性休克。		1 分
二、诊断依据	5 分	
1. 育龄期妇女，有停经史。		1 分
2. 阴道流血增多，有血凝块，伴有阵发性腹痛。		2 分
3. 宫颈口有组织堵塞，并有活动性出血，血压 BP70/60mmHg 提示休克。		1 分

4. 辅助检查：尿妊娠试验阳性。		1分
三、鉴别诊断	5分	
1. 先兆流产。		1.5分
2. 不全流产。		1.5分
3. 功能失调性子宫出血。		1分
4. 葡萄胎。		1分
四、进一步检查	4分	
1. 血常规、凝血功能检查。		2分
2.B型超声检查。		2分
五、治疗原则	4分	
抗休克同时及时清除宫腔内容物。		4分

第2节　异位妊娠

一、基础知识

1. **初步诊断** 异位妊娠 = 停经史 + 下腹痛 + 阴道流血 + 一侧附件可扪及肿块。
2. **鉴别诊断** ①炎症（阑尾炎、输卵管炎），②特殊疾病（卵巢囊肿蒂扭转、黄体囊肿破裂）。
3. **进一步检查** ①检验科（血常规），②影像科（妇科B超），③特殊检查（阴道后穹隆穿刺）。
4. **治疗原则** 手术治疗（剖腹探查、手术治疗）。

二、真题重现

83号题

病历摘要

女性，34岁，已婚。停经45天，右下腹痛3天。

患者45天前末次月经。停经第39天出现头晕、恶心、乏力等不适，自测尿妊娠试验（+）。近3天来自觉右下腹胀痛不适，不影响日常生活。13岁初潮，平素月经规律，周期4～5/29天，量中，无痛经，25岁结婚。孕3产0，近5年不孕。既往体健。

查体：T36.0℃，P80次/分，R20次/分，BP100/60mmHg。心肺查体未见异常。全腹压痛、反跳痛不明显，移动性浊音（-）。

妇科检查：外阴（-），阴道通畅，后穹隆不饱满，宫颈举痛（+），子宫中位、正常大小、稍软，右侧附件区可触及约4cm×3cm×3cm的不规则包块，质软，左侧附件区未触及异常。

【要求】根据以上病历摘要，请将初步诊断、诊断依据（两个以上诊断，应分别列出各自诊断依据，未分别列出扣分）、鉴别诊断、进一步检查与治疗原则写在答题纸上（时间15分钟）

83号题标准答案

评分标准		总分22分
一、初步诊断	4分	
1. 右侧输卵管妊娠。		3分
2. 继发性不孕。		1分
二、诊断依据	5分	
1. 右侧输卵管妊娠。		
（1）有停经、妊娠反应，尿妊娠试验（+），右下腹胀痛不适。		2分
（2）宫颈举痛（+），子宫正常大小、质稍软，右侧附件区可触及约4cm×3cm×3cm的不规则包块，质软。		2分
2. 继发性不孕：孕3产0，近5年不孕。		1分

三、鉴别诊断	5分	
1. 黄体囊肿破裂。		1.5分
2. 卵巢囊肿蒂扭转或破裂。		1.5分
3. 急性阑尾炎。		1分
4. 急性输卵管炎。		1分
四、进一步检查	4分	
1. 妇科B超。		2分
2. 阴道后穹隆穿刺。		2分
五、治疗原则	4分	
剖腹探查、手术治疗。		4分

84 号题

病历摘要

女性，32岁，停经41天，阴道流血5天，下腹痛2小时。

患者停经41天，5天前出现阴道淋漓流血，深咖啡色，2小时前突然出现左下腹剧烈疼痛，自觉头晕，肛门坠胀，急诊就诊。既往体健，月经规律，15岁初潮，月经周期28～30天，持续4～5天，结婚2年未避孕，未孕。

查体：T36.5℃，P120次/分，R22次/分，BP80/50mmHg。贫血貌，睑结膜苍白，巩膜无黄染，口唇苍白。双肺未闻及干湿性啰音。心界不大，心率120次/分，律齐，各瓣膜听诊区未闻及杂音。腹稍膨隆，全腹压痛（+），以左下腹为著，无明显肌紧张，反跳痛，肝脾肋下未触及，移动性浊音（+）。四肢皮肤湿冷。

妇科检查：外阴已婚未产式；阴道有少许血性分泌物，后穹隆饱满；宫颈举痛（+）；宫体稍大稍软；左侧附件区可触及不规则包块，边界不清，触痛（+）。

实验室检查：血常规 Hb67g/L，RBC2.2×10^{12}/L，WBC4.2×10^9/L，PLT105×10^9/L。

【要求】根据以上病历摘要，请将初步诊断、诊断依据（两个以上诊断，应分别列出各自诊断依据，未分别列出扣分）、鉴别诊断、进一步检查与治疗原则写在答题纸上（时间15分钟）

84 号题标准答案

评分标准	总分22分	
一、初步诊断	4分	
1. 异位妊娠。（答"左输卵管妊娠破裂或流产"得2.5分，答"宫外孕"得2分）		2.5分
2. 失血性休克。		0.5分
3. 失血性贫血。		0.5分
4. 不孕症。		0.5分
二、诊断依据	6分	
1. 异位妊娠。		
（1）青年女性，结婚2年不孕。		0.5分
（2）既往月经规律，出现停经、阴道流血、突发下腹剧痛，肛门坠胀。		1分
（3）查体：全腹压痛（+），以左下腹为著，移动性浊音（+）。		1分
（4）妇科检查：阴道有少许血性分泌物，后穹隆饱满，宫颈举痛（+），宫体稍大、稍软；左侧附件区可触及不规则包块，边界不清，触痛（+）。		1分
2. 失血性休克。		
（1）腹痛、阴道流血，头晕。		1分
（2）心率快（120次/分），血压低（80/50mmHg），贫血貌，睑结膜和口唇苍白，腹部移动性浊音（+），四肢皮肤湿冷。		0.5分
3. 失血性贫血：阴道流血，贫血貌，睑结膜和口唇苍白，Hb67g/L。		0.5分
4. 不孕症：结婚2年未避孕，未孕。		0.5分

三、鉴别诊断	4分	
1. 黄体破裂。		2分
2. 流产。		1分
3. 盆腔炎性疾病（答"急性盆腔炎"或"急性输卵管炎"亦得0.5分）。		0.5分
4. 卵巢囊肿蒂扭转。		0.5分
四、进一步检查	4分	
1. 血或尿 hCG 检测。		1分
2. 妇科 B 超检查。		1分
3. 阴道后穹窿穿刺或 B 超引导下穿刺。		1分
4. 复查血常规，血型和交叉配血。		1分
五、治疗原则	4分	
1. 积极纠正休克，纠正贫血（补液、输血、扩容）。		1.5分
2. 尽快（急诊）手术治疗。		2.5分

第3节 妊娠期高血压（助理医师不要求）

一、基础知识

1. 初步诊断

子痫前期	收缩压≥140mmHg 或舒张压≥90mmHg
重度子痫前期	收缩压≥160mmHg 或舒张压≥110mmHg，尿蛋白≥5.0g/24h
子痫	妊娠期高血压 + 抽搐

2. 鉴别诊断 特殊疾病（妊娠合并高血压、慢性肾炎）。

3. 进一步检查 ①检验科（血常规、24 小时尿蛋白测量），②影像科（妇科 B 超）。

4. 治疗原则 药物（降压药物治疗）。

二、真题重现

85 号题

病历摘要

女性，35 岁，妊娠 35 周，发现血压升高 3 周。

3 周前产检发现血压升高，最高 170/110mmHg，建议住院，未遵医嘱。

入院查体：T36.9℃，P105 次/分，R15 次/分，BP170/120mmHg。

产科检查：腹软，宫底脐上 2 指，胎心率 130 次/分，双下肢水肿（+）。既往无高血压病史。

实验室检查：尿蛋白（++）。超声检查提示胎儿大小相当于妊娠 33 周。

【要求】根据以上病历摘要，请将初步诊断、诊断依据（两个以上诊断，应分别列出各自诊断依据，未分别列出扣分）、鉴别诊断、进一步检查与治疗原则写在答题纸上（时间 15 分钟）

---

85 号题标准答案

评分标准	总分 22 分	
一、初步诊断	4分	
1. 子痫前期（重度）。		3分
2. 胎儿生长受限。		1分
二、诊断依据	6分	
1. 妊娠 35 周，发现血压升高 3 周。既往无高血压病史。		1分
2. BP170/110mmHg，收缩压超过 160mmHg，诊断为重度子痫前期。		3分
3. 超声检查提示胎儿大小相当于妊娠 33 周，<孕周 35 周。		2分

三、鉴别诊断	4分	
1. 慢性肾炎合并妊娠。		2分
2. 慢性高血压合并妊娠。		2分
四、进一步检查	4分	
1. 眼底检查。		2分
2.24 小时尿蛋白定量，肝肾功能检查。		1分
3. 心脏超声检查。		1分
五、治疗原则	4分	
1. 给予休息、镇静、解痉、降压等治疗。		2分
2. 给予地塞米松促胎肺成熟后终止妊娠。		2分

第4节　前置胎盘（助理医师不要求）

一、基础知识

1. 初步诊断 前置胎盘 = 妊娠 + 无痛性阴道流血。

2. 鉴别诊断 特殊疾病（胎盘早剥、先兆子宫破裂、宫颈疾病等）。

3. 进一步检查 ①检验科（血常规、凝血功能），②影像科（妇科B超）。

4. 治疗原则 ①药物（保胎药物），②手术治疗。

二、真题重现

86号题

病历摘要

女性，29岁。妊娠36周，阴道流血2小时。

2小时前，患者夜间睡眠中出现阴道流血，量多于月经量，色红，无腹痛。遂来诊。既往月经规律。人工流产史2次。

查体：T36.9℃，P88次／分，R16次／分，BP101/70mmHg。贫血貌，腹膨隆、软，宫高36cm，腹围99cm，枕左前位，先露高浮，胎心142次／分。未及宫缩。

实验室检查：WBC7.5×10^9/L，Hb80g/L，PLT230×10^9/L。

【要求】根据以上病历摘要，请将初步诊断、诊断依据（两个以上诊断，应分别列出各自诊断依据，未分别列出扣分）、鉴别诊断、进一步检查与治疗原则写在答题纸上（时间15分钟）

86号题标准答案

评分标准	总分22分	
一、初步诊断	4分	
1. 前置胎盘。		3分
2. 失血性贫血（中度）。		1分
二、诊断依据	5分	
1. 青年女性，妊娠。		1分
2. 妊娠36周，阴道流血2小时，无明显腹痛。		2分
3. 查体：胎头高浮。		1分
4. 失血性贫血：Hb80g/L ＜ 100g/L。		1分
三、鉴别诊断	5分	
1. 胎盘早剥。		2分
2. 宫颈疾病。		2分
3. 子宫肌瘤。		1分

四、进一步检查	4分	
1. 腹部B型超声检查。		2分
2. 胎心监护。		2分
五、治疗原则	4分	
急诊剖宫产终止妊娠。		4分

第5节　胎盘早剥（助理医师不要求）

一、基础知识

1. 初步诊断 胎盘早剥＝妊娠＋疼痛＋阴道流血。

2. 鉴别诊断 特殊疾病（前置胎盘、先兆子宫破裂）。

3. 进一步检查 ①检验科（血常规、凝血功能），②影像科（妇科B超）。

4. 治疗原则 手术治疗。

二、真题重现

87号题

病历摘要

女性，35岁。妊娠33周，发现血压升高2周，腹痛伴阴道流血5小时。

2周前产检时发现血压高，170/100mmHg，未治疗。5小时前出现下腹部疼痛，少量阴道流血。

查体：T37.1℃，P105次/分，R16次/分，BP90/60mmHg。产科检查：宫高35cm，腹围96cm，胎位不清，胎心105次/分，子宫张力大，压痛阳性。

实验室检查：WBC6.9×10^9/L，Hb72g/L，PLT137×10^9/L。尿蛋白（+++）。

【要求】根据以上病历摘要，请将初步诊断、诊断依据（两个以上诊断，应分别列出各自诊断依据，未分别列出扣分）、鉴别诊断、进一步检查与治疗原则写在答题纸上（时间15分钟）

87号题标准答案

评分标准	总分22分	
一、初步诊断	5分	
1. 胎盘早剥。		2分
2. 子痫前期。		1分
3. 胎儿窘迫。		1分
4. 失血性贫血（中度）。		1分
二、诊断依据	5分	
1. 胎盘早剥：妊高症＋腹痛伴阴道流血。		2分
2. 子痫前期：妊高症患者，血压达到170/100mmHg。		1分
3. 胎儿窘迫：胎位不清，胎心105次/分。		1分
4. 失血性贫血（中度）：Hb72g/L。		1分
三、鉴别诊断	4分	
1. 前置胎盘。		2分
2. 先兆子宫破裂。		2分
四、进一步检查	4分	
1. 凝血功能、肾功能检查。		2分
2. B型超声检查。		2分
五、治疗原则	4分	

抗休克同时急诊剖宫产终止妊娠。	4分

第6节　产后出血（助理医师不要求）

一、基础知识

1. **初步诊断** 产后出血＝产后阴道流血量较多。
2. **鉴别诊断** 特殊疾病（软产道裂伤、胎盘残留、妊娠合并肝炎）。
3. **进一步检查** ①检验科（血常规、凝血检查），②影像科（妇科B超）。
4. **治疗原则** 药物（收缩子宫药物）。

二、真题重现

88号题

病历摘要

女性，35岁，经产妇，足月顺产后3小时阴道流血量多。

3小时前足月顺产一女活婴，体重4200g。

查体：宫底位于脐上2指，质软，轮廓不清。软产道无异常。按压宫底后阴道排出约800ml暗红色血液，经持续按摩子宫及静脉滴注缩宫素等治疗后子宫收缩良好，阴道流血少。

【要求】根据以上病历摘要，请将初步诊断、诊断依据（两个以上诊断，应分别列出各自诊断依据，未分别列出扣分）、鉴别诊断、进一步检查与治疗原则写在答题纸上（时间15分钟）

88号题标准答案

评分标准		总分22分
一、初步诊断	4分	
产后出血。		4分
二、诊断依据	5分	
1. 妊娠期妇女，分娩史，胎儿为巨大儿，此为产后出血的高危因素。		2分
2. 经按摩子宫及应用宫缩剂后好转，说明为子宫收缩乏力所致产后出血。		3分
三、鉴别诊断	5分	
1. 软产道裂伤。		2分
2. 胎盘残留。		2分
3. 妊娠合并肝炎。		1分
四、进一步检查	4分	
1. 血常规。		2分
2. 妇科B超。		2分
五、治疗原则	4分	
1. 休息、吸氧等对症治疗。		1分
2. 静脉滴注广谱抗菌药物。		1分
3. 加强子宫收缩，按摩子宫，给予宫缩剂加强宫缩。		2分

第7节　盆腔炎性疾病

一、基础知识

1. **初步诊断** 急性盆腔炎＝人工流产史／分娩史＋下腹痛、坠胀感＋发热＋阴道脓性分泌物。
2. **鉴别诊断** ①炎症（阑尾炎），②特殊疾病（异位妊娠、卵巢囊肿蒂扭转）。

3. **进一步检查** ①检验科（血常规），②影像科（妇产科 B 超）。

4. **治疗原则** ①对症治疗（休息），②药物治疗（抗生素抗感染）。

二、真题重现

89 号题

<table>
<tr><td colspan="2" align="center">病历摘要</td></tr>
<tr><td colspan="2">

女性，35 岁。下腹痛伴发热 2 天。

患者 2 天前出现下腹坠痛，持续性，向腰骶部放射，伴发热，体温最高 39℃，无恶心、呕吐，无腹泻，无阴道出血。自服"阿莫西林"症状无改善，急诊入院。平素月经规律，周期 28～30 天，经期 3 天，量中，无痛经。末次月经 4 天前。

入院查体：T38.9℃，P100 次 / 分，R26 次 / 分，BP110/60mmHg，营养中等，心肺未见异常。腹软，肝脾肋下未触及，下腹压痛（+），无反跳痛，未触及包块。移动性浊音（-），肠鸣音正常。妇科检查：外阴经产式；阴道通畅，壁充血，脓性分泌物多，有异味；宫颈充血、举痛（+），宫颈管有脓性分泌物；宫体前位，稍大，质中，活动可，压痛（+）。附件检查：左侧增厚，压痛（+），右侧未触及明显异常。

实验室检查：血常规 WBC14.0×10^9/L，N0.90。尿妊娠试验（-）。

【要求】根据以上病历摘要，请将初步诊断、诊断依据（两个以上诊断，应分别列出各自诊断依据，未分别列出扣分）、鉴别诊断、进一步检查与治疗原则写在答题纸上（时间 15 分钟）

</td></tr>
</table>

89 号题标准答案

评分标准	总分 22 分	
一、初步诊断	4 分	
盆腔炎性疾病。		4 分
二、诊断依据	5 分	
1. 下腹坠痛伴发热。		1 分
2. 查体：T38.9℃，下腹部压痛（+）。妇科检查：阴道充血，脓性分泌物多，有异味。宫颈充血，举痛（+），宫颈管有脓性分泌物；宫体前位，稍大，压痛（+）；左侧附件增厚，压痛（+）。		3 分
3. 辅助检查：血白细胞总数及中性粒细胞比例增高。		1 分
三、鉴别诊断	5 分	
1. 急性阑尾炎。		2 分
2. 异位妊娠。		2 分
3. 卵巢囊肿蒂扭转或破裂。		1 分
四、进一步检查	4 分	
1. 脓性分泌物培养 + 药敏试验。		2 分
2. 妇科 B 超。		2 分
五、治疗原则	4 分	
1. 半卧位休息。		1 分
2. 静脉滴注广谱抗菌药物，并根据药敏结果调整。		3 分

第 8 节　子宫颈癌（助理医师不要求）

一、基础知识

1. 初步诊断

（1）**诊断公式** 子宫颈癌＝性交后阴道流血（接触性出血）。

（2）**宫颈癌分期**

Ⅰ期：癌灶局限于宫颈	ⅠA：肉眼未见癌灶，仅在显微镜下可见浸润癌	ⅠA1	浸润深度≤3mm，宽度≤7mm
		ⅠA2	浸润深度＞3mm且＜5mm，宽度≤7mm
	ⅠB：临床可见癌灶局限于宫颈	ⅠB1	临床可见癌灶最大直径≤4cm
		ⅠB2	临床可见癌灶最大直径＞4cn
Ⅱ期：癌灶已超出宫颈	ⅡA：无宫旁组织浸润	ⅡA1	癌灶最大直径≤4cm
		ⅡA2	癌灶最大直径＞4cm
	ⅡB：有宫旁组织浸润	ⅡB	有明显宫旁组织浸润
Ⅲ期：癌灶扩散至盆壁和（或）累及阴道已达下1/3		ⅢA	癌灶累及阴道下1/3，但未达盆壁
		ⅢB	癌灶浸润宫旁，已达盆壁，或有肾盂积水或肾无功能者
Ⅳ期：癌灶播散超出真骨盆或癌灶浸润膀胱黏膜或直肠黏膜		ⅣA	癌灶侵犯邻近的盆腔器官
		ⅣB	有远处转移

2．鉴别诊断　①炎症（阴道炎、宫颈炎）、②癌症（子宫内膜癌）。

3．进一步检查　①影像科（妇科 B 超）、③特殊检查（宫颈刮片、宫颈多点活检）。

4．治疗原则　手术治疗。

二、真题重现

90 号题

病历摘要

女性，53 岁。同房后阴道出血 3 个月。

3 个月前无明显诱因下出现同房后阴道出血，无腹痛，未在意。1 周前体检发现宫颈新生物，遂来就诊。平素月经规律，周期 28～30 天，经期 3 天，经量中等，无痛经。自然绝经 2 年。生育史：孕 3 产 2。

查体：T36.4℃，P70 次／分，R20 次／分，BP120/80mmHg，一般情况可，心肺未见异常，腹软，无压痛、反跳痛，未触及包块，肝脾肋下未触及。妇科检查：外阴经产式；阴道通畅，少量血迹，后穹窿消失；宫颈后唇可见一约 1.0cm×1.5cm"菜花状"新生物，接触出血阳性；宫体前位，正常大小，质中度硬，活动好，无压痛；双侧附件未触及异常。三合诊双侧骶主韧带无增厚。

【要求】根据以上病历摘要，请将初步诊断、诊断依据（两个以上诊断，应分别列出各自诊断依据，未分别列出扣分）、鉴别诊断、进一步检查与治疗原则写在答题纸上（时间 15 分钟）

---

90 号题标准答案

评分标准		总分 22 分
一、初步诊断		4 分
宫颈癌ⅡA 期。（答"宫颈癌"得 3 分）		4 分
二、诊断依据		5 分
1. 自然绝经 2 年，3 个月前无明显诱因出现同房后阴道出血。		2 分
2.1 周前体检时发现宫颈新生物。		1 分
3. 妇科检查：阴道少量血迹，后穹窿消失；宫颈后唇可见一约 1.0cm×1.5cm"菜花状"新生物，接触出血阳性；宫体前位，正常大小，质中度硬，活动好，无压痛；双侧附件未触及异常。三合诊双侧骶主韧带无增厚。		2 分
三、鉴别诊断		5 分

1. 老年性阴道炎。	2分
2. 子宫内膜癌。	2分
3. 慢性宫颈炎。	1分
四、进一步检查	4分
1. 妇科B超。	1.5分
2. 阴道镜下或直视下组织活检。	2.5分
五、治疗原则	4分
广泛性子宫切除+盆腔淋巴结清扫术。	4分

91号题

病历摘要

女性，50岁，阴道不规则流血伴分泌物增多4个月，加重半个月。

患者4个月前出现阴道不规则流血伴分泌物增多，当地医院就诊，给予阴道栓治疗，效果欠佳，近半个月阴道流血增多，伴有烂肉样物排出，有恶臭味，既往体健，月经规律。G1P0，多年来行妇科查体。

查体：T36.6℃，P80次/分，R20次/分，BP130/80mHg。贫血貌，巩膜无黄染，双肺未闻及干湿性啰音，心界不大，心率80次/分，律齐，各瓣膜听诊区未闻及杂音。腹平软，无压痛，肝脾肋下未触及。

妇科检查：阴道通畅，粘膜光滑，分泌物呈洗肉样，有恶臭味，阴道右侧穹窿变浅，结节状；宫颈明显增大，菜花状，出血明显，中央有一直径约3cm溃疡，呈火山口状。子宫大小正常，活动差。双附件区增厚，无压痛。三合诊检查右侧主韧带呈结节状增厚，达右侧盆壁，左侧主韧带增厚、无达盆壁。

实验室检查：血常规Hb87g/L，RBC3.5×10^{12}/L，WBC9.5×10^9/L，N0.70，PLT385×10^9/L。

【要求】根据以上病历摘要，请将初步诊断、诊断依据（两个以上诊断，应分别列出各自诊断依据，未分别列出扣分）、鉴别诊断、进一步检查与治疗原则写在答题纸上（时间15分钟）

91号题标准答案

评分标准		总分22分
一、初步诊断	4分	
1. 子宫颈癌Ⅲ$_B$期。（仅答"子宫颈癌"得2分）		3分
2. 失血性贫血。（仅答"贫血"得0.5分）		1分
二、诊断依据	6分	
1. 子宫颈癌Ⅲ$_B$期。		
（1）中年女性，阴道不规则流血伴分泌物增多4个月，加重半个月，伴有烂肉样物排出。		1分
（2）妇科检查：阴道右侧穹隆变浅，结节状，宫颈明显增大。		2分
（3）贫血貌。		1分
2. 失血性贫血：Hb87g/L，RBC3.5×10^{12}/L。		2分
三、鉴别诊断	3分	
1. 子宫黏膜下肌瘤（伴感染）。		1分
2. 子宫颈良性疾病（炎症、息肉、尖锐湿疣、结核、宫颈子宫内膜异位症、肿瘤、乳头状瘤）。		2分
四、进一步检查	5分	
1. 宫颈活组织病理检查。		2分
2. 妇科B超检查。		1分
3. 盆、腹腔CT和/或MRI检查。（答出1项得0.5分，最高得1分）		1分
4. 泌尿系造影、膀胱镜、直肠镜检查、胸部CT等。（答出1项得0.5分，最高得1分）		1分

五、治疗原则	4分	
1. 放化疗。（只答"放疗"得2分，只答"化疗"得1.5分）		3分
2. 纠正贫血。		1分

第9节　子宫肌瘤（助理医师不要求）

一、基础知识

1. 初步诊断　子宫肌瘤 = 月经量增多 + 经期延长 +B超见子宫表面凹凸不平、低回声区。

2. 鉴别诊断　①癌症（卵巢肿瘤），②特殊疾病（子宫腺肌病、妊娠子宫）。

3. 进一步检查　①检验科（血常规，肝肾功能），②影像科（妇科B超），③特殊检查（刮宫内膜活检），④与鉴别诊断相关的检查（血清铁、铁蛋白和总铁结合力测定）。

4. 治疗原则　①对症治疗（纠正贫血），②手术治疗（子宫肌瘤切除术或者子宫全切术）。

二、真题重现

92号题

病历摘要

女性，40岁。经量增多3年。

患者3年前无明显原因出现经量增多，伴血块，经期延长至7～9天，感头晕，乏力，曾口服止血药（不详），效果不佳。无尿频，无便秘。平素月经规律，周期30～32天，经期5天，经量中等，无痛经。末次月经10天前。生育史：孕2产1。

查体：T36.4℃，P100次/分，R20次/分，BP110/60mmHg，睑结膜苍白，心肺未见异常，腹软，无压痛及反跳痛，未触及包块，肝脾肋下未触及。妇科检查：外阴经产式；阴道光滑，通畅；宫体中位，如妊娠3个月大小，质硬，表面凹凸不平，活动可，无压痛；附件（-）。

实验室检查：血常规 Hb70g/L，MCV70fl，WBC4.2×10⁹/L，PLT225×10⁹/L。

妇科B超：子宫大小 11cm×10cm×9cm，肌壁间多个螺旋形低回声区。

【要求】根据以上病历摘要，请将初步诊断、诊断依据（两个以上诊断，应分别列出各自诊断依据，未分别列出扣分）、鉴别诊断、进一步检查与治疗原则写在答题纸上（时间15分钟）

92号题标准答案

评分标准	总分22分	
一、初步诊断	4分	
1. 子宫肌瘤（多发性）。（答出"子宫肌瘤"得2分）		3分
2. 缺铁性贫血。		1分
二、诊断依据	6分	
1. 子宫肌瘤（多发性）。		
（1）经量增多3年，经期延长。		1.5分
（2）妇科检查：宫体中位，如妊娠3个月大小，质硬，表面凹凸不平，活动可。		1.5分
（3）B超：子宫大小 11cm×10cm×9cm，肌壁间多个螺旋形低回声区。		1分
2. 缺铁性贫血。		
（1）头晕、乏力，月经量增多。		0.5分
（2）睑结膜苍白。		0.5分
（3）血红蛋白Hb 70g/L，MCV 低于正常。		1分
三、鉴别诊断	4分	
1. 子宫腺肌病。		1.5分
2. 卵巢肿瘤。		1.5分

3. 妊娠子宫。		1分
四、进一步检查	4分	
1. 诊断刮宫并送病理检查。		1.5分
2. 血清铁、铁蛋白和总铁结合力测定。		2.5分
五、治疗原则	4分	
1. 剖腹探查，切除子宫。		2分
2. 纠正贫血。		1分
3. 围术期预防性使用抗生素。		1分

第10节　子宫内膜癌（助理医师不要求）

一、基础知识

1．初步诊断　子宫内膜癌 = 绝经后阴道流血。

2．鉴别诊断　①炎症（萎缩性阴道炎），②肿瘤（子宫肌瘤、宫颈癌）。

3．进一步检查　①检验科（血常规），②影像科（产科B超），③特殊检查（肿瘤标志物、分段诊刮）。

4．治疗原则　①手术治疗（急诊手术），②放化疗。

二、真题重现

93号题

> **病历摘要**
>
> 女性，54岁。G1P1，绝经5年，阴道流血3个月余。
>
> 患者49岁自然绝经，近3个月出现阴道流血，量不多，无腹痛及发热。高血压病史6年，糖尿病史3年，均服用药物控制。查体：BP150/95mmHg，体型较胖。妇科检查示外阴、阴道（−），宫颈外观无异常，血来自颈管方向，宫体约50天妊娠大小，质较软。
>
> 辅助检查：盆腔超声检查：子宫内膜厚1.3cm，可探及丰富血流信号。
>
> 【要求】根据以上病历摘要，请将初步诊断、诊断依据（两个以上诊断，应分别列出各自诊断依据，未分别列出扣分）、鉴别诊断、进一步检查与治疗原则写在答题纸上（时间15分钟）

93号题标准答案

评分标准	总分22分	
一、初步诊断	4分	
1. 子宫内膜癌。		2分
2. 高血压。		1分
3. 2型糖尿病。		1分
二、诊断依据	5分	
1. 子宫内膜癌。		
（1）老年女性，绝经后阴道流血。		2分
（2）查体：宫体约40天妊娠大小，质较软。		1分
（3）B超：子宫内膜不均质回声，探及丰富血流信号。		1分
2. 高血压：高血压病史6年，BP150/95mmHg。		0.5分
3. 2型糖尿病：老年女性，糖尿病史3年。		0.5分
三、鉴别诊断	4分	
1. 子宫黏膜下肌瘤或息肉。		2分
2. 萎缩性阴道炎。		1分
3. 宫颈癌。		1分

四、进一步检查	5分	
1. 检测血糖及血压。		2分
2. 盆腔 MRI。		1分
3. 血 CA125 检测。		1分
4. 分段诊刮。		1分
五、治疗原则	4分	
1. 尽早行内膜癌分期手术。		3分
2. 术后根据有无高危因素确定是否需要辅助治疗。		1分

第 11 节　卵巢癌（助理医师不要求）

一、基础知识

　　1. 初步诊断 卵巢癌 = 老年女性 + 腹部包块 + 体重降低、贫血貌 + 肿瘤标志物升高。

　　2. 鉴别诊断 ①炎症（盆腔炎性肿块、腹腔积液），②肿瘤（卵巢囊肿及良性肿瘤、子宫肌瘤及子宫病变），③特殊疾病（输卵管病变）。

　　3. 进一步检查 ①检验科（肿瘤标志物），②影像科（妇科 B 超或者 CT），③特殊检查（腹腔积液找肿瘤细胞、腹腔镜活检）。

　　4. 治疗原则 ①药物治疗（化疗），②手术治疗（开腹探查）。

二、真题重现

94 号题

病历摘要

　　女性，63 岁。因腹胀、纳差、消瘦两月余入院。

　　患者因两个月前无明显诱因出现腹胀、纳差、伴有右侧腰部酸软，两个月体重减轻 3～4kg。10 天前到我科检查：发现腹腔大量腹水，左卵巢增大，并行胃肠镜检查未见异常。

　　入院查体：T36.6℃，P76 次／分，R20 次／分，BP100/70mmHg。心肺听诊未见异常。腹壁未见肠型及蠕动波，腹软，无明显揉面感，无触压痛，肝脾肋缘下未触及，未扪及包块，移动性浊音（+），肠鸣音存在。入院后专科检查未见明显异常。

　　辅助检查：超声显示左侧盆腔包块，囊实性，约 12.5cm×14.3cm；彩超可见血流，盆腔大量积液；腹腔积液找肿瘤细胞：可见少量间皮细胞，CA125 为 457.26kU/ml。

　　【要求】根据以上病历摘要，请将初步诊断、诊断依据（两个以上诊断，应分别列出各自诊断依据，未分别列出扣分）、鉴别诊断、进一步检查与治疗原则写在答题纸上（时间 15 分钟）

---

94 号题标准答案

评分标准		总分 22分
一、初步诊断	5分	
盆腔包块，卵巢癌可能性大。		5分
二、诊断依据	4分	
1. 老年女性，盆腔包块、腹胀、腹腔积液为主要表现。		1分
2. 盆腔检查和超声均提示左侧盆腔包块。		1分
3. 包块囊实性、有血流、伴有腹腔积液。		1分
4. 血清 CA125 升高明显。		1分
三、鉴别诊断	5分	
1. 卵巢囊肿及良性肿瘤。		2分
2. 子宫肌瘤及子宫病变。		1分

3. 输卵管病变。	1分
4. 非生殖器病变。	1分
四、进一步检查	4分
1. 腹腔积液找肿瘤细胞，全消化道造影除外胃肠道肿瘤。	2分
2. 腹腔镜检查全面了解盆腹腔情况。	1分
3. 包块活检送病理检查，明确诊断。	1分
五、治疗原则	4分
1. 病理检查明确诊断后，行肿瘤细胞减灭术，术后进行一线正规化疗，至少6个疗程。	1.5分
2. 若盆腹腔广泛受累，可行前期化疗1～2个疗程，腹腔积液消退，一般情况好转后再行手术治疗，有利于达到满意的肿瘤细胞减灭术。	1.5分
3. 术后继续正规化疗。	1分

第12节　卵巢囊肿蒂扭转或破裂（助理医师不要求）

一、基础知识

1．初步诊断 卵巢囊肿蒂扭转 = 改变体位 + 突发下腹部疼痛 + 一侧附件区可触及包块。

2．鉴别诊断 ①炎症（急性盆腔炎），②特殊疾病（异位妊娠破裂、卵巢囊肿破裂）。

3．进一步检查 ①检验科（血常规），②影像科（产科B超），③特殊检查（肿瘤标志物）。

4．治疗原则 手术治疗（急诊手术）。

二、真题重现

95号题

病历摘要

女性，32岁。急性下腹痛伴恶心、呕吐3小时。

患者于今晨起床排便后，突发右下腹痛，伴恶心呕吐两次，均为胃内容物，侧卧稍减轻，发病3小时后来我院。既往月经正常，5/28天，末次月经为10天前，G2P1，8年前足月顺产，6年前人工流产一次。5年来未进行过妇科检查，现工具避孕。

查体：T37.2℃，P100次/分，R15次/分，BP120/80mmHg。全腹软，右下腹压痛、反跳痛明显。

妇科检查：外阴（−），阴道（−），宫颈光滑，子宫正常大小，右角有压痛，子宫右侧后方可触及张力较高的囊性肿物，直径约8cm，活动受限。

实验室检查：血常规 WBC9.1×10^9/L，Hb120g/L，PLT210×10^9/L。

【要求】根据以上病历摘要，请将初步诊断、诊断依据（两个以上诊断，应分别列出各自诊断依据，未分别列出扣分）、鉴别诊断、进一步检查与治疗原则写在答题纸上（时间15分钟）

95号题标准答案

评分标准		总分22分
一、初步诊断	4分	
卵巢囊肿蒂扭转。		4分
二、诊断依据	5分	
1. 活动后突然出现右下腹疼痛，伴恶心呕吐。		2分
2. 右附件区子宫右侧后方可触及张力较高的囊性肿物，直径约8cm，活动受限；子宫右角有压痛。		3分
三、鉴别诊断	5分	
1. 异位妊娠破裂。		2分
2. 卵巢囊肿破裂。		2分

3. 急性盆腔炎。		1分
四、进一步检查	4分	
1. B型超声检查。		2分
2. 血清CA125检测。		1分
3. 术前常规化验。		1分
五、治疗原则	4分	
确诊后立即开腹手术。		4分

第13节　子宫内膜异位症（助理医师不要求）

一、基础知识

1. *初步诊断*　子宫内膜异位症 = 继发性痛经 + 腹腔伴有巧克力囊肿。
2. *鉴别诊断*　①炎症（盆腔炎性包块），②肿瘤（卵巢癌），③特殊疾病（子宫腺肌病）。
3. *进一步检查*　①检验科（肝肾功能），②影像科（产科B超），③特殊检查（肿瘤标志物）。
4. *治疗原则*　①药物治疗、②手术治疗。

二、真题重现

96号题

病历摘要

女性，32岁，进行性加重痛经5年。

5年前，患者无明显原因出现痛经，多于月经前加重，无其他不适。既往无传染病、手术、输血史。预防接种史不详。

查体：子宫后位，大小正常，无压痛。子宫左后方可触及大小约5cm的囊性包块，张力较大，触痛，活动度差。右附件区未触及包块。

实验室检查：血常规RBC4.5×10¹²/L，WBC6.5×10⁹/L，PLT137×10⁹/L。血CA125为125U/ml。

【要求】根据以上病历摘要，请将初步诊断、诊断依据（两个以上诊断，应分别列出各自诊断依据，未分别列出扣分）、鉴别诊断、进一步检查与治疗原则写在答题纸上（时间15分钟）

96号题标准答案

评分标准	总分22分	
一、初步诊断	4分	
子宫内膜异位症。		4分
二、诊断依据	5分	
1. 中年女性，痛经病史。		1分
2. 表现为进行性加重痛经。		2分
3. 查体：子宫后方囊性包块，不活动。		1分
4. 实验室检查：CA125轻度升高。		1分
三、鉴别诊断	5分	
1. 盆腔炎性包块。		2分
2. 子宫腺肌病。		2分
3. 卵巢癌。		1分
四、进一步检查	4分	
1. B型超声检查。		2分
2. 盆腔CT。		1分
3. 抗子宫内膜抗体。		1分

五、治疗原则	4分	
尽早腹腔镜手术。		4分

97 号题

病历摘要

女性，35 岁。突发下腹痛伴肛门下坠 4 小时。

患者 4 小时前静坐办公室时，突发右下腹疼痛伴明显肛门下坠。疼痛为撕裂样，伴恶心、呕吐，呕吐物为胃内容物。伴有低热。既往体健。否认手术外伤史。平素月经较规律，5～7 天 /28～30 天。痛经 1 年，近半年进行性加重，口服止痛药不能缓解。入院时为月经第 2 天。结婚 2 年，未避孕，G0P0。

查体：T37.5℃，P103 次 / 分，R18 次 / 分，BP105/60mmHg。急性病容，右侧屈曲卧位。双肺呼吸音清。心律齐。全腹压痛，反跳痛。肌紧张，以下腹为著，移动性浊音可疑阳性。

妇科检查：外阴已婚型，阴道暗红色积血，后穹隆饱满。宫颈光滑，举痛 (+)，子宫后位，正常大小，质软，无压痛，腹肌紧张，触诊不满意。右附件区增厚，压痛明显。三合诊：子宫直肠窝可触及质硬结节，触痛 (+)。

辅助检查：血常规 Hb118g/L，RBC3.8×10^{12}/L，WBC10.5×10^9/L，N0.78，PLT155×10^9/L，尿比重 1.020，尿隐血（-）。

【要求】根据以上病历摘要，请将初步诊断、诊断依据（两个以上诊断，应分别列出各自诊断依据，未分别列出扣分）、鉴别诊断、进一步检查与治疗原则写在答题纸上（时间 15 分钟）

97 号题标准答案

评分标准	总分 22 分	
一、初步诊断	4分	
1. 子宫内膜异位囊肿破裂。		2分
2. 子宫内膜异位症。		1分
3. 不孕症。		1分
二、诊断依据	6分	
1. 子宫内膜异位囊肿破裂。		
（1）突发下腹痛，疼痛呈撕裂样。		2分
（2）查体：全腹压痛，反跳痛。肌紧张，以下腹为著，移动性浊音可疑阳性。		1分
2. 子宫内膜异位症。		
（1）痛经病史，近半年进行性加重。		1分
（2）三合诊：子宫直肠窝可触及质硬结节，触痛 (+)。		1分
3. 不孕症：结婚 2 年，未避孕，G0P0。		1分
三、鉴别诊断	4分	
1. 黄体破裂。		1分
2. 急性阑尾炎。		1分
3. 流产。		1分
4. 盆腔炎性疾病。		1分
四、进一步检查	4分	
1. 血或尿 hCG 检测。		1分
2. 妇科 B 超检查。		1分
3. 阴道后穹隆穿刺或 B 超引导下穿刺。		2分
五、治疗原则	4分	
1. 对症治疗：止痛等。		1分
2. 尽快（急诊）手术治疗。		2分
3. 治疗不孕症。		1分

第六章　血液系统疾病

➤ **2021考试大纲**

①缺铁性贫血、②再生障碍性贫血、③急性白血病、④淋巴瘤（助理不要求）、⑤特发性血小板减少性紫癜（助理不要求）。

第1节　缺铁性贫血

一、基础知识

1. 初步诊断　缺铁性贫血＝女性月经多或恶性肿瘤慢性出血＋苍白、乏力＋血红蛋白减少＋MCV＜80fl。

2. 鉴别诊断　特殊疾病（几种贫血可相互鉴别如巨幼红细胞贫血、铁幼粒细胞贫血、地中海贫血、再生障碍性贫血等）。

3. 进一步检查　①检验科（血清铁、铁蛋白等、血涂片），②影像科（腹部B超），③特殊检查（骨髓检查），④与鉴别诊断相关的检查（叶酸、维生素B_{12}）。

4. 治疗原则　①对症治疗（去除病因），②药物治疗（补铁），③介入手术（输血）。

二、真题重现

98号题

病历摘要

女性，28岁。头晕、乏力、面色苍白半年，加重伴活动后心悸半个月。

患者半年前无明显诱因出现头晕、乏力，家人发现面色不如以前红润，一直未予诊治。近半个月来加重，伴活动后心悸，曾到医院检查示血红蛋白减低（具体不详）。发病以来睡眠和食欲正常，但食肉少，大小便正常，无鲜血便和黑便，尿色正常，无鼻出血和牙龈出血，体重无明显变化。既往无胃病、肝病和痔疮病史。结婚2年半，连续妊娠2次，分别足月分娩一女婴和一男婴，后一次分娩时阴道出血较多，均行母乳喂养，现正在哺乳中。平时爱饮浓茶，无遗传病家族史。

查体：T36.5℃，P102次/分，R18次/分，BP120/80mmHg。贫血貌，皮肤未见出血点和皮疹，浅表淋巴结未触及肿大，巩膜未见黄染，睑结膜和口唇苍白。双肺未见异常。心界不大，心率102次/分，心律整齐，心尖部可闻及2/6级收缩期吹风样杂音。腹软，无压痛，肝脾肋下未触及。双下肢无水肿。

实验室检查：血常规 Hb65g/L，MCV70fl，MCH25pg，MCHC30%，WBC6.5×10^9/L，N0.70，L0.27，M0.03，PLT350×10^9/L，Ret0.015。尿蛋白（－），尿镜检（－），粪隐血（－）。

【要求】根据以上病历摘要，请将初步诊断、诊断依据（两个以上诊断，应分别列出各自诊断依据，未分别列出扣分）、鉴别诊断、进一步检查与治疗原则写在答题纸上（时间15分钟）

98号题标准答案

评分标准		总分22分
一、初步诊断	4分	
缺铁性贫血。（答出"贫血待查"得2分）		4分
二、诊断依据	5分	
1. 有头晕、乏力、面色苍白、活动后心悸等贫血症状。		1分
2. 连续两次妊娠，最近一次分娩时阴道出血较多，均行母乳喂养。平时爱饮浓茶。		1.5分
3. 查体：贫血貌，睑结膜和口唇苍白，心率快，心尖部可闻及2/6级收缩期吹风样杂音。		1分
4. 血常规呈小细胞低色素性贫血，白细胞和分类及网织红细胞均正常。		1.5分

三、鉴别诊断	4分	
1. 慢性病性贫血。		1分
2. 铁幼粒细胞贫血。		1分
3. 地中海贫血。		1分
4. 巨幼细胞贫血。		1分
四、进一步检查	5分	
1. 血涂片观察红细胞形态。		0.5分
2. 血清铁、铁蛋白和总铁结合力测定。		2分
3. 骨髓细胞学检查和铁染色。		1.5分
4. 血清叶酸和维生素 B_{12} 测定。		0.5分
5. 腹部B超。		0.5分
五、治疗原则	4分	
1. 调整饮食，禁饮浓茶。		1分
2. 补充铁剂。		2.5分
3. 必要时输注浓缩红细胞。		0.5分

第2节　再生障碍性贫血

一、基础知识

　　1. 初步诊断　再生障碍性贫血 = 苍白、乏力 + 出血 + 发热 + 胸骨压痛（−）+ 三系细胞均减少。

　　2. 鉴别诊断　特殊疾病（巨幼红细胞贫血、骨髓增生异常综合征、急性白血病等）。

　　3. 进一步检查　①特殊检查（骨髓检查），②与鉴别诊断相关的检查（血清转铁蛋白、叶酸、维生素 B_{12}）。

　　4. 治疗原则　①对症治疗（支持治疗），②药物治疗（雄激素、免疫抑制剂），③介入手术（输血），④手术治疗（骨髓移植）。

二、真题重现

99 号题

病历摘要

　　女性，16岁。发现皮肤出血点、瘀斑1个月，发热4天。

　　1个月前患者无明显诱因发现出血点、瘀斑，无乏力、发热、关节肿痛、口腔溃疡等，未就诊，10天前来月经，经量较前明显增多，淋漓不尽。患者感头晕、乏力、耳鸣，活动后明显。4天前出现发热、咳嗽，咳黄色黏痰，咽部疼痛不适，体温38～39℃，于当地医院就诊，查血常规示"血细胞减少"，给予输血治疗后头晕、乏力有所好转，但仍发热，急诊收入院。患病以来精神、食欲差，睡眠可，体重无明显变化，大便正常。既往体健，否认肝炎、结核病史，家族史无特殊。

　　查体：T38.9℃，P102次/分，R24次/分，BP100/60mmHg，重度贫血貌，四肢散在出血点和数处瘀斑，浅表淋巴结未触及肿大，巩膜无黄染，胸骨无压痛。右肺底可闻及少量湿啰音。心界不大，心率102次/分，心律整齐，心尖部可闻及2/6级收缩期吹风样杂音。腹软，肝脾肋下未触及。

　　实验室检查：血常规 Hb50g/L，RBC1.63×10^{12}/L，WBC13×10^9/L，N0.36，L0.63，PLT28×10^9/L，网织红细胞绝对计数 15.6×10^9/L，肝肾功能正常。

　　【要求】根据以上病历摘要，请将初步诊断、诊断依据（两个以上诊断，应分别列出各自诊断依据，未分别列出扣分）、鉴别诊断、进一步检查与治疗原则写在答题纸上（时间15分钟）

---

99 号题标准答案

评分标准		总分 22 分
一、初步诊断	4 分	
1. 再生障碍性贫血。（答"全血细胞减少"得 1 分）		3 分
2. 肺部感染。		1 分
二、诊断依据	5 分	
1. 再生障碍性贫血。		
（1）以出血、乏力、发热为主要症状，进行性加重。		1 分
（2）发热、重度贫血貌，皮肤有出血点和瘀斑，心率快，肝脾不大。		1 分
（3）血常规全血细胞减少。白细胞分类中淋巴细胞比例增高，网织红细胞计数减低。		1.5 分
2. 肺部感染。		
（1）急性起病，发热、咳嗽、咳黄痰。		1 分
（2）右肺底可闻及细湿啰音。		0.5 分
三、鉴别诊断	4 分	
1. 阵发性睡眠性血红蛋白尿。		1 分
2. 骨髓增生异常综合征。		1 分
3. 急性白血病。		1 分
4. 巨幼细胞贫血。		1 分
四、进一步检查	5 分	
1. 骨髓细胞学检查。		1 分
2. 骨髓活检病理学检查。		1 分
3. 胸部 X 线片。		1 分
4. 血 Ham 实验、尿 Coombs 实验。		1 分
5. 血清转铁蛋白和叶酸、维生素 B_{12} 测定。		
五、治疗原则	4 分	
1. 对症支持治疗，如成分输血。		0.5 分
2. 控制感染。		1 分
3. 免疫抑制剂治疗。		0.5 分
4. 雄性激素治疗。		0.5 分
5. 中医中药治疗。		0.5 分
6. 确诊后有条件者行异基因骨髓移植。		1 分

第 3 节 急性白血病

一、基础知识

1. 初步诊断

急性粒细胞白血病	急粒＝胸骨压痛＋过氧化物酶实验（POX 实验）阳性
急性淋巴细胞白血病	急淋＝胸骨压痛＋糖原染色实验（PAS 实验）阳性
急性单核细胞白血病	急单＝胸骨压痛＋非特异性酯酶阳性，可以被 NaF 抑制
急性早幼粒细胞白血病	急早幼粒＝胸骨压痛＋过氧化物酶实验（POX 实验）阳性＋ Auer 小体（容易合并 DIC）

2. 鉴别诊断
特殊疾病（再生障碍性贫血、骨髓增生异常综合征、巨幼细胞贫血）。

3. 进一步检查
①检验科（肝肾功能、凝血功能检查），②特殊检查（骨髓检查、染色体和分子生物学检查），③与鉴别诊断相关的检查（叶酸、维生素 B_{12}）。

4. 治疗原则
①对症治疗，②药物治疗（抗生素、化疗），③介入手术（输血），④手术治疗（造血干细胞移植）。

二、真题重现

100 号题

病历摘要

男性，33 岁，乏力、牙龈出血 1 周，发热、咳嗽 3 天。

患者 1 周前无明显诱因出血乏力、牙龈出血，刷牙时明显，无发热，未予重视。3 天前无诱因出现发热达 38.5℃，无畏寒，伴咳嗽，咳少许白黏痰，无胸痛。附近医院诊断为"上呼吸道感染"，给予"感冒冲剂"治疗，不见好转来诊。发病以来进食、睡眠可，体重无明显变化。既往体健，无高血压、糖尿病病史，无烟酒嗜好。无遗传病家族史。

查体：T38.2℃，P86 次 / 分，R20 次 / 分，BP120/80mmHg。轻度出血点，浅表淋巴结未触及肿大，巩膜无黄染。胸骨压痛，左下肺可闻及少许湿啰音。心界不大，心率 86 次 / 分。未闻及杂音。腹平软，无压痛，肝脾肋下未触及。

实验室检查：血常规：Hb82g/L，WBC3.2×10^9/L，N0.42，PLT25×10^9/L。骨髓细胞学检查：增生极度活跃，原始细胞增多，过氧化物酶染色（+）。

【要求】根据以上病历摘要，请将初步诊断、诊断依据（两个以上诊断，应分别列出各自诊断依据，未分别列出扣分）、鉴别诊断、进一步检查与治疗原则写在答题纸上（时间 15 分钟）

100 号题标准答案

评分标准		总分 22 分
一、初步诊断	4 分	
1. 急性粒细胞白血病。		3 分
2. 左下肺炎。		1 分
二、诊断依据	5 分	
1. 急性粒细胞白血病。		
（1）病史：急性病程，有发热、出血、贫血症状。		1 分
（2）查体：轻度出血点，胸骨压痛（+）。		1 分
（3）血常规：全血细胞减少。		1.5 分
（4）骨髓细胞学检查：增生极度活跃，原始细胞髓过氧化物酶染色结果（+）。		0.5 分
2. 左下肺炎。		
（1）急性病程，发热、咳嗽。		0.5 分
（2）查体：T38.2℃，左下肺可闻及湿啰音。		0.5 分
三、鉴别诊断	4 分	
1. 巨幼细胞贫血。		1 分
2. 再生障碍性贫血。		2 分
3. 骨髓增生异常综合征。		1 分
四、进一步检查	5 分	
1. 骨髓组织化学染色检查。		1.5 分
2. 骨髓细胞免疫学检查。		0.5 分
3. 染色体和分子生物学检查。		1 分
4. 胸部 X 线检查。		1 分
5. 腹部 B 超检查。		0.5 分
6. 肝肾功能、凝血功能检查		0.5 分
五、治疗原则	5 分	
1. 成分输血、加强营养。		1 分
2. 抗菌药物控制感染。		2 分
3. 化疗：首选 DA 方案。		1 分

101 号题

病历摘要

男性，36 岁。咽痛 3 周，发热伴出血倾向 1 周。

3 周前无明显诱因出现咽痛，服"增效联磺片"后稍好转，1 周前又加重，发热 39.0℃，伴鼻出血（量不多）和皮肤出血点，咳嗽，痰中带血丝。在外院验血 Hb94g/L，WBC2.4×10⁹/L，PLT38×10⁹/L，诊断未明转来我院。病后无尿血和便血，进食少，睡眠差。既往体健，无肝肾疾病和结核病史。

查体：T37.8℃，P88 次 / 分，R20 次 / 分，BP120/80mmHg。皮肤散在出血点和瘀斑，浅表淋巴结不大，巩膜无黄染，咽充血（+），扁桃体Ⅰ度大，无分泌物，甲状腺不大，胸骨有轻压痛。心界不大，心率 88 次 / 分，心律整齐，无杂音。肺叩诊清，右下肺可闻及少量湿啰音。腹平软，肝脾未触及。

化验：Hb90g/L，WBC2.8×10⁹/L，分类：原始粒 0.12，早幼粒 0.28，中幼 0.08，分叶 0.08，淋巴 0.4，单核 0.04，PLT30×10⁹/L；骨髓增生明显 – 极度活跃，早幼粒 0.91，红系 0.015，全片见一个巨核细胞；过氧化酶染色强阳性；凝血检查：PT19.9s，对照 15.3s，纤维蛋白原 1.5g/L，FDP180mg/L（对照 5mg/L）；3P 试验阳性，大便隐血（–），尿蛋白微量，RBC 多数，胸片（–）。

【要求】根据以上病历摘要，请将初步诊断、诊断依据（两个以上诊断，应分别列出各自诊断依据，未分别列出扣分）、鉴别诊断、进一步检查与治疗原则写在答题纸上（时间 15 分钟）

101 号题标准答案

评分标准		总分 22 分
一、初步诊断	6 分	
1. 急性早幼粒细胞白血病。		2 分
2. 合并弥散性血管内凝血（DIC）。		2 分
3. 右肺感染。		2 分
二、诊断依据	3 分	
1. 急性早幼粒细胞白血病：(1)发病急，有贫血、发热、出血；(2)查体：皮肤散在出血点和瘀斑，胸骨有压痛；(3)血化验呈全血细胞减少，白细胞分类见幼稚粒细胞，以早幼粒细胞为主；(4)骨髓检查支持急性早幼粒细胞白血病。		1 分
2. DIC：(1)早幼粒细胞白血病易发生 DIC；(2)全身多部位出血；(3)化验 PT 延长，纤维蛋白原降低，FDP 增高，3P 试验阳性。		1 分
3. 肺部感染：发热、咳嗽，右下肺有湿啰音。		1 分
三、鉴别诊断	5 分	
1. 急性淋巴细胞白血病。		2 分
2. 急性单核细胞性白血病。		1 分
3. 再生障碍性贫血。		1 分
4. 流行性出血热。		1 分
四、进一步检查	4 分	
1. 骨髓细胞免疫学检查。		1.5 分
2. 细胞遗传学检查：染色体或基因检查。		1.5 分
3. X 线胸片 + 痰细菌学检查。		1 分
五、治疗原则	4 分	
1. 维 A 酸或亚砷酸治疗。		1.5 分
2. DIC 治疗：小剂量肝素补充凝血因子及血小板。		1.5 分
3. 支持对症治疗：包括抗生素控制感染。		1 分

102 号题

病历摘要

男性，25 岁。发热、全身酸痛伴咳嗽 1 周，加重伴乏力、皮肤黏膜出血 3 天。

患者 1 周前无明显诱因开始发热，伴全身酸痛、轻度咳嗽，无痰，最高体温 38.2℃，无寒战，曾在当地化验血常规异常（具体不详），予"感冒药"等治疗无效。3 天来上述症状加重伴乏力，有两次鼻出血和刷牙时牙龈出血。发病以来进食减少，睡眠差，大小便正常，体重无明显变化。既往体健，无结核和肝炎病史，无药物过敏史，无遗传病家族史。

查体：T38.7℃，P105 次 / 分，R20 次 / 分，BP120/80mmHg，轻度贫血貌，前胸和四肢皮肤有出血点，两侧颈部和右腹股沟区均可触及数个肿大淋巴结，最大为 2.5cm×2.0cm，均活动好，无压痛，巩膜无黄染，口唇稍苍白，甲状腺不大。胸骨压痛（+）双肺叩诊清音，左下肺可闻及少许湿性啰音。心界不大，心率 105/ 次，律齐。腹平软，无压痛，肝肋下 1.5cm，移动性浊音（-）。双下肢无水肿。

实验室检查：血常规：Hb80g/L，RBC2.7×10^{12}/L，WBC1.5×10^{9}/L，分类见原始细胞 0.28，POX（或 MPO）染色（-），PLT20×10^{9}/L，网织红细胞 0.001。尿常规（-）。

【要求】根据以上病历摘要，请将初步诊断、诊断依据（两个以上诊断，应分别列出各自诊断依据，未分别列出扣分）、鉴别诊断、进一步检查与治疗原则写在答题纸上（时间 15 分钟）

102 号题标准答案

评分标准		总分 22 分
一、初步诊断	4 分	
1. 急性淋巴细胞白血病。（仅答"急性白血病"得 2 分）		3 分
2. 左下肺炎。（仅答"肺炎"或"肺感染"得 0.5 分）		1 分
二、诊断依据	5 分	
1. 急性淋巴细胞白血病。		
（1）青年男性，急性病程，有感染（发热、咳嗽）、出血（鼻出血和牙龈出血）、贫血（乏力）症状。		1 分
（2）贫血貌，前胸和四肢皮肤有出血点，多处浅表淋巴结肿大，无压痛，口唇苍白，胸骨压痛（+）。		1 分
（3）血常规示全血细胞减少，网织红细胞明显减低。		0.5 分
（4）血白细胞分类见较多原始细胞，POX（或 MPO）染色（-）。		1.5 分
2. 左下肺炎。		
（1）急性病程，发热、咳嗽。		0.5 分
（2）T38.7℃，左下肺可闻及湿性啰音。		0.5 分
三、鉴别诊断	3 分	
1. 急性白血病类型鉴别。		1 分
2. 再生障碍性贫血。		1 分
3. 骨髓增生异常综合征。		1 分
四、进一步检查	5 分	
1. 骨髓细胞学检查和组织化学染色检查（仅答"骨穿"得 0.5 分）。		1.5 分
2. 骨髓细胞免疫学（流式细胞术）检查。		1 分
3. 染色体和分子生物学检查。		0.5 分
4. 胸部 X 线片。		1 分
5. 腹部 B 超。		0.5 分
6. 血生化、凝血功能。		0.5 分
五、治疗原则	5 分	
1. 成分输血、防治高尿酸、加强营养。		1 分

2. 消毒隔离、抗菌药物控制感染。	1 分
3. 首选 DVLP 方案化疗。	1.5 分
4. 脑膜白血病防治。	0.5 分
5. 符合条件者可考虑异基因造血干细胞移植。	1 分

第 4 节　淋巴瘤（助理医师不要求）

一、基础知识

1. 初步诊断

（1）诊断公式　淋巴瘤 = 颈部或腋窝无痛性淋巴结肿大。

（2）分型

霍奇金淋巴瘤	颈部或腋窝无痛性淋巴结肿大 +R-S 细胞
非霍奇金淋巴瘤	颈部或腋窝无痛性淋巴结肿大 + 无 R-S 细胞

（3）进一步分型

a. 霍奇金淋巴瘤

分类	病理特征	肿瘤细胞	免疫表型
结节性淋巴细胞为主型（NLPHL）	①大量的小 B 淋巴细胞 ②缺乏诊断性 R-S 细胞	LP 细胞（爆米花细胞）	① CD30 偶见 ② CD20 阳性 ③ CD10 阳性
结节硬化型（最多见的 CHL）	纤维组织大量增生，分隔病变的淋巴结为大小不等的结节	①陷窝细胞 ②镜影细胞	① CD30 阳性 ② CD15 阳性
混合细胞型	肿瘤细胞与各种炎细胞混合存在	①镜影细胞 ②霍奇金细胞	① CD30 阳性 ② CD15 阳性
富于淋巴细胞型	大量反应性淋巴细胞	镜影细胞	① CD30 阳性 ② CD15 阳性
淋巴细胞减少型	只有极少量的淋巴细胞	①镜影细胞 ②多形性瘤细胞	① CD30 阳性 ② CD15 阳性

b. 非霍奇金淋巴瘤

淋巴瘤类型	染色体易位	免疫标记	临床特点
弥漫大 B 细胞淋巴瘤	t（3；14）	-	最常见的侵袭性 NHL
Burkitt 淋巴瘤	t（8；14）	$CD20^+$；$CD22^+$	B 细胞性，高度恶性
套细胞淋巴瘤	t（11；14）	$CD5^+$	B 细胞性，发展快
滤泡性淋巴瘤	t（14；18）	$CD10^+$	B 细胞性，化疗反应好
边缘区淋巴瘤	t（11；18）	$CD5^+$	B 细胞性，惰性淋巴瘤
间变性大细胞淋巴瘤	t（2；5）	$CD30^+$	T 细胞性，常有皮肤侵犯
周围性 T 细胞淋巴瘤	-	$CD4^+$；$CD8^+$	侵袭性，化疗效果较差
蕈样肉芽肿 -Sezary 综合征	-	$CD3^+$；$CD4^+$；$CD8^-$	惰性淋巴瘤

（4）分期

分期	侵犯情况
Ⅰ期	1 个淋巴结或 1 个结外器官
Ⅱ期	①横膈同侧两个或更多淋巴结 ②病变局限侵犯淋巴结以外器官及横膈同侧 1 个以上淋巴结区
Ⅲ期	横膈上下均有侵犯或脾受累。
Ⅳ期	① 1 个或多个结外器官受累或播散性侵犯　②肝或骨髓受累。
A 组：无症状。	
B 组：症状包括不明原因发热，38℃以上，半年内体重减轻 10% 以上，盗汗。	

2. 鉴别诊断 ①炎症（淋巴结炎、淋巴结结核），②特殊疾病（系统性红斑狼疮等）。

3. 进一步检查 ①检验科（肝肾功能检查），②影像科（胸腹部X线及CT），③特殊检查（骨髓检查、淋巴结活检），④与鉴别诊断相关的检查（ANA抗体、抗双链DNA抗体）。

4. 治疗原则 ①对症治疗（营养支持），②药物治疗（化疗），③手术治疗（干细胞移植）。

二、真题重现

103号题

病历摘要

女性，53岁。双侧颈部淋巴结肿大伴发热1周。

患者1周前发现双侧颈部淋巴结肿大，无疼痛，同时伴有发热，无盗汗、咳嗽，自服抗"感冒药"3天无明显改善。4天前到本院门诊就诊，测体温37.8℃，行右侧颈部淋巴结活检，今日收入院治疗。发病以来进食、睡眠好，大小便正常，体重无明显变化，既往体健，否认传染病及接触史，无烟酒嗜好，家族中无类似患者。

查体：T37.5℃，P85次/分，R18次/分，BP130/80mmHg，皮肤未见出血点和皮疹，右侧颈部有手术瘢痕，左侧颈部和右侧腹股沟区可触及2个肿大淋巴，最大者约25mm×15mm大小，均活动，无压痛，其余浅表淋巴结未触及肿大，巩膜无黄染，咽充血，扁桃体不大，颈软，甲状腺不大。心肺检查未见异常。腹平软，肝脾肋下未触及，移动性浊音阴性。双下肢无水肿。

实验室检查：血常规：Hb132g/L，WBC$6.5×10^9$/L，N0.56，L0.39，M0.05，PLT$214×10^9$/L。尿常规（-），粪隐血（-）。

右侧颈部淋巴结活检结果：淋巴结结构破坏，在多种细胞成分（淋巴细胞、浆细胞、嗜酸粒细胞和原纤维细胞等）中，见多个R-S细胞伴杯死，细胞免疫表为CD30(+)、CD15(+)。

【要求】根据以上病历摘要，请将初步诊断、诊断依据（两个以上诊断，应分别列出各自诊断依据，未分别列出扣分）、鉴别诊断、进一步检查与治疗原则写在答题纸上（时间15分钟）

103号题标准答案

评分标准		总分22分
一、初步诊断	4分	
1. 霍奇金淋巴瘤。		2分
2. 混合细胞型。		1分
3. Ⅲ期A组。		1分
二、诊断依据	5分	
1. 霍奇金淋巴瘤。		
（1）病史：双侧颈部进行性、无痛性淋巴结肿大伴发热。		1分
（2）查体：双侧颈部淋巴结肿大，均活动，无压痛。		1分
（3）左侧颈部淋巴结病理：多个R-S细胞。		1分
2. 混合细胞型：淋巴结结构破坏，在多种细胞成分（淋巴细胞、浆细胞、嗜酸粒细胞和原纤维细胞等）中，细胞免疫表为CD30(+)、CD15(+)。		1分
3. Ⅲ期A组：根据目前资料病变局限于横膈两侧为Ⅲ期，无症状为A组。		1分
三、鉴别诊断	4分	
1. 颈部淋巴结结核。		1.5分
2. 系统性红斑狼疮。		1.5分
3. 坏死性淋巴结炎。		1分
四、进一步检查	5分	
1. 骨髓细胞学检查。		1分
2. 胸部X线片或CT。		1分

3. 腹部 B 超或 CT。		1 分
4. 血清学检查：乳酸脱氢酶、β_2 微球蛋白、免疫球蛋白及 C 反应蛋白。		1 分
5. ANA、抗 ENA 抗体、抗双链 DNA 抗体检查。		0.5 分
6. 肝肾功能检查。		0.5 分
五、治疗原则	3 分	
1. 首选 ABVD 方案化疗。		2 分
2. 完全缓解后可行造血干细胞移植治疗。		1 分

104 号题

病历摘要

男性，28 岁。发现左侧颈部淋巴结肿大 10 天，加重伴发热 3 天。

患者于 10 天前无意中发现左侧颈部淋巴结肿大，呈无痛性、进行性肿大，无其他不适，能照常上班，未到医院检查。3 天前加重，并出现发热和右侧颈部淋巴结肿大，到本院就诊，测体温 38.5℃，行左侧颈部淋巴结活检，今日已出报告，收入院诊治。发病以来进食、睡眠好，大便、小便正常，体重下降不明显。既往无结核和肝、肾疾病史，无药物过敏史，无烟酒嗜好，家族史中无类似患者。

查体：T38.6℃，P90 次 / 分，R18 次 / 分，BP120/80mmHg。无皮疹和皮肤出血点，左侧颈部有手术瘢痕，左侧颈部可触及 1 个肿大淋巴结，右侧颈部可触及 2 个肿大淋巴结，最大约 2.0cm×1.5cm 大小，均活动，无压痛，其余浅表淋巴结未触及肿大。巩膜未见黄染，咽无充血，扁桃体不大，颈软，甲状腺不大，心肺查体未见异常。腹平软，肝脾肋下未触及，移动性浊音（−），双下肢无水肿。

实验室检查：血常规 Hb126g/L，WBC8.5×10^9/L，N0.58，L0.38，M0.04，PLT285×10^9/L。尿常规（−），粪常规（−），粪隐血（−）。

左侧颈部淋巴结活检：淋巴结结构完全破坏，可见大量单一异常的大细胞，细胞免疫表型为 CD19(+)、CD20(+)、CD22(+)。

【要求】根据以上病历摘要，请将初步诊断、诊断依据（两个以上诊断，应分别列出各自诊断依据，未分别列出扣分）、鉴别诊断、进一步检查与治疗原则写在答题纸上（时间 15 分钟）

104 号题标准答案

评分标准		总分 22 分
一、初步诊断	4 分	
1. 非霍奇金淋巴瘤。		2 分
2. 弥漫性大 B 细胞型。		1 分
3. Ⅱ期 B 组。		1 分
二、诊断依据	5 分	
1. 非霍奇金淋巴瘤。		
（1）病史：双侧颈部进行性、无痛性淋巴结肿大伴发热。		1 分
（2）查体：双侧颈部淋巴结肿大，均活动，无压痛。		1 分
（3）左侧颈部淋巴结病理：淋巴结结构完全破坏，可见大量单一异常的细胞。		1 分
2. 弥漫性大 B 细胞型：病理可见单一异常的大细胞，其免疫表型为 CD19(+)、CD20(+)、CD22(+)。		1 分
3. Ⅱ期 B 组：根据目前资料病变局限于横膈一侧，至少累及两个淋巴结区，发热体温高达 38.0℃ 以上。		1 分
三、鉴别诊断	4 分	
1. 颈部淋巴结结核。		1.5 分
2. 系统性红斑狼疮。		1.5 分
3. 坏死性淋巴结炎。		1 分

四、进一步检查	5分	
1. 骨髓细胞学检查。		1分
2. 胸部 X 线片或 CT。		1分
3. 腹部 B 超或 CT。		1分
4. 血清学检查：乳酸脱氢酶、β_2微球蛋白、免疫球蛋白及 C 反应蛋白。		1分
5. ANA、抗 ENA 抗体、抗双链 DNA 抗体检查。		0.5分
6. 肝肾功能检查。		0.5分
五、治疗原则	4分	
1. 首选 CHOP 方案化疗。		2分
2. 有条件者加用 CD20 单克隆抗体（利妥昔单抗）。		1分
3. 完全缓解后可考虑行造血干细胞移植治疗。		1分

105 号题

病历摘要

男性，49 岁。双侧颈部淋巴结肿大伴乏力 20 天，发热 3 天。

患者于 20 天前无意中发现双侧颈部淋巴结肿大伴乏力，无其他不适，一直未到医院检查，但自觉淋巴结在逐渐增大。3 天来无明显诱因发热，每天下午明显，体温最高达 38.5℃，无畏寒、寒战，无咳嗽、咽痛，无盗汗，无出血倾向，自服"感冒药"无好转。发病以来饮食、睡眠可，大、小便正常，体重变化不明显。既往体健，无药物过敏史。无烟、酒嗜好。无遗传病家族史。

查体：T38.2℃，P90 次／分，R20 次／分，BP120/80mmHg。皮肤未见出血点和皮疹，左颈部可触及 2 个肿大淋巴结，最大为 2.5cm×1.5cm 大小，右颈部和左腹股沟区各触及 1 个 1.5cm×1cm 大小淋巴结，均活动好、无压痛，其余浅表淋巴结未触及肿大。巩膜未见黄染，咽无红肿，甲状腺不大。心肺查体未见异常。腹平软，无压痛，肝肋下 0.5cm，脾肋下 1.5cm，Murphy 征（－），移动性浊音（－），肠鸣音正常，双下肢无水肿。

实验室检查：血常规 Hb128g/L，WBC6.5×10⁹/L，N0.50，L0.45，M0.05，PLT150×10⁹/L。尿常规（－）。粪常规和隐血（－）。

左颈部淋巴结病理：结构破坏，见弥漫性小至中等大小细胞浸润，CD5(+)，CD20(+++)，CD30(－)，CD56(－)，CD79a (++)，CyclinD₁(+)。

【要求】根据以上病历摘要，请将初步诊断、诊断依据（两个以上诊断，应分别列出各自诊断依据，未分别列出扣分）、鉴别诊断、进一步检查与治疗原则写在答题纸上（时间 15 分钟）

105 号题标准答案

评分标准	总分 22 分	
一、初步诊断	4分	
1. 非霍奇金淋巴瘤。（仅答"淋巴瘤"得 2 分）		3分
2. 套细胞淋巴瘤。		0.5分
3. Ⅲs 期 B 组。		0.5分
二、诊断依据（初步诊断错误，诊断依据不得分）	5分	
1. 病史：无痛性进行性浅表淋巴结肿大，无诱因发热。		1分
2. 查体：两侧颈部和左腹股沟区淋巴结肿大，均活动好、无压痛，脾大。		1分
3. 左颈部淋巴结病理证实为套细胞淋巴瘤：结构破坏，弥漫性小至中等大小细胞浸润，CD5（+），CD20（++++），CD30（－），CD56（－），CD79a（++），CyclinD₁（+）。		2分
4. Ⅲs 期 B 组：根据目前资料病变在横膈两侧，脾大。发热超过 38.0℃。		1分
三、鉴别诊断	4分	
1. 淋巴结结核（或淋巴结炎）。		1.5分

2. 系统性红斑狼疮。		1分
3. 慢性淋巴细胞白血病。		1.5分
四、进一步检查	5分	
1. 骨髓细胞学检查（仅答"骨穿"得0.5分）。		1分
2. 染色体检查。		1分
3. 胸部X线片和CT。		1分
4. 腹部B超和CT。		1分
5. 正电子发射计算机体层显像CT（PET/CT）。		0.5分
6. 肝、肾功能。		0.5分
五、治疗原则	4分	
1. 化疗：首选CHOP方案。		2分
2. 免疫治疗：抗CD20单抗（利妥昔单抗）。		1分
3. 必要时加局部放疗。		1分

第5节　特发性血小板减少性紫癜（助理医师不要求）

一、基础知识

1. 初步诊断 特发性血小板减少性紫癜＝出血＋血常规检查中只有血小板明显减少＋骨髓象产板型巨核细胞减少。

2. 鉴别诊断 特殊疾病（其他病因导致的血小板减少性紫癜、系统性红斑狼疮）。

3. 进一步检查 ①检验科（血小板相关抗体），②影像科（腹部B超、CT），③特殊检查（骨髓检查），④与鉴别诊断相关的检查（抗核抗体）。

4. 治疗原则 ①对症治疗（营养支持），②药物治疗（糖皮质激素、免疫抑制剂），③介入手术（输血），④手术治疗（脾切除）。

二、真题重现

106号题

病历摘要

男性，27岁。皮肤出血点和瘀斑3天，鼻出血1小时。

患者3天前无意中发现胸部和四肢皮肤有一些出血点，下肢有数处瘀斑，无任何不适，未予就诊和处理。1小时前无明显诱因双侧鼻孔出血不止来急诊，耳鼻喉科检查见双鼻黏膜弥漫性出血，纱布棉球压迫止血后来血液科诊治。发病以来无尿血、便血及其他部位出血，无发热、关节痛和口腔溃疡。既往体健，否认近期服用任何药物，无药物过敏史，无烟酒嗜好，无遗传病家族史。

查体：T36.5℃，BP120/80mmHg。胸部和四肢皮肤有多个出血点，下肢有数处瘀斑，均不高出皮面，未见皮疹，浅表淋巴结未触及肿大，巩膜未见黄染，双鼻孔棉球填塞，口腔颊黏膜未见溃疡和血疱，牙龈无出血，心肺未见异常，腹软，肝脾肋下未触及，关节未见异常。

实验室检查：血常规 Hb136g/L，WBC$8.5×10^9$/L，N0.65，L0.32，M0.03，PLT$15×10^9$/L。

【要求】根据以上病历摘要，请将初步诊断、诊断依据（两个以上诊断，应分别列出各自诊断依据，未分别列出扣分）、鉴别诊断、进一步检查与治疗原则写在答题纸上（时间15分钟）

106号题标准答案

评分标准	总分22分	
一、初步诊断	4分	
特发性血小板减少性紫癜。（答出"血小板减少性紫癜"得2分）		4分

二、诊断依据	5分	
1. 病史：有皮肤和鼻出血。		1分
2. 表现：无发热、关节痛和口腔溃疡等结缔组织病的表现，否认近期服用任何药物。		1.5分
3. 查体：皮肤见出血点和瘀斑，双鼻孔棉球填塞，口腔颊黏膜未见溃疡，肝脾不大，关节（−）。		1.5分
4. 辅助检查：血小板明显减少，血红蛋白、白细胞总数及分类正常。		1分
三、鉴别诊断	4分	
1. 继发性免疫性血小板减少性紫癜（如自身免疫病）。		2分
2. 药物免疫性血小板减少性紫癜。		2分
四、进一步检查	5分	
1. 骨髓细胞学检查。		1.5分
2. 血小板相关抗体。		1分
3. 血清学 ANA、抗 ENA 抗体、抗双链 DNA 抗体、免疫球蛋白（IgG、IgA、IgM）、补体（C3 和 C4）测定。		1.5分
4. 腹部 B 超或 CT。		1分
五、治疗原则	4分	
1. 血小板成分输注。		1分
2. 静脉滴注大剂量免疫球蛋白。		0.5分
3. 应用糖皮质激素。		1.5分
4. 必要时加免疫抑制剂。		0.5分
5. 必要时脾切除治疗。		0.5分

第七章 内分泌疾病

> **2021 考试大纲**
>
> ①甲状腺功能亢进症、②甲状腺功能减低（助理不要求）、③糖尿病。

第 1 节 甲状腺功能亢进症

一、基础知识

1．初步诊断

甲状腺功能亢进症	甲状腺功能亢进症＝多食、易怒、易激惹＋手颤＋甲状腺肿大
Graves 病	Graves 病＝多食、易怒、易激惹＋手颤＋甲状腺弥漫性肿大
结节性甲状腺功能亢进	结节性甲状腺功能亢进＝多食、易怒、易激惹＋手颤＋甲状腺局部结节性肿大
甲状腺危象	甲状腺危象＝高热（＞39℃）、脉快（＞120 次／分）及多系统并发症表现，甚至出现休克、死亡

2．鉴别诊断 ①炎症（亚急性甲状腺炎、慢性淋巴细胞性甲状腺炎），②癌症（甲状腺肿瘤），③特殊疾病（中枢神经系统疾病、单纯性甲状腺）。

3．进一步检查 ①检验科（血常规、血生化），②影像科（甲状腺B超），③特殊检查（甲功五项）。

4．治疗原则 ①对症治疗（支持治疗），②药物治疗（丙硫氧嘧啶、碘剂、β 受体阻滞剂等），③介入手术（透析治疗），④手术治疗（甲状腺大部分切除术）。

二、真题重现

107 号题

病历摘要

女性，25 岁，多食、消瘦 3 个月，发热、咽痛 2 天，神志不清半小时。

患者 3 个月前无明显诱因出现易饥、多食及明显消瘦，伴怕热、多汗及心悸。约 1 个月前在外院经检查诊为"甲亢"，予药物治疗（具体方案不详），但患者服药不规律，病情无明显好转。2 天前患者着凉后出现发热、咽痛，伴轻咳、流清涕，自服药（具体不详）后症状无改善，逐渐出现烦躁、焦虑不安。半小时前神志不清。既往体健，月经规律，无相关疾病家族史（病史由患者家属提供）。

查体：T39.5℃，P145 次／分，R26 次／分，BP130/60mmHg。突眼（-），双侧瞳孔正大等圆，直径约 3mm，对光反射存在。口唇、甲床无发绀，咽红，双侧扁桃体无肿大。颈软，气管居中，颈动脉无异常搏动，颈静脉无怒张。甲状腺弥漫性肿大，无结节，可闻及血管杂音，质软。双肺呼吸音清晰，未闻及干湿性啰音。心界不大，心率 145 次／分，心律整齐，各瓣膜听诊区未闻及杂音。腹部未见明显异常。生理反射存在，病理反射未引出。

实验室检查：甲状腺功能（1 个月前）示 FT$_3$、FT$_4$ 及 TRAb 明显升高，TSH 明显下降。

心电图：窦性心动过速。

【要求】根据以上病历摘要，请将初步诊断、诊断依据（两个以上诊断，应分别列出各自诊断依据，未分别列出扣分）、鉴别诊断、进一步检查与治疗原则写在答题纸上（时间 15 分钟）

---

107 号题标准答案

评分标准	总分 22 分	
一、初步诊断	4 分	
1. 弥漫性毒性甲状腺肿（或 Graves 病）。		2 分
（答"甲亢"或"甲状腺功能亢进症"得 1.5 分）		

2. 甲状腺危象。		1分
3. 上呼吸道感染。		1分
二、诊断依据	5分	
1. 弥漫性毒性甲状腺肿。		
（1）症状：易饥多食，心悸，怕热、多汗，消瘦。		1分
（2）查体：高热，急性病容，昏迷，皮肤湿润，大汗淋漓，甲状腺弥漫性肿大，无结节，可闻及血管杂音，呼吸急促。		1分
（3）辅助检查：甲状腺功能示 FT_3、FT_4 及 TRAb 升高，TSH 下降，心电图：窦性心动过速。		1分
2. 甲状腺危象：上呼吸道感染后出现昏迷，高热 T39.5℃，心率快 > 120 次 / 分。		1分
3. 上呼吸道感染。		
（1）症状：发热、咽痛、咳嗽、流清涕。		0.5分
（2）查体：咽红。		0.5分
三、鉴别诊断	2分	
1. 中枢神经系统感染。		1分
2. 败血症。		1分
四、进一步检查	5分	
1. 血常规、血培养。		1分
2. 血生化检查（肝肾功能，电解质）。		1分
3. 动脉血气分析。		1分
4. 胸部 X 线片检查，必要时行胸部 CT 检查。		1分
5. 头颅 CT 或 MRI。		1分
五、治疗原则	6分	
1. 抗感染治疗。		1分
2. 应用丙硫氧嘧啶治疗。		1分
3. 应用碘剂。		1分
4. 应用 β 受体阻滞剂。		1分
5. 糖皮质激素治疗。		1分
6. 如常规治疗不满意，可考虑行血液透析治疗。		0.5分
7. 对症支持治疗。		0.5分

108 号题

病历摘要

女性，25 岁，怕热，多汗，心悸 4 个月。

患者 4 个月前无明显诱因出现怕热、多汗、心悸，伴易饥、多食，大便次数 2～3 次 / 日，无口干、多饮，多尿，无脾气暴躁，无发热，呼吸困难。发病以来精神、食欲好，睡眠较差，小便正常，体重下降 5Kg。既往体健，无高血压、肝病和心脏病病史，无烟酒嗜好，月经正常，未婚、未育。

查体：T36.8℃，P110 次 / 分，R18 次 / 分，BP120/70mmHg，浅表淋巴结未触及肿大，眼裂增宽，睑结膜无苍白，眼球无突出，甲状腺Ⅱ度弥漫性肿大，质软，未触及结节，双上极可闻及血管杂音。双肺未闻及干湿性啰音。心界不大，心率 110 次 / 分，律齐，各瓣膜听诊区未闻及杂音。腹软，无压痛，肝脾肋下未触及，双下肢无水肿。双手平举有细微震颤。

实验室检查：Hb125g/L，RBC4.3×10^{12}/L，WBC3.4×10^9/L，中性粒细胞绝对值 1.5×10^9/L，PLT200×10^9/L。肝功能正常，甲状腺功能 T_3、T_4 升高，FT_3、FT_4 升高，TSH 降低。

【要求】根据以上病历摘要，请将初步诊断、诊断依据（两个以上诊断，应分别列出各自诊断依据，未分别列出扣分）、鉴别诊断、进一步检查与治疗原则写在答题纸上（时间 15 分钟）

108 号题标准答案

评分标准		总分 22 分	
一、初步诊断		4 分	
1. 弥漫性毒性甲状腺肿（或 Graves 病）。（答"甲亢"或"甲状腺功能亢进症"得 2 分）			3 分
2. 白细胞减少症。			1 分
二、诊断依据		5 分	
1. 弥漫性甲状腺肿（Graves 病）。			
（1）青年女性，怕热、多汗、心悸、消瘦、易饥、多食，大便次数增多。			1 分
（2）查体：眼裂增宽，甲状腺Ⅱ度弥漫性肿大，可闻及血管杂音，心率快，双手震颤。			2 分
（3）甲状腺功能：FT_3、FT_4、T_3、T_4 升高，TSH 降低。			1 分
2. 白细胞减少症：血常规提示白细胞总数及中性粒细胞绝对值降低。			1 分
三、鉴别诊断		4 分	
1. 结节性毒性甲状腺肿大。			1.5 分
2. 甲状腺高功能腺瘤。			1.5 分
3. 桥本甲状腺炎（或非急性甲状腺炎）。			1 分
四、进一步检查		4 分	
1. 甲状腺自身抗体检查：TRAb；TGAb，TPOAb。			2 分
2. 甲状腺 ^{131}I 率测定。			0.5 分
3. 甲状腺 B 超检查。			1.5 分
五、治疗原则		5 分	
1. 低碘饮食，休息，加强营养。			1 分
2. 抗甲状腺药物治疗（甲巯咪唑首选，或丙硫氧嘧啶）。			2 分
3. 应用 β 受体阻滞剂。			1.5 分
4. 升白细胞治疗。			0.5 分

第 2 节　甲状腺功能减低（助理医师不要求）

一、基础知识

　　1．初步诊断　①甲状腺功能减低 = 各项生理机能低下 + 甲状腺素降低 +TSH 升高，②慢性淋巴细胞性甲状腺炎（桥本病）= 甲减症状 + 甲状腺弥漫性肿大 +TPOAb（+）+TGAb（+）。

　　2．鉴别诊断　特殊疾病（单纯性肥胖、肾病综合征）。

　　3．进一步检查　①检验科（血生化），②影像科（甲状腺 B 超），③特殊检查（甲功五项、甲状腺抗体检查）。

　　4．治疗原则　①对症治疗（支持治疗），②药物治疗（甲状腺药物替代治疗）。

二、真题重现

109 号题

病历摘要

女性，25 岁。表情呆滞、面色苍白伴皮肤粗糙 3 个月。

患者 3 个月前无明显诱因出现表情呆滞、面色苍白、颜面和眼睑水肿及皮肤粗糙等。近 1 个月来，出现头发干燥、稀疏、脆细，皮肤脱皮屑，皮肤温度低、水肿等。甚至近 1 周来患者出现闭经。

查体：T36.5℃，P65 次 / 分，R16 次 / 分，BP105/65mmHg。双侧瞳孔正大等圆，直径约 3mm，对光反射存在。口唇、甲床发白，咽红，双侧扁桃体无肿大。颈软，气管居中，颈动脉无异常搏动，颈静脉无怒张。甲状腺质地较硬，无结节，可闻及血管杂音。双肺呼吸音清晰，未闻及干湿性啰音。心界不大，心律整齐，各瓣膜听诊区未闻及杂音。腹部未见明显异常。生理反射存在，病理反射未引出。

实验室检查：甲状腺功能（1 个月前）示 FT_3、FT_4 降低，TSH 升高。

【要求】根据以上病历摘要，请将初步诊断、诊断依据（两个以上诊断，应分别列出各自诊断依据，未分别列出扣分）、鉴别诊断、进一步检查与治疗原则写在答题纸上（时间 15 分钟）

109 号题标准答案

评分标准	总分 22 分	
一、初步诊断	4 分	
甲状腺功能减低。		4 分
二、诊断依据	5 分	
1. 症状：表情呆滞、面色苍白伴皮肤粗糙。		2 分
2. 查体：甲状腺质地较硬，无结节，可闻及血管杂音。		2 分
3. 辅助检查：甲状腺功能示 FT_3、FT_4 减低，TSH 升高。		1 分
三、鉴别诊断	2 分	
1. 肾病综合征。		1 分
2. 单纯性肥胖。		1 分
四、进一步检查	5 分	
1. 血生化检查（肝、肾功能，电解质）。		1 分
2. 甲状腺功能：甲状腺激素、血清游离 T_4（FT_4）、游离 T_3（FT_3）、总 T_4（TT_4）、总 T_3（TT_3）。		2 分
3. 甲状腺及颈部淋巴结超声。		2 分
五、治疗原则	6 分	
1. 注意休息。		1 分
2. 补充足够热量和营养，包括糖、蛋白质、维生素。		2 分
3. 甲状腺素替代治疗，左甲状腺素钠（L-T_4）为首选药物。1～2 周增加 50ug，一般每日维持量：100～150ug。		3 分

110 号题

病历摘要

女性，58 岁。乏力、纳差伴颜面四肢水肿半年。

患者约半年前开始无明显诱因逐渐感乏力、纳差，并出现颜面及四肢水肿，未予诊治，症状有逐渐加重趋势。发病以来渐觉畏寒、少汗，食欲减退，大便秘结，小便正常。易困倦，体重增加（具体不详）。既往体健，无肝肾疾病、高血压和心脏病病史。无烟酒嗜好。子女身体健康，无遗传病家族史。

查体：T36℃，P62 次／分，R18 次／分，BP110/70mmHg。颜面水肿，唇厚舌大，有齿痕。皮肤干燥、粗糙、弹性差，未见出血点和皮疹，手皮肤呈姜黄色。浅表淋巴结未触及肿大，巩膜无黄染。甲状腺Ⅱ度弥漫性肿大，质韧，未触及结节，无压痛，杂音（-）。双肺未闻及干湿性啰音，心界不大，心率 62 次／分，律齐，各瓣膜听诊区未闻及杂音。腹平软，无压痛，肝脾肋下未触及，移动性浊音（-）。双下肢非凹陷性水肿。

辅助检查：血常规 Hb128g/L，RBC3.9×10^{12}/L，WBC7.5×10^9/L，Plt305×10^9/L。甲功：$FT_3$1.3pmol/L，$FT_4$6.20pmol/L，TPOAb1200IU/ml。肝、肾功能正常。尿常规（-），粪常规（-）。

【要求】根据以上病历摘要，请将初步诊断、诊断依据（两个以上诊断，应分别列出各自诊断依据，未分别列出扣分）、鉴别诊断、进一步检查与治疗原则写在答题纸上（时间 15 分钟）

110 号题标准答案

评分标准	总分 22 分	
一、初步诊断	4 分	
1. 甲状腺功能减低。		3 分
2. 慢性淋巴细胞性甲状腺炎。		1 分

二、诊断依据	5分	
1. 甲状腺功能减低。		
（1）症状：乏力、纳差伴颜面四肢水肿半年。		1分
（2）查体：面色苍白伴皮肤粗糙。		1分
（3）辅助检查：甲状腺功能示 FT_3、FT_4 减低。		1分
2. 慢性淋巴细胞性甲状腺炎。		
（1）甲状腺Ⅱ度弥漫性肿大，质韧，未触及结节，无压痛。		1分
（2）TPOAb 阳性。		1分
三、鉴别诊断	4分	
1. 肾病综合征。		1分
2. 单纯性肥胖。		1分
3. 亚急性甲状腺炎。		1分
4. 单纯性甲状腺肿。		1分
四、进一步检查	5分	
1. 血生化检查（肝肾功能，电解质）。		1分
2. 甲状腺功能：甲状腺激素、血清游离 T_4（FT_4）、游离 T_3（FT_3）、总 T_4（TT_4）、总 T_3（TT_3）。		2分
3. 甲状腺及颈部淋巴结超声。		2分
五、治疗原则	4分	
1. 注意休息。		1分
2. 补充足够热量和营养，包括糖、蛋白质、维生素。		1分
3. 甲状腺素替代治疗，左甲状腺素钠（$L-T_4$）为首选药物。1～2周增加 50ug，一般每日维持量：维持量为 100～150ug。		2分

第3节　糖尿病

一、基础知识

1. 初步诊断

（1）诊断公式

1 型糖尿病	1 型糖尿病＝青少年＋多饮多食多尿、体重减少
2 型糖尿病	2 型糖尿病＝中老年＋多饮多食多尿、体重减少

（2）并发症

糖尿病酮症酸中毒	糖尿病酮症酸中毒＝青少年＋血糖多数为 16.7～33.3mmol/L＋尿酮体强阳性（＋＋＋～＋＋＋＋）
糖尿病高渗性非酮症昏迷	糖尿病高渗性非酮症昏迷＝中老年＋昏迷＋血糖 33.3～66.6mmol/L＋尿酮体弱阳性（＋）或阴性

2. 鉴别诊断 特殊疾病（1，2 型糖尿病可以相互鉴别；肾性糖尿、精神性烦渴）。

3. 进一步检查 ①检验科（肝肾功能、电解质），②特殊检查（OGTT、糖化血红蛋白、眼底检查、尿微量白蛋白排泄率、外周神经系统检查）。

4. 治疗原则 ①对症治疗（营养治疗、体育锻炼），②药物治疗（降糖药物如二甲双胍、胰岛素等），③手术治疗（胰岛移植），④预防（健康教育、病情监测）。

二、真题重现

111 号题

病历摘要

男性，55 岁。烦渴、多饮、多尿 8 个月。

患者约 8 个月前无明显诱因出现烦渴、多饮、多尿，日饮水量约 4000ml，喜流食，日尿量约 3500ml，夜尿 3 次左右，感疲乏。无明显易饥、多食，无烦躁易怒、怕热多汗，未予重视。发病以来精神、睡眠无明显变化，大便正常，体重下降 3kg。既往体健，无高血压、冠心病病史，无烟酒嗜好，子女体健，母亲患 2 型糖尿病。

查体：T36.0℃，P72 次／分，R18 次／分，BP130/80mmHg。身高 163cm，体重 76kg。双肺未闻及干湿性啰音。心界不大，心率 72 次／分，心律整齐，各瓣膜区未闻及杂音。腹平软，无压痛，肝脾肋下未触及，移动性浊音（－），脊柱四肢无异常，生理反射存在，病理反射未引出。

实验室检查：血常规 Hb130g/L，WBC5.5×10⁹/L，PLT120×10⁹/L。尿常规：尿糖（++），尿酮体（－），尿蛋白（－）。随机血糖 15mmol/L。肝肾功能、血清电解质和二氧化碳结合力正常。

【要求】根据以上病历摘要，请将初步诊断、诊断依据（两个以上诊断，应分别列出各自诊断依据，未分别列出扣分）、鉴别诊断、进一步检查与治疗原则写在答题纸上（时间 15 分钟）

111 号题标准答案

评分标准	总分22分	
一、初步诊断	3分	
2 型糖尿病。（仅答出"糖尿病"得2分，答"1型糖尿病"不得分）		3分
二、诊断依据	5分	
1. 中年男性，有 2 型糖尿病家族史。		1分
2. 症状：烦渴、多饮、多尿、夜尿增多、疲乏、体重下降。		1.5分
3. 查体：肥胖体型。		1分
4. 实验室检查：尿糖（++），随机血糖＞11.1mmol/L。		1.5分
三、鉴别诊断	4分	
1. 1 型糖尿病。		1分
2. 肾性糖尿。		1分
3. 尿崩症。		1分
4. 精神性烦渴。		1分
四、进一步检查	5分	
1. 空腹血糖和餐后 2 小时血糖（或 OGTT）。		1分
2. 糖化血红蛋白。		1分
3. 胰岛素释放试验（或 C 肽释放试验）。		1分
4. 血脂，心电图，眼底，外周神经系统检查，尿微量白蛋白排泄率。		2分
五、治疗原则	5分	
1. 糖尿病健康教育。		0.5分
2. 医学营养治疗（或答"饮食治疗"亦得分）。		1分
3. 体育锻炼（答"体育运动或运动治疗"亦得分）。		1分
4. 病情监测。		0.5分
5. 首选二甲双胍降糖治疗。		2分

112 号题

病历摘要

男性，15 岁。口干、多饮 1 周，恶心、呕吐 1 天。

患者 1 周前无明显诱因出现口干、多饮，每日饮水约 3000ml，喜饮含糖碳酸饮料，尿量增多，夜尿 2～3 次。1 天前饮用"可乐"（约 1500ml）后出现恶心、呕吐，呕吐物为胃内容物，无腹痛、腹泻，无发热，门诊就诊。发病以来，精神、睡眠尚可，大便正常，体重下降约 5kg。既往体健，无烟酒嗜好。无遗传病家族史。

查体：T36.8℃，P112次/分，R28次/分，BP90/70mmHg。身高165cm，体重50kg。神志清楚，眼窝稍凹陷，皮肤干燥，弹性较差，浅表淋巴结未触及肿大，巩膜无黄染，甲状腺不大。呼吸深快，双肺未闻及干湿啰音。心界不大，心率112次/分，律齐，各瓣膜听诊区未闻及杂音。腹平软，无压痛，肝脾肋下未触及，双下肢无水肿。

实验室检查：血常规Hb150g/L，WBC9.5×10^9/L，Plt200×10^9/L。血糖25.0mmol/L，Na$^+$135mmol/L，Cl$^-$95mmol/L，K$^+$3.7mmol/L，BUN5.2mmol/L，Cr70.0μmol/L，HCO$_3^-$10.0mmol/L。尿常规：Glu（+++），Ket（++），Pro（-），呕吐物隐血（-）。

【要求】根据以上病历摘要，请将初步诊断、诊断依据（两个以上诊断，应分别列出各自诊断依据，未分别列出扣分）、鉴别诊断、进一步检查与治疗原则写在答题纸上（时间15分钟）

112号题标准答案

评分标准	总分22分	
一、初步诊断	4分	
1.1型糖尿病。（答"糖尿病"得1分，答"2型糖尿病"不得分）		2分
2.糖尿病酮症酸中毒。		2分
二、诊断依据	5分	
1.青少年男性，起病较急。		1分
2.口干、多饮、多尿、体重减轻，恶心、呕吐。		1分
3.查体：眼窝稍凹陷，皮肤干燥，弹性较差，呼吸深快。		1分
4.血糖明显升高，尿糖、尿酮体阳性。		1分
5.血碳酸氢盐降低。		1分
三、鉴别诊断	4分	
1.2型糖尿病。		2分
2.其他特殊类型的糖尿病。		1分
3.尿崩症。		1分
四、进一步检查	4分	
1.动脉血气分析检查。		1分
2.空腹及餐后2小时胰岛素、C肽检查。		1分
3.胰岛自身抗体。		1分
4.检测血糖、血电解质、尿糖、尿酮体。		1分
五、治疗原则	5分	
1.静脉滴注生理盐水大量补液。		1.5分
2.小剂量胰岛素静脉滴注治疗[0.1U/（kg·h）]，根据血糖情况调整剂量。		2分
3.维持电解质、酸碱平衡。		1分
4.糖尿病教育和饮食治疗。		0.5分

第八章　神经系统疾病

> **2021 考试大纲**

①脑出血、②脑梗死、③蛛网膜下腔出血（助理不要求）、④急性硬膜外血肿（助理不要求）、⑤颅骨骨折（助理不要求）。

第 1 节　脑出血

一、基础知识

1. 初步诊断

脑出血	脑出血＝运动或激动中发病 + 脑 CT 可见高密度影（注意：标明侧别）
脑基底节出血	脑基底节出血＝运动或激动中发病 + 三偏症状（偏瘫、偏盲、偏身感觉障碍）+ 脑 CT 可见基底节的高密度影（注意：标明侧别）

2. 鉴别诊断 特殊疾病（脑出血、脑梗死、脑栓塞、蛛网膜下腔出血相互鉴别）。

3. 进一步检查 ①检验科（血常规、肝肾功能、电解质），②影像科（颅脑 CT、MRI），③特殊检查（脑血管造影）。

4. 治疗原则 ①对症治疗（卧床休息），②药物治疗（降低颅内压），③介入手术（穿刺引流），④手术治疗（开颅手术），⑤预防（康复训练）。

二、真题重现

113 号题

病历摘要

男性，65 岁，突发左侧肢体麻木、运动障碍 1 小时。

患者 1 小时前早餐时突然左侧上下肢体麻木，随后自觉左侧肢体活动欠灵活，家人发现患者口角轻度右侧歪斜，急诊来院。既往有高血压史 10 年，不规范服用降压药物。无药物过敏及手术、外伤史。

查体：T36.3℃，P86 次 / 分，R18 次 / 分，BP180/110mmHg。双肺呼吸音清晰，未闻及干湿性啰音。心界不大，心率 86 次 / 分，心律整齐，闻及杂音。腹部平软，肝脾肋下未触及。神经系统：意识清晰，查体合作。双侧眼球运动正常，未见眼球震颤，两侧瞳孔直径均为 3mm，对光反射灵敏。双鼻纹对称，左侧鼻唇沟变浅，口角轻度右偏，伸舌偏左。颈软，左上肢肌力 3 级，左下肢 4 级。右侧肢体肌力 5 级。左侧肱二头肌反射和膝反射亢进，右侧正常，左侧 Babinski 征阳性。左侧偏身痛觉减退。

急诊头颅 CT 检查：脑内右侧基底节有高密度区。

【要求】根据以上病历摘要，请将初步诊断、诊断依据（两个以上诊断，应分别列出各自诊断依据，未分别列出扣分）、鉴别诊断、进一步检查与治疗原则写在答题纸上（时间 15 分钟）

113 号题标准答案

评分标准		总分 22 分
一、初步诊断	4 分	
1. 右侧脑（基底节）出血。		3 分
（仅答出"脑出血"得 2 分，答"右侧基底节出血"或"右侧豆状核出血"得 3 分）		
2. 高血压 3 级很高危。（仅答出"高血压"得 0.5 分）		1 分
二、诊断依据	4 分	
1. 右侧脑（基底节）出血。		
（1）症状：突发左侧肢体麻木、活动欠灵活，口角轻度右侧歪斜。		1 分

（2）查体：左侧鼻唇沟变浅，口角轻度右偏，伸舌偏左。左上肢肌力 3 级，左下肢肌力 4 级。右侧肢体肌力 5 级。左侧肱二头肌反射和膝反射亢进，右侧正常，左侧 Babinski 征阳性。左侧偏身痛觉减退。	1 分	
（3）头颅 CT：右侧脑（基底节）出血（高密度病灶）。	1 分	
2. 高血压 3 级很高危：既往高血压病史 10 年，本次发病时 BP180/110mmHg，本次诊断脑出血。	1 分	
三、鉴别诊断	4 分	
1. 脑血栓形成。		2 分
2. 蛛网膜下腔出血。		1 分
3. 脑栓塞。		1 分
四、进一步检查	4 分	
1. 血常规、尿常规。		1 分
2. 肝、肾功能，血电解质，血糖，血脂。		1 分
3. 心电图。		1 分
4. 胸部 X 线片。		1 分
五、治疗原则	6 分	
1. 保持安静，卧床休息，尽量避免不必要的搬动。		1 分
2. 密切观察生命体征，保持呼吸道通畅。		1 分
3. 控制血压。		1 分
4. 降低颅内压、控制脑水肿。		1 分
5. 维持水、电解质平衡和补充营养，防治并发症。		1 分
6. 必要时行手术治疗。		0.5 分
7. 康复治疗。		0.5 分

第 2 节　脑梗死

一、基础知识

　　1. 初步诊断　急性脑血栓形成（急性脑梗死）= 安静中发病 + 突发一侧肢体运动障碍 + 脑 CT（24 小时内）无明显改变。

　　2. 鉴别诊断　特殊疾病（脑出血、脑栓塞、蛛网膜下腔出血相互鉴别）。

　　3. 进一步检查　①检验科（血常规、肝肾功能、电解质），②影像科（颅脑CT和MRI），③特殊检查（血管造影）。

　　4. 治疗原则　①对症治疗（卧床休息），②药物治疗（溶栓、抗血小板治疗），③介入手术（钻孔引流）、④预防（康复训练）。

二、真题重现

114 号题

病历摘要

　　男性，75 岁。头晕、右侧肢体无力 2 小时。

　　患者于 2 小时前早晨醒来后感到头晕、右侧肢体无力伴麻木，右上肢无力逐渐加重至来我院时已经不能移动。无耳鸣、视物旋转、头痛、恶心、呕吐、视物模糊。既往有高血压史 10 年，血压波动在 140 ～ 180/90 ～ 100mmHg，未规范服用降压药物治疗。无血脂异常，无心脏病、糖尿病病史，无药物过敏及手术、外伤史，无吸烟史。

　　查体：T36.5℃，P82 次 / 分，R18 次 / 分，BP180/110mmHg。双肺呼吸音清晰，未闻及干湿性啰音。心界不大，心率 82 次 / 分，心律整齐，未闻及杂音。腹部平软，肝脾肋下未触及。神经系统：意识清晰，查体合作，吐词含糊、言语欠流利。双侧眼球运动正常，未见眼球震颤，两侧瞳孔直径均为 3mm，

对光反射灵敏。双侧额纹对称，右侧鼻唇沟较左侧浅，露齿时口角左偏，右侧鼓腮不能。右侧上肢肌力0级、下肢肌力2级，左侧上下肢体肌力5级，右侧肢体肌张力略高，右侧肱二、三头肌反射亢进，右侧Babinski征阳性。右侧面部和肢体痛觉较左侧明显减退。

头颅CT（发病2小时）示双侧大脑半球未见明显异常信号。

【要求】根据以上病历摘要，请将初步诊断、诊断依据（两个以上诊断，应分别列出各自诊断依据，未分别列出扣分）、鉴别诊断、进一步检查与治疗原则写在答题纸上（时间15分钟）

114号题标准答案

评分标准	总分22分	
一、初步诊断	3分	
1. 急性脑梗死（左脑）。		2分
2. 高血压3级很高危。（仅答出"高血压"得0.5分）		1分
二、诊断依据	6分	
1. 急性脑梗死（左脑）。		
（1）老年患者，未经规范治疗的高血压史。		1分
（2）急性病程，头晕、右侧肢体无力和麻木2小时。		1分
（3）安静中发病，右上肢肌力减退逐渐加重。		1分
（4）查体：吐词含糊、言语欠流利，右侧中枢性面瘫，右侧偏身痛觉减退。		1分
（5）头颅CT示双侧大脑半球未见异常信号。		1分
2. 高血压3级很高危：未经规范治疗的高血压史，本次发病时BP180/110mmHg，本次诊断急性脑梗死。		1分
三、鉴别诊断	4分	
1. 脑出血。		2分
2. 脑栓塞。		1分
3. 颅内占位病变。		1分
四、进一步检查	3分	
1. 头颅MRI检查（条件许可时）或复查头颅CT。		1分
2. 颅脑动脉血管CT成像（CTA）或MR成像（MRA）检查。		1分
3. 血常规、凝血功能、血脂、血糖。		1分
五、治疗原则	6分	
1. 溶栓治疗。		2分
2. 控制血压、维持生命体征稳定。		1分
3. 抗血小板聚集治疗。		1分
4. 减轻脑水肿、降低颅内压和防治并发症。		1分
5. 二级预防，康复锻炼。		1分

115号题

病历摘要

男性，67岁。突发言语不利伴右侧肢体无力2小时。

2小时前，患者于日常活动时突发右侧肢体无力，跌倒在地，伴语言含糊，尚能回答切题。无意识丧失、四肢抽搐、恶心、呕吐或大小便失禁。症状持续无好转就诊。高血压病史30年，最高血压150/110mmHg，未规律服药，脑梗死病史4年，未遗留肢体瘫痪。无糖尿病、冠心病病史，无输血、手术、外伤史及药物食物过敏史。不吸烟，已戒酒5年。

查体：T36.8℃，P78 次 / 分，R18 次 / 分，BP130/80mmHg，嗜睡，构音不清，可回答简单问题。双侧额纹对称，右侧鼻唇沟浅，伸舌偏右。心肺腹查体未见明显异常。右上肢肌力近端 3 级、远端 2 级，右下肢肌力 3 级，左侧肢体肌力 5 级。肌张力正常，四肢腱反射存在，右侧病理征阳性，深浅感觉正常。

实验室检查：血常规和凝血功能正常，随机血糖 5.91mmol/L，电解质正常。血甘油三酯 3.09mmol/L，低密度脂蛋白胆固醇 3.2mmol/L，高密度脂蛋白胆固醇 0.96mmol/L。

急诊心电图：未见明显异常。

头颅 CT 如右图。

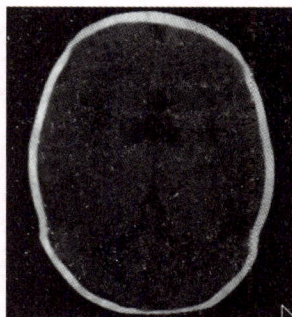

【要求】根据以上病历摘要，请将初步诊断、诊断依据（两个以上诊断，应分别列出各自诊断依据，未分别列出扣分）、鉴别诊断、进一步检查与治疗原则写在答题纸上（时间 15 分钟）

115 号题标准答案

评分标准		总分 22 分
一、初步诊断	4 分	
1. 急性缺血性脑卒中（或答"急性脑梗死"）。		3 分
2. 高血压 3 级（很高危）。		0.5 分
3. 血脂异常。		0.5 分
二、诊断依据	6 分	
1. 急性缺血性脑卒中。		
（1）老年男性，有多种危险因素。		1 分
（2）急性起病，右侧中枢性面舌瘫、肢瘫。		2 分
（3）头颅 CT 未见明显异常，可排除脑出血。		1 分
2. 高血压 3 级，很高危。		
（1）血压最高 150/110mmHg。		0.5 分
（2）脑卒中病史。		0.5 分
3. 血脂异常：血甘油三酯 3.09mmol/L，低密度脂蛋白胆固醇 3.2mmol/L，高密度脂蛋白胆固醇 0.96mmol/L。		1 分
三、鉴别诊断	2 分	
1. 脑出血。		1 分
2. 蛛网膜下腔出血。		1 分
四、进一步检查	4 分	
1. 头颅 MRI。		1 分
2. 头颈血管检查：颈动脉超声、经颅多普勒超声、MRA 或 CTA 或 DSA 等。		1.5 分
3. 超声心动图，下肢动脉超声。		1 分
4. 同型半胱氨酸、CRP。		0.5 分
五、治疗原则	6 分	
1. 血管再通治疗：rt-PA 后血管内取栓治疗。		1 分
2. 抗血小板治疗：阿司匹林、联合抗血小板治疗。		1 分
3. 对症处理。		1 分
4. 营养支持。		1 分
5. 康复评估和治疗。		1 分
6. 及时启动二级预防：抗栓、调整血脂治疗、血压管理。		1 分

第3节　蛛网膜下腔出血（助理医师不要求）

一、基础知识

1. 初步诊断　蛛网膜下腔出血 = 剧烈头痛 + 脑膜刺激征阳性 + 血性脑脊液。

2. 鉴别诊断　①炎症（脑膜炎），②癌症（脑肿瘤破裂），③特殊疾病（脑出血）。

3. 进一步检查　①检验科（肝肾功能、电解质），②影像科（颅脑 CT 或 MRI），③特殊检查（数字减影血管造影、腰穿）。

4. 治疗原则　①对症治疗（卧床休息），②药物治疗（降低颅内压），③手术治疗（动脉瘤手术治疗）。

二、真题重现

116 号题

病历摘要

女性，22 岁。突发剧烈头痛、呕吐 1 小时。

患者 1 小时前午饭后坐在沙发上看电视时，突感枕顶部剧烈牵拉样疼痛，伴恶心、呕吐、面色苍白、全身冷汗，呕吐呈喷射性。家属急送急诊室。既往体健，无头痛史，无烟酒嗜好，无遗传病家族史。

查体：T36.3℃，P86 次 / 分，R18 次 / 分，BP120/90mmHg。双肺呼吸音清晰，未闻及干湿性啰音。心界不大，心率 86 次 / 分，心律整齐，未闻及杂音。腹部平软，肝脾肋下未触及。神经系统：嗜睡，言语微弱，查体欠配合。双侧瞳孔正大等圆，对光反射存在，四肢肌力 5 级，肌张力正常，双侧跟腱反射、膝反射正常引出，双侧 Babinski 征阴性。颈项强直，双侧 Kernig 征阳性。

急诊头颅 CT 检查：环池高密度影。

【要求】根据以上病历摘要，请将初步诊断、诊断依据（两个以上诊断，应分别列出各自诊断依据，未分别列出扣分）、鉴别诊断、进一步检查与治疗原则写在答题纸上（时间 15 分钟）

---

116 号题标准答案

评分标准		总分 22 分
一、初步诊断	4 分	
蛛网膜下腔出血。		4 分
二、诊断依据	4 分	
1. 症状：突发剧烈头痛伴恶心、呕吐。		1.5 分
2. 查体：嗜睡，颈项强直，Kernig 征阳性。		1.5 分
3. 急诊头颅 CT 检查结果：环池高密度影。		1 分
三、鉴别诊断	4 分	
1. 脑出血。		1 分
2. 急性脑膜炎。		1 分
3. 脑肿瘤合并出血。		1 分
4. 颅脑外伤。		1 分
四、进一步检查	4 分	
1. 血尿常规、肝肾功能、电解质、血糖。		1 分
2. 腰椎穿刺、脑脊液检查。		1 分
3. 颅脑动脉血管 MR 成像（MRA）或 CT 成像（CTA）。		1 分
4. 数字减影血管造影（DSA）。		1 分
五、治疗原则	6 分	
1. 保持安静，绝对卧床休息至少 4 周、尽量减少搬动。避免情绪激动，保持大便通畅，密切观察生命体征、心电监护。		2 分
2. 静脉滴注纤溶抑制剂预防再出血。		1 分

3. 降低颅内压、控制脑水肿。	1分
4. 防治迟发型血管痉挛。	1分
5. DSA 发现动脉瘤适合手术治疗者，应争取在发病后 24 ~ 72 小时内进行手术。	1分

第4节　急性硬膜外血肿（助理医师不要求）

一、基础知识

1. 初步诊断 急性硬膜外血肿 = 头颅外伤史 + 典型中间清醒期（昏迷→清醒→昏迷）+ 头颅 CT 双凸镜高密度影。

2. 鉴别诊断 特殊疾病（硬膜下血肿、颅内血肿、脑挫裂伤、脑干损伤）。

3. 进一步检查 ①检验科（肝肾功能电解质），②影像科（颅脑 CT）。

4. 治疗原则 ①对症治疗（休息、吸氧治疗），②药物治疗（止血、降颅内压），③手术治疗（开颅手术）。

二、真题重现

117 号题

病历摘要

女，50 岁，高处落下摔伤头部 9 小时，意识不清 1 小时。

患者 9 小时前自 3m 高处落下摔伤左侧头部，伤后有 4 分钟的短暂性意识障碍。清醒后患者四肢活动好，感头痛、头晕及恶心，无呕吐。此后头痛逐渐加重，并出现烦躁及呕吐，呕吐呈喷射状，呕吐物为胃内容物，无胆汁及血液。2 小时前患者逐渐感到困乏，1 小时前再次出现意识不清。否认肝炎、结核病史，无药物过敏及手术史，无烟酒嗜好。

查体：T36.8℃，P96 次 / 分，R26 次 / 分，BP135/83mmHg。双肺呼吸音清晰，心界不大，心率 96 次 / 分，心律整齐，未闻及杂音。腹平软，全腹无压痛、反跳痛，肝脾肋下未触及，肠鸣音正常。神经科查体：神志不清，呈浅昏迷状态。左颞顶部可触及 8cm×5cm 大小头皮血肿，未触及颅骨骨折。双侧瞳孔不等大，左侧 5mm，对光反射消失，右侧 3mm，对光反射存在。右侧上下肢肌力 1 级，疼痛刺激有回缩，左侧肢体肌力正常。右侧 Babinski 征阳性，颈项有抵抗。

辅助检查：头颅 CT 表现左侧颅骨内板下凸透镜形高密度占位病灶，病灶附近的颅骨有骨折线，未见脑膜中断。

【要求】根据以上病历摘要，请将初步诊断、诊断依据（两个以上诊断，应分别列出各自诊断依据，未分别列出扣分）、鉴别诊断、进一步检查与治疗原则写在答题纸上（时间 15 分钟）

---

117 号题标准答案

评分标准	总分 22 分	
一、初步诊断	4分	
1. 左侧硬膜外血肿（闭合性颅脑损伤）。		2分
2. 小脑幕切迹疝。		1分
3. 左侧头皮血肿。		1分
二、诊断依据	5分	
1. 左侧硬膜外血肿（闭合性颅脑损伤）。		
（1）头部外伤意识障碍 4 分钟后有中间清醒期。		1分
（2）有昏迷、清醒、再昏迷的意识障碍过程。		0.5分
（3）有头痛、恶心、喷射状呕吐。		0.5分
（4）体征：左侧头皮血肿，双侧瞳孔不等大，左侧对光反射消失，右侧肢体偏瘫，右侧 Babinski 征阳性，颈项有抵抗。		1分

（5）头颅 CT 表现左侧颅骨内板下凸透镜形高密度占位病灶，病灶附近的颅骨有骨折线，未见脑膜中断。	0.5分
2. 小脑幕切迹疝：有昏迷、清醒、再昏迷的意识障碍过程，双侧瞳孔不等大，左侧对光反射消失，头颅 CT 有硬膜外血肿表现。	1分
3. 左侧头皮血肿：左侧颞顶部可触及 8cm×5cm 大小头皮血肿。	0.5分
三、鉴别诊断	4分
1. 硬膜下血肿。	2分
2. 脑挫裂伤。	1分
3. 脑干损伤。	1分
四、进一步检查	4分
1. CT 或 MRI。	3分
2. 头颅急诊手术前的常规检查：如血常规、凝血功能、心电图等。	1分
五、治疗原则	5分
1. 保持呼吸道通畅。	1分
2. 急诊手术清除血肿。	2分
3. 术后给予止血、脱水降颅压和抗生素治疗。	2分

第5节　颅骨骨折（助理医师不要求）

一、基础知识

1. 初步诊断

头皮血肿	头皮血肿 = 头部较大血肿 + 头皮下波动感
颅骨骨折	颅骨骨折 = 颅骨 X 线或 CT 显示骨连续性中断
脑震荡	脑震荡 = 短暂的意识障碍 + 逆行性遗忘 + 各种检查都阴性
脑挫裂伤	脑挫裂伤 = 意识障碍 + 头痛、恶心呕吐 + 脑 CT 多发散在高密度和低密度区
脑干损伤	脑干损伤 = 患者迅速昏迷 + 瞳孔改变 + 生命体征不稳定
硬膜外血肿	硬膜外血肿 = 典型中间清醒期（昏迷－清醒－昏迷）+ 脑 CT 双凸镜高密度影
硬膜下血肿	硬膜下血肿 = 昏迷进行性加重 + 脑 CT 新月形阴影

2. 鉴别诊断　特殊疾病（硬膜外、下血肿、颅内血肿、脑挫裂伤、脑震荡）。

3. 进一步检查　①检验科（肝肾功能电解质），②影像科（颅脑 CT、其他部位 X 线检查）。

4. 治疗原则　①对症治疗（休息、吸氧治疗），②药物治疗（止血、降颅内压），③手术治疗（开颅手术）。

二、真题重现

118号题

病历摘要

男性，32 岁。木棒打击致头外伤 13 小时。

患者 13 小时前因木棒打击致头外伤，伤后意识清楚，当时出现头痛、恶心、呕吐多次，呕吐物为胃内容物，无昏迷、四肢抽搐等，四肢活动正常，至当地医院急诊就诊。患者可对答，左顶部头皮肿胀，瞳孔正常。查头颅 CT 示颅内出血，未予特殊治疗，家属自行转来我院神经外科急诊。患者自受伤以来精神渐差，未进食，无大小便，体重近期无明显变化。

查体：T37.2℃，P75 次 / 分，R19 次 / 分，BP130/80mmHg。神清，精神差，答非所问，急性痛苦貌，左顶部头皮肿胀，耳、鼻未见出血及脑脊液漏。双侧瞳孔等大同圆，直径均为 4mm，对光反射灵敏。四肢肌力 5 级，肌张力未见明显异常，生理反射存在，病理反射未引出。

头颅 CT：左额骨骨质不连续，左顶骨局部向内凹陷，局部可见新月形高密度影。

【要求】根据以上病历摘要，请将初步诊断、诊断依据（两个以上诊断，应分别列出各自诊断依据，未分别列出扣分）、鉴别诊断、进一步检查与治疗原则写在答题纸上（时间 15 分钟）

118 号题标准答案

评分标准		总分 22 分
一、初步诊断	4 分	
1. 急性闭合性重型颅脑损伤。		1 分
2. 左额骨骨折。		1 分
3. 左顶骨凹陷性骨折。		1 分
4. 左硬膜下血肿。		1 分
二、诊断依据	5 分	
1. 左顶部直接外伤受力史。		1 分
2. 表现：出现头痛、恶心、呕吐多次，呕吐物为胃内容物。		2 分
3. 影像学表现：左额骨骨折，左顶骨凹陷性骨折，左硬膜下血肿。		2 分
三、鉴别诊断	4 分	
1. 脑震荡。		1 分
2. 急性硬膜外血肿。		1 分
3. 高血压性脑出血。		1 分
4. 自发性脑出血。		1 分
四、进一步检查	4 分	
1. 血常规、凝血功能、血型和生化。		2 分
2. X 线胸腹平片除外复合伤。		1 分
3. 必要时复查 CT。		1 分
五、治疗原则	5 分	
1. 保持呼吸道通畅。		1 分
2. 急诊手术清除血肿。		2 分
3. 术后给予止血、脱水降颅压和抗生素治疗。		1 分
4. 严格检查生命体征、意识瞳孔变化，及时对症处理。		1 分

第九章　运动系统疾病

➤ **2021 考试大纲**
①四肢长管状骨骨折、②大关节脱位、③颈椎病（助理不要求）、④腰椎间盘突出症（助理不要求）。

第 1 节　四肢长管状骨骨折

一、基础知识

1. 初步诊断

肱骨外科颈骨折	肱骨外科颈骨折＝大、小结节与肱骨干交界区，局部骨皮质不连续
肱骨干骨折	肱骨干骨折＝肱骨干骨皮质不连续
肱骨髁上骨折	肱骨髁上骨折＝肱骨髁上方骨皮质不连续 + 肘后三角关系正常
Colles 骨折	Colles 骨折＝"枪刺手""银叉样"畸形
骨盆骨折	骨盆骨折＝骨盆挤压和分离试验阳性 + 休克
股骨颈骨折	股骨颈骨折＝下肢屈曲、短缩、外旋畸形，外旋一般45°～60°
股骨粗隆间骨折	股骨粗隆间骨折＝下肢屈曲、短缩、外旋畸形，外旋可达90°
股骨干骨折	股骨干骨折＝股骨干骨皮质不连续
胫腓骨干骨折	胫腓骨干骨折＝胫腓骨干骨皮质不连续

2. 鉴别诊断 特殊疾病（软组织损伤、关节脱位、病理性骨折）。
3. 进一步检查 ①影像科（骨折部位 X 线片），②特殊检查（心电图）。
4. 治疗原则 ①对症治疗（止痛），②手术治疗（手法复位），③后期处理（功能锻炼）。

二、真题重现

119 号题

病历摘要

男性，19 岁，车祸后左上臂肿痛、畸形，活动障碍 5 小时。

患者 5 小时前因交通事故伤及左上臂，伤后即感左上臂肿痛、畸形，活动受限，无昏迷、呕吐，无心慌气促。既往体健。无高血压、心脏病病史。

查体：T37.2℃，P76 次 / 分，R18 次 / 分，BP105/70mmHg。急性痛苦病容，皮肤未见出血点和皮疹，浅表淋巴结未触及肿大。双肺未闻及干湿性啰音。心界不大，心率 76 次 / 分，律齐，未闻及杂音。腹平软，无压痛，肝脾肋下未触及，移动性浊音（-）。

专科查体：左上臂中下段肿胀、畸形，有异常活动，伴骨摩擦感，左腕关节、掌指关节不能背伸，左拇指不能伸直，左手背桡侧皮肤感觉减退。

实验室检查：血常规、尿常规均未见异常。左上臂 X 线片如图。

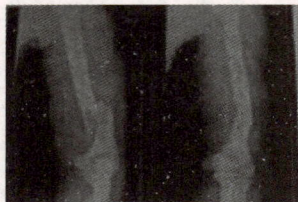

【要求】根据以上病历摘要，请将初步诊断、诊断依据（两个以上诊断，应分别列出各自诊断依据，未分别列出扣分）、鉴别诊断、进一步检查与治疗原则写在答题纸上（时间 15 分钟）

---

119 号题标准答案

评分标准	总分 22 分	
一、初步诊断	4 分	
1. 左肱骨中下段骨折。		3 分
2. 左桡神经损伤。		1 分

二、诊断依据	5分	
1. 青年男性，有外伤史。		1分
2. 左上臂中下段肿痛、畸形、活动障碍。		1分
3. 左上臂中下段异常活动，伴摩擦感。		1分
4. 左腕关节、掌指关节不能背伸，左拇指不能伸直，左手背桡侧皮肤感觉减退。		1分
5. 左上臂X线片显示左肱骨中下段骨皮质连续性中断。		1分
三、鉴别诊断	4分	
1. 左肘关节脱位。		1.5分
2. 左肱骨病理性骨折。		1.5分
3. 左臂丛神经损伤。		1分
四、进一步检查	5分	
1. 左上肢肌电图。		3分
2. 术前检查：凝血功能、血型、血常规、生化及电解质、心电图、胸部X线检查。		2分
五、治疗原则	4分	
1. 左肱骨骨折切开复位、内固定。		1.5分
2. 左上臂桡神经探查。		1.5分
3. 康复治疗。		1分

120 号题

病历摘要

女性，70岁。跌倒后右腕部疼痛、活动障碍3小时。

患者3小时前走路时不慎跌倒，右手掌着地，伤后即感右腕部疼痛、活动受限，急诊来我院。病程中无昏迷、呼吸困难，无心悸、气促。既往体健，无高血压、心脏病史，无手术、外伤史及药物过敏史，无遗传病家族史。

查体：T37.0℃，P80次/分，R20次/分，BP135/70mmHg。急性痛苦病容。双肺未闻及干湿性啰音。心界不大，心率80次/分，心律整齐，未闻及杂音。腹平软，无压痛，肝脾肋下未触及，移动性浊音（-）。

骨科专科检查：右腕部肿胀，呈"枪刺"畸形，右桡骨远端，尺骨茎突压痛（+）。

X线：右桡骨远端骨皮质不连续，右尺骨茎突骨皮质不连续。

【要求】根据以上病历摘要，请将初步诊断、诊断依据（两个以上诊断，应分别列出各自诊断依据，未分别列出扣分）、鉴别诊断、进一步检查与治疗原则写在答题纸上（时间15分钟）

120 号题标准答案

评分标准	总分 22 分	
一、初步诊断	3分	
1. 右桡骨远端骨折（Colles骨折）。		2分
2. 右尺骨茎突骨折。		1分
二、诊断依据	6分	
1. 右桡骨远端骨折（Colles骨折）。		
（1）老年女性，跌倒外伤史。		1分
（2）查体：右腕部肿胀，活动受限，呈"枪刺"畸形，右桡骨远端压痛（+）。		1分
（3）右腕部X线片显示右桡骨远端骨皮质连续性中断。		1分
2. 右尺骨茎突骨折。		
（1）老年女性，跌倒外伤史。		1分
（2）右腕部肿胀，活动受限，右尺骨茎突压痛（+）。		1分
（3）右腕部X线片显示尺骨茎突骨皮质连续性中断。		1分
三、鉴别诊断	4分	
1. 右腕部软组织挫伤。		2分

2. 右腕骨骨折。		2分
四、进一步检查	4分	
1. 右腕部侧位 X 线片。		2分
2. 心电图。		2分
五、治疗原则	5分	
1. 在局部麻醉或臂丛麻醉下手法复位。		2分
2. 复位后复查 X 线片，石膏托或小夹板外固定。		2分
3. 康复治疗。		1分

121 号题

病历摘要

男性，40 岁。车祸后右小腿疼痛、活动障碍 3 小时。

患者 3 小时前骑自行车时与汽车相撞，事故后右小腿疼痛，无法活动，急诊入院。伤后无意识障碍，无恶心、呕吐。既往体健，无高血压、心脏病病史，无手术、外伤史，无药物过敏史，无遗传病家族史。

查体：T36.4℃，P95 次／分，R18 次／分，BP130/70mmHg。神志清楚，胸部压痛（-），双肺未闻及干湿性啰音。心界不大，心率95 次／分，律齐。腹平软，无压痛，肝脾肋下未触及，移动性浊音（-）。

专科检查：右小腿中下段局部肿胀，压痛（+），有异常活动。

小腿 X 线片：右侧胫腓骨骨皮质不连续。

【要求】根据以上病历摘要，请将初步诊断、诊断依据（两个以上诊断，应分别列出各自诊断依据，未分别列出扣分）、鉴别诊断、进一步检查与治疗原则写在答题纸上（时间 15 分钟）

121 号题标准答案

评分标准		总分 22 分
一、初步诊断	4分	
右胫腓骨骨折。		4分
二、诊断依据	7分	
1. 右小腿外伤史。伤后右小腿疼痛，无法活动。		2分
2. 右小腿中下段局部肿胀，压痛（+），有异常活动。		3分
3. 右小腿正侧位 X 线片：右胫骨和腓骨骨皮质不连续。		2分
三、鉴别诊断	2分	
1. 右小腿软组织损伤。		1分
2. 右胫腓骨病理性骨折。		1分
四、进一步检查	4分	
右下肢动脉彩超。		4分
五、治疗原则	5分	
1. 手法整复外固定或切开复位内固定。		3分
2. 康复治疗。		2分

122 号题

病历摘要

男性，43 岁。车祸后右大腿疼痛，活动障碍 4 小时。

患者 4 小时前开车时与其他汽车相撞，事故后右大腿出现畸形、疼痛，不敢活动，有一创口，出血较多，急诊就诊。伤后无意识障碍，无恶心、呕吐。既往体健，无高血压、心脏病病史，无手术、外伤史，无药物过敏史，无遗传病家族史。

查体：T36.9℃，P120 次 / 分，R20 次 / 分，BP80/60mmHg。神志清楚，表情淡漠，口唇苍白。胸部压痛（－），双肺未闻及干湿啰音。心界不大，心率 120 次 / 分，律齐。腹平软，无压痛，肝脾肋下未触及。移动性浊音（－）。

专科查体：右大腿中段有一长约 5cm 创口，有活动出血，创口内可见骨折断端，局部肿胀，压痛（+），有异常活动，右足背动脉搏动减弱，右足趾感觉运动无异常。

右股骨正侧位 X 线片：右股骨中下段骨皮质不连续伴移位，有多个骨片。

【要求】根据以上病历摘要，请将初步诊断、诊断依据（两个以上诊断，应分别列出各自诊断依据，未分别列出扣分）、鉴别诊断、进一步检查与治疗原则写在答题纸上（时间 15 分钟）

122 号题标准答案

评分标准	总分 22 分
一、初步诊断	4 分
1. 右股骨开放性粉碎性骨折（仅答"骨折"得 1 分）。	2 分
2. 失血性休克。	2 分
二、诊断依据	6 分
1. 右股骨开放性粉碎性骨折。	
（1）右大腿外伤史。	1 分
（2）右大腿中段有 5cm 创口，创口内可见骨折断端，局部肿胀，压痛（+），有异常活动。	1 分
（3）右股骨正侧位 X 线片：右股骨中下段骨皮质不连续伴移位，有多个骨片。	1 分
2. 失血性休克。	
（1）右大腿外伤史，右大腿中段有一长约 5cm 创口，有活动出血。	1 分
（2）血压低（80/60mmHg），心率快（120 次 / 分）。	1 分
（3）表情淡漠，口唇苍白。	1 分
三、鉴别诊断	3 分
1. 右下肢血管损伤。	
2. 右膝关节损伤。	1 分
四、进一步检查	4 分
1. 血型、血常规、凝血功能检查。	2 分
2. 右下肢血管超声检查。	2 分
五、治疗原则	5 分
1. 抗休克、患肢制动。	2 分
2. 尽早施行清创术。	1 分
3. 病情稳定后切开复位内固定。	1 分
4. 康复治疗。	1 分

第 2 节　大关节脱位

一、基础知识

1. 初步诊断

肩关节脱位	肩关节脱位＝肩关节活动障碍 + 方肩畸形 +Dugas 征（+）
肘关节脱位	肘关节脱位＝肘后三角关系丧失
桡骨小头半脱位	桡骨小头半脱位＝＜ 5 岁的儿童 + 上肢牵拉史 + 肘关节外侧压痛
髋关节前脱位	髋关节前脱位＝屈曲、外展、外旋畸形
髋关节后脱位	髋关节后脱位＝屈曲、内收、内旋畸形

2. 鉴别诊断　特殊疾病（软组织损伤、关节骨折、病理性骨折）。

3. **进一步检查** ①影像科（X 线片、CT），②特殊检查（心电图）。

4. **治疗原则** ①对症治疗（止痛），②手术治疗（手法复位、手术复位）。

二、真题重现

123 号题

病历摘要

男性，40 岁。高处坠落后右肩疼痛、不敢活动 2 小时。

患者 2 小时前从 2 米高处坠落，右手掌着地，伤后右肩关节疼痛，不敢活动，以左手托住右前臂，自行步入急诊。伤后意识清楚，未进饮食。既往体健，无高血压、心脏病史，无手术、外伤史及药物过敏史。父母身体健康，无遗传病家族史。

查体：T36.2℃，P90 次／分，R16 次／分，BP125/75mmHg。双肺未闻及干湿性啰音。心界不大，心率 90 次／分，心律整齐，未闻及杂音。腹平软，无压痛，肝脾肋下未触及。双下肢感觉运动正常。骨科专科检查：右肩呈方肩畸形，肩胛盂处空虚感，右肩活动受限，Dugas 征阳性，右手感觉运动正常。

右肩正位 X 线片：右肱骨头离开肩胛盂窝，位于喙突下方，大结节处骨皮质不连续伴移位。

【要求】根据以上病历摘要，请将初步诊断、诊断依据（两个以上诊断，应分别列出各自诊断依据，未分别列出扣分）、鉴别诊断、进一步检查与治疗原则写在答题纸上（时间 15 分钟）

---

123 号题标准答案

评分标准	总分 22 分	
一、初步诊断	4 分	
1. 右肩关节前脱位（喙突下脱位）。		3 分
2. 右肱骨大结节撕脱性骨折。		1 分
二、诊断依据	5 分	
1. 右肩关节前脱位（喙突下脱位）。		
（1）高处坠落后右肩疼痛、不敢活动。		1 分
（2）查体：右肩呈方肩畸形，肩胛盂空虚，右肩活动受限，Dugas 征阳性。		1 分
（3）右肩正位 X 线片示右肱骨头离开肩胛盂窝，位于喙突下方。		1 分
2. 右肱骨大结节撕脱性骨折：右肩正位 X 线片显示右肱骨大结节处骨皮质不连续伴移位。		2 分
三、鉴别诊断	4 分	
1. 右肱骨外科颈骨折。		2 分
2. 肩部软组织损伤。		2 分
四、进一步检查	4 分	
1. 右肩关节 CT。		2 分
2. 心电图及心肺功能检查。		2 分
五、治疗原则	5 分	
1. 局麻下手法复位。		2 分
2. 复查 X 线片，三角巾固定 4～5 周。		2 分
3. 康复治疗。		1 分

124 号题

病历摘要

男性，40 岁。右髋外伤后疼痛、不能活动 4 小时。

---

　　4 小时前患者乘公共汽车，左下肢搭于右下肢上，突然急刹车，右膝顶撞于前座椅背上，即感右髋部剧痛，不能活动。遂来院诊治。患者既往体健，无特殊疾病，无特殊嗜好。

　　检查：全身情况良好，心肺腹未见异常。

　　骨科情况：仰卧位，右下肢短缩，右髋呈屈曲内收内旋畸形。髋关节各方向均受限。右大粗隆上移。右膝踝及足部关节主动被动活动均可，右下肢感觉正常。

　　【要求】根据以上病历摘要，请将初步诊断、诊断依据（两个以上诊断，应分别列出各自诊断依据，未分别列出扣分）、鉴别诊断、进一步检查与治疗原则写在答题纸上（时间 15 分钟）

124 号题标准答案

评分标准		总分 22 分
一、初步诊断	5 分	
右髋关节后脱位。		5 分
二、诊断依据	4 分	
1. 典型的受伤机制。		1 分
2. 右大粗隆上移。		1 分
3. 典型的右下肢畸形表现。		1 分
4. 右下肢其他关节功能正常，感觉正常，说明未合并坐骨神经损伤。		1 分
三、鉴别诊断	5 分	
1. 髋关节前脱位。		2 分
2. 股骨颈骨折。		1 分
3. 股骨转子间骨折。		1 分
4. 髋关节软组织损伤。		1 分
四、进一步检查	4 分	
右髋正侧位 X 线片可证实脱位，并了解脱位情况及有无合并骨折。		4 分
五、治疗原则	4 分	
1. 无骨折或只有小片骨折的单纯性后脱位，应手法复位，皮牵引固定。		2 分
2. 如髋白后缘有大块骨折、粉碎骨折或股骨头骨折，属复杂性后脱位，目前主张早期手术治疗，切开复位与内固定。		2 分

125 号题

病历摘要

　　女性，58 岁。摔倒后右肘关节疼痛、不敢活动 2 小时。

　　患者 2 小时前骑自行车时不小心摔倒，右手着地，伤后右肘关节疼痛，不敢活动，急诊就诊。伤后无意识障碍，无恶心、呕吐，大小便正常。既往体健，无手术、外伤史及药物过敏史，父母身体健康，无遗传病家族史。

　　查体：T36.7℃，P100 次 / 分，R20 次 / 分，BP135/75mmHg。神志清楚，浅表淋巴结未触及肿大，口唇无发绀。双肺未闻及干湿啰音。心界不大，心率 100 次 / 分，律齐。腹平软，无压痛，肝脾肋下未触及，移动性浊音（-）。右肘关节肿胀，弹性固定，压痛（+），肘关节后方有空虚感，右手感觉运动正常。

　　右肘关节 X 线片：右肱骨远端和尺骨鹰嘴失去正常解剖关系，尺骨鹰嘴向后方移位。

　　【要求】根据以上病历摘要，请将初步诊断、诊断依据（两个以上诊断，应分别列出各自诊断依据，未分别列出扣分）、鉴别诊断、进一步检查与治疗原则写在答题纸上（时间 15 分钟）

125 号题标准答案

评分标准		总分 22 分
一、初步诊断	4 分	
右肘关节后脱位。（仅答"右肘关节脱位"得 3 分）		4 分
二、诊断依据	6 分	
1. 右肘关节外伤史。		2 分
2. 查体示右肘关节肿胀，弹性固定，压痛（+），肘关节后方有空虚感。		2 分
3. 右肘关节 X 线片：右肘关节失去正常解剖关系，尺骨鹰嘴向后方移位。		2 分
三、鉴别诊断	4 分	
1. 右肘关节软组织及相关血管神经损伤。		2 分
2. 右肱骨髁骨折及尺骨／桡骨骨折。		1 分
3. 右腕关节损伤。		1 分
四、进一步检查	4 分	
1. 右肘关节 CT。		2 分
2. 右腕关节正侧位 X 线片。		2 分
五、治疗原则	4 分	
1. 手法复位外固定。		2 分
2. 康复治疗。		2 分

第 3 节　颈椎病（助理医师不要求）

一、基础知识

1．初步诊断

神经根型颈椎病	神经根型颈椎病＝颈肩痛，向上肢放射＋牵拉试验（Eaton征）及压头试验（Spurling征）阳性
脊髓型颈椎病	脊髓型颈椎病四肢乏力，行走、持物不稳＋病理征阳性
椎动脉型颈椎病	椎动脉型颈椎病＝眩晕、猝倒、头痛、视觉障碍、神经检查阴性
交感神经型颈椎病	交感神经型颈椎病＝交感神经兴奋表现如头痛、头晕、心跳加速或交感神经抑制表现，如眼花、流泪、鼻塞等

2．鉴别诊断　①四种类型颈椎病相互鉴别，②特殊疾病（胸廓出口综合征、肘管综合征、腕管综合征、尺管综合征等）。

3．进一步检查　①影像科（颈部 X 线片），②特殊检查（颈椎 CT、MRI、椎动脉造影等）。

4．治疗原则　①对症治疗（止痛），②手术治疗（脊髓型颈椎病要手术解除脊髓压迫）。

二、真题重现

126 号题

病历摘要

女性，53 岁。颈肩部疼痛并向左上肢放射 3 年，加重 2 周。

3 年前患者无明显诱因出现颈部酸痛，伴向左上肢麻木放射至手部，手部有放电样感觉，手指动作不灵活。近 2 周症状加重，头及左上肢活动不适则有剧烈的放电样锐痛，严重影响日常生活及工作。

查体：T36.8℃，P82 次／分，R18 次／分，BP115/75mmHg。骨科专科检查：被动体位，颈项部肌肉紧张，颈椎活动明显受限，左前臂外侧及手尺侧浅感觉减退，小鱼际肌轻度萎缩。左Eaton 试验阳性。

X 线片检查：颈椎生理前凸消失，$C_{5\sim6}$ 椎间隙变窄，骨质增生，相应椎间孔狭窄。

【要求】根据以上病历摘要，请将初步诊断、诊断依据（两个以上诊断，应分别列出各自诊断依据，未分别列出扣分）、鉴别诊断、进一步检查与治疗原则写在答题纸上（时间15分钟）

126号题标准答案

评分标准	总分22分	
一、初步诊断	4分	
神经根型颈椎病。（仅答"颈椎病"得3分）		4分
二、诊断依据	6分	
1. 中年女性，慢性病史。		2分
2. 颈痛伴左上肢放射痛。		2分
3. 左前臂外侧及手尺侧浅感觉减退，左Eaton试验阳性。		1分
4. X线片检查：$C_{5\sim6}$椎间隙变窄。		1分
三、鉴别诊断	4分	
1. 脊髓型颈椎病。		1分
2. 椎动脉型颈椎病。		1分
3. 交感神经型颈椎病。		1分
4. 胸廓出口综合征。		1分
四、进一步检查	4分	
1. 颈椎CT。		2分
2. 颈椎MRI。		1分
3. 椎动脉造影。		1分
五、治疗原则	4分	
1. 一般治疗：颈椎牵引、理疗、改善不良姿势及避免固定姿势过久等。		2分
2. 药物治疗：非甾体抗炎药、肌肉松弛剂及神经营养等药物治疗。		1分
3. 手术治疗：保守治疗无效时，可考虑手术治疗。		1分

127号题

病历摘要

男性，52岁。双手无力及双下肢麻木无力2年，加重1年。

患者近2年来，逐渐出现双手无力伴精细动作笨拙，双下肢行走无力逐渐加重，走路时足底有"踩棉花样"，胸部有束带感。经过正规保守治疗，症状无明显好转。患者否认高血压、糖尿病、心脏病病史，否认颈部外伤病史。吸烟30支/天，饮酒20年余，每天饮红酒50～100ml。已婚，身体健康。否认遗传病家族史。

查体：T36.7℃，P73次/分，R22次/分，BP128/84mmHg，剑突以下浅感觉迟钝，双上肢肌力3级，双下肢肌力4级，膝反射及跟腱反射亢进，腹壁反射及提睾反射未引出，Hoffman征(+)，Babinski征(+)。

颈椎正侧位及斜位X线片：颈椎生理前凸消失，$C_{4\sim6}$椎间隙狭窄。

【要求】根据以上病历摘要，请将初步诊断、诊断依据（两个以上诊断，应分别列出各自诊断依据，未分别列出扣分）、鉴别诊断、进一步检查与治疗原则写在答题纸上（时间15分钟）

127号题标准答案

评分标准	总分22分	
一、初步诊断	4分	
脊髓型颈椎病。（仅答"颈椎病"得3分）		4分
二、诊断依据	6分	
1. 病史：中年男性，慢性病史。		2分

2. 表现：双手无力及双下肢麻木无力。	2分
3. 查体：剑突以下浅感觉迟钝，双上肢肌力3级，双下肢肌力4级，膝反射及跟腱反射亢进，腹壁反射及提睾反射未引出，Hoffman征（+），Babinski征（+）。	1分
4. X线片检查：$C_{4\sim6}$病变。	1分
三、鉴别诊断 4分	
1. 神经根型颈椎病。	1分
2. 椎动脉型颈椎病。	1分
3. 交感神经型颈椎病。	1分
4. 胸廓出口综合征。	1分
四、进一步检查 4分	
1. 颈椎CT。	2分
2. 颈椎MRI。	1分
3. 椎动脉造影。	1分
五、治疗原则 4分	
1. 手术治疗：手术治疗解除脊髓压迫。	2分
2. 药物治疗：非甾体抗炎药、肌肉松弛剂及神经营养等药物治疗。	1分
3. 一般治疗：针灸等，但禁忌按摩。	1分

第4节　腰椎间盘突出症（助理医师不要求）

一、基础知识

1. 初步诊断

（1）**诊断公式** 腰椎间盘突出症 = 青壮男性 + 腰腿痛 + 直腿抬高试验阳性。

（2）**定位诊断**

突出阶段	$L_{3\sim4}$	$L_{4\sim5}$	$L_5\sim S_1$
压迫神经根	压迫L_4神经根	压迫L_5神经根	压迫S_1神经根
感觉异常	不考	足背麻木	足外缘麻木
肌力下降	膝无力	踇背伸无力	小腿三头肌无力（腓肠肌无力）
反射改变	膝反射减弱	无	踝反射减弱

2. 鉴别诊断 特殊疾病（腰肌劳损、腰椎管狭窄症、第三腰椎横突综合征、梨状肌综合征等）。

3. 进一步检查 ①影像科（腰椎X线片、CT、MRI），②特殊检查（下肢血管超声）。

4. 治疗原则 ①对症治疗（卧床休息、止痛），②手术治疗（髓核切除术）。

二、真题重现

128号题

病历摘要

男性，38岁。腰痛伴左下肢放射痛5天。

患者为卸货工人，5天前装卸货物时感觉货物过重，勉强搬抬突然腰痛，不敢活动，次日晨起后出现左下肢放射样疼痛，腰部不敢活动，打喷嚏或咳嗽时左下肢放电样疼痛加剧。因难以忍受就诊。

查体：T36.8℃，P75次/分，R20次/分，BP130/80mmHg。骨科专科检查：腰椎向左侧凸，被动体位，腰部活动明显受限，以前屈受限最明显。腰部骶棘肌痉挛。直腿抬高试验20°阳性。外踝附近及足外侧痛觉减退，足跖屈肌力减弱，踝反射减弱。

X线平片：腰椎生理前凸减少，$L_5\sim S_1$椎间隙狭窄。

【要求】根据以上病历摘要，请将初步诊断、诊断依据（两个以上诊断，应分别列出各自诊断依据，未分别列出扣分）、鉴别诊断、进一步检查与治疗原则写在答题纸上（时间15分钟）

128号题标准答案

评分标准	总分22分	
一、初步诊断	4分	
腰椎间盘突出症（$L_5 \sim S_1$）。（仅答"腰椎间盘突出症"得3分）		4分
二、诊断依据	6分	
1. 病史：腰椎慢性疲劳损伤工作病史，搬抬重物突然发病。		2分
2. 查体：直腿抬高试验阳性。		2分
3. X线平片：腰椎生理前凸减少，$L_5 \sim S_1$椎间隙狭窄。		1分
三、鉴别诊断	4分	
1. 腰肌劳损。		1分
2. 腰椎管狭窄症。		1分
3. 梨状肌综合征。		1分
4. 第三腰椎横突综合征。		1分
四、进一步检查	4分	
1. 腰椎CT。		2分
2. 腰椎MRI。		1分
3. 下肢血管超声。		1分
五、治疗原则	4分	
1. 一般治疗：卧床休息3周。		2分
2. 药物治疗：非甾体抗炎药及神经营养等药物治疗。		1分
3. 手术治疗：保守治疗无效时及出现大小便功能障碍时，可考虑手术治疗。		1分

第十章　风湿免疫性疾病

➢ **2021 考试大纲**

①系统性红斑狼疮、②类风湿关节炎。

第 1 节　系统性红斑狼疮

一、基础知识

1. 初步诊断　系统性红斑狼疮＝蝶形红斑或盘状红斑＋多系统病变（口腔溃疡、胸腔积液、心包积液、蛋白尿等）＋抗 Sm 抗体或抗 dsDNA 抗体 (+)。

2. 鉴别诊断　①炎症（类风湿关节炎、慢性肾小球肾炎），②特殊疾病（白塞病、复发性溃疡）。

3. 进一步检查　①检验科（肝肾功能），②影像科（胸部 X 线），③特殊检查（抗体检查、肾活检）。

4. 治疗原则　①对症治疗（去除病因），②药物治疗（糖皮质激素、免疫抑制剂）。

二、真题重现

129 号题

病历摘要

男性，35 岁，面部红斑伴间断发热 5 个月。

患者 5 个月前暴晒后出现面部红色皮疹，后有间断发热，体温最高 38.5℃，伴反复口腔溃疡，间断双膝关节肿痛，明显脱发，未就诊。发病以来有轻咳，无痰，无咽痛，无腹痛、腹泻，无尿频、尿急、尿痛，睡眠正常。既往对紫外线过敏，无结核病史，无毒物及放射线接触史。

查体：T38.0℃，P94 次 / 分，R24 次 / 分，BP120/70mmHg。头发稀疏，面部红斑，略高出皮面，浅表淋巴结未触及肿大。睑结膜无苍白，巩膜无黄染，舌面有散在溃疡，咽部无充血，扁桃体无肿大。甲状腺无肿大。双肺未闻及干湿性啰音。心界不大，心率 94 次 / 分，心律整齐，未闻及杂音。腹平软，无压痛，肝脾肋下未触及，移动性浊音（-）。双下肢无水肿，双膝关节无红肿，压痛阳性，浮髌试验阴性，余关节无异常。

实验室检查：血常规 Hb110g/L，WBC4.5×10⁹/L，NO.68，LO.23，PLT105×10⁹/L。尿常规 蛋白(++)，镜检（-），尿蛋白定量 0.95g/d。抗核抗体1:6400（正常值＜1:40），类风湿因子 40kU/ml（正常值 0～30kU/ml）。

【要求】根据以上病历摘要，请将初步诊断、诊断依据（两个以上诊断，应分别列出各自诊断依据，未分别列出扣分）、鉴别诊断、进一步检查与治疗原则写在答题纸上（时间 15 分钟）

---

129 号题标准答案

评分标准		总分 22 分
一、初步诊断	4 分	
1. 系统性红斑狼疮。		3 分
2. 狼疮性肾炎。		1 分
二、诊断依据	5 分	
1. 发热，脱发，光过敏，关节痛。		1.5 分
2. 面部红斑，口腔溃疡，头发稀疏，双膝关节压痛阳性。		1.5 分
3. 尿蛋白阳性，尿蛋白定量＞0.5g/d，抗核抗体阳性。		2 分
三、鉴别诊断	4 分	
1. 复发性口腔溃疡。		1 分

2. 白塞病。		1分
3. 类风湿关节炎。		1分
4. 慢性肾小球肾炎。		1分
四、进一步检查	5分	
1. 抗双链 DNA 抗体，抗 ENA 抗体，补体 C_3、C_4。		2分
2. 肝肾功能检查。		1.5分
3. 胸部 X 线检查。		0.5分
4. 必要时肾活检。		0.5分
5. 腹部 B 超。		0.5分
五、治疗原则	4分	
1. 避免紫外线照射。		0.5分
2. 应用糖皮质激素。		1.5分
3. 应用免疫抑制剂。		1分
4. 外用药治疗面部皮疹。		1分

第2节 类风湿关节炎

一、基础知识

1. 初步诊断 类风湿关节炎 = 多发、小关节肿痛 + 畸形 + 抗环瓜氨酸肽抗体（抗 CCP 抗体）阳性或类风湿因子阳性。

2. 鉴别诊断 ①炎症（骨关节炎），②特殊疾病（系统性红斑狼疮、血清阴性脊柱关节病、干燥综合征）。

3. 进一步检查 ①检验科（肝肾功能），②影像科（双手关节、双膝关节），③特殊检查（抗 ENA 抗体、抗 dsDNA 抗体、Coombs 试验），④与鉴别诊断相关的检查（HLA-B27、骶髂关节 X 线片、血清铁、铁蛋白和总铁结合力）。

4. 治疗原则 ①对症治疗（去除病因），②药物治疗（改变病情抗风湿药、缓解症状药物）。

二、真题重现

130 号题

病历摘要

女性，39 岁，双手、双膝关节肿痛 3 个月。

患者 3 个月前无明显原因出现双手、双膝关节肿胀、疼痛。以双手指关节为主，伴有明显晨僵，时间大于 1 小时。2 个月前曾因乏力、关节痛到医院检查，诊断为"关节炎，贫血"（具体不详），未予治疗。发病以来无发热，无皮疹，偶有口腔溃疡，无光过敏，无口干、眼干症状。大、小便及睡眠均正常。既往体健，无胃病和痔疮史，无银屑病病史，无外伤史，无烟酒嗜好，不偏食。无遗传病家族史。

查体：T36.0℃，P96 次 / 分，R19 次 / 分，BP120/70mmHg。轻度贫血貌，皮肤未见出血点和皮疹，浅表淋巴结未触及肿大，睑结膜略苍白，巩膜无黄染，甲状腺无肿大。双肺未闻及干湿性啰音。心界不大，心率96 次 / 分，心律整齐，未闻及杂音。腹平软，无压痛，肝脾肋下未触及，移动性浊音（-），双下肢无水肿。左腕关节肿胀，压痛阳性，双手2、3 掌指关节肿胀，压痛阳性；双膝关节轻度肿胀，浮髌试验（-），余关节正常。

实验室检查：血常规 Hb80g/L，WBC7.5×10^9/L，PLT345×10^9/L。尿常规（-），类风湿因子110kU/L（正常值0～30kU/L）。抗环瓜氨酸肽抗体58RU/ml（正常值0～5RU/ml）。抗核抗体1∶20（正常值<1∶40）。

【要求】根据以上病历摘要，请将初步诊断、诊断依据（两个以上诊断，应分别列出各自诊断依据，未分别列出扣分）、鉴别诊断、进一步检查与治疗原则写在答题纸上（时间15分钟）

---

130 号题标准答案

评分标准		总分 22 分
一、初步诊断	4 分	
类风湿关节炎。		4 分
二、诊断依据	5 分	
1. 青年女性。		0.5 分
2. 多关节、对称性关节肿痛。		1.5 分
3. 晨僵大于 1 小时。		1 分
4. 无光过敏，无口干、眼干症状。		0.5 分
5. 类风湿因子阳性，抗环瓜氨酸肽抗体阳性。		1.5 分
三、鉴别诊断	4 分	
1. 系统性红斑狼疮。		2 分
2. 血清阴性脊柱关节病。		1 分
3. 骨关节炎。		0.5 分
4. 干燥综合征。		0.5 分
四、进一步检查	5 分	
1. 双手关节、双膝关节、骶髂关节 X 线片。		2 分
2. 抗 ENA 抗体，抗 dsDNA 抗体，Coombs 试验。		1.5 分
3. HLA-B27。		0.5 分
4. 网织红细胞，粪隐血。		0.5 分
5. 血清铁、铁蛋白和总铁结合力。		0.5 分
五、治疗原则	4 分	
1. 非甾体抗炎药缓解症状。		1 分
2. 慢作用抗风湿药（或改变病情抗风湿药）治疗。		1 分
3. 必要时免疫及生物治疗。		1 分
4. 贫血治疗。		1 分

第十一章　儿科疾病

> **2021 考试大纲**
> ①小儿肺炎、②小儿腹泻、③维生素 D 缺乏性佝偻病（助理不要求）、④小儿常见发疹性疾病、⑤小儿惊厥（助理不要求）、⑥新生儿黄疸（助理不要求）。

第 1 节　小儿肺炎

一、基础知识

1. 初步诊断

支气管肺炎（细菌性可能性大）	支气管肺炎（细菌性可能性大）＝小儿 + 发热 + 咳嗽、咳痰 + 肺部湿啰音 + 白细胞明显升高
支气管肺炎（支原体可能性大）	支气管肺炎（支原体可能性大）＝小儿 + 刺激性咳嗽 + 无痰液 + 白细胞一般不升高

2. 鉴别诊断　炎症（急性支气管炎、毛细支气管炎、肺结核）。

3. 进一步检查　①检验科（肝肾功能、血气分析），②影像科（胸部 X 线），③特殊检查（痰培养 + 药敏）。

4. 治疗原则　①对症治疗（吸氧），②药物治疗（抗生素抗感染），③介入手术（雾化吸入）。

二、真题重现

131 号题

病历摘要

患儿，男，1 岁。发热、咳嗽 4 天，加重伴喘息 1 天。

患儿 4 天前无明显诱因出现发热，体温波动在 38～39℃，流涕、鼻塞、咳嗽。3 天前曾到医院检查，化验血常规未见异常，诊断为"上呼吸道感染"，给予口服"布洛芬、止咳糖浆"等治疗。1 天前咳嗽加重，连声咳，有痰不易咳出，喘息，体温仍高。发病以来进食不佳，大、小便及睡眠均正常。既往体健，无肝病和心脏病史。7 个月会坐，刚学会走路。

查体：T38.0℃，P132 次/分，R32 次/分，BP85/55mmHg。体重 10kg。皮肤未见出血点和皮疹，浅表淋巴结未触及肿大，结膜无苍白，巩膜无黄染，口唇无发绀，双肺呼吸音稍粗糙，可闻及鼾音及中量细湿性啰音。心界不大，心率 132 次/分，心律整齐，未闻及杂音。腹平软，无压痛，肝肋下 1cm，脾未触及，移动性浊音（-），双下肢无水肿。

实验室检查：血常规 Hb126g/L，RBC4.0×10^{12}/L，WBC17.5×10^9/L，N0.76，L0.24，PLT305×10^9/L。CRP21mg/L（正常值≤8mg/L），尿常规（-），粪常规（-）。

【要求】根据以上病历摘要，请将初步诊断、诊断依据（两个以上诊断，应分别列出各自诊断依据，未分别列出扣分）、鉴别诊断、进一步检查与治疗原则写在答题纸上（时间 15 分钟）

---

131 号题标准答案

评分标准	总分 22 分	
一、初步诊断	4 分	
支气管肺炎（细菌性可能性大）。（仅答出"肺炎"得 2 分，答出"支气管肺炎"得 3 分）		4 分
二、诊断依据	5 分	
1. 病史：1 岁小儿，急性起病。		0.5 分
2. 主要表现：发热、咳嗽、咳痰、喘息。		1.5 分
3. 查体：双肺可闻及中量细湿性啰音。		1.5 分

4. 实验室检查：血白细胞总数及中性粒细胞比例增高，CRP 升高。		1.5 分
三、鉴别诊断	4 分	
1. 急性支气管炎。		1.5 分
2. 毛细支气管炎（或支气管哮喘）。		1.5 分
3. 肺结核。		1 分
四、进一步检查	5 分	
1. 胸部 X 线片。		2 分
2. 痰细菌培养＋药敏。		1 分
3. 肝肾功能、心肌酶谱。		1 分
4. 必要时动脉血气分析。		1 分
五、治疗原则	4 分	
1. 保持空气流通，营养丰富饮食，保持水电解质平衡。		1 分
2. 保持呼吸道通畅，必要时吸氧。		1 分
3. 抗菌药物治疗。		1 分
4. 雾化、祛痰、退热、对症治疗。		1 分

132 号题

病历摘要

患儿，男，7 岁零 2 个月。因发热、咳嗽 5 天入院。

患儿 5 天前受凉后出现发热，最高体温 39.5℃，流清涕，咳嗽，为连声咳，有白色黏痰，无呕吐、腹泻，无抽搐。当地医院诊断"急性上呼吸道感染"予以治疗（具体不详），体温每天波动在 37.2～39.5℃，咳嗽逐渐加重，精神差，食欲下降，为进一步诊治入院。患病以来，睡眠可，大小便正常。患儿为小学生，既往体健，家族史无异常。

查体：T38.6℃，P106 次／分，R40 次／分，BP100/65mmHg。体重 25kg。发育正常，营养良好。急性热病容，皮肤未见皮疹，浅表淋巴结不大。口唇无发绀，咽部充血，扁桃体Ⅰ度肿大。颈无抵抗，胸廓对称，未见三凹征。左下肺叩诊浊音，左肺听诊呼吸音低，可闻及少量细湿性啰音。心率 106 次／分，心律整齐，心音有力，未闻及杂音。腹软，肝脾未触及，肠鸣音存在。双下肢无水肿，病理征阴性。

实验室检查：血常规 WBC6.2×10⁹/L，NO.72，LO.28。CRP25mg/L（正常值≤ 8mg/L）。

【要求】根据以上病历摘要，请将初步诊断、诊断依据（两个以上诊断，应分别列出各自诊断依据，未分别列出扣分）、鉴别诊断、进一步检查与治疗原则写在答题纸上（时间 15 分钟）

132 号题标准答案

评分标准	总分 22 分	
一、初步诊断	4 分	
肺炎（支原体感染可能性大）。（答出"肺炎"得 2 分，答出"支气管肺炎"得 3 分）		4 分
二、诊断依据	5 分	
1. 学龄期儿童，急性起病。		1 分
2. 以发热、咳嗽、咳痰为主要表现。		1 分
3. 左下肺叩诊浊音，左肺听诊呼吸音低，可闻及少量细湿性啰音。		1 分
4. 血常规提示白细胞正常，中性粒细胞比例增高。		1 分
5. C 反应蛋白增高。		1 分
三、鉴别诊断	4 分	
1. 病毒性肺炎。		1 分
2. 细菌性肺炎。		1 分
3. 急性支气管炎。		1 分
4. 肺结核。		1 分

四、进一步检查		5分	
1. 支原体抗体或冷凝集试验。			1分
2. 胸部 X 线片。			2分
3. 痰细菌培养 + 药敏。			1分
4. 必要时 PPD 试验或痰查抗酸杆菌。			1分
五、治疗原则		4分	
1. 注意休息，清淡饮食。			1分
2. 保持呼吸道通畅，必要时吸氧。			1分
3. 首选大环内酯类药物抗感染治疗。			1分
4. 止咳、祛痰，必要时退热。			1分

第 2 节　小儿腹泻

一、基础知识

1. 初步诊断

（1）诊断公式

轮状病毒腹泻	轮状病毒腹泻＝秋季发病 + 蛋花汤样大便 + 无腥臭
诺如病毒腹泻	诺如病毒腹泻＝幼儿园群居性的腹泻
产毒性细菌引起的肠炎	产毒性细菌引起的肠炎＝水样或蛋黄汤样大便，混有黏液，量多
金黄色葡萄球菌腹泻	金黄色葡萄球菌腹泻＝长期应用抗生素导致的菌群失调所致
真菌性腹泻	真菌性腹泻＝豆渣样大便

（2）脱水程度和性质

轻度脱水	哭时有泪	低渗性脱水	$Na^+ < 130mmol/L$
中度脱水	哭时少泪，四肢暖	等渗性脱水	$Na^+ 130 \sim 150mmol/L$
重度脱水	哭时无泪，四肢冷	高渗性脱水	$Na^+ > 150mmol/L$

2. 鉴别诊断 ①炎症（细菌性腹泻），②特殊疾病（生理性腹泻、肠吸收功能障碍）。

3. 进一步检查 ①检验科（血气分析、电解质），②特殊检查（病毒抗原检测、粪便细菌培养）。

4. 治疗原则 ①对症治疗（饮食、维持水电解质平衡），②药物治疗（抗生素、止泻剂、胃粘膜保护剂）。

二、真题重现

133 号题

病历摘要

患儿，男，6 个月。因发热、腹泻 2 天入院。

患儿 2 天前无明显诱因出现发热，体温波动于 37.5 ～ 39.0℃，后出现腹泻，为蛋花汤样便，量较多，无腥臭味，无黏液及脓血。每日排大便 10 余次，无呕吐。患儿精神差，食欲下降。已 6 小时未解小便。既往体健，混合喂养，按时添加辅食，生长发育同正常儿。否认药物过敏史。按计划接种疫苗。

查体：T38.5℃，P158 次 / 分，R40 次 / 分，BP80/50mmHg。体重 7kg。急性热病容，嗜睡，精神差。皮肤干燥，弹性差，四肢冷，眼窝深凹陷。前囟 1.2cm×1.2cm，深凹陷。口唇干燥，无发绀。咽部略充血。双肺呼吸音清，心音低钝，心律整齐，未闻及杂音，肝肋下 1.0cm，质软，脾肋下未触及，移动性浊音阴性。颈无抵抗，病理征阴性。

实验室检查：血常规 Hb138g/L，RBC5.1×10^{12}/L，WBC4.8×10^9/L，N0.20，L0.80，PLT279×10^9/L。粪常规：未见 WBC、RBC。

【要求】根据以上病历摘要，请将初步诊断、诊断依据（两个以上诊断，应分别列出各自诊断依据，未分别列出扣分）、鉴别诊断、进一步检查与治疗原则写在答题纸上（时间 15 分钟）

---

133 号题标准答案

评分标准		总分 22 分
一、初步诊断	4 分	
1. 腹泻病（轮状病毒肠炎可能性大）。（未答出"轮状病毒"扣 0.5 分）		2 分
2. 重度脱水。		2 分
二、诊断依据	7 分	
1. 小儿腹泻病（轮状病毒肠炎可能性大）。		
（1）婴儿，急性起病。		0.5 分
（2）冬季起病，为轮状病毒肠炎好发季节。		0.5 分
（3）发热，大便次数增多，大便性状改变，呈蛋花水样便，无腥臭味，无黏液、脓血。		1.5 分
（4）检查：血白细胞总数偏低，分类淋巴细胞比例增高，粪常规未见红、白细胞。		1 分
2. 重度脱水。		
（1）嗜睡，精神差。		0.5 分
（2）尿极少。		1 分
（3）皮肤干燥、弹性差，四肢冷。		1 分
（4）眼窝和前囟深凹陷。		0.5 分
（5）心音低钝、脉搏增快。		0.5 分
三、鉴别诊断	3 分	
1. 细菌性腹泻。		1 分
2. 生理性腹泻。		1 分
3. 肠吸收功能障碍。		1 分
四、进一步检查	3 分	
1. 动脉血气分析、血清电解质。		1.5 分
2. 病毒抗原检测。		1 分
3. 粪便细菌培养。		0.5 分
五、治疗原则	5 分	
1. 饮食疗法。		0.5 分
2. 液体疗法：补液总量（或定量）、溶液种类（或定性）、输液速度（或定速）、纠正酸中毒、补钾、补钙或镁。		2.5 分
3. 肠道微生态疗法，如双歧杆菌、嗜酸乳杆菌等。		0.5 分
4. 应用肠黏膜保护剂，如蒙脱石散。		0.5 分
5. 慎用抗生素和止泻剂。		0.5 分
6. 补锌治疗。		0.5 分

第 3 节　维生素 D 缺乏性佝偻病（助理医师不要求）

一、基础知识

1. 初步诊断

（1）诊断公式　维生素 D 缺乏性佝偻病 ＝ 冬季出生 ＋ 神经系统兴奋性增高 ＋ 颅骨软化 ＋ 方颅。

（2）分期

初期（早期）	神经系统兴奋性增高：激惹、烦躁、睡眠不安、夜惊等
活动期（激期）	方颅、颅骨软化
恢复期	临床症状和体征逐渐减轻或消失
后遗症期	残留不同程度的骨骼畸形

2. 鉴别诊断　特殊疾病（其他佝偻病、黏多糖病、软骨营养不良、脑积水）。

3. 进一步检查　①检验科（血清钙、磷、碱性磷酸酶、肝肾功能），②影像科（骨 X 线片检查）。

4. 治疗原则　①对症治疗（加强营养、添加辅食），②药物治疗（维生素 D_3、钙剂）。

二、真题重现

134 号题

病历摘要

女孩，4 个月，烦躁、哭闹 1 个月。

1 个月前，患儿无明显诱因出现烦躁不安，爱哭闹，以睡前明显。睡眠时间少，轻刺激即惊醒，常出现易惊，汗多，无发热、咳嗽，无呕吐、腹泻。为进一步诊治前来就诊，患病以来精神饮食如常，大小便正常。个人史：为第 1 胎，36 周顺产，出生体重 2700g，出生在冬季，生后母乳喂养 2 个月后改为混合喂养，未加其他辅食及鱼肝油，按时预防接种。2 个月余会抬头。母孕期体健，未服用钙剂及维生素制剂，否认患儿抽搐史。

查体：T37.0℃，P110 次 / 分，R35 次 / 分，BP85/55mmHg，体重 6kg。睡眠状态，稍动即惊醒，可见下颌及手抖动。全身皮肤温暖，无出血点、黄染，皮下脂肪厚 0.7cm，头部枕骨有压乒乓球样感觉。头围 40cm，前囟 2.5cm×2.5cm，头发稀少、色黄，枕秃明显。未出牙。呼吸平稳，双肺呼吸音清晰，心率 110 次 / 分，心律整齐，未闻及杂音。腹软，肝肋下 1cm，质软，脾未触及。

【要求】根据以上病历摘要，请将初步诊断、诊断依据（两个以上诊断，应分别列出各自诊断依据，未分别列出扣分）、鉴别诊断、进一步检查与治疗原则写在答题纸上（时间 15 分钟）

---

134 号题标准答案

评分标准		总分 22 分
一、初步诊断	3 分	
维生素 D 缺乏性佝偻病（活动期）。（仅答出"维生素 D 缺乏性佝偻病"得 2 分）		3 分
二、诊断依据	7 分	
1. 发病年龄与季节特征：冬季出生，3 个月发病。		1 分
2. 喂养方式：混合喂养，未添加鱼肝油。		2 分
3. 神经兴奋性增高：易惊、烦躁、哭闹、多汗。		2 分
4. 体格检查骨骼改变：颅骨软化，枕秃。		2 分
三、鉴别诊断	3 分	
1. 其他佝偻病（肾小管酸中毒、低血磷、抗维生素 D 佝偻病、维生素 D 依赖性佝偻病、肾性佝偻病等）。		2 分
2. 黏多糖病、软骨营养不良、脑积水。		1 分
四、进一步检查	4 分	
1. 血清钙、磷、碱性磷酸酶。		1.5 分
2. 血 1，25-$(OH)_2$-D_3、甲状旁腺素测定。		0.5 分
3. 骨 X 线片检查。		1 分
4. 肝肾功能。		1 分
五、治疗原则	5 分	
1. 一般治疗：加强营养，及时添加辅食，增加户外运动和日照时间。		3 分
2. 应用维生素 D 剂、钙剂治疗。		2 分

第 4 节　小儿常见发疹性疾病

一、基础知识

1. 初步诊断

麻疹	麻疹＝发热 3～4 天后出疹 + 颊黏膜灰白色、粗糙点（Koplik 斑）
风疹	风疹＝疹子 1 天出齐 + 耳后淋巴结肿痛（助理不要求）

幼儿急疹	幼儿急疹＝热退疹出
水痘	水痘＝丘疹、斑丘疹、水疱疹、结痂疹（"四世同堂"）
手足口病	手足口病＝手、足、口多发的溃疡（助理不要求）
猩红热	猩红热＝草莓舌＋苍白圈＋帕氏线（助理不要求）

2．鉴别诊断 特殊疾病（各种出疹性疾病相互鉴别）。

3．进一步检查 检验科（病毒特异性抗原和抗体检查）。

4．治疗原则 ①对症治疗（退热），②药物治疗（抗病毒及抗生素治疗）。

二、真题重现

135 号题

病历摘要

患儿，男，2 岁。高热 3 天，皮疹 1 天。

3 天前开始发热，体温高，伴咳嗽、流涕、眼红、流泪、畏光。食欲差，精神不振。今起颜面、躯干出疹，仍有高热，咳嗽加重，气急，伴呕吐 2 次，大便稀，1 日 3 次。平素体弱，未按规定进行预防接种。

查体：T39.5℃，P140 次／分，R42 次／分。神清、嗜睡，呈发热面容，呼吸急促，颜面、耳后、颈部及躯干部可见密集红色斑丘疹，四肢亦可见稀疏红色斑丘疹，眼结膜充血，咽红，颊黏膜充血、粗糙，可见灰白色点状疹。双肺闻及明显中细湿啰音。心率 140 次／分，未闻及杂音。腹较膨隆，肝脾不大。神经系统检查无异常。

辅助检查：血常规 WBC4.5×10^9/L，N0.25，L0.75。粪常规（－），尿常规（－）。

【要求】根据以上病历摘要，请将初步诊断、诊断依据（两个以上诊断，应分别列出各自诊断依据，未分别列出扣分）、鉴别诊断、进一步检查与治疗原则写在答题纸上（时间 15 分钟）

---

135 号题标准答案

评分标准		总分 22 分
一、初步诊断	4 分	
1．麻疹。		2 分
2．肺炎。		2 分
二、诊断依据	4 分	
1．麻疹。		
（1）发热与出疹：高热 3 天出疹，出疹时仍高热，皮疹从颜面、颈部到躯干，再到四肢，皮疹呈密集红色斑丘疹，颊黏膜见 Koplik 斑。		0.5 分
（2）上呼吸道炎表现：开始有明显咳嗽、流涕，特别是有眼结膜充血、流泪、畏光的表现。		0.5 分
（3）未进行正规预防接种。		0.5 分
（4）血白细胞减少，淋巴细胞相对增多。		0.5 分
2．肺炎。		
（1）呼吸急促，咳嗽加重。		1 分
（2）双肺闻及明显中细湿啰音。		1 分
三、鉴别诊断	4 分	
1．风疹。		1 分
2．幼儿急疹。		1 分
3．猩红热。		1 分
4．水痘。		1 分
四、进一步检查	5 分	

1. 特异性抗体与抗原检测。		2分
2. 胸部 X 线检查。		1.5分
3. 心电图与心肌损害血生化指标检查：如磷酸激酶（CPR）、乳酸脱氢酶（SLDH）和肌钙蛋白等。		1.5分
五、治疗原则	5分	
1. 一般治疗：保持空气新鲜，五官清洁，注意营养、水分供给。		1分
2. 对症治疗：体温＞40℃时适当降温，烦躁时适当镇静，频咳时止咳，继发感染给予抗生素等。		2分
3. 并发症治疗：治疗肺炎。		2分

136 号题

病历摘要

女孩，8岁。发热3天，皮疹2天。

患儿3天前受凉后出现发热，体温38.9℃，伴有流涕、鼻塞，自服"抗病毒冲剂"治疗，缓解不明显。2天前头颈部、躯干出现红色皮疹，昨天已遍布全身。无呕吐，无寒战、惊厥。食欲及精神尚可，大、小便及睡眠均正常。既往体健，否认药物过敏史。按时进行预防接种。家庭中无发热患者。

查体：T38.7℃，P100次/分，R25次/分，BP105/65mmHg，体重24kg。急性热病容，精神可。全身皮肤可见散在充血性斑丘疹，疹间皮肤正常。双耳后、枕部、颈部可触及多个淋巴结，最大1cm×1cm，触痛（+），活动好。结膜无充血，咽部充血。双肺未闻及干湿性啰音，心界不大，心率100次/分，心律整齐，未闻及杂音，腹平软，无压痛，肝脾肋下未触及，双下肢无水肿。颈无抵抗，病理征阴性。

实验室检查：血常规 Hb125g/L，RBC4.6×10^{12}/L，WBC3.8×10^9/L，N0.28，L0.72，PLT200×10^9/L。CRP 正常。

【要求】根据以上病历摘要，请将初步诊断、诊断依据（两个以上诊断，应分别列出各自诊断依据，未分别列出扣分）、鉴别诊断、进一步检查与治疗原则写在答题纸上（时间15分钟）

136 号题标准答案

评分标准	总分 22 分	
一、初步诊断	4分	
风疹。		4分
二、诊断依据	6分	
1. 学龄期儿童，急性起病。		1分
2. 发热1天后出现皮疹，24小时皮疹遍及全身，上呼吸道轻度炎症表现。		1.5分
3. 皮肤可见散在充血性斑丘疹，双耳后、枕部、颈部淋巴结肿大，触痛（+）。		2分
4. 血白细胞低，淋巴细胞比例增高，CRP 正常。		1.5分
三、鉴别诊断	4分	
1. 麻疹。		1分
2. 猩红热。		1分
3. 手足口病。		1分
4. 水痘或药物疹。		1分
四、进一步检查	4分	
1. 血清学检查（IgM 抗体）。		2分
2. 病毒抗原检测。		2分
五、治疗原则	4分	
1. 合理饮食，注意隔离。		2分
2. 高热时退热处理。		2分

137 号题

病历摘要

男孩，7 岁。发热 3 天，皮疹 2 天。

患儿 3 天前无明显诱因出现发热，体温 37.5～38℃。无咳嗽、流涕，无呕吐及腹泻。自服"板蓝根"没有明显效果。2 天前开始躯干部出现红色皮疹并有水疱，略痒。病后进食正常，大、小便及睡眠均正常。既往体健，无肝病和心脏病史。上小学 1 年级。否认传染病患者接触史。

查体：T37.0℃，P102 次／分，R22 次／分，BP90/60mmHg。体重 23kg。躯干部皮肤见散在红色斑丘疹，可见水疱及部分结痂，浅表淋巴结未触及肿大，结膜无苍白，巩膜无黄染，舌面正常，双肺未闻及干湿性啰音，心界不大，心率 102 次／分，心律整齐，未闻及杂音。腹平软，无压痛，肝脾肋下未触及，移动性浊音（－），双下肢无水肿。

实验室检查：血常规 Hb126g/L，RBC4.0×10^{12}/L，WBC7.5×10^9/L（分类正常），PLT305×10^9/L。粪常规（－），尿常规（－）。

【要求】根据以上病历摘要，请将初步诊断、诊断依据（两个以上诊断，应分别列出各自诊断依据，未分别列出扣分）、鉴别诊断、进一步检查与治疗原则写在答题纸上（时间 15 分钟）

137 号题标准答案

评分标准		总分 22 分
一、初步诊断	5 分	
水痘。		5 分
二、诊断依据	5 分	
1. 学龄期男孩，急性起病。		1 分
2. 发热 1 天出现皮疹。		1 分
3. 皮疹呈向心性分布，斑丘疹、水疱及结痂共存。		2 分
4. 血常规未见异常。		1 分
三、鉴别诊断	4 分	
1. 麻疹。		1 分
2. 风疹。		1 分
3. 猩红热。		1 分
4. 过敏性皮肤病。		1 分
四、进一步检查	3 分	
1. 疱疹刮片（细胞核内包涵体或病毒抗原）。		1 分
2. 病毒分离。		1 分
3. 血清学检查（IgM 抗体）。		1 分
五、治疗原则	5 分	
1. 饮食、护理，避免皮肤抓伤，注意隔离。		2 分
2. 局部涂以 2% 甲紫溶液或阿昔洛韦乳剂对症治疗。		1.5 分
3. 首选阿昔洛韦抗病毒治疗。		1.5 分

138 号题

病历摘要

患儿，男，7 个月。因发热 3 天、皮疹 1 天就诊。

患儿 3 天前无明显诱因出现发热，体温 39～40℃，流涕，轻咳。家长予以"退热药及感冒冲剂"口服，今日体温正常。因中午出现皮疹而就诊。既往史无特殊，否认传染病接触史。

个人史：第 2 胎第 1 产，足月剖宫产，人工喂养，已添加辅食，规律接受预防接种。

查体：T36.8℃，一般情况好，躯干、面部散在红色斑丘疹，咽部充血，双肺呼吸音清，心率 135 次／分，心律整齐，腹软，肝脾未及。

【要求】根据以上病历摘要，请将初步诊断、诊断依据（两个以上诊断，应分别列出各自诊断依据，未分别列出扣分）、鉴别诊断、进一步检查与治疗原则写在答题纸上（时间 15 分钟）

138 号题标准答案

评分标准		总分 22 分
一、初步诊断	5 分	
幼儿急疹。		5 分
二、诊断依据	4 分	
1. 典型症状：患儿突起高热，持续 3 天，热退后出现皮疹，符合幼儿急疹诊断。		2 分
2. 查体：躯干、面部散在红色斑丘疹，咽部充血，双肺呼吸音清。		2 分
三、鉴别诊断	5 分	
1. 麻疹。		2 分
2. 风疹。		1 分
3. 水痘。		1 分
4. 猩红热。		1 分
四、进一步检查	4 分	
1. 血、尿、便常规。		2 分
2. 血生化检查。		1 分
3. 病毒学检查。		1 分
五、治疗原则	4 分	
1. 对症治疗：发热时退热：药物降温、物理降温。		2 分
2. 皮疹出现后防止继发皮肤感染。		2 分

139 号题

病历摘要

患儿，7 岁。发热，全身皮肤红色细小丘疹 3 天。

3 天前急性起病，发热，体温在 38 ～ 40℃之间。起病 24 小时后出疹，皮疹最先于颈部、腋下和腹股沟处，24 小时内布满全身。全身皮肤在弥漫性充血发红的基础上，广泛存在密集而均匀的红色细小丘疹。

皮疹特点：软腭处可见针尖大小出血点或红疹。舌面光滑鲜红，舌乳头红肿突起，状如草莓。颈及颌下淋巴结常肿大并有压痛。压之暂呈苍白，触之似砂纸感。面部潮红，不见皮疹，口唇周围发白，形成口周苍白圈。皮疹在腋窝、肘窝、腹股沟等皮肤皱褶易受摩擦部位更密集，可见皮下出血点形成紫红色线条。

【要求】根据以上病历摘要，请将初步诊断、诊断依据（两个以上诊断，应分别列出各自诊断依据，未分别列出扣分）、鉴别诊断、进一步检查与治疗原则写在答题纸上（时间 15 分钟）

139 号题标准答案

评分标准		总分 22 分
一、初步诊断	4 分	
猩红热。		4 分
二、诊断依据	5 分	

1. 典型表现：患儿，7 岁。发热，全身皮肤红色细小丘疹 3 天。	2 分
2. 查体：舌乳头红肿突起，全身皮肤广泛存在密集而均匀的红色细小丘疹，口周苍白圈。皮疹在腋窝、肘窝、腹股沟等皮肤皱褶易受摩擦部位更密集，可见皮下出血点形成紫红色线条。	3 分
三、鉴别诊断 5 分	
1. 麻疹。	1.5 分
2. 风疹。	1.5 分
3. 幼儿急疹。	1 分
4. 水痘。	1 分
四、进一步检查 4 分	
1. 血、尿、便常规。	2 分
2. 血生化检查。	1 分
3. 病原学检查。	1 分
五、治疗原则 4 分	
1. 对症治疗：发热时退热，药物降温、物理降温。	2 分
2. 皮疹出现后防止继发性皮肤感染。	2 分

140 号题

病历摘要

患儿，男，3 岁。发热 3 天，手、足、口腔等部位皮疹 1 天。

患儿为外来打工者子女，3 天前发热，伴咳嗽、流涕，精神佳，未能引起家长重视。今日体温无明显下降，精神稍倦，手、足、口腔等部位出现皮疹，恶心、呕吐来诊。皮疹不痛、不痒、不结痂、不结疤。自发病以来食欲减退，大小便正常，体重无明显变化。既往体健，暂住农村出租房，环境拥挤，由其母自带，未能及时预防接种，否认遗传病家族史。

查体：T38.4℃，P84 次 / 分，R22 次 / 分，BP100/60mmHg，手、足、口、臀等四个部位皮肤、黏膜出现斑丘疹及疱疹样损害。口唇轻度发绀，咽红，咽周可见数枚疱疹。浅表淋巴结未触及肿大，心界不大，心率 84 次 / 分，心律整齐，未闻及杂音及附加音。腹平软，无压痛，肝脾肋下未触及，下肢无水肿。

辅助检查：血常规 Hb145g/L，WBC17.2×10⁹/L，N0.75，L0.32，PLT278×10⁹/L。C 反应蛋白 10mg/L。胸部 X 线片示左上肺渗出性病变。

【要求】根据以上病历摘要，请将初步诊断、诊断依据（两个以上诊断，应分别列出各自诊断依据，未分别列出扣分）、鉴别诊断、进一步检查与治疗原则写在答题纸上（时间 15 分钟）

140 号题标准答案

评分标准	总分 22 分	
一、初步诊断	3 分	
1. 手足口病。		1.5 分
2. 左上肺炎。		1.5 分
二、诊断依据	7 分	
1. 手足口病。		
（1）患儿，急性起病。		1.5 分
（2）发热，口腔黏膜、手掌和脚掌部出现斑丘疹和疱疹，伴有食欲缺乏、呕吐等。		2 分
2. 左上肺炎。		
（1）3 天来发热、咳嗽。		1.5 分
（2）血常规提示白细胞增加，中性粒细胞比例升高。		1 分
（3）胸部 X 线片示左上肺渗出性病变。		1 分
三、鉴别诊断	3 分	

1. 水痘。		1 分
2. 麻疹。		1 分
3. 急疹。		0.5 分
4. 风疹。		0.5 分
四、进一步检查	4 分	
1. 血常规、血生化、电解质、血气分析。		1 分
2. 病原学检查：特异性 EV71 核酸阳性或分离出 EV71 病毒。		0.5 分
3. 痰细菌培养 + 药敏试验。		1 分
4. ECG、UCG。		1.5 分
五、治疗原则	5 分	
1. 抗病毒：利巴韦林、中药。		1 分
2. 静脉点滴抗生素。		1 分
3. 对症：退热、抗超敏，甲泼尼龙 1～2mg/（kg·d）。		0.5 分
4. 皮肤黏膜疱疹处理可用锌油，口腔黏膜疱疹处可用碘甘油涂擦。		0.5 分
5. 控制液体入量，以补充生理需要量。		1 分
6. 保证呼吸道通畅，吸氧。		1 分

第 5 节　小儿惊厥（助理医师不要求）

一、基础知识

1. 初步诊断

单纯型热性惊厥	单纯型热性惊厥 = 发热（T ≥ 38℃）+ 全身发作 + 短暂发作 + 一次发热中发作 1～2 次 + 总次数 ≤ 4 次
复杂型热性惊厥	复杂型热性惊厥 = 发热（T ≥ 38℃）+ 局限性发作 + 长时间发作 +24 小时内反复发作 + 总次数 ≥ 5 次
维生素 D 缺乏性手足搐搦症	维生素 D 缺乏性手足搐搦症 = 冬季出生 + 手足抽搐

2. 鉴别诊断　特殊疾病（单纯型、复杂型热性惊厥；维生素 D 缺乏性手足搐搦症；中毒性脑病等）。

3. 进一步检查　①检验科（肝肾功能、血气分析），②影像科（胸部 X 线），③特殊检查（脑 CT、脑电图等）。

4. 治疗原则　①对症治疗（吸氧及密切观察），②药物治疗（止痉治疗）。

二、真题重现

141 号题

病历摘要

患儿，女，3 岁。发热 5 小时，惊厥 1 次就诊。

5 小时前无明显诱因开始发热，体温达 40℃，自服退热药物效果不佳。最近一次发热 2 小时后出现双眼上翻、四肢强直抽动、意识不清，持续约 2 分钟自行缓解。无口周发绀，无大小便失禁。患儿无咳嗽，无呕吐及腹泻。睡眠可，食欲可。既往体健，无类似发作史，否认类似疾病家族史。

查体：T40.1℃，P112 次 / 分，R28 次 / 分。体重 12kg。神志清，皮肤无皮疹及出血点。咽部充血。呼吸平稳，未见三凹征及鼻扇，双肺听诊未闻及啰音。心率 130 次 / 分，律齐，心音有力。腹部平软，未触及包块，肝脾未触及。四肢活动好，肌张力正常。脑膜刺激征（-）。

血常规：WBC10×10⁹/L，NO.40，L0.60，Hb126g/L，PLT176×10⁹/L。

【要求】根据以上病历摘要，请将初步诊断、诊断依据（两个以上诊断，应分别列出各自诊断依据，未分别列出扣分）、鉴别诊断、进一步检查与治疗原则写在答题纸上（时间 15 分钟）

---

141 号题标准答案

评分标准		总分 22 分	
一、初步诊断		4 分	
1. 热性惊厥（单纯型）。			3 分
2. 上呼吸道感染。			1 分
二、诊断依据		5 分	
1. 热性惊厥（单纯型）。			
（1）患儿 3 岁，发热 40.1℃。			1 分
（2）最近发热出现惊厥，全面性发作，持续 2 分钟，抽后神志清，查体：神经系统无异常。			2 分
2. 上呼吸道感染：急性起病，表现发热，查体咽部充血。			2 分
三、鉴别诊断		5 分	
1. 复杂型热性惊厥。			1.5 分
2. 维生素 D 缺乏性手足搐搦症。			1.5 分
3. 中枢神经系统感染。			1 分
4. 中毒性脑病。			1 分
四、进一步检查		3 分	
1. 血生化、肝肾功能。			2 分
2. 颅脑 CT。			1 分
五、治疗原则		5 分	
1. 一般治疗：监测体温，观察精神状态，维持水、电解质平衡。			2 分
2. 预防再次惊厥发作：保持呼吸道通畅，给予地西泮或水合氯醛灌肠。			3 分

第 6 节　新生儿黄疸（助理医师不要求）

一、基础知识

1. 初步诊断

病理性黄疸	病理性黄疸 = 患儿一般情况不好 + 生后 24 小时以内出现 + 持续时间 > 2 周
生理性黄疸	生理性黄疸 = 患儿一般情况良好 + 生后 2～3 天出现 + 多在 2 周内消退

2. 鉴别诊断 特殊疾病（生理性黄疸、先天性胆道闭锁）。

3. 进一步检查 ①检验科（血型），②特殊检查（Coombs 实验）。

4. 治疗原则 ①对症治疗（吸氧），②光照疗法，③换血疗法。

二、真题重现

142 号题

病历摘要

患儿，男，5 天，皮肤黄染 1 天就诊。

5 天前开始出现皮肤黄染，并逐渐加重至躯干及四肢。无发热，无呕吐。足月顺产第一胎，出生体重 2.3kg，母乳喂养，吸奶有力，尿量、大便正常。睡眠可。

查体：T36.3℃，P137 次 / 分，R42 次 / 分。神志清，头面部、躯干及四肢皮肤可见黄染，无皮疹及出血点。呼吸平稳，未见三凹征及鼻扇，双肺听诊未闻及啰音。心率 140 次 / 分，律齐，心音有力。腹部平软，未触及包块，肝脾未触及。四肢活动好，肌张力正常。前囟 1.2cm×1.3cm，平软。

血常规：WBC11×10^9/L，N0.62，L0.32，Hb122g/L，PLT135×10^9/L，网织红细胞 0.12。

【要求】根据以上病历摘要，请将初步诊断、诊断依据（两个以上诊断，应分别列出各自诊断依据，未分别列出扣分）、鉴别诊断、进一步检查与治疗原则写在答题纸上（时间 15 分钟）

---

142 号题标准答案

评分标准		总分 22 分
一、初步诊断	4 分	
1. 新生儿黄疸（ABO 溶血病可能性大）。		3 分
2. 轻度贫血。		1 分
二、诊断依据	7 分	
1. 新生儿黄疸（ABO 溶血病可能性大）。		
（1）新生儿生后第 1 天出现黄疸。		1 分
（2）头面部、躯干及四肢皮肤可见黄染，新生儿黄疸诊断成立。		2 分
（3）患儿黄疸出现早、进展快，有轻度贫血，网织红细胞高，且发生在第一胎，ABO 溶血病可能性大。		3 分
2. 轻度贫血：血 Hb122g/L ＜ 144g/L。		1 分
三、鉴别诊断	3 分	
1. 新生儿贫血。		1 分
2. 生理性黄疸。		1 分
3. 先天性胆道闭锁。		1 分
四、进一步检查	3 分	
1. 血清总胆红素、直接及间接胆红素测定。		1 分
2. 母婴血型测定。		1 分
3. 致敏红细胞和血型抗体测定。		1 分
五、治疗原则	5 分	
1. 一般治疗：注意喂养，保持电解质及酸碱平衡。		1 分
2. 光照疗法：一般需要光疗 48 ～ 72 小时。		2 分
3. 药物治疗：口服苯巴比妥，补充白蛋白或免疫球蛋白。		1 分
4. 换血疗法：如果光疗失败，可采用换血疗法。		1 分

第十二章　传染病

> **2021 考试大纲**

①病毒性肝炎、②细菌性痢疾、③流行性脑脊髓膜炎（助理不要求）、④艾滋病（助理不要求）、⑤肾综合征出血热（助理不要求）。

第 1 节　病毒性肝炎

一、基础知识

1. 初步诊断

（1）诊断公式

甲型病毒性肝炎	甲型病毒性肝炎＝低热、乏力、黄疸＋抗 HAV-IgM（+）
乙型病毒性肝炎	乙型病毒性肝炎＝低热、乏力、黄疸＋HBsAg、HBeAg、抗 HBe（+）
丙型病毒性肝炎	丙型病毒性肝炎＝低热、乏力、黄疸＋抗 HCV-IgM（+）

（2）分型

急性肝炎	急性黄疸型肝炎＝＜ 14 日＋黄疸＋肝功能异常
慢性肝炎	急性肝炎病程超过半年不愈者
重型肝炎	①急性重型肝炎＝发病时间（＜ 14 日）＋凝血酶原活动度（PTA）＜ 40% ②亚急性重型肝炎＝发病时间（15 日～ 26 周）＋凝血酶原活动度（PTA）＜ 40% ③慢性重型肝炎＝发病时间（＞ 26 周）＋凝血酶原活动度（PTA）＜ 40%

2. 鉴别诊断　①炎症（其他类型病毒性肝炎），②癌症（胰头癌），③特殊疾病（胆结石）。

3. 进一步检查　①检验科（肝肾功能），②影像科（腹部 B 超），③特殊检查（乙肝病毒标志物、肝穿刺活检）。

4. 治疗原则　①对症治疗（休息），②药物治疗（抗病毒药物）。

二、真题重现

143 号题

> **病历摘要**
>
> 男性，35 岁。乏力、纳差、恶心 2 周。
>
> 患者 2 周前无明显诱因出现乏力，伴纳差、恶心、厌油腻饮食，食量约为平时一半。时有呕吐，为非喷射性，呕吐物为胃内容物，无发热、头痛、腹痛、腹泻。发病以来，精神欠佳，睡眠稍差，小便呈浓茶色，大便正常，体重较前略有下降。近期无服药史。无烟酒嗜好。
>
> 查体：T36.2℃，P78 次 / 分，R18 次 / 分，BP126/76mmHg。神志清，精神欠佳。全身皮肤黏膜轻度黄染，未见出血点及皮疹，浅表淋巴结未触及肿大，巩膜轻度黄染。双肺未闻及干湿性啰音。心界不大，心率 78 次 / 分，律齐。腹平软，无压痛及反跳痛，肝脾肋下未触及，肝区叩击痛（+），移动性浊音（-），双下肢无水肿。
>
> 实验室检查：血常规正常。ALT730U/L，AST380U/L，TBIL152μmol/L，DBIL84μmol/L，TP80g/L，ALB45g/L。血 HBsAg（+）。AFP98ng/ml。
>
> **【要求】**根据以上病历摘要，请将初步诊断、诊断依据（两个以上诊断，应分别列出各自诊断依据，未分别列出扣分）、鉴别诊断、进一步检查与治疗原则写在答题纸上（时间 15 分钟）

143 号题标准答案

评分标准		总分 22 分
一、初步诊断	4 分	
急性乙型病毒性肝炎。（仅答"病毒性肝炎"得 2 分）		4 分
二、诊断依据	5 分	
1. 青年患者，急性病程，无服药史。		0.5 分
2. 乏力、纳差、恶心、呕吐、厌油腻、小便呈浓茶样。		1.5 分
3. 全身皮肤黏膜及巩膜轻度黄染，肝区叩击痛阳性。		1 分
4. 实验室检查：转氨酶及胆红素升高。血 HBsAg（+）。		2 分
三、鉴别诊断	4 分	
1. 其他类型病毒性肝炎。		2 分
2. 胆石病。		1 分
3. 胰头癌。		1 分
四、进一步检查	5 分	
1. 肝肾功能、尿常规、粪常规检查。		1 分
2. 乙肝病毒标志物及 CMV、EBV 标志物。		1.5 分
3. HBV DNA 检查。		1 分
4. 肝 B 超检查。		0.5 分
5. 肝穿刺活检。		1 分
五、治疗原则	4 分	
1. 注意休息，清洁饮食，避免应用肝损害药物。		1.5 分
2. 退黄等对症治疗。		1.5 分
3. 给予抗病毒药物治疗。		1 分

144 号题

病历摘要

男性，16 岁，学生。乏力、食欲减退、尿黄 1 周。

患者 1 周前开始出现乏力、纳差、厌油腻、恶心，时有呕吐，为非喷射性，呕吐物为胃内容物，小便呈浓茶样，伴发热，T37.8℃，无畏寒、寒战、头痛、腹痛、腹泻。当地医院就诊，给予对症处理，3 天后体温正常，为进一步诊治来院。发病以来，精神欠佳，睡眠稍差，大便正常，体重无明显下降。既往体健。3 周前外出旅游时曾吃海鲜、喝生水。无服药史。无烟酒嗜好。否认传染性疾病史，无遗传病家族史。

查体：T37.8℃，P82 次 / 分，R18 次 / 分，BP115/75mmHg。神志清，精神欠佳，全身皮肤、巩膜重度黄染，未见皮疹，浅表淋巴结未触及肿大。双肺未闻及干湿啰音，心界不大，心率 82 次 / 分，律齐。腹平软，无压痛及反跳痛，肝肋下 3cm，质中，脾肋下未触及，肝区叩击痛（+），移动性浊音（-），双下肢无水肿。

实验室检查：血 ALT830U/L，AST380U/L，TBil102μmol/L，DBIL84μmol/L，TP80g/L，Alb45g/L。尿常规：尿胆红素（+），尿胆原（+），尿蛋白（-）。抗 HAV-IgM 阳性。

【要求】根据以上病历摘要，请将初步诊断、诊断依据（两个以上诊断，应分别列出各自诊断依据，未分别列出扣分）、鉴别诊断、进一步检查与治疗原则写在答题纸上（时间 15 分钟）

---

144 号题标准答案

评分标准		总分 22 分
一、初步诊断	4 分	
病毒性肝炎（甲型，急性黄疸型）。		4 分
二、诊断依据	5 分	
1. 青年男性，有不洁饮食史。		0.5 分
2. 急性起病，有乏力、纳差、恶心、呕吐、发热、尿黄。		1 分

3. 既往体健，不饮酒，否认服药史。		0.5分
4. 全身皮肤、巩膜黄染，肝大、质中，肝区叩击痛（+）。		1分
5. 转氨酶及直接和间接胆红素均升高。尿胆红素及尿胆原阳性。抗 HAV-IgM 阳性。		2分
三、鉴别诊断	4分	
1. 其他病毒性肝炎及非嗜肝病毒引起的病毒性肝炎。		2分
2. 遗传代谢性肝病。		1分
3. 自身免疫性肝炎。		1分
四、进一步检查	5分	
1. 定期复查肝功能。		0.5分
2. 其他病毒性肝炎及非嗜肝病毒、自身免疫性肝病相关检查。		2分
3. 腹部B超。		2分
4. 必要时行肝穿刺活检。		0.5分
五、治疗原则	4分	
1. 休息、清淡饮食，避免肝损害药物。		2分
2. 保肝、降酶、退黄。		2分

145 号题

病历摘要

男性，54岁。发热、乏力、纳差1周，呕吐、尿色深2天。

患者1周前无明显诱因出现乏力、纳差、恶心，伴发热，最高体温38.0℃，未给予治疗。2天来体温恢复正常，但出现呕吐，呕吐物为胃内容物，尿色如浓茶。发病以来精神、饮食差，大便稀。既往体健。1个月前曾有不洁饮食史。否认手术、外伤、输血史，近期无服药史。不饮酒。无遗传病家族史。

查体：T36.1℃，P80次/分，BP120/70mmHg，神清，精神稍差，皮肤、巩膜明显黄染，未见肝掌及蜘蛛痣。双肺呼吸音清，未闻及干湿性啰音。心界不大，心率80次/分，律齐，各瓣膜听诊区未闻及杂音。腹平软，未见腹壁静脉曲张，全腹无压痛及反跳痛，肝肋下1.5cm，Murphy征（-），脾肋下未及，肝区叩击痛（+），移动性浊音（-），双下肢无水肿。

实验室检查：血常规：Hb146/L，RBC4.7×10¹²/L，WBC6.8×10⁹/L，N0.62，L0.38，PLT280×10⁹/L。血 ALT1813U/L，AST865U/L。ALP159U/L，GGT362U/L，TBA187μmol/L，TBIL1210.9μmol/L，DBIL145.10μmol/L。尿胆红素（+++），尿胆原（+），PTA92.6%。抗-HAVIgM（-），HBsAg（-），抗-HBs（-），HBeAg（-），抗-HBc（-），抗-HCV（-），抗-HEVIgM（+），抗-HEVIgG（+）。

腹部B超：肝脏光点增粗体积增大，肝内外胆管无扩张，脾脏不大。

【要求】根据以上病历摘要，请将初步诊断、诊断依据（两个以上诊断，应分别列出各自诊断依据，未分别列出扣分）、鉴别诊断、进一步检查与治疗原则写在答题纸上（时间15分钟）

145 号题标准答案

评分标准	总分22分	
一、初步诊断	5分	
病毒性肝炎（戊型，急性黄疸型）。（仅答"戊型肝炎"或"黄疸型肝炎"得3分）		5分
二、诊断依据	7分	
1. 中年男性，急性起病。		1分
2. 有不洁饮食史，既往体健。		1分
3. 乏力、纳差、尿黄。		0.5分
4. 皮肤巩膜黄染明显。肝大，肝区叩击痛（+）。		1分
5. 抗-HEV IgM（+），抗-HEV IgG（+）。		1.5分
6. ALT、AST明显增高，TBiL及DBiL均升高。尿胆红素（++），尿胆原（+）。		1分

7. 腹部 B 超：肝脏光点增粗，体积增大，肝内外胆管无扩张，脾脏不大。		1 分
三、鉴别诊断	5 分	
1. 梗阻性黄疸。		2 分
2. 溶血性黄疸。		2 分
3. 其他类型肝损害。		1 分
四、进一步检查	3 分	
1. 腹部 CT 或 MRI。		0.5 分
2. 血 AFP、网织红细胞计数。		1 分
3. 其他病毒检测（CMV-IgM、EBV-IgM、EBV-DVA，答出其中任意一项得0.5分，最高得1分）。		1 分
4. 自身免疫性肝病相关抗体。		0.5 分
五、治疗原则	2 分	
1. 卧床休息、清淡饮食。		0.5 分
2. 护肝、降酶、退黄及支持、对症治疗。		1.5 分

第 2 节　细菌性痢疾

一、基础知识

1. 初步诊断

急性细菌性痢疾	急性细菌性痢疾＝不洁饮餐史＋左下腹痛＋黏液脓血便＋里急后重＋发病时间数天或数周
慢性细菌性痢疾	慢性细菌性痢疾＝不洁饮餐史＋左下腹痛＋黏液脓血便＋里急后重＋发病时间＞60 天
中毒性细菌性痢疾	中毒性细菌性痢疾＝2～7 岁小孩＋休克表现＋腹泻

2. 鉴别诊断 ①炎症（其他细菌性肠道感染），②特殊疾病（急性阿米巴痢疾、食物中毒）。

3. 进一步检查 ①检验科（血电解质、肝肾功能检查），②特殊检查粪培养＋药敏（粪便中找溶组织阿米巴滋养体）。

4. 治疗原则 ①对症治疗（营养支持），②药物治疗（抗生素抗感染）。

二、真题重现

146 号题

病历摘要

男性，20 岁。腹痛、腹泻、发热 2 天。

患者 2 天前（6 月 28 日）不洁饮食后出现腹痛、腹泻，每日十余次至数十次，为少量脓血便，以脓为主，无恶臭味。伴明显里急后重，发热，体温最高 38.9℃，伴畏寒，无明显寒战，无恶心、呕吐。自服"黄连素片"和"退热药"无好转。发病以来，进食少，睡眠稍差，小便量少，体重略有下降（具体未测）。既往无慢性消化系统疾病病史。无疫区、疫水接触史。

查体：T38.7℃，P92 次／分，R18 次／分，BP116/76mmHg。急性热病容，皮肤未见出血点和皮疹，浅表淋巴结未触及肿大。巩膜无黄染。双肺未闻及干湿性啰音。心界不大，心率92 次／分，律齐，各瓣膜听诊区未闻及杂音。腹平软，左下腹有压痛，无肌紧张及反跳痛，未触及包块，肝脾肋下未触及，移动性浊音（−），肠鸣音活跃。双下肢无水肿。

实验室检查：血常规 Hb126g/L，WBC14.5×10^9/L，N0.85，L0.15，PLT200×10^9/L。粪常规：脓血便，WBC 满视野 /HP，RBC3～5/HP。

【要求】根据以上病历摘要，请将初步诊断、诊断依据（两个以上诊断，应分别列出各自诊断依据，未分别列出扣分）、鉴别诊断、进一步检查与治疗原则写在答题纸上（时间 15 分钟）

---

146 号题标准答案

评分标准	总分 22 分	
一、初步诊断	4 分	
急性细菌性痢疾。		4 分
二、诊断依据	5 分	
1. 不洁饮食史，夏季发病。		1 分
2. 急性病程，发热、腹痛、腹泻，脓血便，明显里急后重。		2 分
3. 左下腹有压痛，肠鸣音活跃。		1 分
4. 血白细胞总数及中性粒细胞百分比升高；粪常规可见大量白细胞及少量红细胞。		1 分
三、鉴别诊断	4 分	
1. 急性阿米巴痢疾。		2 分
2. 食物中毒。		1 分
3. 其他细菌性肠道感染。		1 分
四、进一步检查	5 分	
1. 粪培养 + 药敏试验。		3 分
2. 粪便中找溶组织阿米巴滋养体。		1 分
3. 血电解质、肝肾功能检查。		1 分
五、治疗原则	4 分	
1. 敏感抗菌药物治疗，首选喹诺酮类，并根据药物敏感试验调整。		2 分
2. 营养支持，维持水、电解质平衡等对症治疗。		1 分
3. 消化道隔离至粪培养连续 2 次阴性。		1 分

147 号题

病历摘要

男性，35 岁。因腹痛、脓血便 2 个月来诊。

患者 2 个多月前出差回来突然发热达 38℃，无寒战，同时有腹痛、腹泻，大便每日 10 余次，为少量脓血便，伴里急后重，曾到附近医院化验大便有多数白细胞，口服几次"庆大霉素和黄连素"好转，以后虽间断服用"黄连素"，但仍有黏液性便，左下腹不适，自觉日渐乏力遂来诊。病后进食减少，体重似略有下降，具体未测，小便正常，睡眠尚可。既往体健，无慢性腹泻史，无药物过敏史，无疫区接触史。

查体：T37.2℃，P86 次 / 分，R20 次 / 分，BP120/80mmHg。无皮疹和出血点，浅表淋巴结未触及，巩膜不黄，咽（-），心肺（-），腹平软，左下腹轻压痛，无肌紧张和反跳痛，未触及肿块，肝脾未触及，腹水征（-），肠鸣音稍活跃，下肢不肿。

实验室检查：血常规 Hb129g/L，WBC11.4×10^9/L，N0.78，L0.22，PLT210×10^9/L。粪常规为黏液脓血便，WBC20 ～ 30 个 /HP，偶见成堆脓球，RBC3 ～ 5 个 /HP，尿常规（-）。

【要求】根据以上病历摘要，请将初步诊断、诊断依据（两个以上诊断，应分别列出各自诊断依据，未分别列出扣分）、鉴别诊断、进一步检查与治疗原则写在答题纸上（时间 15 分钟）

147 号题标准答案

评分标准	总分 22 分	
一、初步诊断	4 分	
腹泻原因待诊：慢性菌痢可能性大。		4 分
二、诊断依据	5 分	
1. 开始有急性菌痢史：急性发热、腹痛、脓血便、大便镜检白细胞多数。		2 分
2. 口服庆大霉素和黄连素好转。		1 分
3. 因治疗不彻底，病程超过 2 个月未愈。		1 分

4. 化验血白细胞数和中性粒细胞比例增高，大便中白细胞 20 ～ 30 个 /HP，偶见成堆脓球。		1分
三、鉴别诊断	5分	
1. 阿米巴痢疾。		2分
2. 溃疡性结肠炎。		2分
3. 直肠结肠癌。		1分
四、进一步检查	4分	
1. 粪致病菌培养 + 药敏试验。		2分
2. 肛门指诊。		1分
3. 纤维肠镜检查。		1分
五、治疗原则	4分	
1. 病原治疗：联合应用 2 种不同类型的抗生素，也可用抗菌药物保留灌肠。		2分
2. 对症治疗。		2分

148 号题

病历摘要

男孩，7 岁。高热、抽搐伴腹泻 2 天。

患者 2 天前（8 月 2 日）突发高热，体温最高达 40℃，伴畏寒、寒战、抽搐、呕吐，呕吐呈喷射性，呕吐物为胃内容物，出现腹泻，每日 4 ～ 8 次，含黏液和血丝，轻微腹痛，无咳嗽、咳痰。发病以来，进食少。精神萎靡，嗜睡，小便量少。既往体健。无疫区、疫水接触史。无遗传病家族史。

查体：T39.8℃，P132 次 / 分，R24 次 / 分，BP78/55mmHg。神志模糊，家属抱进病房。面色苍白，皮肤未见出血点和皮疹，浅表淋巴结未触及肿大。巩膜无黄染。双肺未闻及干湿啰音。心界不大，心率 132 次 / 分，律齐，心音低顿。腹平软，左下腹轻压痛。无肌紧张及反跳痛，未触及包块，肝脾肋下未触及，移动性浊音（−），肠鸣音 8 ～ 10 次 / 分。四肢发凉。双下肢无水肿。颈抵抗（+），Kernig 征（+），双侧 Babinski 征（+）。

实验室检查：血常规 Hb126g/L，WBC17.5×10^9/L，N0.88，PLT280×10^9/L。粪常规：黏液脓血便，WBC 满视野 /HP，RBC3 ～ 5/HP。

【要求】根据以上病历摘要，请将初步诊断、诊断依据（两个以上诊断，应分别列出各自诊断依据，未分别列出扣分）、鉴别诊断、进一步检查与治疗原则写在答题纸上（时间 15 分钟）

148 号题标准答案

评分标准		总分 22 分
一、初步诊断	4分	
急性中毒性细菌性痢疾。（仅答"细菌性疾病"得 3 分）		4分
二、诊断依据	5分	
1. 夏季发病，急性病程，高热、呕吐、腹痛、腹泻、抽搐。		2分
2. 查体：高热、血压低、神志模糊，面色苍白，心率快，四肢发凉。脑膜刺激征（颈抵抗、Kernig 征）阳性，病理征阳性。		2分
3. 实验室检查：血白细胞总数及中性粒细胞百分比升高；粪常规可见大量白细胞及少量红细胞。		1分
三、鉴别诊断	4分	
1. 急性阿米巴痢疾。		1.5分
2. 肠道感染。		1.5分
3. 溃疡性结肠炎。		1分
四、进一步检查	5分	

1. 粪培养 + 药敏试验。	2 分
2. 粪便中找溶组织阿米巴滋养体。	1 分
3. 粪便常规 + 生化、肠道病毒检测。	1 分
4. 血气分析、肝肾功能，血电解质检查。	1 分
五、治疗原则	4 分
1. 首选氨苄西林或第三代头孢菌素，并根据药敏试验及时调整用药。	1.5 分
2. 扩容、使用血管活性药物等抗休克治疗。	1 分
3. 保持水、电解质平衡，对高热适当退热及物理降温。	1 分
4. 消化道隔离至粪培养连续 2 次阴性。	0.5 分

第3节 流行性脑脊髓膜炎（助理医师不要求）

一、基础知识

1. 初步诊断 流行性脑脊髓膜炎＝冬春季发病 + 寒战高热 + 头痛 + 呕吐 + 皮肤瘀点瘀斑 + 脑膜炎刺激征阳性。

昭昭老师提示：皮肤的瘀点瘀斑是和流行性乙型脑炎的主要鉴别点

2. 鉴别诊断 炎症（病毒性脑膜炎、结核性脑膜炎、隐球菌性脑膜炎相互鉴别）。

3. 进一步检查 ①检验科（血生化检查），②影像科（脑 CT 或 MRI），③特殊检查（脑脊液检查）。

4. 治疗原则 ①对症治疗（限制液体、维持水电解质平衡），②药物治疗（抗生素、降颅内压、糖皮质激素）。

二、真题重现

149 号题

病历摘要

患儿，男，1 岁 6 个月。发热、呕吐 2 天，惊厥 2 次入院。

患儿 2 天前无明显诱因开始发热，体温波动在 38.0 ～ 39.5℃，口服"对乙酰氨基酚"体温可暂时下降。几小时后再次发热，呕吐每日 3 ～ 4 次，呕吐物为胃内容物。精神萎靡，时有烦躁，用手拍头部。今天仍有发热并出现惊厥 2 次，表现为双眼上翻，四肢抽动，呼之不应，每次持续约 5 ～ 6 分钟，抽搐后精神差，为进一步诊治收入院。病后进食差，大小便及睡眠均正常。既往体健，否认药物过敏史，按时预防接种，已添加辅食，会说简单话，会走路，家族中无发热惊厥史。

查体：T38.5℃，P130 次 / 分，R38 次 / 分，BP90/60mmHg。急性病容，烦躁，皮肤未见出血点和皮疹，浅表淋巴结未触及肿大，结膜无苍白，巩膜无黄染，咽部充血。双肺未闻及啰音，心界不大，心率 130 次 / 分，心律整齐，未闻及杂音。腹平软，无压痛，肝脾肋下未触及，双下肢无水肿。颈抵抗 (+)，Kernig 征 (+)，Babinski 征 (+)。

实验室检查：血常规 Hb116g/L，RBC4.0×10^{12}/L，WBC19.0×10^9/L，N0.86，L0.14，PLT305×10^9/L。CRP56mg/L。

【要求】根据以上病历摘要，请将初步诊断、诊断依据（两个以上诊断，应分别列出各自诊断依据，未分别列出扣分）、鉴别诊断、进一步检查与治疗原则写在答题纸上（时间 15 分钟）

---

149 号题标准答案

评分标准	总分 22 分
一、初步诊断	4 分
化脓性脑膜炎。（仅答出"脑膜炎"得 3 分）	4 分
二、诊断依据	5 分

1. 1 岁 6 个月幼儿系化脓性脑膜炎的好发年龄，急性起病。	1 分
2. 发热、烦躁、精神萎靡等感染中毒症状。	1 分
3. 头痛、呕吐、惊厥等颅内压增高表现。	1 分
4. 查体：脑膜刺激征 (+)，病理征 (+)。	1 分
5. 化验血白细胞高，中性粒细胞高，CRP 高。	1 分
三、鉴别诊断	4 分
1. 病毒性脑膜炎。	1.5 分
2. 结核性脑膜炎。	1.5 分
3. 隐球菌性脑膜炎。	1 分
四、进一步检查	5 分
1. 脑脊液检查。	2 分
2. CT 或 MRI 检查。	1 分
3. 血生化检查。	1 分
4. 病原学检查。	1 分
五、治疗原则	4 分
1. 病原治疗：第三代头孢菌素（头孢噻肟或头孢曲松）。	2 分
2. 对症治疗：降低颅压。	1 分
3. 一般治疗：适当限制入量，维持水电解质平衡。	0.5 分
4. 短期应用糖皮质激素。	0.5 分

第 4 节　艾滋病（助理医师不要求）

一、基础知识

　　1. 初步诊断　艾滋病 = 吸毒史、输血史 + 低热 + 抗 HIV 抗体 (+)。

　　2. 鉴别诊断　①炎症（病毒性肝炎、结核），②癌症（恶性淋巴瘤）。

　　3. 进一步检查　①检验科（肝功能、肝炎病毒学），②影像科（胸 X 线），③特殊检查（骨髓检查、血液 T 淋巴细胞（CD4$^+$ 和 CD8$^+$））。

　　4. 治疗原则　①对症治疗（营养支持），②药物治疗（抗 HIV 治疗），③处理并发症（化疗）。

二、真题重现

150 号题

病历摘要

　　男性，30 岁，司机。因发热、乏力、消瘦半年来诊。

　　患者于半年前无明显诱因发热，多呈低热，一般不超过 38.0℃，伴乏力、全身不适和厌食，大便每天 2～3 次，正常稀便。无脓血，无腹痛和恶心、呕吐，逐渐消瘦，不咳嗽。患者曾到医院拍 X 线片及化验血、尿、粪便常规未见异常，遂服中药治疗，不见好转。半年来体重下降约 8kg，睡眠尚可。既往 5 年前因阑尾炎化脓穿孔行手术治疗并输过血，无肝肾疾病和结核病史，无药物过敏史。吸烟 10 年，每天 1 盒，不饮酒。有冶游史。

　　查体：T37.7℃，P84 次 / 分，R18 次 / 分，BP120/80mmHg。略消瘦，皮肤未见皮疹和出血点，颈部和左腋窝各触及 1 个 2cm×2cm 大小淋巴结，无压痛。巩膜无黄染，咽 (−)，甲状腺不大。双肺叩清音，未闻及啰音，心界叩诊不大，心率 84 次 / 分，心律整齐，无杂音，腹软，无压痛，肝区无压痛，脾肋下刚触及，移动性浊音 (−)，肠鸣音 4 次 / 分。双下肢不肿。

　　实验室检查：Hb120g/L，WBC3.5×10^9/L，N0.70，L0.30，PLT78×10^9/L，血清抗 HIV（+）。

　　【要求】根据以上病历摘要，请将初步诊断、诊断依据（两个以上诊断，应分别列出各自诊断依据，未分别列出扣分）、鉴别诊断、进一步检查与治疗原则写在答题纸上（时间 15 分钟）

---

150 号题标准答案

评分标准		总分 22 分
一、初步诊断	4 分	
艾滋病，Kaposi 肉瘤待除外。		4 分
二、诊断依据	5 分	
1. 病史：中缓慢起病，有非特异性全身症状，如发热、乏力、厌食和消瘦等，5 年前曾输过血，有冶游史。		2 分
2. 查体：见颈部和腋窝淋巴结肿大，无压痛，肝脾肿大。		1 分
3. 检查：血 WBC 和 PLT 偏低，血清抗 HIV 阳性。		2 分
三、鉴别诊断	5 分	
1. 病毒性肝炎。		2 分
2. 结核病。		2 分
3. 恶性淋巴瘤。		1 分
四、进一步检查	4 分	
1. 淋巴结活检以确定 Kaposi 肉瘤或其他病变。		1 分
2. X 线胸片观察肺和纵隔情况，并可除外肺结核。		1 分
3. 肝功能和肝炎病毒学指标检查。		1 分
4. 血液 T 淋巴细胞（$CD4^+$ 和 $CD8^+$）检查。		0.5 分
5. 必要时做骨髓检查。		0.5 分
五、治疗原则	4 分	
1. 对症治疗。		1 分
2. 抗 HIV 治疗。		2 分
3. 并发症（Kaposi 肉瘤）化疗。		1 分

151 号题

病历摘要

男性，43 岁。左侧腰骶部及臀部皮疹 5 天。

患者 5 天前受凉后出现轻度乏力、纳差，伴低热，38.1℃左右，左侧腰骶部、臀部和左大腿上半部出现大量红色疱疹，呈带状排列，局部皮肤充血，有患处疼痛，持续无好转，故前来就诊。发病以来，精神、食欲、睡眠欠佳，大小便基本正常，体力、体重无明显下降。曾有静脉应用毒品史，3 年前 HIV 感染，一直给予抗 HIV 治疗，2 个月前因血细胞减少而调整抗 HIV 治疗。不嗜烟酒。无遗传病家族史。

查体：T37.6℃，P70 次 / 分，R21 次 / 分，BP115/75mmHg。步入病房，神志清楚，精神稍差，左侧腰骶部、臀部和左大腿上半部可见大量红色疱疹，局部皮肤充血，巩膜皮肤无黄染，未见肝掌及蜘蛛痣。双肺呼吸音清，未闻及干湿啰音。心界不大，心率70 次 / 分，律齐，各瓣膜听诊区未闻及杂音。腹软，肝脾肋下未触及，全腹无压痛及反跳痛，移动性浊音（－），双下肢无水肿。

实验室检查：血常规 Hb145g/L，RBC4.6×10^{12}/L，WBC5.2×10^9/L，PLT136×10^9/L。降钙素原0.05ng/ml。

心电图：正常心电图。

【要求】根据以上病历摘要，请将初步诊断、诊断依据（两个以上诊断，应分别列出各自诊断依据，未分别列出扣分）、鉴别诊断、进一步检查与治疗原则写在答题纸上（时间 15 分钟）

151 号题标准答案

评分标准		总分 22 分
一、初步诊断	5 分	
1. AIDS。（仅答"HIV 感染"得 2 分）		3 分
2. 带状疱疹。		2 分

二、诊断依据	6分	
1. AIDS。		
（1）曾有静脉应用毒品史。		1分
（2）3年前确诊HIV感染，一直给予抗HIV治疗。		2分
2. 带状疱疹。		
（1）AIDS患者。		1分
（2）疱疹单侧分布，呈带状排列，伴有疼痛。		2分
三、鉴别诊断	4分	
1. 单纯疱疹。		2分
2. 药物疹。		2分
四、进一步检查	4分	
1. CD4+T淋巴细胞计数。		2分
2. HIV RNA病毒载量。		2分
五、治疗原则	3分	
1. 抗病毒治疗（阿昔洛韦，更昔洛韦、泛昔洛韦均可）。		1分
2. 根据HIV RNA载量调整HIV治疗方案。		1分
3. 对症、支持治疗（止痛、预防继发感染）。		1分

第5节　肾综合征出血热（助理医师不要求）

一、基础知识

1. **初步诊断** 肾综合征出血热 = 发热 + 胸部出血点 + 尿蛋白（+）+ 异型淋巴细胞。
2. **鉴别诊断** 特殊疾病（登革热、钩体病、病毒性肝炎等）。
3. **进一步检查** ①检验科（血常规、血生化），②特殊检查（汉坦病毒IgM抗体）。
4. **治疗原则** ①对症治疗（支持治疗），②药物治疗（抗病毒治疗），③介入治疗（血液透析）。

二、真题重现

152号题

病历摘要

男性，38岁，林场工人。发热5天，尿少2天，于1月25日来诊。

患者5天前无明显诱因出现发热，体温38～40℃，伴头痛、腰痛；于当地医院就诊。予环丙沙星抗炎及补液治疗，体温有所下降，但2天来出现尿少，每日250ml。为进一步诊治转来我院。既往体健，无饮酒史，无肝炎病史。

查体：T37.8℃，BP105/65mmHg，P100次/分。神志清，精神萎靡，眼结膜及面颈部充血，上腹部可见搔抓样瘀点。心、肺查体无明显异常。腹软，无压痛及反跳痛，双肾区叩击痛（+），肝、脾肋下未触及，移动性浊音（-），双下肢无水肿。

实验室检查：外周血白细胞 $18×10^9/L$，血小板 $60×10^9/L$，中性粒细胞百分比30%，淋巴细胞百分比57%，异型淋巴细胞百分比23%；尿蛋白（++）；ALT158U/L，AST90U/L。

【要求】根据以上病历摘要，请将初步诊断、诊断依据（两个以上诊断，应分别列出各自诊断依据，未分别列出扣分）、鉴别诊断、进一步检查与治疗原则写在答题纸上（时间15分钟）

152号题标准答案

评分标准	总分22分	
一、初步诊断	4分	
肾综合征出血热，少尿期，肝损害。		4分

二、诊断依据	5分	
1. 病史：春季发病。		1分
2. 症状：有发热、头痛、腰痛及尿少表现；曾出现过低血压。		1分
3. 查体：眼结膜及面颈部充血，上腹部可见搔抓样瘀点，双肾区有叩击痛。		2分
4. 辅助检查：外周血白细胞升高，血小板下降，有异型淋巴细胞。		1分
三、鉴别诊断	4分	
1. 登革热。		1分
2. 急性病毒性肝炎。		1分
3. 钩端螺旋体病。		1分
4. 感染中毒性休克。		1分
四、进一步检查	4分	
汉坦病毒 IgM 抗体。		4分
五、治疗原则	5分	
1. 病原治疗：患者仍有低热，可予利巴韦林抗病毒治疗。		2分
2. 对症治疗：补充足够的热量，必要时血液透析支持治疗。		3分

第十三章　其　他

➤ **2021 考试大纲**

　　①软组织急性化脓性感染、②急性乳腺炎、③乳腺癌、④一氧化碳中毒、⑤急性有机磷农药口毒、⑥镇静催眠药中毒（助理不要求）。

第 1 节　软组织急性化脓性感染

一、基础知识

1．初步诊断

疖	疖＝单个毛囊炎症
痈	痈＝多个毛囊炎症，好发于背部
蜂窝织炎	蜂窝织炎＝局部红肿，与周围组织界限不清楚，好发于皮肤、肌肉、阑尾
丹毒	丹毒＝局部红肿，与周围组织界限清楚，好发于下肢
脓性指头炎	脓性指头炎＝手指或脚趾红肿热痛伴有波动感
甲沟炎	甲沟炎＝一侧甲沟红肿、压痛

2．鉴别诊断 炎症（丹毒、蜂窝织炎、淋巴管炎等相互鉴别）。

3．进一步检查 ①检验科（肝肾功能、电解质），②特殊检查（脓性分泌物细菌学检查、细菌培养和药物敏感试验）。

4．治疗原则 ①对症治疗（营养支持），②药物治疗（抗生素抗感染），③手术治疗（切开引流）。

二、真题重现

153 号题

病历摘要

　　男性，68 岁。背部肿痛伴发热 1 周就诊。

　　患者 1 周前出现后背部皮肤硬肿、疼痛，范围逐渐增大，疼痛加剧，伴有畏寒、发热、乏力、食欲不佳，糖尿病病史 10 年，血糖控制不佳。

　　查体：T38.9℃，P90 次／分，R18 次／分，BP130/80mmHg。双肺呼吸音清，心率 90 次／分，心律整齐，肝脾未及。背部可见约 4.0cm×6.0cm 类圆形皮肤隆起，暗红色，表面可见多处脓点，中央破溃流脓。

　　实验室检查：血 Hb110g/L，WBC13.5×10^9/L，N0.77，尿糖（+++）。

　　【要求】 根据以上病历摘要，请将初步诊断、诊断依据（两个以上诊断，应分别列出各自诊断依据，未分别列出扣分）、鉴别诊断、进一步检查与治疗原则写在答题纸上（时间 15 分钟）

---

153 号题标准答案

评分标准	总分 22 分	
一、初步诊断	5 分	
1. 背部痈。		4 分
2. 2 型糖尿病。		1 分
二、诊断依据	4 分	
1. 背部痈。		
（1）病史：老年男性，背部肿痛伴发热。		1 分
（2）查体：体温升高，背部可见约 4.0cm×6.0cm 类圆形皮肤隆起，暗红色，表面可见多处脓点，中央破溃流脓。		1 分

（3）实验室检查：白细胞、中性粒细胞升高。		1分
2.2型糖尿病。		
（1）病史：糖尿病病史10年。		0.5分
（2）尿糖（+++）。		0.5分
三、鉴别诊断	5分	
1. 急性淋巴管炎。		2分
2. 丹毒。		1.5分
3. 急性蜂窝织炎。		1.5分
四、进一步检查	4分	
1. 脓性物涂片检查菌类。		2分
2. 取血和脓液做细菌培养和药物敏感试验。		1分
3. 监测意识状态、呼吸、循环等变化。		1分
五、治疗原则	4分	
1. 及时切开引流。		2分
2. 控制血糖。		1分
3. 应用敏感抗生素抗感染治疗。		1分

154 号题

病历摘要

男性，60岁。右足擦伤后肿痛，伴发热3天就诊。

3天前洗澡时右足擦伤后，患处肿胀疼痛。病变逐渐加重扩大，伴恶寒发热、全身不适、乏力。既往无下肢静脉曲张，无结核和糖尿病病史。

查体：T37.9℃，P90次/分，R18次/分，BP130/80mmHg。双肺呼吸音清，心率90次/分，心律整齐，肝脾未触及。右足患处红肿，皮温高，红肿边缘界限不清楚，指压后可稍褪色，有波动感，可见水疱，部分破溃流出脓液。

实验室检查：血 Hb120g/L，WBC12×10⁹/L，N0.77。大便常规（-）。

【要求】根据以上病历摘要，请将初步诊断、诊断依据（两个以上诊断，应分别列出各自诊断依据，未分别列出扣分）、鉴别诊断、进一步检查与治疗原则写在答题纸上（时间15分钟）

154 号题标准答案

评分标准	总分22分	
一、初步诊断	5分	
皮下急性蜂窝织炎。		5分
二、诊断依据	4分	
1. 病史：老年男性，右足擦伤后肿痛，伴发热。		1分
2. 查体：体温升高，右足患处红肿，皮温高，红肿边缘界限不清楚，指压后可稍褪色，有波动感，可见水疱，部分破溃出脓。		2分
3. 实验室检查：白细胞、中性粒细胞升高。		1分
三、鉴别诊断	5分	
1. 急性淋巴管炎。		2分
2. 丹毒。		1.5分
3. 急性下肢深静脉血栓。		1.5分
四、进一步检查	4分	
1. 脓性物涂片检查菌类。		2分
2. 取血和脓液做细菌培养和药物敏感试验。		1分
3. 监测意识状态、呼吸、循环等变化。		1分

五、治疗原则	4分
1. 及时切开引流，以缓解皮下炎症扩展和减少皮肤坏死。	2分
2. 改善患者全身状态，例如：高热时行头颈部冷敷；不能正常进食时，输液维持体液平衡和营养；呼吸急促时给氧或辅助通气等。	2分

155号题

病历摘要

男性，68岁。左小腿前内侧皮肤红肿伴发热3天。

患者4天前剪趾甲时损伤左足蹬指皮肤，未予处理。3天前开始出现左小腿前内侧皮肤红，面积约手掌大小，红肿区域逐渐扩大，局部烧灼样疼痛，伴畏寒、发热，无咳嗽、咳痰。发病以来睡眠稍差，饮食、大小便正常。既往体健，无高血压、糖尿病病史，有"足癣"病史20年。否认传染病接触史，无烟酒嗜好，无遗传病家族史。

查体：T39℃，P106次/分，R24次/分，BP135/85mmHg。皮肤、巩膜无黄染，口唇无发绀，左腹股沟内侧下方可触及直径2cm肿大淋巴结，触痛明显，双肺呼吸音清，未闻及啰音，心界不大，心率106次/分，律齐，各瓣膜听诊区未闻及杂音。腹平软，肝脾肋下未触及。左小腿前内侧皮肤可见片状红疹，微隆起，色鲜红，面积约12cm×10cm，局部皮温高，左足蹬指皮肤小裂口，已闭合，未化脓，左足趾间潮湿，有水疱。

实验室检查：血常规：Hb130g/L，WBC16.5×10⁹/L，N0.89，PLT285×10⁹/L。

【要求】根据以上病历摘要，请将初步诊断、诊断依据（两个以上诊断，应分别列出各自诊断依据，未分别列出扣分）、鉴别诊断、进一步检查与治疗原则写在答题纸上（时间15分钟）

155号题标准答案

评分标准	总分22分
一、初步诊断	4分
1. 左下肢丹毒。	3分
2. 左足癣。	1分
二、诊断依据	5分
1. 左下肢丹毒。	
（1）老年男性，起病急，小腿皮肤红肿伴发热，有畏寒、局部疼痛。发热前左足蹬指皮肤损伤。	1分
（2）有"足癣"病史。	0.5分
（3）查体示左腹沟区淋巴结肿大，触痛明显。左小腿皮肤片状红疹，局部皮温高，左足蹬趾皮肤损伤。	1.5分
（4）血白细胞总数及中性粒细胞比例增高。	1分
2. 左足癣。	
（1）有"足癣"病史。	0.5分
（2）左足趾间潮湿，有水疱。	0.5分
三、鉴别诊断	3分
1. 皮肤湿疹（或其他皮炎）。	1分
2. 小腿蜂窝织炎。	1分
3. 左小腿胫骨骨髓炎。	1分
四、进一步检查	5分
1. 血糖、血培养。	2分
2. 左足病变区真菌检查。	2分
3. 必要时左小腿X线摄片。	1分

五、治疗原则	5分	
1. 卧床休息，抬高患肢。		1分
2. 小腿局部50%硫酸镁湿热敷。		1分
3. 抗生素治疗。		2分
4. 左足皮肤损伤处消毒，保持清洁。		0.5分
5. 治疗足癣，防止复发。		0.5分

156号题

病历摘要

男性，70岁。右中指红肿伴剧痛3天就诊。

患者3天前吃鱼时，不慎被鱼刺扎伤，未做任何处理。随后出现局部红肿，伴疼痛。近1天来，疼痛明显加重，伴右中指远端指腹跳痛，患侧肢体下垂时加重。糖尿病病史15年，血糖控制不佳。

查体：T38.9℃，P90次/分，R18次/分，BP130/80mmHg。双肺呼吸音清，心率90次/分，心律整齐，肝脾未及。右中指明显红肿，局部皮温高，触之压痛，波动感。

实验室检查：WBC13.8×10⁹/L，N0.80，血糖15.6mmol/L。

【要求】根据以上病历摘要，请将初步诊断、诊断依据（两个以上诊断，应分别列出各自诊断依据，未分别列出扣分）、鉴别诊断、进一步检查与治疗原则写在答题纸上（时间15分钟）

156号题标准答案

评分标准	总分22分	
一、初步诊断	5分	
1. 脓性指头炎。		4分
2.2型糖尿病。		1分
二、诊断依据	4分	
1. 脓性指头炎。		
（1）病史：老年男性，右中指红肿伴剧痛。		1分
（2）查体：体温升高，右中指明显红肿，局部皮温高，触之压痛，波动感。		1分
（3）实验室检查：白细胞、中性粒细胞升高。		1分
2.2型糖尿病：糖尿病病史15年，血糖15.6mmol/L。		1分
三、鉴别诊断	5分	
1. 急性淋巴管炎。		2分
2. 丹毒。		1.5分
3. 急性蜂窝织炎。		1.5分
四、进一步检查	4分	
1. 脓性物时涂片检查菌类。		2分
2. 取血和脓液做细菌培养和药物敏感试验。		1分
3. 行右中指X线检查。		1分
五、治疗原则	4分	
1. 及时切开引流。		2分
2. 控制血糖。		1分
3. 应用敏感抗生素抗感染治疗。		1分

第2节 急性乳腺炎

一、基础知识

1.初步诊断 急性乳腺炎 = 哺乳期 + 乳房红、肿、热、痛、功能障碍 + 局部波动感。

226

　　2. **鉴别诊断**　①炎症（乳房结核），②癌症（炎性乳癌），③特殊疾病（乳腺囊性增生病）。

　　3. **进一步检查**　①检验科（血常规、肝肾功能电解质），②影像科（乳腺B超），③特殊检查（诊断性穿刺、细菌培养和药敏）。

　　4. **治疗原则**　①对症治疗（局部热敷），②药物治疗（抗生素抗感染），③介入手术（穿刺引流），④手术治疗（切开引流），⑤预防及处理并发症（防止乳汁淤积）。

二、真题重现

157号题

病历摘要

　　女性，30岁。左乳房红肿、疼痛3天，伴发热1天。

　　患者于3天前感觉左乳胀满、疼痛，逐渐加重，左乳房外侧红肿、触痛，范围约"核桃"大小，未予处理，逐渐增大，疼痛加重。昨日开始发热、食欲减退。患者为初产妇，产后1个月，哺乳中。既往体健，无乳腺疾病史。

　　查体：T39.0℃，P90次/分，R20次/分，BP120/80mmHg。发育、营养良好，心、肺及腹部检查未见异常。乳腺检查：左乳外侧明显红肿，边界不清，范围约4cm×4cm，触痛，波动感（-）。左乳头皮肤未见明显破损。左腋窝可触及质韧淋巴结1枚，约1.5cm×1cm，轻度触痛。右乳房及右腋窝未见异常。

　　实验室检查：血常规 Hb120g/L，WBC15.8×10^9/L，N0.86。

　　【要求】根据以上病历摘要，请将初步诊断、诊断依据（两个以上诊断，应分别列出各自诊断依据，未分别列出扣分）、鉴别诊断、进一步检查与治疗原则写在答题纸上（时间15分钟）

157号题标准答案

评分标准		总分23分
一、初步诊断		4分
急性乳腺炎。		4分
二、诊断依据		5分
1. 初产妇，哺乳期间急性起病。		1分
2. 左乳红肿、疼痛，伴发热等全身中毒症状。		1分
3. 查体：左乳红肿、触痛，左腋窝淋巴结肿大。		1分
4. 血白细胞计数及中性粒细胞比例均增高。		2分
三、鉴别诊断		4分
1. 其他类型乳房炎症（浆细胞性乳腺炎、乳房结核）。		2分
2. 炎性乳癌。		1分
3. 乳腺囊性增生症。		1分
四、进一步检查		4分
1. 乳腺B超。		2分
2. 必要时进行诊断性穿刺。		2分
五、治疗原则		6分
1. 应用抗菌药物抗感染治疗。		2分
2. 吸净患侧乳汁，防止淤积。		1分
3. 局部热敷。		1.5分
4. 若脓肿形成。		
（1）脓肿切开引流，脓肿细菌培养与药物敏感试验。		1分
（2）停止哺乳，药物退乳（服用溴隐停或己烯雌酚）。		0.5分

第3节 乳腺癌

一、基础知识

1. 初步诊断

乳腺癌	乳腺癌＝中老年女性＋乳房无痛性肿块＋腋窝淋巴结肿大
炎性乳腺癌	炎性乳腺癌＝乳腺弥漫性增大，皮肤红、肿、热、痛＋腋窝淋巴结肿大
乳头湿疹样乳腺癌（Paget 病）	乳头湿疹样乳腺癌＝乳头、乳晕部位皮肤发红，轻度糜烂，有浆液性渗出而潮湿，有时还覆盖黄褐色鳞屑状痂皮，病变皮肤变硬、增厚

2. 鉴别诊断
①炎症（乳腺炎），②肿瘤（乳房纤维腺瘤），③特殊疾病（乳腺囊性增生症）。

3. 进一步检查
①检验科（血常规、肝肾功能、电解质），②影像科（乳腺 X 线片钼靶、B 超检查），③特殊检查（针吸细胞学检查）。

4. 治疗原则
①对症治疗（营养支持），②药物治疗（化疗、内分泌治疗），③手术治疗（手术切除）。

二、真题重现

158 号题

病历摘要

女性，50 岁。左乳肿块 1 年。

患者于 1 年前发现左乳房内有一肿块，约"蚕豆"大小，无疼痛，未就诊。1 年来肿块逐渐增大，偶有针刺样疼痛，无发热。发病以来饮食正常，大小便及睡眠均正常，体重无下降。既往体健，月经正常，无烟酒嗜好。15 年前正常分娩一子，未哺乳。无乳腺疾病史。

查体：T36.4℃，P72 次/分，R18 次/分，BP120/80mmHg。皮肤、巩膜无黄染，双侧颈部及锁骨上淋巴结未触及肿大。双肺未闻及干湿性啰音，心界不大，心率 72 次/分，心律整齐。腹平软，无压痛，肝脾肋下未触及。左乳外上象限扪及 4cm×3.5cm 质硬肿块，边界不清，与表面皮肤轻度粘连。左侧腋窝可扪及 4 枚肿大、质硬的淋巴结，最大者约 1.5cm×1cm，无融合，可推动。右乳及右侧腋窝未扪及肿物。

实验室检查：血常规 Hb120g/L，WBC6.8×10^9/L，N0.66，PLT170×10^9/L。粪常规、尿常规均未见异常。

【要求】根据以上病历摘要，请将初步诊断、诊断依据（两个以上诊断，应分别列出各自诊断依据，未分别列出扣分）、鉴别诊断、进一步检查与治疗原则写在答题纸上（时间 15 分钟）

---

158 号题标准答案

评分标准		总分 21 分
一、初步诊断	4 分	
左乳腺癌。		4 分
二、诊断依据	3 分	
1. 中年女性，左乳肿块，逐渐增大。		1 分
2. 左乳质硬肿块，边界不清，与皮肤粘连。		1 分
3. 左侧腋窝可扪及肿大、质硬的淋巴结。		1 分
三、鉴别诊断	4 分	
1. 乳房纤维腺瘤。		1 分
2. 乳腺囊性增生症。		1 分
3. 乳腺炎。		1 分
4. 乳房内瘤或乳管内乳头状瘤。		1 分
四、进一步检查	4 分	
1. 乳腺 X 线片（钼靶）或 B 超检查。		1 分
2. 针吸细胞学检查或空芯针穿刺活检。		1 分

3. 胸部 X 线片。		1分
4. 腹部 B 超。		1分
五、治疗原则	6分	
1. 手术治疗（左乳腺癌根治术或改良根治术）。		2分
2. 化疗。		1分
3. 放疗。		1分
4. 酌情应用内分泌治疗。		1分
5. 其他辅助治疗：免疫治疗、靶向治疗等。		1分

159 号题

病历摘要

女性，57 岁。右乳头皮肤脱屑、结痂半年。

患者半年前开始无明显诱因出现右乳头脱屑、结痂，自行去除痂皮后，痂下呈糜烂样创面，有渗血，然后又会形成新的痂皮。局部无瘙痒、疼痛，无发热。自行涂抹治疗皮肤湿疹的药膏，无明显疗效。发病以来饮食、睡眠、大小便均正常，体重无下降。既往体健，无烟酒嗜好，无遗传病家族史。

查体：T36.8℃，P80 次 / 分，R18 次 / 分，BP130/80mmHg。浅表淋巴结未触及肿大，结膜无苍白，巩膜无黄染，甲状腺不大。双肺未闻及干湿啰音。心界不大，心率80 次 / 分，律齐，各瓣膜听诊区未闻及杂音。腹平软，无压痛，肝脾肋下未触及，移动性浊音（－）。双下肢无水肿。右乳头表面皮肤结痂，去除痂皮，其深面呈糜烂样，有渗血，未扪及肿块，左乳未见异常。

实验室检查：血常规 Hb110g/L，RBC3.4×10^{12}/L，WBC7.5×10^9/L，分类正常，PLT105×10^9/L。粪常规镜检（－），隐血（－），尿常规（－）。

【要求】根据以上病历摘要，请将初步诊断、诊断依据（两个以上诊断，应分别列出各自诊断依据，未分别列出扣分）、鉴别诊断、进一步检查与治疗原则写在答题纸上（时间 15 分钟）

159 号题标准答案

评分标准	总分 22 分	
一、初步诊断	4分	
右乳头湿疹样乳腺癌。（答"乳腺癌"得3分）		4分
二、诊断依据	5分	
1. 乳头皮肤脱屑、结痂半年。		2分
2. 去除痂皮后，痂下呈糜烂样创面。		2分
3. 按皮肤湿疹治疗无效。		1分
三、鉴别诊断	3分	
1. 乳头皮肤湿疹。		2分
2. 乳房外伤炎症。		1分
四、进一步检查	5分	
1. 乳头糜烂面刮片细胞学检查或活组织病理检查。		3分
2. 乳房 X 线检查。		1分
3. 乳房 B 超检查。		1分
五、治疗原则	5分	
1. 手术治疗（乳房切除术）。		3分
2. 术后辅助治疗。		2分

第4节 一氧化碳中毒

一、基础知识

1. 初步诊断 一氧化碳中毒＝嘴唇呈现为樱桃红色＋一氧化碳接触史（煤炉或汽车内）。

2. 鉴别诊断 特殊疾病（急性有机磷农药中毒、脑血管病、中枢神经系统感染、肝性脑病等）。

3. 进一步检查 ①检验科（血糖、肝肾功能、心肌酶、血气分析），②特殊检查（碳氧血红蛋白、排泄物或呕吐物毒物及代谢产物测定），③与鉴别诊断相关的检查（头颅CT）。

4. 治疗原则 ①对症治疗（吸氧），②药物治疗（高压氧治疗），③介入手术（机械通气），④预防（防止脑水肿、并发症）。

二、真题重现

160号题

病历摘要

女性，32岁。意识不清2小时。

2小时前患者被清晨返家的丈夫发现，呼吸急促，不能叫醒，床旁发现有呕吐物，房间内用煤炉取暖，送医院急诊。近日未发现有情绪变化，平素身体健康，无高血压病史，无肝、肾疾病史，个人史无特殊，无药物过敏史。

查体：T36.5℃，P112次／分，R35次／分，BP135/80mmHg。昏迷状态，面色红润，皮肤、巩膜无黄染，口唇呈樱桃红色。浅表淋巴结未触及肿大。双侧瞳孔正大等圆，直径约2.5mm，对光反射迟钝。双肺叩诊呈清音，听诊可闻及广泛湿性啰音，心界不大，心率112次／分，心律整齐，各瓣膜听诊区未闻及杂音。腹部平软，肝脾肋下未触及，双侧Babinski征阳性。

辅助检查：Hb120g/L，WBC7.9×10^9/L，N0.67。尿常规无异常。肝功能：ALT35U/L，TBIL25.9μmol/L，ALB39g/L。肾功能：Scr92μmol/L，BUN5.5mmol/L。血清电解质：K$^+$3.5mmol/L，Na$^+$135mmol/L，Cl$^-$93mmol/L。胸部X线片以肺门为中心分布的渗出性改变。心电图示心前导联为主的T波低平改变。

【要求】根据以上病历摘要，请将初步诊断、诊断依据（两个以上诊断，应分别列出各自诊断依据，未分别列出扣分）、鉴别诊断、进一步检查与治疗原则写在答题纸上（时间15分钟）

160号题标准答案

评分标准		总分22分
一、初步诊断	4分	
1. 急性一氧化碳中毒。		2分
2. 急性肺水肿。		2分
二、诊断依据	5分	
1. 急性一氧化碳中毒。		
（1）突然昏迷，既往体健。房间内用煤炉取暖，有一氧化碳中毒来源，无其他中毒证据。		1.5分
（2）查体：昏迷状态，呼吸急促，口唇呈樱桃红色。双侧Babinski征阳性。		1.5分
（3）心电图示心前导联为主的T波低平改变。		1分
2. 急性肺水肿。		
（1）双肺广泛湿啰音。		0.5分
（2）胸片示双肺肺水肿征象。		0.5分
三、鉴别诊断	3分	
1. 急性脑血管疾病、中枢感染性疾病。		1分
2. 其他急性中毒（如安眠药、农药等中毒）。		1分
3. 全身性疾病所致昏迷（如肝性脑病、尿毒症昏迷、糖尿病酮症酸中毒昏迷）。		1分
四、进一步检查	5分	

1. 碳氧血红蛋白定性或定量实验。	1分
2. 血气分析。	1分
3. 头颅 CT。	1分
4. 排泄物或呕吐物及代谢产物测定。	1分
5. 血糖、肝肾功能、肌酶和心肌酶学检测。	1分
五、治疗原则	5分
1. 保持气道通畅、吸氧。	1分
2. 高压氧治疗。	1分
3. 针对肺水肿给予强心、利尿、脱水治疗，必要时予以机械通气。	1分
4. 防治脑水肿，改善脑组织代谢。	1分
5. 对症治疗，防止并发症。	1分

第5节　急性有机磷农药中毒

一、基础知识

　　1. 初步诊断　急性有机磷农药中毒＝有机磷接触史＋大蒜味 +M、N 样症状（针尖样瞳孔）+胆碱酯酶活力。

　　2. 鉴别诊断　特殊疾病（急性脑血管疾病、中枢感染性疾病、有机磷中毒、肝性脑病、尿毒症昏迷、糖尿病酮症酸中毒昏迷）。

　　3. 进一步检查　①检验科（肝肾功能，血氨、血糖、血电解质检查），②影像科（心电图），③特殊检查（胆碱酯酶活力测定），④与鉴别诊断相关的检查（颅脑 CT）。

　　4. 治疗原则　①对症治疗（清除体内毒物），②药物治疗（抗胆碱药物、胆碱酯酶复活剂），③介入手术（机械通气）。

二、真题重现

161 号题

病历摘要

　　女性，20 岁。意识障碍 2 小时。

　　患者 2 小时前被家人发现神志恍惚，伴恶心、呕吐，呕吐物为胃内容物，有大蒜味，逐渐出现神志不清，送往医院途中出现大小便失禁。此前患者与他人发生过争吵。既往身体健康，无药物过敏史，家族史无特殊。

　　查体：T36.5℃，P52 次 / 分，R30 次 / 分，BP110/80mmHg。平卧位，呼之不应，压眶反射存在，皮肤湿冷，肌肉颤动，巩膜无黄染，双侧瞳孔针尖样，流涎。双肺叩诊音清音，听诊可闻及散在湿啰音，心界不大，心率 52 次 / 分，心律整齐，各瓣膜听诊区未闻及杂音，腹部平软，肝脾肋下未触及，双下肢无水肿。

　　实验室检查：血常规 Hb125g/L，WBC7.4×10^9/L，N0.68，L0.28，M0.04，PLT156×10^9/L。

　　【要求】根据以上病历摘要，请将初步诊断、诊断依据（两个以上诊断，应分别列出各自诊断依据，未分别列出扣分）、鉴别诊断、进一步检查与治疗原则写在答题纸上（时间 15 分钟）

---

161 号题标准答案

评分标准	总分 22 分	
一、初步诊断	4分	
急性有机磷农药中毒。		4分
二、诊断依据	5分	

1. 青年女性，既往体健，有与他人争吵史。		1分
2. 呕吐物有大蒜味，恶心呕吐、大汗、大小便失禁、神志模糊并很快昏迷。		2分
3. 查体：肌颤，双侧瞳孔呈针尖样，流涎，双肺可闻及湿啰音，心率52次/分。		2分
三、鉴别诊断	3分	
1. 全身性疾病所致昏迷（如肝性脑病、尿毒症昏迷、糖尿病酮症酸中毒昏迷）。		1分
2. 其他急性中毒（如镇静剂、一氧化碳等中毒）。		1分
3. 急性脑血管疾病、中枢感染性疾病。		1分
四、进一步检查	5分	
1. 全血胆碱酯酶活力测定。		2分
2. 毒物鉴定。		1分
3. 心电图，血气分析。		1分
4. 肝肾功能，血氨、血糖、血电解质检查，必要时行颅脑CT，胸部X线片检查。		1分
五、治疗原则	5分	
1. 迅速清除体内毒物：气道保护后洗胃，导泻。		1.5分
2. 使用抗胆碱药物：阿托品。		1.5分
3. 使用特效解毒剂：胆碱酯酶复活剂。		1分
4. 对症治疗：保持呼吸道通畅，氧疗，维持循环、呼吸功能，必要时机械通气等。		1分

第6节　镇静催眠药中毒（助理医师不要求）

一、基础知识

1. 初步诊断 ①镇静催眠药中毒 = 昏迷 + 镇静催眠药物服用病史。②镇静催眠药分为四种：巴比妥类药物中毒（如苯巴比妥）；苯二氮卓类药物中毒（如地西泮、艾司唑仑等）；非巴比妥非苯二氮卓类药物中毒（如佐匹克隆等）；吩噻嗪类药物中毒（如氯丙嗪等）。

2. 鉴别诊断 特殊疾病（肝性脑病、尿毒症昏迷、糖尿病酮症酸中毒昏迷、有机磷农药中毒、一氧化碳中毒等）。

3. 进一步检查 ①检验科（肝肾功能、电解质），②影像学检查（脑CT），③特殊检查（毒物测定）。

4. 治疗原则 ①对症治疗（催吐及导泻），②药物治疗（受体拮抗剂治疗）。

二、真题重现

162号题

病历摘要
女性，25岁。昏迷6小时余。 6小时前出现行走不稳，随后出现呼之不应，神志不清，无恶心呕吐、呼吸困难，无四肢抽搐，由家人送来我院急诊。发病以来一直昏迷，大小便未排，体重无明显变化。既往患者1天前与老板生气后情绪曾激动。既往有服用过安眠药物，具体不详。无肝、肾、糖尿病病史。无食物、药物过敏史。个人史及家族史无特殊。否认其他疾病及手术史。 查体：T36.8℃，P53次/分，R14次/分，BP120/80mmHg。平卧位，浅昏迷，呼之不应，压眶有反应，巩膜无黄染，双侧瞳孔等大等圆，直径4mm，对光反射存在，颈软，无抵抗。双肺未闻及异常，心界不大，律齐，无杂音。腹平软，肝脾未触及，下肢不肿。四肢肌张力弱，双侧Babinski征阴性。 实验室检查：血 Hb128g/L，WBC7.6×10⁹/L，NO.72，PLT138×10⁹/L。 【要求】根据以上病历摘要，请将初步诊断、诊断依据（两个以上诊断，应分别列出各自诊断依据，未分别列出扣分）、鉴别诊断、进一步检查与治疗原则写在答题纸上（时间15分钟）

162 号题标准答案

评分标准		总分 22 分	
一、初步诊断		4 分	
苯二氮卓类药物中毒。			4 分
二、诊断依据		5 分	
1. 青年女性，情绪激动后发病。			1 分
2. 表现为行走不稳伴头晕，随后出现呼之不应，神志不清。			2 分
3. 体格检查发现浅昏迷。			1 分
4. 既往有安眠药物服用史，表明家中有安眠药物可能。			1 分
三、鉴别诊断		3 分	
1. 全身性疾病所致昏迷（如肝性脑病、尿毒症昏迷、糖尿病酮症酸中毒昏迷）。			1 分
2. 其他急性中毒（如镇静剂、一氧化碳等中毒）。			1 分
3. 急性脑血管疾病。			1 分
四、进一步检查		5 分	
1. 肝肾功能、血氨、血糖、血电解质检查。			2 分
2. 必要时行颅脑 CT，胸部 X 线片检查。			1 分
3. 毒物鉴定。			1 分
4. 心电图，血气分析。			1 分
五、治疗原则		5 分	
1. 迅速清除体内毒物：洗胃、导泻。			1.5 分
2. 特效解毒剂：受体拮抗药如氟马西尼。			1.5 分
3. 对症治疗：维持正常心肺功能，保持呼吸道通畅，氧疗，必要时用人工呼吸机等。			2 分

163 号题

病历摘要

女性，53 岁。被发现昏迷 1 小时。

患者 1 小时前被家人发现昏迷在床，枕边有"佐匹克隆"的空药瓶。母亲描述昨日下午患者曾与父亲发生激烈争吵。随即紧急送医院。患者病前饮食、睡眠及大小便正常，体重无明显变化。既往体健，无心脏病、高血压等病史。无遗传病家族史。

查体：T37.1℃，P70 次 / 分，R16 次 / 分，BP100/60mmHg。昏迷，巩膜无黄染，双侧瞳孔等大正圆，直径 4mm。口角无偏斜，无流涎，呼出气体无异味，双肺呼吸音清，心界不大，心率 75 次 / 分，心律齐，心尖部未闻及杂音。腹平软，无压痛，肝脾肋下未触及，移动性浊音（−）。肌张力及肌力正常，膝腱反射正常，巴氏征未引出。

实验室检查：血常规 Hb125g/L，RBC4.5×10^{12}/L，WBC9.6×10^9/L，N0.60，Plt150×10^9/L。K^+4.30mmol/L，Na^+145mmol/L，Cl^-100mmol/L，Ca^{2+}2.21mmol/L。

163 号题标准答案

评分标准		总分 22 分	
一、初步诊断		4 分	
非苯二氮卓类药物中毒。			4 分
二、诊断依据		5 分	
1. 中年女性，急性起病，情绪受刺激病史。			1 分
2. 枕边有"佐匹克隆"空药瓶，昏迷。			2 分
3. 查体：昏迷，膝腱反射正常，病理反射未引出。			1 分
4. 实验室检查未见明显异常。			1 分
三、鉴别诊断		4 分	
1. 急性脑血管病。			2 分

2. 颅内感染。		1分
3. 其他药物中毒：有机磷农药、苯二氮卓类药物等。		1分
四、进一步检查	4分	
1. 血、尿、胃液药物浓度测定。		1分
2. 头颅 CT。		1分
3. 胸部 X 线或 CT 检查。		1分
4. 尿常规，肝功能，肾功能，凝血功能，心电图，血气分析等。		1分
五、治疗原则	4分	
1. 保持呼吸道通畅，维持生命体征。		1分
2. 清除毒物（活性炭、血液净化等）。		2分
3. 对症支持治疗。		1分

心肺听诊

第1节 肺部听诊

➤ **2021考试大纲**

肺部听诊方法、正常呼吸音、异常呼吸音、啰音、胸膜摩擦音。

一、正常的呼吸音

	气管呼吸音	支气管呼吸音	支气管肺泡呼吸音	肺泡呼吸音
听诊部位	肺外气管	喉部，胸骨上窝，背部第6、7颈椎及第1、2胸椎	胸骨两侧第1、2肋间隙，肩胛间区第3、4胸椎水平	大部分肺野
吸气：呼气	1：1	1：3	1：1	3：1
来源	空气进出气管所发出的声音	吸入的空气在主支气管形成湍流所产生的声音	兼有支气管呼吸音和肺泡呼吸音特点的混合性呼吸音	空气在细支气管和肺泡内进出
性质	粗糙、响亮且高调	强而高调	吸气音：音调较高且较响亮；呼气音：强度稍弱，音调稍低	吸气时音响较强、高，时相较长；呼气时与之相反

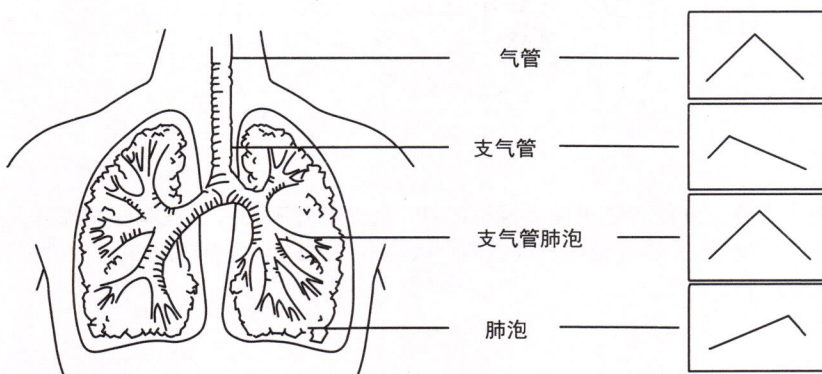

气管
支气管
支气管肺泡
肺泡

二、异常的呼吸音

1.异常肺泡呼吸音

类型	特点	所见疾病
肺泡呼吸音减弱	与肺泡内的空气流量减少或进入肺内的空气流速减慢及呼吸音传导障碍有关	胸廓活动受限、呼吸肌疾病等

肺泡呼吸音增强	与呼吸运动及通气功能增强，使进入肺泡的空气流量增多或进入肺内的空气流速加快有关	机体需氧量增加、缺氧兴奋呼吸中枢等
呼气音延长	下呼吸道部分阻塞、痉挛或狭窄	慢性阻塞性肺气肿等
断续性呼吸音	肺内局部性炎症或支气管狭窄，使空气不能均匀地进入肺泡	肺结核和肺炎等
粗糙性呼吸音	支气管黏膜轻度水肿或炎症浸润造成不光滑或狭窄使气流进出不畅所形成	见于支气管或肺部炎症的早期等

2．异常支气管呼吸音 在正常肺泡呼吸音部位听到支气管呼吸音，则为异常的支气管呼吸音，或称管样呼吸音，可由下列因素引起，如肺组织实变、肺内大空腔、压迫性肺不张。

3．异常支气管肺泡呼吸音 为在正常肺泡呼吸音的区域内听到的支气管肺泡呼吸音。其产生机制为肺部实变区域较小且与正常含气肺组织混合存在，或肺实变部位较深并被正常肺组织所覆盖之故。常见于支气管肺炎、肺结核、大叶性肺炎初期或在胸腔积液上方肺膨胀不全的区域听到。

三、啰音

分类	特点	所见疾病
湿啰音	吸气时气体通过呼吸道内的分泌物如渗出液、痰液、血液、黏液和脓液等，形成的水泡破裂所产生的声音	多见于肺炎、肺脓肿、肺结核等
干啰音	气管、支气管或细支气管狭窄或部分阻塞，空气吸入或呼出时发生湍流所产生的声音	多见于支气管哮喘、肿瘤压迫器官等

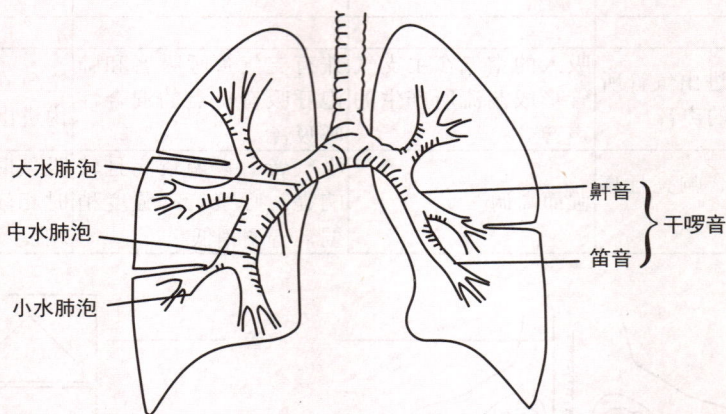

四、胸膜摩擦音

当胸膜面由于炎症、纤维素渗出而变得粗糙时，则随着呼吸便可出现胸膜摩擦音。最常听到胸膜摩擦音的部位是前下侧胸壁，因呼吸时该区域的呼吸动度最大。反之，肺尖部的呼吸动度较胸廓下部小，故胸膜摩擦音很少在肺尖听到。

五、真题重现

1号题

男，58岁，咳嗽、发热3天来诊，肺部听诊音如下，诊断为： A. 支气管肺泡呼吸音 B. 支气管呼吸音 C. 肺泡呼吸音 D. 湿啰音	

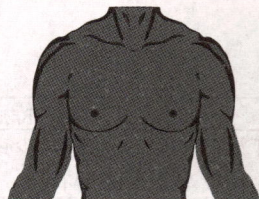

2 号题

男，37 岁，咳嗽、发热 5 天来诊，肺部听诊音如下，诊断为：
A. 支气管肺泡呼吸音
B. 支气管呼吸音
C. 肺泡呼吸音
D. 湿啰音

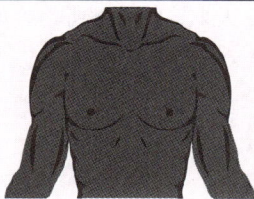

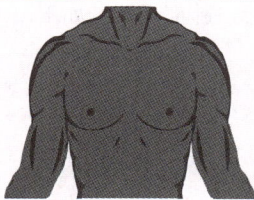

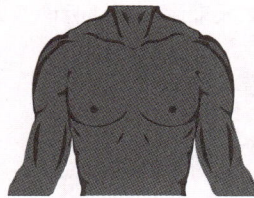

3 号题

男，62 岁，咳嗽、发热 1 周来诊，肺部听诊音如下，诊断为：
A. 支气管肺泡呼吸音
B. 支气管呼吸音
C. 肺泡呼吸音
D. 湿啰音

4 号题

男，38 岁，咳嗽、发热 10 天来诊，肺部听诊音如下，诊断为：
A. 支气管肺泡呼吸音
B. 支气管呼吸音
C. 肺泡呼吸音
D. 湿啰音

5 号题

男，65 岁，咳嗽、发热 5 天来诊，肺部听诊音如下，诊断为：
A. 哮鸣音
B. 支气管呼吸音
C. 肺泡呼吸音
D. 湿啰音

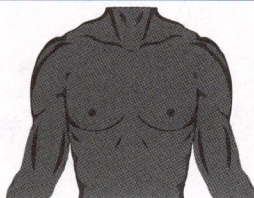

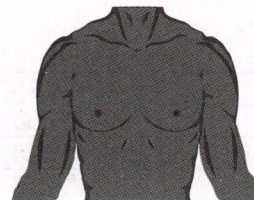

6 号题

男，45 岁，咳嗽 2 天来诊，肺部听诊音如下，诊断为：
A. 哮鸣音
B. 支气管呼吸音
C. 肺泡呼吸音
D. 湿啰音

7 号题

男，49 岁，发热 2 天来诊，肺部听诊音如下，诊断为：
A. 哮鸣音
B. 支气管呼吸音
C. 胸膜摩擦音
D. 湿啰音

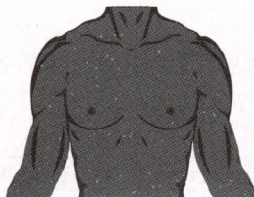

8 号题

男，69 岁，咳嗽、发热 6 天来诊，肺部听诊音如下，诊断为： A. 湿啰音 B. 干啰音 C. 哨笛音 D. 湿啰音 + 干啰音	

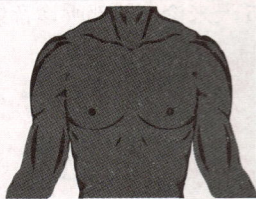

9 号题

女，62 岁，咳嗽 7 天来诊，肺部听诊音如下，诊断为： A. 哮鸣音 B. 支气管肺泡呼吸音 C. 肺泡呼吸音 D. 捻发音	

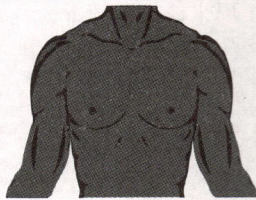

10 号题

男，39 岁，咳嗽、发热 2 天来诊，肺部听诊音如下，诊断为： A. 支气管呼吸音伴湿啰音 B. 支气管肺泡呼吸音 C. 支气管呼吸音 D. 湿啰音	

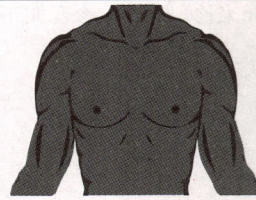

【参考答案】
1～5　DBACA　6～10　DCDDA

第 2 节　心脏听诊

➢　**2021 考试大纲**

心脏听诊：心脏瓣膜听诊区、听诊顺序、听诊内容（心率、心律、心音、心音改变、额外心音、心脏杂音、心包摩擦音）。

一、心脏瓣膜听诊区

听诊区	位置
二尖瓣听诊区	心尖搏动最强点，又称心尖区
肺动脉瓣区	胸骨左缘第 2 肋间
主动脉瓣区	胸骨右缘第 2 肋间
主动脉瓣第二听诊区	胸骨左缘第 3 肋间，又称 Erb 区
三尖瓣区	胸骨左缘第 4、5 肋间

二、听诊顺序

通常的听诊顺序可以从心尖区开始，逆时针方向依次听诊：心尖区 → 肺动脉瓣区 → 主动脉瓣区 → 主动脉瓣第二听诊区 → 三尖瓣区。

三、听诊内容

心率	指每分钟心搏动数，正常成人在安静、清醒的情况下心率范围为 60～100 次／分
心律	指心脏跳动的节律，正常人心律基本规则
心音	按其在心动周期中出现的先后次序，可依次命名为第一心音、第二心音、第三心音和第四心音

额外心音	①指在正常 S_1、S_2 之外听到的病理性附加心音，与心脏杂音不同 ②多数为病理性，大部分出现在 S_2 之后即舒张期，与原有的心音 S_1、S_2 构成三音律，如奔马律、开瓣音和心包叩击音等
心脏杂音	指在心音与额外心音之外，在心脏收缩或舒张过程中的异常声音，杂音性质的判断对于心脏病的诊断具有重要的参考价值

四、心脏杂音特点

心脏杂音是指心音和额外心音之外，在心脏收缩或舒张过程中的异常声音。听到心脏杂音，应注意杂音的最响部位、传导方向、时相、性质、强度等。

1. 杂音最响部位 杂音最响部位常与病变部位有关。杂音在心尖部最响，提示二尖瓣病变。杂音在主动脉瓣区或肺动脉瓣区最响，分别提示主动脉瓣或肺动脉瓣病变。如在胸骨左缘第 3、4 肋间闻及响亮而粗糙的收缩期杂音，常提示室间隔缺损。

2. 杂音传导方向 二尖瓣关闭不全的杂音多向左腋下传导，主动脉瓣狭窄的杂音多向颈部传导，二尖瓣狭窄的杂音多局限于心尖区。

3. 杂音时相 根据杂音出现的时相不同，可将杂音分为收缩期杂音、舒张期杂音、连续性杂音、双期杂音（收缩期和舒张期均出现但不连续的杂音）。

4. 杂音性质 临床上常用于形容杂音音调的词为柔和或粗糙。杂音性质常形容为吹风样、隆隆样（雷鸣样）、机器样、喷射样、叹息样（哈气样）、乐音样、鸟鸣样等。

5. 杂音强度分级 收缩期杂音一般采用 Levine 法分为 6 级。

五、常考疾病的听诊

疾病	听诊结果
二尖瓣狭窄	心尖部舒张期的隆隆样杂音
二尖瓣关闭不全	心尖部全收缩期吹风样杂音
主动脉瓣狭窄	胸骨右缘第 2 肋间或胸骨左缘第 3 肋间收缩期粗糙的喷射样杂音
主动脉瓣关闭不全	胸骨右缘第 2 肋间或胸骨左缘第 3 肋间舒张期的叹息样杂音
房间隔缺损	胸骨左缘第 2、3 肋间收缩期杂音
室间隔缺损	胸骨左缘第 3、4 肋间收缩期杂音
动脉导管未闭	胸骨左缘第 2 肋间连续机械样杂音
感染性心内膜炎	收缩期和舒张期搔抓样杂音

六、心包摩擦音

心包摩擦音是指心包脏层和壁层由于纤维素沉积而粗糙，以致在心脏搏动时产生摩擦而出现的声音。在心前区或胸骨左缘 3、4 肋间最响亮，多为心室收缩－舒张的双期杂音，与心搏一致，屏气时摩擦音仍存在，据此可与胸膜摩擦音鉴别。

七、真题重现

1 号题

男，58 岁，呼吸困难 1 年余来诊，心脏听诊音如下，诊断为：
A. 肺动脉瓣关闭不全
B. 主动脉瓣狭窄
C. 主动脉瓣关闭不全
D. 二尖瓣狭窄

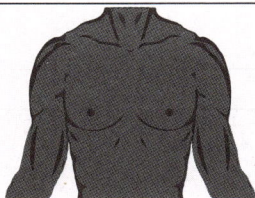

2 号题

男，37 岁，呼吸困难 2 小时来诊，心脏听诊音如下，诊断为：

A. 肺动脉瓣关闭不全

B. 主动脉瓣狭窄合并关闭不全

C. 主动脉瓣关闭不全

D. 二尖瓣狭窄

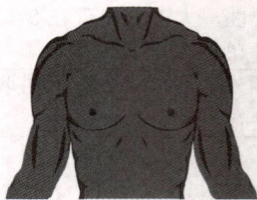

3 号题

男，62 岁，呼吸困难 5 天来诊，心脏听诊音如下，诊断为：

A. 肺动脉瓣关闭不全

B. 主动脉瓣狭窄

C. 主动脉瓣关闭不全

D. 二尖瓣狭窄

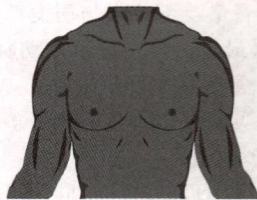

4 号题

男，38 岁，呼吸困难 3 天来诊，心脏听诊音如下，诊断为：

A. 肺动脉瓣关闭不全

B. 主动脉瓣狭窄

C. 二尖瓣关闭不全

D. 二尖瓣狭窄

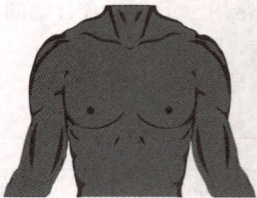

5 号题

男，65 岁，呼吸困难 2 天来诊，心脏听诊音如下，诊断为：

A. 法洛四联症

B. 室间隔缺损

C. 房间隔缺损

D. 动脉导管未闭

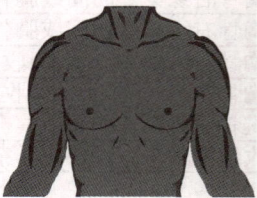

6 号题

男，45 岁，呼吸困难 8 天来诊，心脏听诊音如下，诊断为：

A. 法洛四联症

B. 室间隔缺损

C. 房间隔缺损

D. 动脉导管未闭

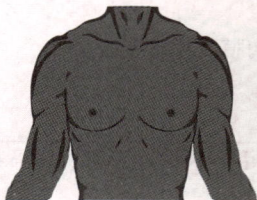

7 号题

男，49 岁，呼吸困难 4 天来诊，心脏听诊音如下，诊断为：

A. 法洛四联症

B. 室间隔缺损

C. 房间隔缺损

D. 动脉导管未闭

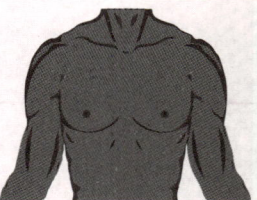

8 号题

男, 69 岁, 呼吸困难 1 年来诊, 心脏听诊音如下, 诊断为: A. 房间隔缺损 B. 室间隔缺损 C. 法洛四联症 D. 心包摩擦音	

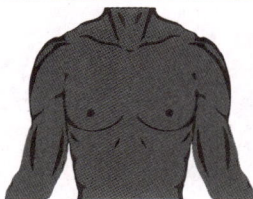

9 号题

男, 62 岁, 呼吸困难 3 天来诊, 心脏听诊音如下, 诊断为: A. 奔马律 B. 室间隔缺损 C. 心包摩擦音 D. 二尖瓣狭窄	

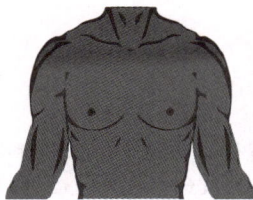

10 号题

男, 39 岁, 呼吸困难 10 天来诊, 心脏听诊音如下, 诊断为: A. 奔马律 B. 第一心音分裂 C. 心包摩擦音 D. 第二心音分裂	

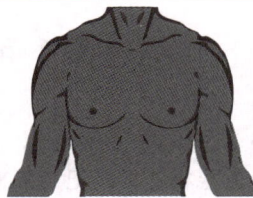

【参考答案】

1 ～ 5　CBDCD　　6 ～ 10　BCDAD

心电图

> **2021 考试大纲**

①正常心电图、②窦性心动过速、③窦性心动过缓、④房性期前收缩、⑤心房颤动、⑥阵发性室上性心动过速、⑦室性期前收缩、⑧室性心动过速、⑨心室颤动、⑩房室传导阻滞、⑪左、右束支传导阻滞（助理不要求）、⑫左、右心室肥厚（助理不要求）、⑬急性心肌梗死。

第 1 节　基础知识

心电描记术（Electrocardiography、ECG 或者 EKG）是一种经胸腔的以时间为单位记录心脏的电生理活动，并通过皮肤上的电极捕捉并记录下来的诊疗技术。这是一种无创性的记录方式。Electrocardiography 的词源来自于三个希腊单词："electro"，因为和电生理活动有关，"cardio"，希腊语"心脏"，还有"graph"，一个希腊语的词根，意思为"描记"。

一、工作原理

ECG 的工作原理简单地来说是这样的：在每次心跳心肌细胞去极化的时候会在皮肤表面引起很小的电学改变，这个小变化被心电图记录装置捕捉并放大即可描绘心电图。在心肌细胞处于静息状态时，心肌细胞膜两侧存在由正负离子浓度差形成的电势差，去极化即是心肌细胞电势差迅速向 0 变化，并引起心肌细胞收缩的过程。在健康心脏的一个心动周期中，由窦房结细胞产生的去极化波有序地依次在心脏中传播，先传播到整个心房，经过"内在传导通路"传播至心室。如果在心脏的任意两面放置 2 个电极，那么在这个过程中就可以记录到两个电极间微小的电压变化，并可以在心电图纸或者监视器上显示出来。心电图可以反应整个心脏跳动的节律，以及心肌薄弱的部分。

二、心电图的产生

在 1872 年，Alexander Muirhead 报告其从连接到一个发烧病人手腕上的导线上获得了他心脏搏动的电信号并记录了下来。记录并显示信号的仪器是一台由英国生理学家 John Burdon Sanderson 制作的里普曼微电流计。第一个系统性的从电生理学角度研究心脏活动的是在伦敦 Paddington 圣玛丽医院工作的英国科学家 Augustus Waller。他的仪器是一台固定在投影仪上的里普曼微电流计，心脏产生的电信号经投影仪投

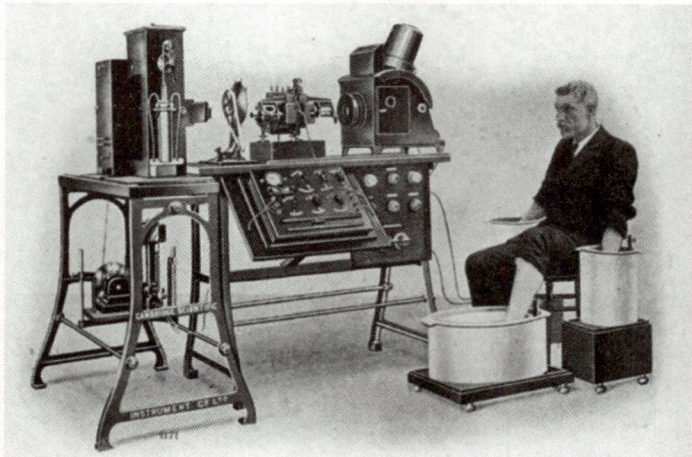

射到一个固定于玩具火车上的照相机底片上，从而被实时记录下来。但是直到 1911 年，他仍然没有看到这项技术应用于临床的前景。

1903 年，荷兰医生、生理学家威廉·埃因托芬发明了弦线式检流计，从而带来了心电图历史上的第一次突破。他使用的心电图记录装置比 Waller 使用的微电流计以及法国工程师 Ader 在 1897 年发明的检流计都更加的灵敏。与今天可以粘在皮肤上的电极不同，埃因托芬的装置必须在记录心电图时把受检者双臂和一只腿泡在盛有盐水的桶里，以增强导电性。埃因托芬把心电图中的一系列波分别命名为 P 波、Q 波、R 波、S 波和 T 波，并且描述了一些心血管系统疾病的心电图特点。为了表彰他的此项发现，他于 1924 年获得诺贝尔医学与生理学奖。

虽然我们今天仍然在使用那个时代的理论来分析心电图，但是近年来心电描记术领域已经出现了微小的进展。比如，心电记录仪器已经从实验室中的笨重的设备演变成了今天非常便携的装置，并且计算机心电图分析也参与其中。

三、心电图导联

1.12 导联 通常在肢体上可以放置 2 个以上的电极，它们两两组成一对进行测量（如左臂电极（LA），右臂电极（RA），左腿电极（LL）可以这样组合：LA+RA，LA+LL，RA+LL）。每个电极对应的输出信号称为一组导联。导联简单的说就是从不同的角度去看心脏电流的变化。心电图的种类可以以导联来区分，如 3 导联心电图，5 导联心电图与 12 导联心电图等。12 导联心电图是临床最常见的一种，可以同时记录体表 12 组导联的电位变化，并在心电图纸上描绘出 12 组导联信号，常用于一次性的心电图诊断。3 导联及 5 导联心电图多用于需要通过监视器连续检测心电活动的情况，如手术过程中或在救护车转运病人时的监护中。根据仪器的不同，这种连续监测的结果有时可能不会被完整地记录下来。

2. 电极放置位置 标准 12 导联心电图需要放置 10 个电极，每个电极通常由导电凝胶、自黏合板（导电凝胶放置于板的中央）以及夹在自黏合板的电缆组成。它们按如下方式标记并放置在受检者身体上。肢体导联电极合适的放置位置，颜色标记是美国健康协会推荐的标识方法（欧洲国家采用的是另一套颜色标记）。需要注意的是，虽然肢体导联的电极可以放置于四肢的近端或者远端（肩膀或臀部），但是左右电极的位置一定要对称。

电极标签	电极位置
RA	右臂，避免接在骨头突出的位置
LA	和 RA 同位置，但是在左手（一定要对称）
RL	在右腿上，避免接在骨头突出的位置
LL	和 RL 同位置，但是在左腿，同样要求对称
V_1	在第四肋间隙（在第四肋骨与第五肋骨之间），紧贴胸骨右缘
V_2	在第四肋间隙（在第四肋骨与第五肋骨之间），紧贴胸骨左缘
V_3	放置于 V_2 和 V_4 两点连线的中点
V_4	在第五肋间隙（第五肋骨与第六肋骨之间）与左锁骨中线的交点处
V_5	与 V_4 水平，但是位于左腋前线上。（腋前线：由锁骨中点与锁骨外侧缘连线的中点竖直向下延伸所形成的一条想象中的线）
V_6	与 V_4 和 V_5 水平，位于左腋中线上

四、心电图纸

ECG 的输出是一张坐标图（或者几张坐标图，每张代表一个导联的图像），横坐标（X 轴）表示时间，纵坐标（Y 轴）表示电压。专业的心电图仪器将记录的结果打印在一张特殊的坐标纸上，坐标线将纸分为许多 $1mm^2$ 的红色或绿色的小格子，在水平和垂直方向每隔 5mm 用粗线分隔（即每大格 $25mm^2$）。不同心电图仪器输出可能不同，但是一般而言，心电图纸走纸速度为 25mm/s，标准是：Y 轴上每 cm 代表 1mV，

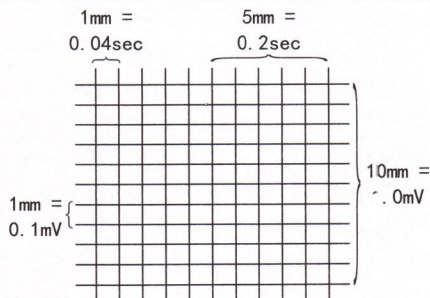

1mm = 0.04sec 5mm = 0.2sec

1mm = 0.1mV 10mm = 1.0mV

X 轴上 25mm 代表 1 秒时间。在 25mm/s 的走纸速度下，每个小格表示 0.04s 的时间，2 条粗线之间 5 小格的宽度表示 0.20ms 的时间，5 大格的宽度表示 1 秒的时间。记录心电图前需要先记录并打印一个标准信号，一个 1mV 的标准信号必须使记录笔的笔尖在垂直方向上移动 1cm，即 2 个大格的高度。

五、心电图的波形和间期

在一个正常心动周期中，一个典型的 ECG 波形是由一个 P 波、一个 QRS 波群、一个 T 波，以及在 50% ～ 75% 的 ECG 中可能见到的 U 波所构成的。心电图的基线被称为等电势线。一般情况下，等电势线在心电图中是指 T 波后和 P 波前的那一段波形。

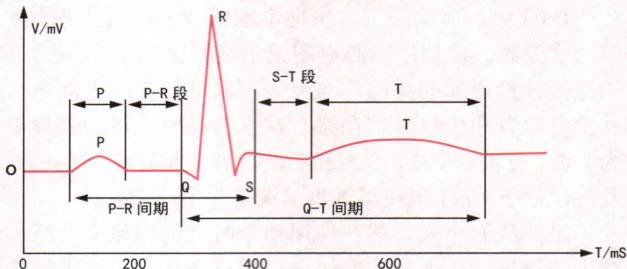

名称	描述	时长
RR 间期	①相邻两个 R 波相隔的时间可以反应心率 ②静息状态下心率在 60bpm 到 100bpm 之间	0.6 ～ 1.2s
P 波	①在正常的心房除极过程中，心电向量从窦房结指向房室结 ②除极由右心房至左心房，这个过程在心电图上形成了 P 波	0.08s
PR 间期	① PR 间期指从 P 波开始到 QRS 波群开始的时间 ② PR 间期反映了电冲动由窦房结发出，经房室结传入心室引起心室除极所需的时间，所以 PR 间期可以很好地评估房室结的功能	0.12 ～ 0.20s
PR 段	PR 段连接了 P 波和 QRS 波群，代表了心电冲动由房室结传到希氏束、左右束支及浦肯野纤维的过程。这个过程中心电冲动并不直接引起心肌收缩，而只是其向心室传导的一个过程，所以在心电图上显示一个平直段。PR 段对于临床诊断非常重要	0.05 ～ 0.12s
QRS 波群	QRS 波群反映了左右心室的快速去极化的过程。由于左右心室的肌肉组织比心房发达，所以 QRS 波群比 P 波的振幅高出很多	0.08 ～ 0.12s
J 点	① J 点是 QRS 波群结束和 ST 段的开始的位置 ② J 点用于 ST 段抬高或者压低的参照点	—
ST 段	ST 段连接 QRS 波群与 T 波，代表心室缓慢复极化的过程，它位于等电势线上	0.08 ～ 0.12s
T 波	T 波代表心室快速复极化的过程，从 QRS 波群起始处到 T 波最高点这段时间称为心脏的绝对不应期，而 T 波的后半段则称为相对不应期（又称易激期）	0.16s
ST 间期	J 点到 T 波结束时的时间	0.32s
QT 间期	① QT 间期是 QRS 波群开始到 T 波结束时的时间 ② QT 间期过长是室性心动过速的危险因子之一，可能引起猝死	0.30 ～ 0.43s
U 波	①并不能经常看到，振幅很低，跟随 T 波后出现 ②产生机制不清楚	—

六、心电图的向量和视角

心电图的解读主要依据的原理是不同的导联（指 I、II、III、aVR、aVL、aVF 和胸导联）可以从不同的方向"观察"心脏。这有 2 个好处。一是，如果在某导联观察到异常的心电图图像（比如 ST 段抬高等），我们就可以依据导联的方向来大致判断出现异常的心肌的位置。二是，心电除极波的综合方向也可以从不同导联的图像上推断出来，用以发现其他一些问题。心电除极波的综合方向又叫做心电轴。心电轴由不同的除极向量综合而成，这些向量表示了除极波的运动状况。根据观察导联的不同，这些向量可以被分解：一个分量与导联方向相同（或相反），这个方向的分量可以被显示在该导联的 QRS 波群的活动中。而另一个分量与观察导联方

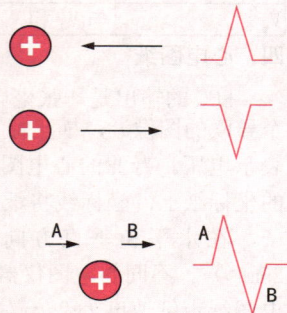

向呈 90°夹角，那么这个分量就不会显示。在一个导联的 QRS 波群中任何方向的偏转都代表了除极波在该导联的观察方向上有一个分量存在。

七、心电轴

心电轴表示了心脏除极波的总体方向（或者叫心电综合向量）在额面上的投影。在心电传导系统正常的时候，心电轴方向和心脏中心肌细胞数量多的部位有关。正常状况下，左心室的心肌细胞数量最多，右心室也有一些贡献，所以心电轴的方向大致从右肩指向左腿。这个方向一般指向心电六轴参考系统的左下 1/4 部分。与 I 导联成 -30°到 +90°的心电轴也被认为是正常的。如果左心室活动增加或者心肌组织增多，心电轴会向左偏转超过 -30°，称之为"电轴左偏"，相对应的，某些情况下右心室高负荷或者肥大，电轴向右偏转超过 +90°，称为"电轴右偏"。即使心肌组织数量不出现变化，心脏传导系统的紊乱也可以干扰心电轴的偏转。

正常	-30°～+90°	正常	正常
电轴左偏	向左偏转超过 -30°	见于左前束支阻滞或前壁心肌梗死时的病理性 Q 波出现时	电轴左偏出现在怀孕的女性和肺气肿病人时被认为是正常的
电轴右偏	向右偏转超过 +90°	见于左后束支阻滞，高位侧壁心肌梗死时病理性 Q 波出现，或者右心室容量负荷过高	儿童出现电轴右偏是正常的。电轴右偏也是右位心的表现之一

八、心电图的意义

ECG 是测量和诊断异常心脏节律最好的方法，其是诊断心电传导组织受损时心脏的节律异常以及由于电解质平衡失调引起的心脏节律的改变。在心肌梗塞（MI）的诊断中，ECG 可以特异性地分辨出心肌梗塞的区域（但并不是心脏所有区域的心电活动改变都可以被 ECG 记录到）。ECG 并不能可靠的评估心脏泵血能力，这通常由超声心动图或核医学手段来完成。某些情况下，正常 ECG 图像的病人却可能会出现心脏停搏。

九、心电图判读

1. 判断心律是否整齐

心律整齐	窦速、窦缓、室上速、心肌梗死、左右心室肥厚、左右束支传导阻滞、一三度束支传导阻滞
心律不齐	房早、房颤、室早、室颤、室速、二度房室传导阻滞

2. 看关键特征

心律失常	心电图特点	心律失常	心电图特点
窦速	RR 间距 < 3 个大格	二度 I 型阻滞	PR 间期进行性延长直至一个 QRS 波脱落
窦缓	RR 间距 > 5 个大格	二度 II 型阻滞	PR 间期固定延长直至一个 QRS 波脱落
房早	提早出现的 P'波	三度阻滞	P 波、QRS 波各自为政，互不干涉
房颤	P 波消失代之以锯齿状的 f 波	左束支阻滞	V_5 为 M 型
室上速	快速出现的 QRS、T 波	右束支阻滞	V_1 为 M 型
室早	提早出现的宽大畸形 QRS 波群	左心室肥厚	V_5 > 5 个大格
室速	室性早搏连续出现在 3 次以上	右心室肥厚	V_1 > 2 个大格
室颤	大小不等、无法辨认的 QRS 波	心肌梗死	ST 段弓背向上抬高
一度阻滞	PR 间期较长 > 1 个大格	—	—

第2节　正常心电图

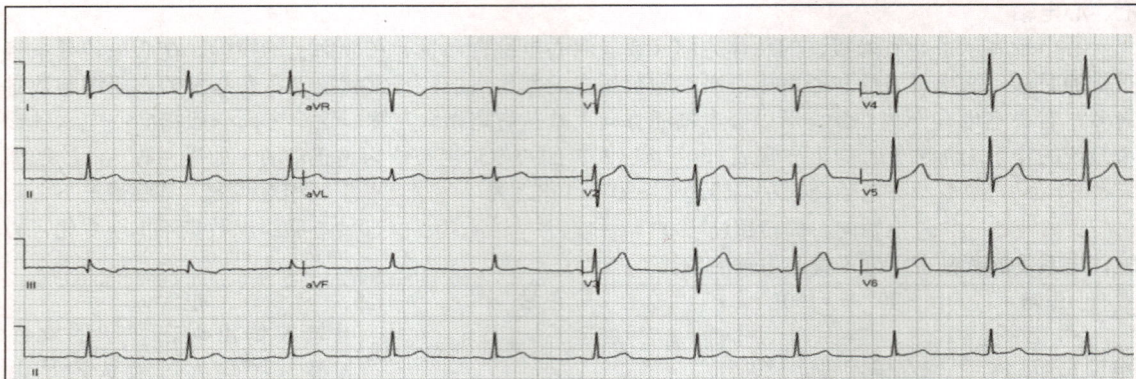

> **正常心电图的诊断要点**

①P波的方向：呈直立型，PⅡ直立，PaVR倒置，PⅢ、aVF一般也是直立的。

②PR间期：在每个P波之后都继有QRS波群，PR间期0.12～0.20秒。

③PP间期：并不绝对匀齐，但PP间期的互差＜0.12秒。

④心房频率：60～100次/分（PP之间或RR之间的距离在3～5个大格之间）。

> **昭昭老师速记**

频率正常，P波、QRS波正常就是正常的心电图。（昭昭速记：小三大五窦速缓，三五之间无异变）

第3节　窦性心律失常

一、窦性心动过速

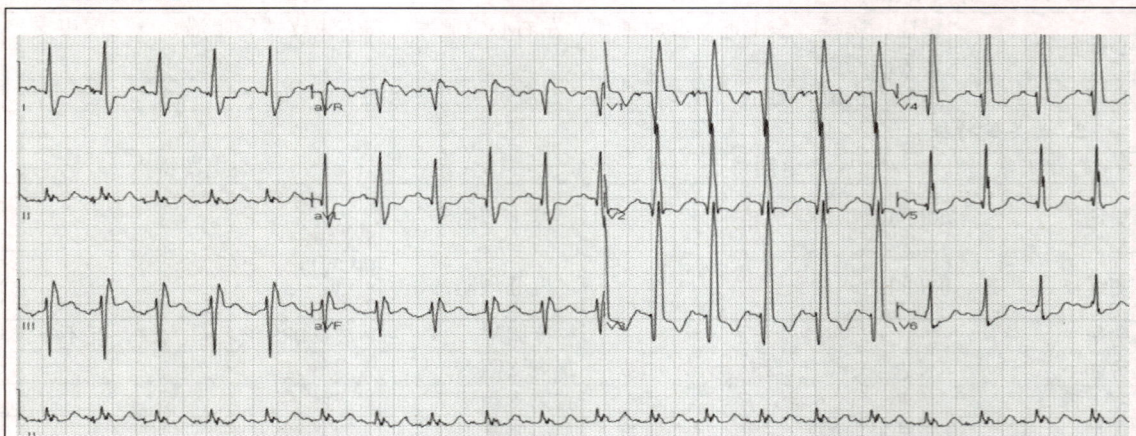

> **窦性心动过速诊断要点**

①P波的方向：呈直立型，PⅡ直立，PaVR倒置，PⅢ、aVF一般也是直立的。

②PR间期：在每个P波之后都继有QRS波群，PR间期0.12～0.20秒，而且在每个心搏是恒定的。

③RR间距＜3个大格。

> **昭昭老师速记**

P波、QRS波正常，RR间距小于3个大格就是窦速。（昭昭速记：小三大五窦速缓）

二、窦性心动过缓

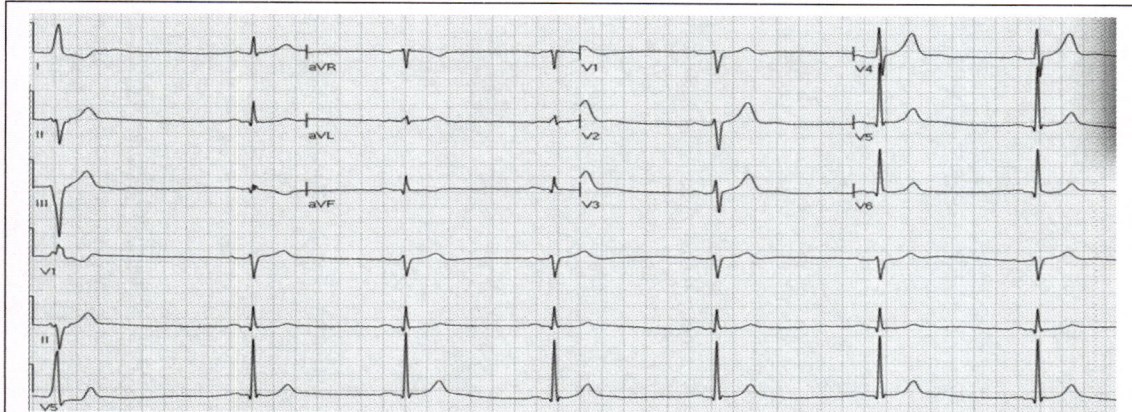

> **窦性心动过缓诊断要点**

①P波的方向：呈直立型，P Ⅱ 直立，PaVR 倒置，P Ⅲ、aVF 一般也是直立的。

②PR 间期：在每个 P 波之后都继有 QRS 波群，PR 间期 0.12 ~ 0.20 秒，而且在每个心搏是恒定的。

③RR 间距 **> 5 个大格**。

> **昭昭老师速记**

P 波、QRS 波正常，RR 间距 **大于 5 个大格** 就是窦缓。（昭昭速记：**小三大五窦速缓**）

第 4 节　房性心律失常

一、房性期前收缩

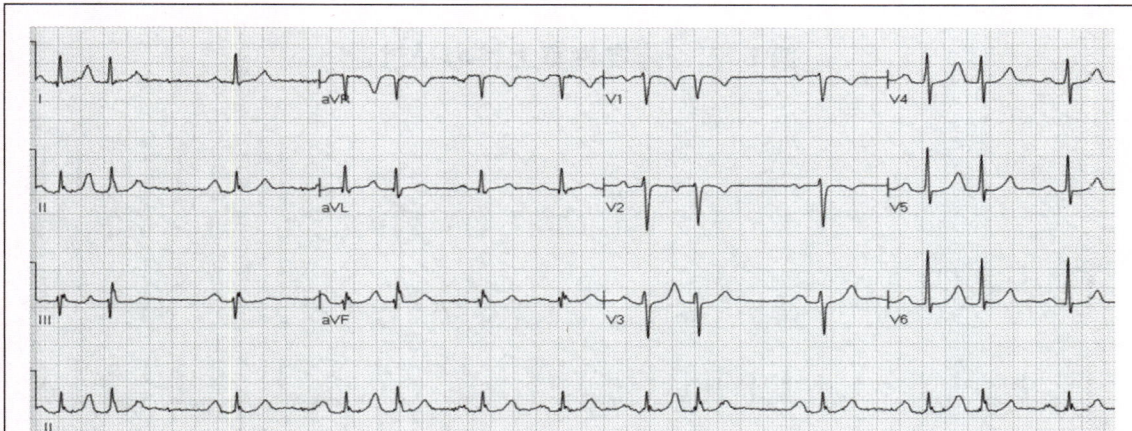

> **房性期前收缩诊断要点**

① **提早出现的 P' 波**，形态与窦性 P 波不同，偶可呈逆行型。

② P' R 间期一般正常，也可延长，偶可短于 0.12 秒。

③早期的 P' 波有时下传受阻，P' 波后无 QRS 波群，称为受阻型的房性早搏。

④早期的 P' 波后继的 QRS 波群时间、形态正常，或呈室内差异性传导。

⑤代偿期多不完全性。

> **昭昭老师速记**

P 波提前出现 或者 P 波提前且与 T 波融合的就是房早。（昭昭速记：**房早撇，室早阔**）

二、心房颤动

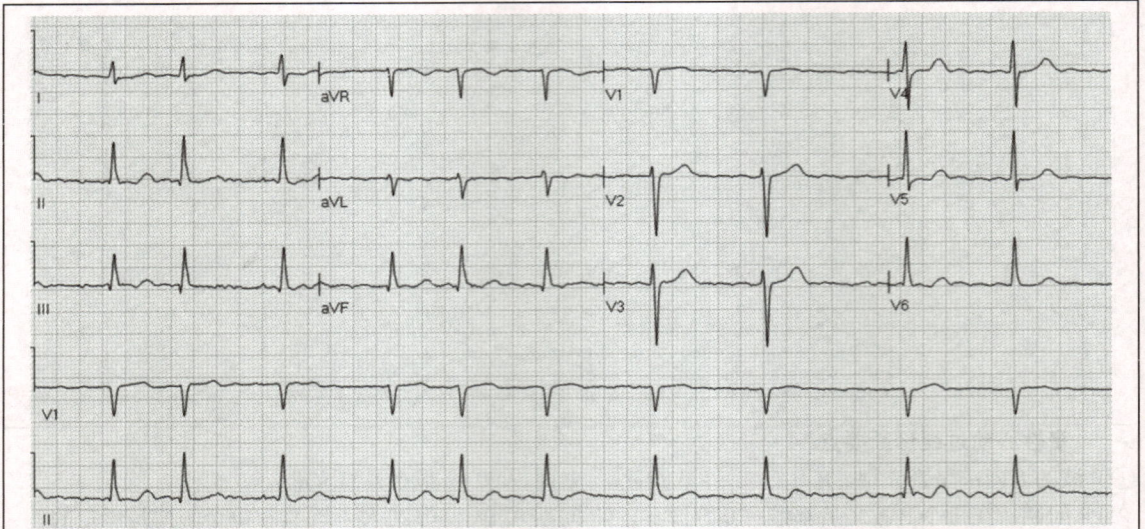

> **心房颤动的诊断要点**

①各导联 P 波消失，而代之以 f 波；f 波大小不一形态不同、间隔不整，f 波的频率 350～600 次／分。

② RR 间期绝对不整。

③心室率一般增快，但通常＜160 次／分。

④ QRS 波群时间、形态一般正常，但因心室周期波动较大，出现于长短周期的心搏可呈室内差异性传导。

> **昭昭老师速记**

心律绝对不齐，P 波消失代之以锯齿状 f 波就是房颤。（昭昭速记：房子一颤 P 都没了）

第 5 节　阵发性室上性心动过速

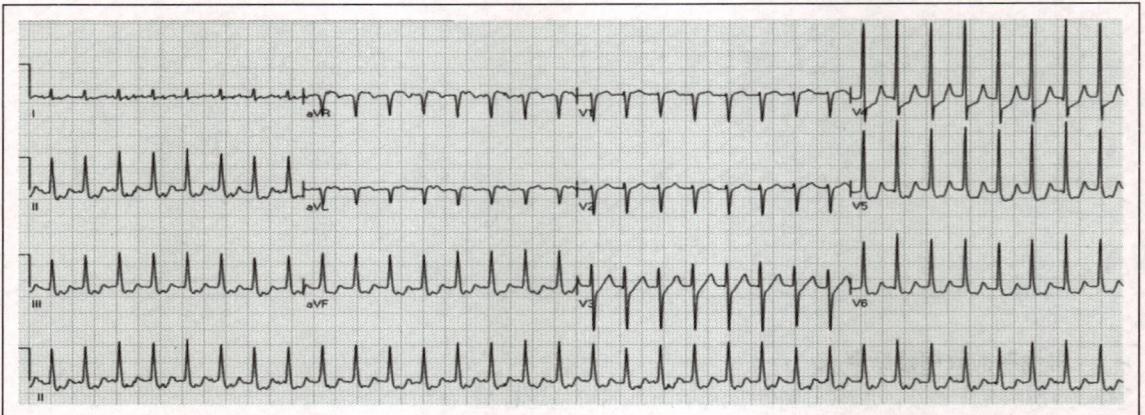

> 　　阵发性室上性心动过速的诊断要点

①心电图示<u>连续3个以上迅速出现QRS波</u>，QRS波时间、形态正常（伴有束支阻滞或室内差异性传导时，可呈宽QRS波心动过速）。

②心室率160～250次/分，R-R间距相等，看不清明显的心房活动。

③突发突止，压迫颈动脉可能使发作停止。

> 　　昭昭老师速记

<u>快速出现QRS、T波</u>，看不到P波就是室上速。（昭昭速记：P波缺如室上速，心律整齐难不住）

第6节　室性心律失常

一、室性期前收缩

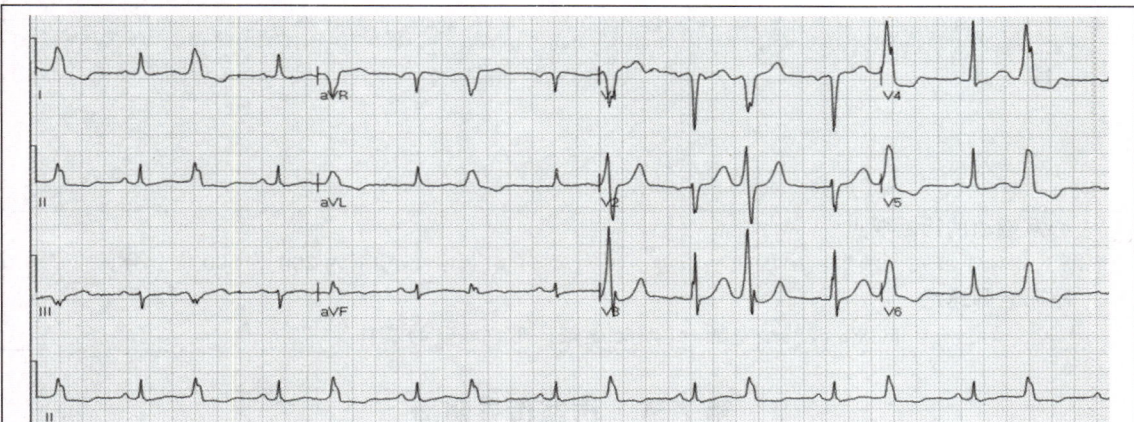

> 　　室性期前收缩的诊断要点

①<u>提早出现的QRS波群呈宽大畸形</u>，时限成人＞0.12s、小儿＞0.10s，T波与QRS波群的方向相反。

②早搏之前无与其相关的P波。

③代偿期呈完全性。

> 　　昭昭老师速记

提早出现的<u>宽大畸形QRS波</u>群就是室早。（昭昭速记：房早撇，室早阔）

二、室性心动过速

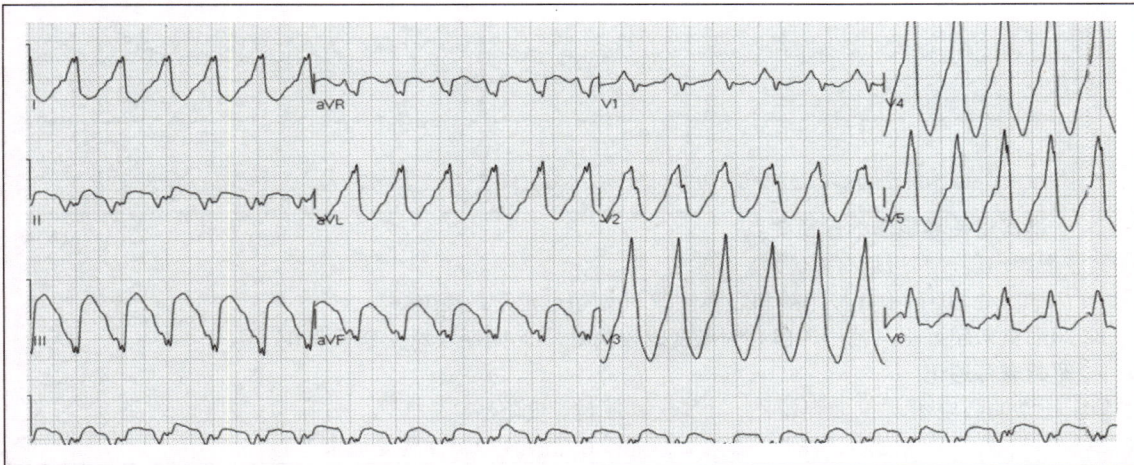

> **室性心动过速的诊断要点**

①室性早搏连续出现在 3 次以上。

②QRS 波群形态宽大畸形，时限通常＞0.12s；频率多在 140～200 次 / 分，但小儿可在 200 次以上。

③偶尔心房激动夺获心室或发生室性融合波。

> **昭昭老师速记**

连续的 3 个以上的宽大畸形 QRS 波群就是室速。（昭昭速记：3 个室早是室速）

三、心室颤动

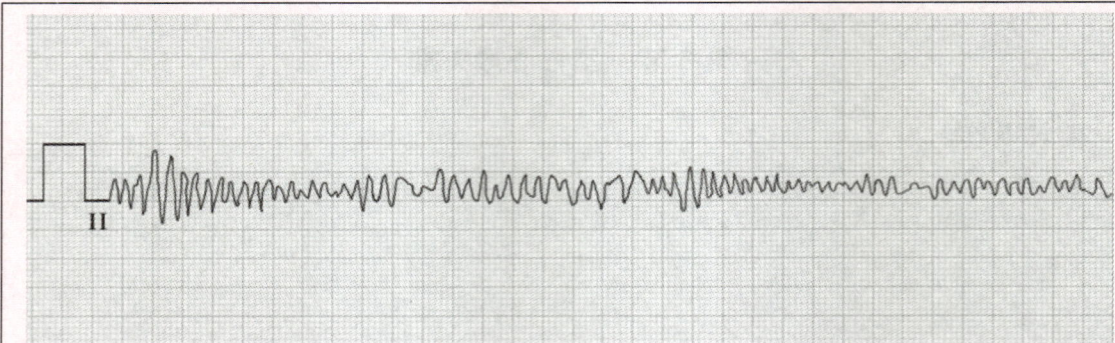

> **心室颤动的诊断要点**

心电图上 QRS-T 波完全消失，出现大小不等、极不匀齐的低小波，频率为 200～500 次 / 分。

> **昭昭老师速记**

大小不等、无法辨认的 QRS 波就是室颤。（昭昭速记：死亡之前的疯狂）

第 7 节 房室传导阻滞

一、一度房室传导阻滞

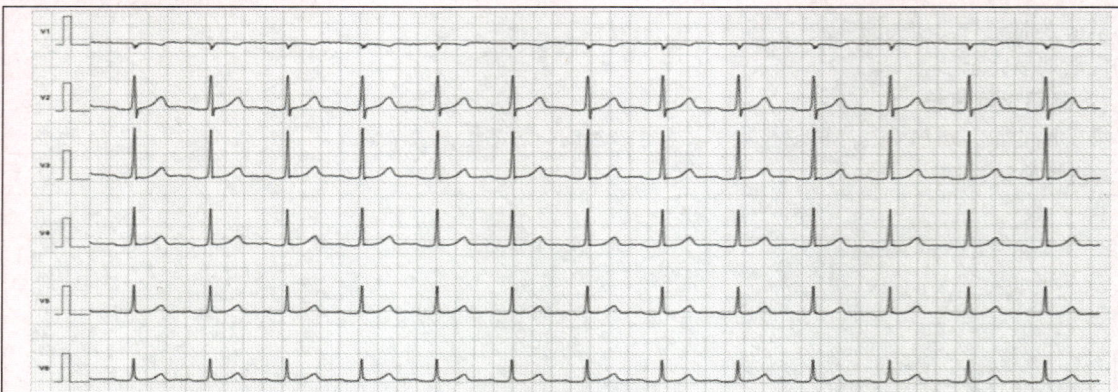

> **一度房室传导阻滞的诊断要点**

①P 波规律出现，其后均有 QRS 波。

②PR 间期≥0.20s；小儿按年龄和心率，PR 间期超过正常最高值。

③PR 间期虽未超过正常范围，但心率未变或较快时，PR 间期较原先延长 0.04 秒。

> **昭昭老师速记**

类似于正常的心电图，PR 间期较长＞1 个大格就是一度阻滞。

（昭昭速记：P 波代表老婆，QRS 代表老公，老公经常性晚归，但还是回来了）

二、二度Ⅰ型房室传导阻滞

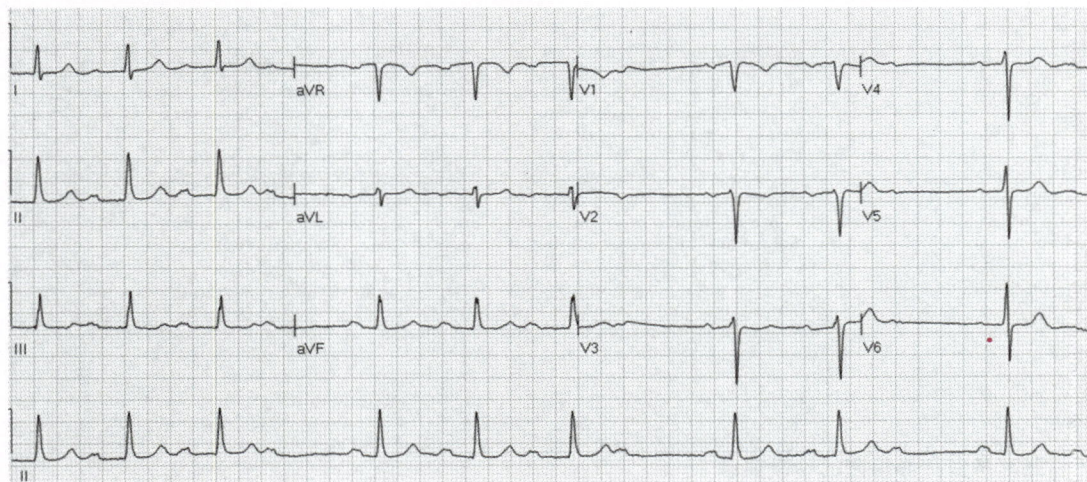

> **二度Ⅰ型房室传导阻滞的诊断要点**

①P波规律出现，PR间期不固定，逐渐延长直至一个P波后脱漏一个QRS波群。如此周而复始，又称文氏现象（Wenckebach's phenomenon）。

②RR间期逐渐缩短，长的RR间期短于两个短RR间期之和。

③QRS波群时限、形态一般正常（除非合并室内传导异常）。

> **昭昭老师速记**

PR间期进行性延长直至一个QRS波脱漏就是二度Ⅰ型阻滞。

（昭昭速记：21 阻滞波距缩，直至 QRS 波脱落）

三、二度Ⅱ型房室传导阻滞

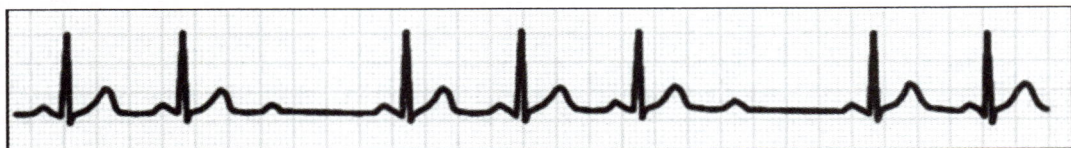

> **二度Ⅱ型房室传导阻滞的诊断要点**

①PR间期固定，可正常，可延长。

②P波规律出现，出现周期性QRS波群脱漏，可呈2∶1、3∶1、4∶3传导（P波个数与QRS波群个数之比）。脱漏QRS波群发生在T波以后，不在T波之间。

> **昭昭老师速记**

PR间期固定延长直至一个QRS波脱落就是二度Ⅱ型阻滞。

（昭昭速记：22 阻滞固定长，偶发 QRS 波脱漏）

四、三度房室传导阻滞

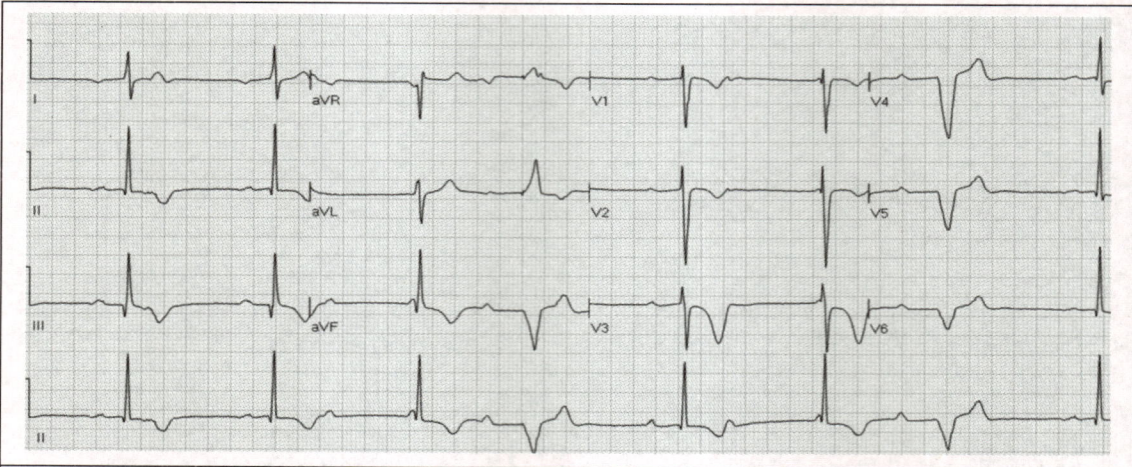

> **三度房室传导阻滞的诊断要点**

①心房与心室各自激动，P 波与 QRS 无关，各有各自固定规律。PP 间期及 RR 间期匀齐。

②P 波数目多于 QRS 波群数，P-P 间距 > R-R 间距，长的 PP 间期为短 PP 间期的整数倍。

③QRS 波可正常或增宽畸形。

> **昭昭老师速记**

P 波、QRS 波各自为政，互不干涉就是三度阻滞。

（昭昭速记：P 波代表老婆，QRS 代表老公，离婚了，老公老婆各玩各的，互不干扰）

第 8 节　束支传导阻滞（助理医师不要求）

一、完全性右束支传导阻滞

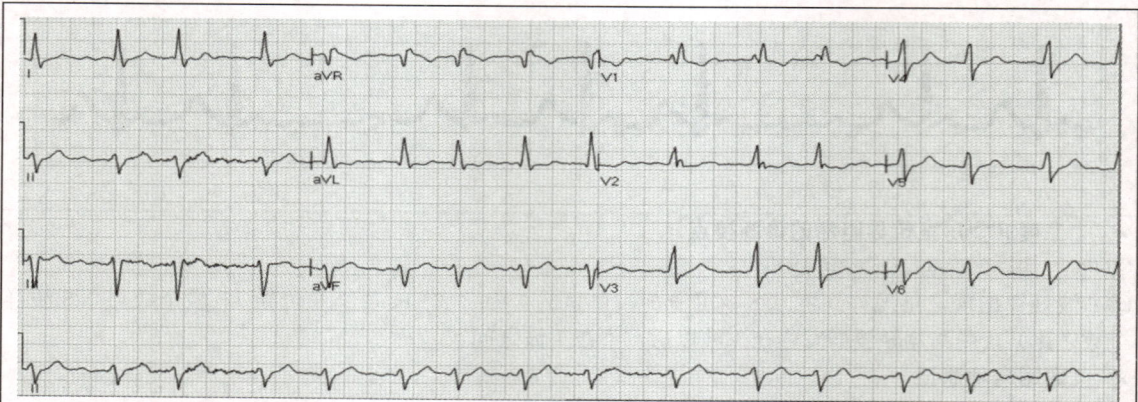

> **完全性右束支传导阻滞的诊断要点**

① QRS 波群时间 ≥ 0.12s。

② V_1 或 V_2 导联 QRS 呈 rsR' 型或 M 形，此为最具特征性的改变（兔耳朵征）；I、V_5、V_6 导联 S 波增宽而有切迹，其时限 ≥ 0.04s；aVR 导联呈 QR 型，其 R 波宽而有切迹。

③ V_1、V_2 导联 ST 段轻度压低，T 波倒置；I、V_5、V_6 导联 T 波方向一般与终末 S 波方向相反，仍为直立。

> **昭昭老师速记**

看见 V_1 为 M 型就是右束支传导阻滞。（昭昭速记：V_1 宽大是完右束，V_5 宽大是完左束）

二、完全性左束支传导阻滞

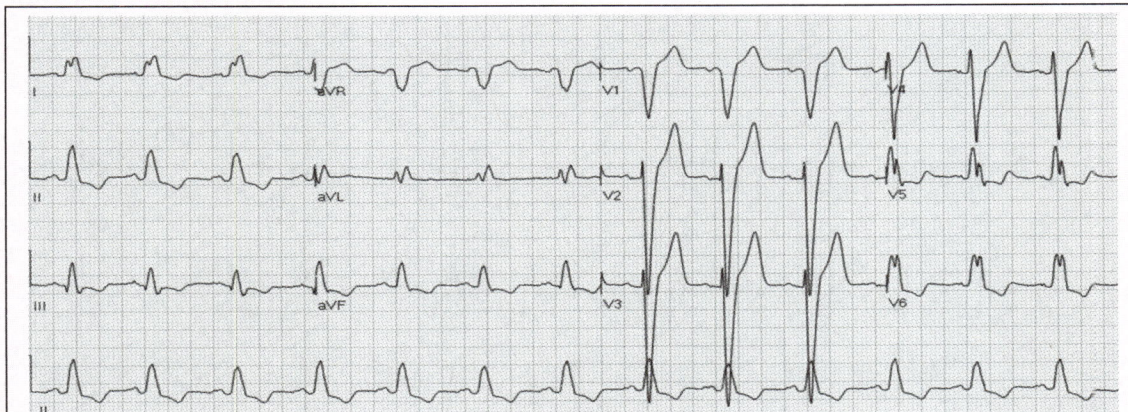

> **完全性左束支传导阻滞的诊断要点**

① QRS 波群时间≥ 0.12s。

② V_1、V_2 导联呈 rS 波（其 r 波极小，S 波明显加深增宽）或呈宽而深的 QS 波；I、aVL、V_5、V_6 导联 R 波增宽、顶峰粗钝或有切迹。

③ V_5、V_6 导联 R 峰时间＞ 0.06s。

④ ST-T 方向与 QRS 主波方向相反。

> **昭昭老师速记**

看见 V_5 为 M 型就是左束支传导阻滞。（昭昭速记：V_1 宽大是完右束，V_5 宽大是完左束）

第 9 节　心室肥厚（助理医师不要求）

一、左心室肥厚

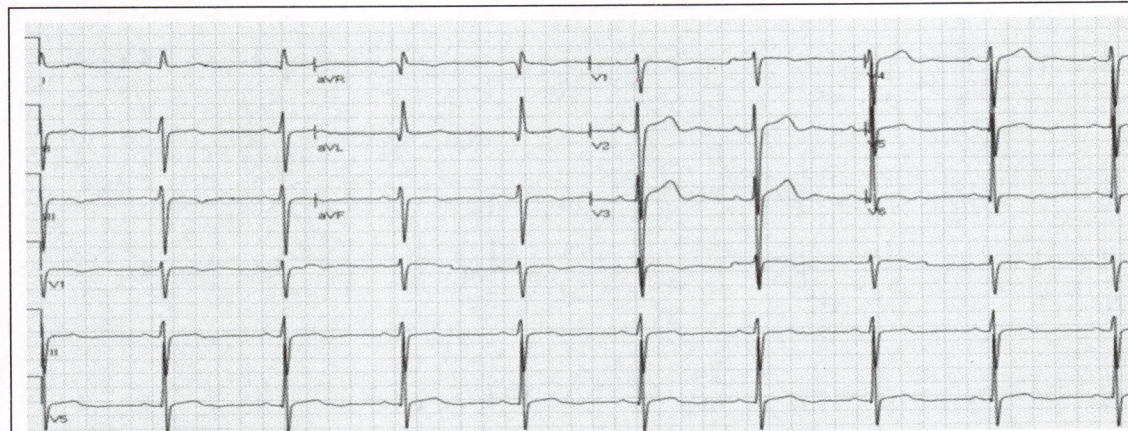

> **左心室肥厚的诊断要点**

① QRS 波群电压增高，常用的左室肥大电压标准如下：胸导联 RV_5 或 RV_6 ＞ 2.5mV（大于 5 个大格）；RV_5+SV_1＞ 4.0mV（男性）或＞ 3.5mV（女性）。肢体导联 R_I＞ 1.5mV；R_{aVL}＞ 1.2mV；R_{aVF}＞ 2. CmV；R_I+S_{III}＞ 2.5mV。

② QRS 电轴大部分左偏在 0～－ 30°。

> **昭昭老师速记**

看见 V_5＞ 5 个大格就是左心室肥厚。（昭昭速记：左大 V_5 二十五，右大 V_1 整十个）

二、右心室肥厚

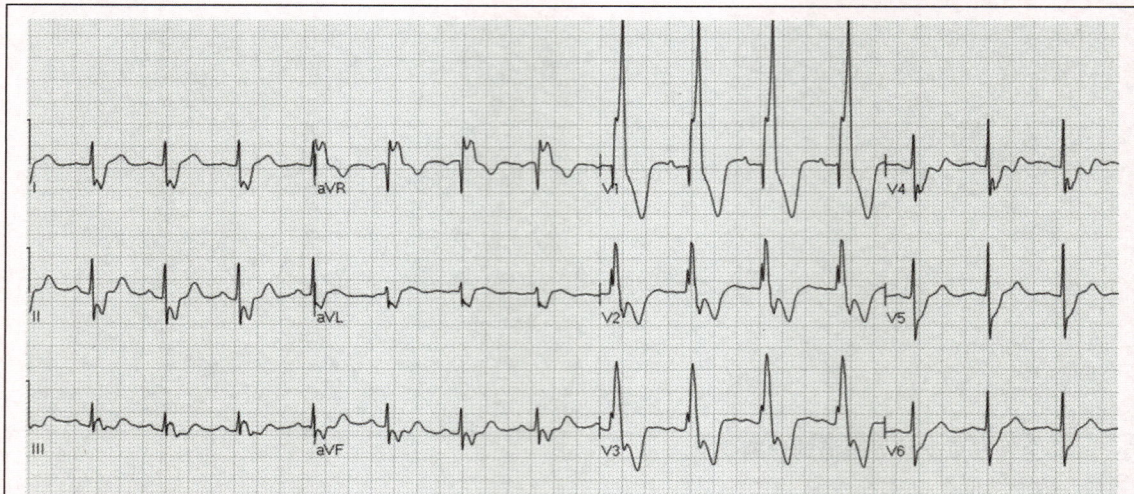

➤ **右心室肥厚的诊断要点**

① V_1 导联 R/S ≥ 1（V_1 导联的 R 波大于 2 个大格），呈 R 型或 Rs 型，重度右室肥大可使 V_1 导联呈 qR 型。

② $R_{V_1}+S_{V_5}$ > 1.05mV；R_{AVR} > 0.5mV。

③ 心电轴右偏 ≥ +90°。

➤ **昭昭老师速记**

看见 V_1 > 2 个大格就是右心室肥厚。（昭昭速记：左大 V_5 二十五，右大 V_1 整十个）

第 10 章　急性心肌梗死

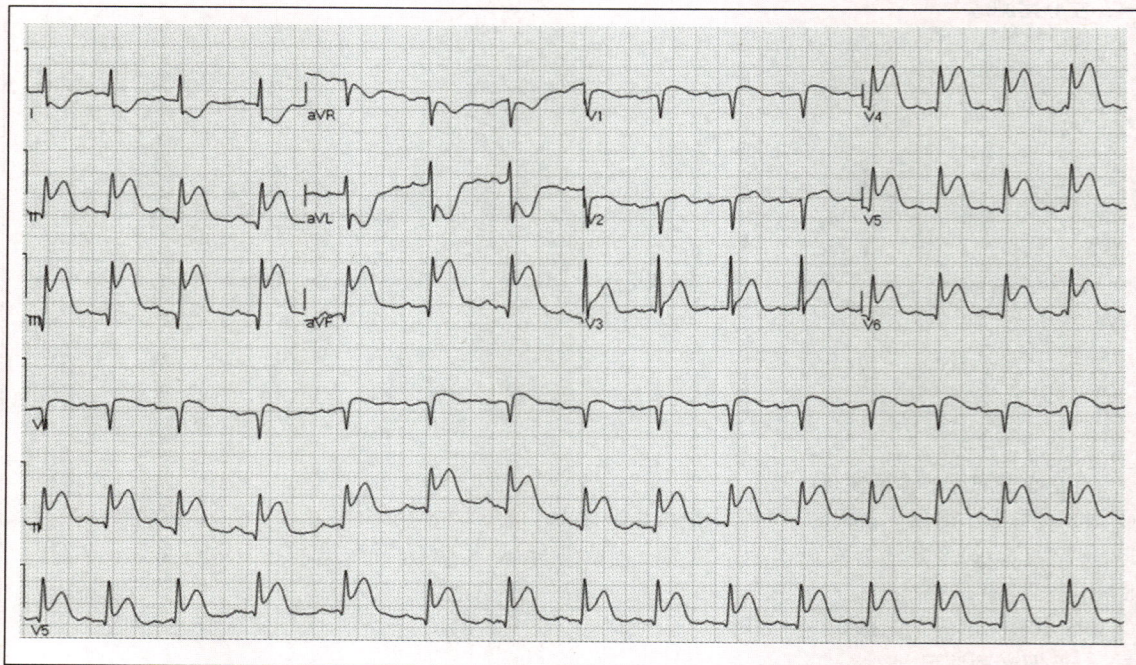

➤ **急性心肌梗死的诊断要点**

①ST改变：心电图上出现ST段移位，在不同的导联上表现为ST段上抬，且呈单项曲线特征性变化（小红旗改变）。

②T波改变：心电图出现T波改变。早起呈高尖T波，以后由直立变为倒置，T波无论直立或倒置均有以下特征：升支及降支与基线所形成的角度大致相等；基底较窄；顶点较尖。

③QRS波群终末向量的改变：出现坏死型Q波。

④心肌梗死的定位诊断

$V_1 \sim V_3$	前间壁	$V_7 \sim V_9$	后壁	II、III、aVF	下壁
$V_3 \sim V_5$	前壁	$V_1 \sim V_5$	广泛前壁	I、aVL、V_8	高侧壁

➤ **昭昭老师速记**

ST段弓背向上抬高就是急性心肌梗死。（昭昭速记：ST迎风红旗展，透壁心梗要玩完）

第11章　测试题目及答案

1号题

男，46岁。心悸2天。心电图显示如下图，诊断是：

A. 窦性心动过速　B. 阵发性室上性心动过速　C. 室性早搏　D. 正常心电图

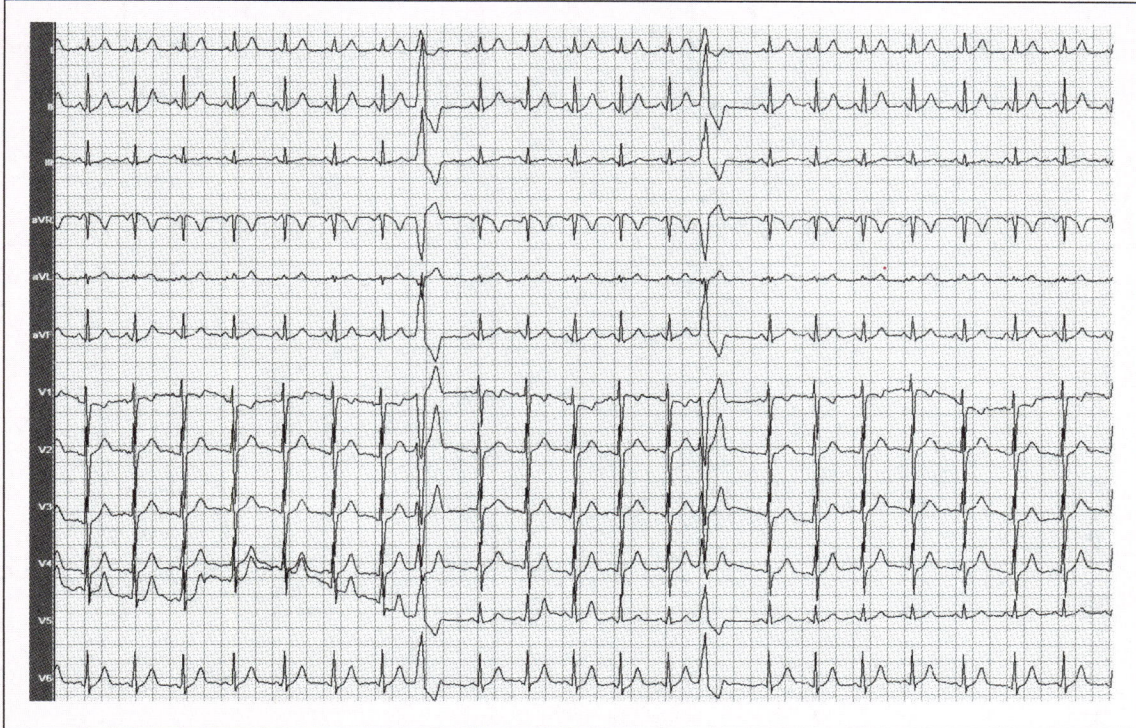

2 号题

男，39 岁。风湿性心脏病病史 10 年余。心慌 3 天。心电图显示如下图，诊断是：

A. 窦性心动过速　　B. 心房颤动　　C. 室性早搏　　D. 正常心电图

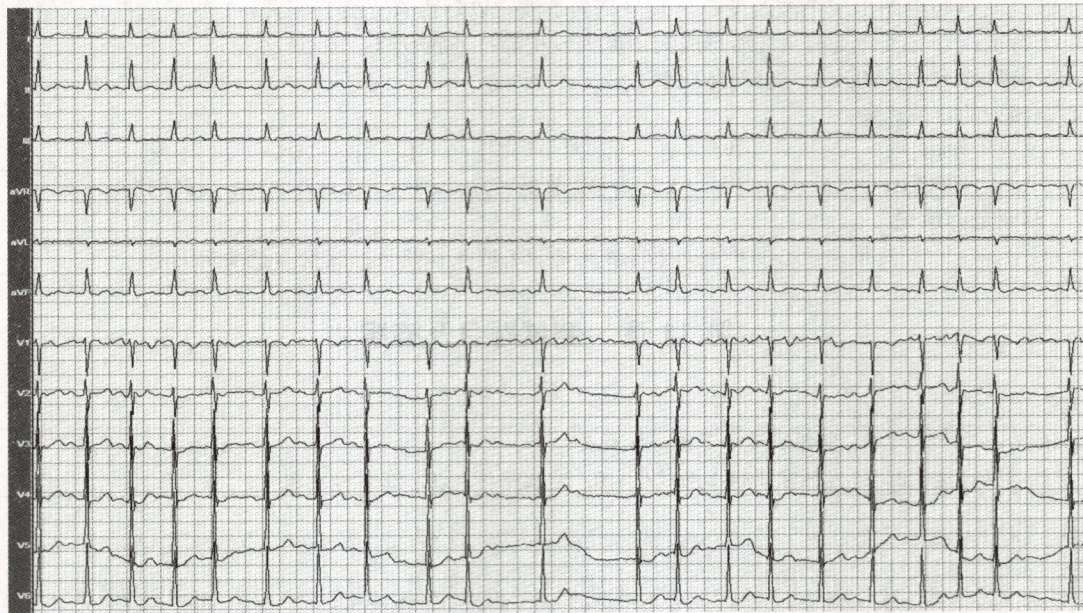

3 号题

男，39 岁。风湿性心脏病病史 10 年余。心慌 3 天。心电图显示如下图，诊断是：

A. 二度 II 型房室传导阻滞　　B. 心房颤动　　C. 室性早搏　　D. 一度房室传导阻滞

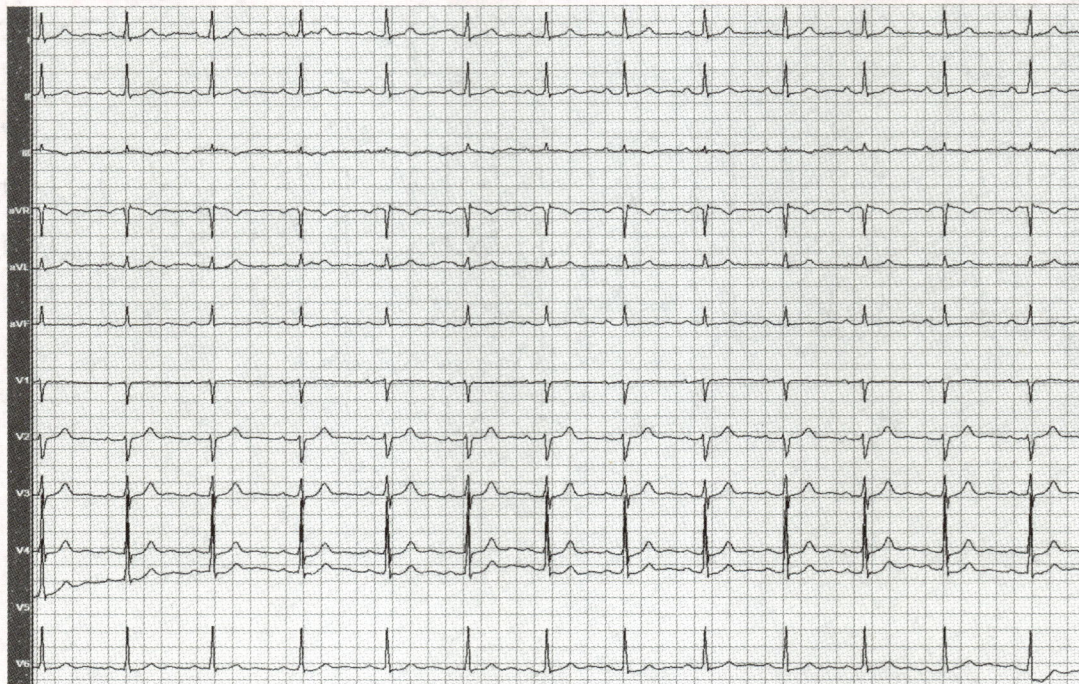

4 号题

女，28 岁。心悸 3 天。心电图显示如下图，诊断是：

A. 窦性心动过速　　B. 心房颤动　　C. 室性早搏　　D. 正常心电图

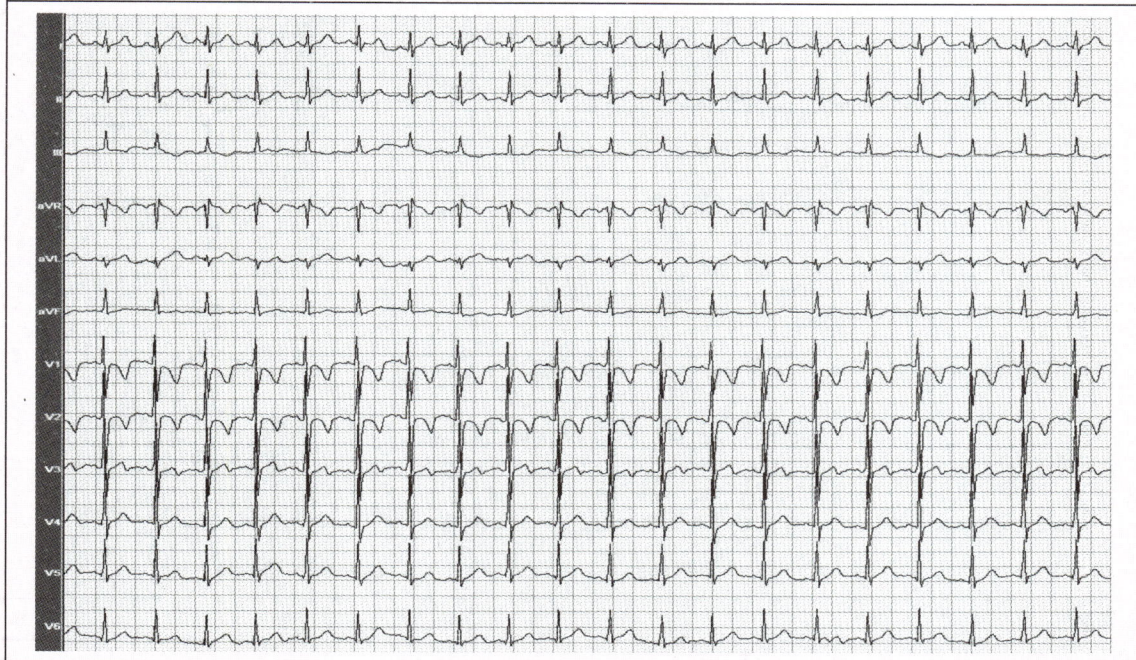

5 号题

女，73 岁。胸闷 3 天。心电图显示如下图，诊断是：

A. 左心室肥厚　　B. 心房颤动　　C. 室性早搏　　D. 右心室肥厚

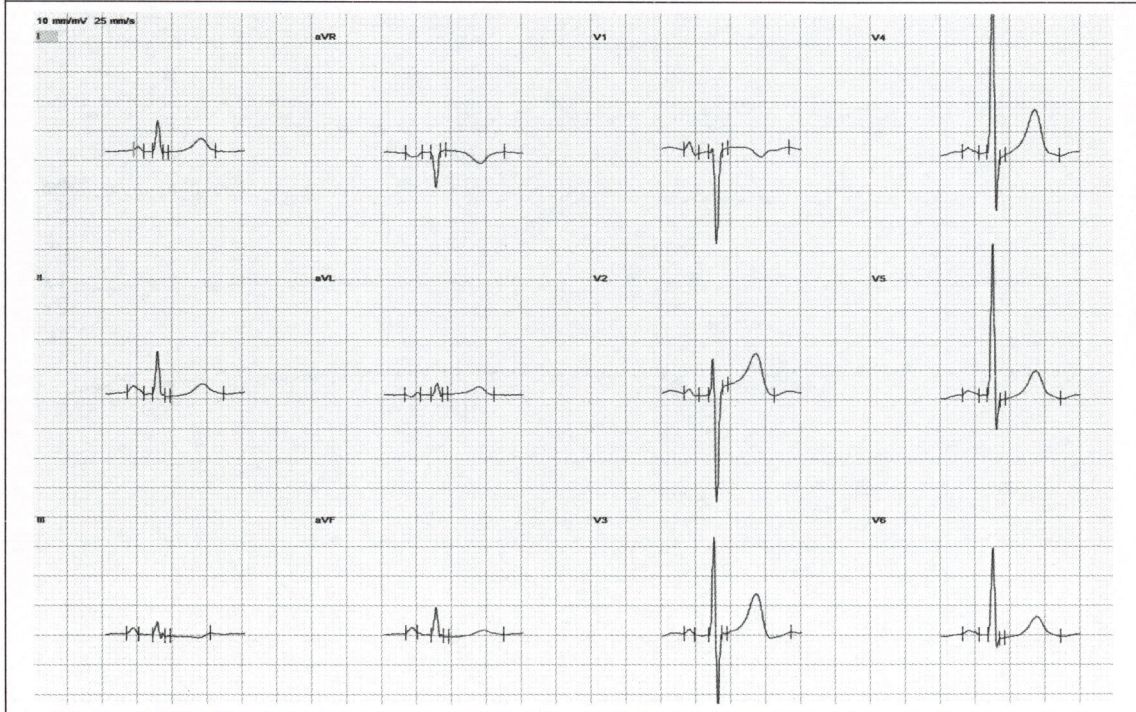

6号题

女，35岁。心电图显示如下图，诊断是：

A. 左束支传导阻滞　B. 心房颤动　C. 室性早搏　D. 右束支传导阻滞

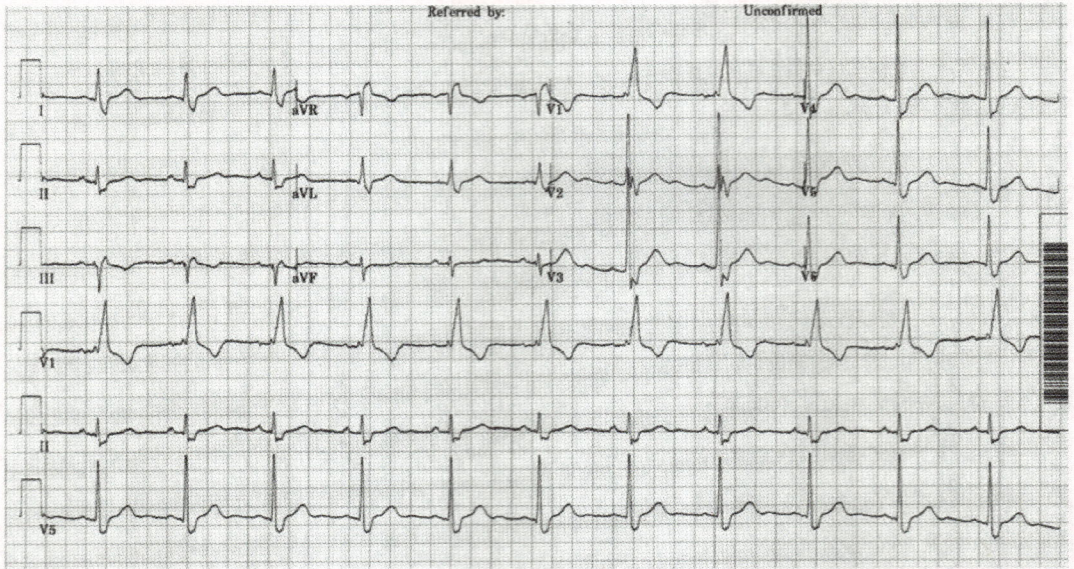

7号题

女，21岁。心电图显示如下图，诊断是：

A. 窦性心动过缓　B. 心房颤动　C. 室性早搏　D. 正常心电图

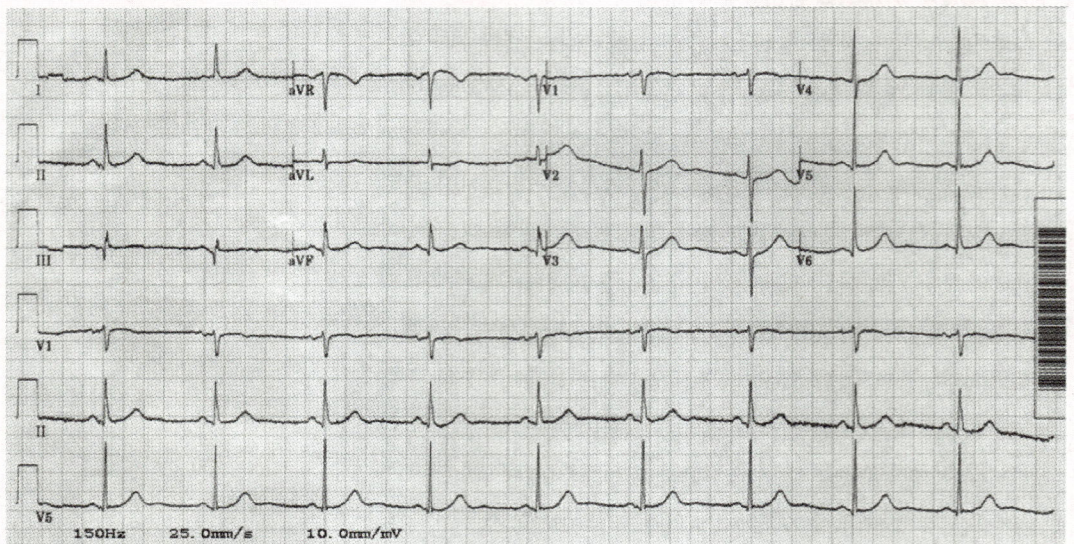

8 号题

女，35 岁。胸闷 2 天。心电图显示如下图，诊断是：

A. 左心室肥厚　B. 心房颤动　C. 正常心电图　D. 右心室肥厚

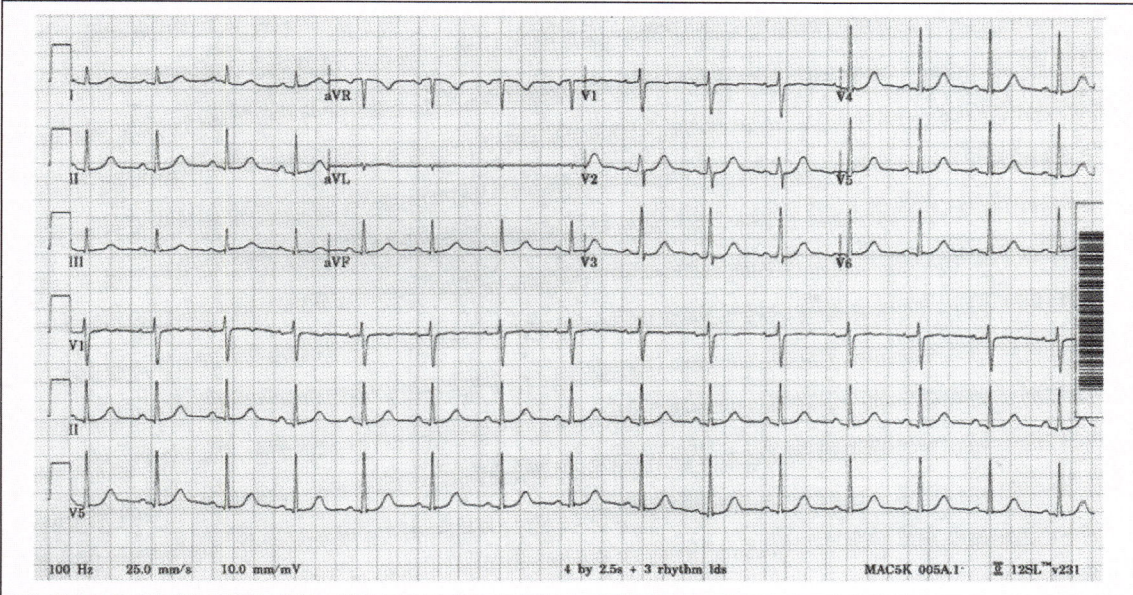

9 号题

男，21 岁。心悸 2 小时。心电图显示如下图，诊断是：

A. 左心室肥厚　B. 室上性心动过速　C. 室性早搏　D. 右心室肥厚

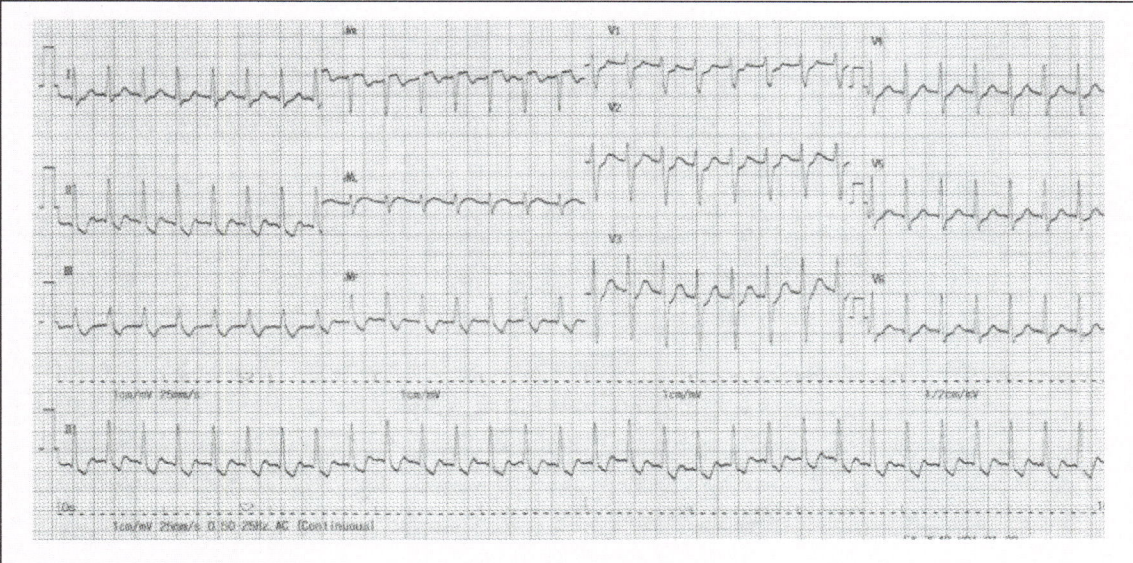

10 号题

女，73 岁。胸闷 3 天。心电图显示如下图，诊断是：

A. 左心室肥厚　B. 心房颤动　C. 室性早搏　D. 右心室肥厚

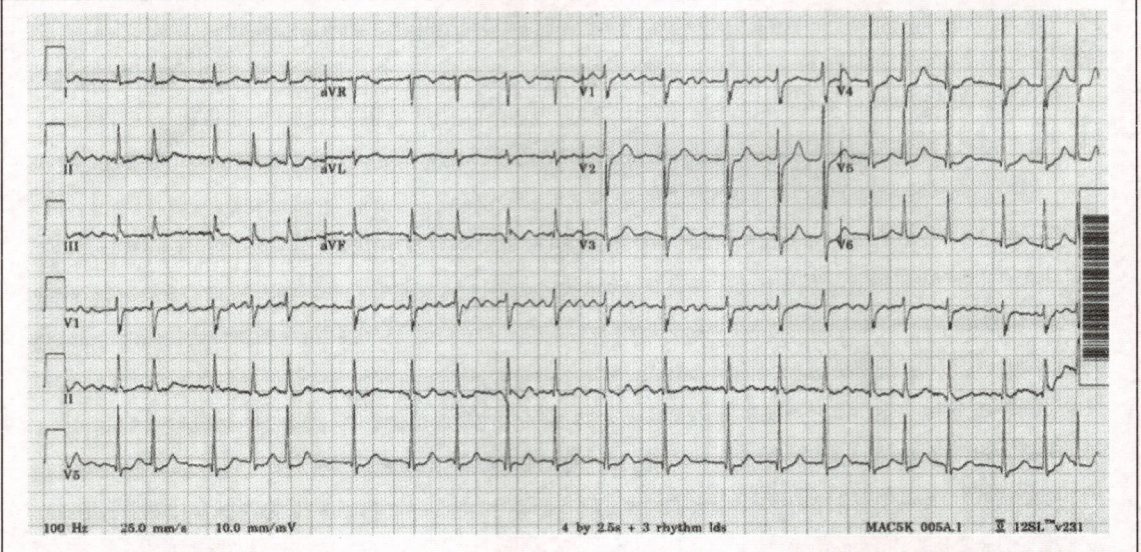

11 号题

女，56 岁。昏迷 20min。心电图显示如下图，诊断是：

A. 左心室肥厚　B. 心房颤动　C. 室性早搏　D. 心室颤动

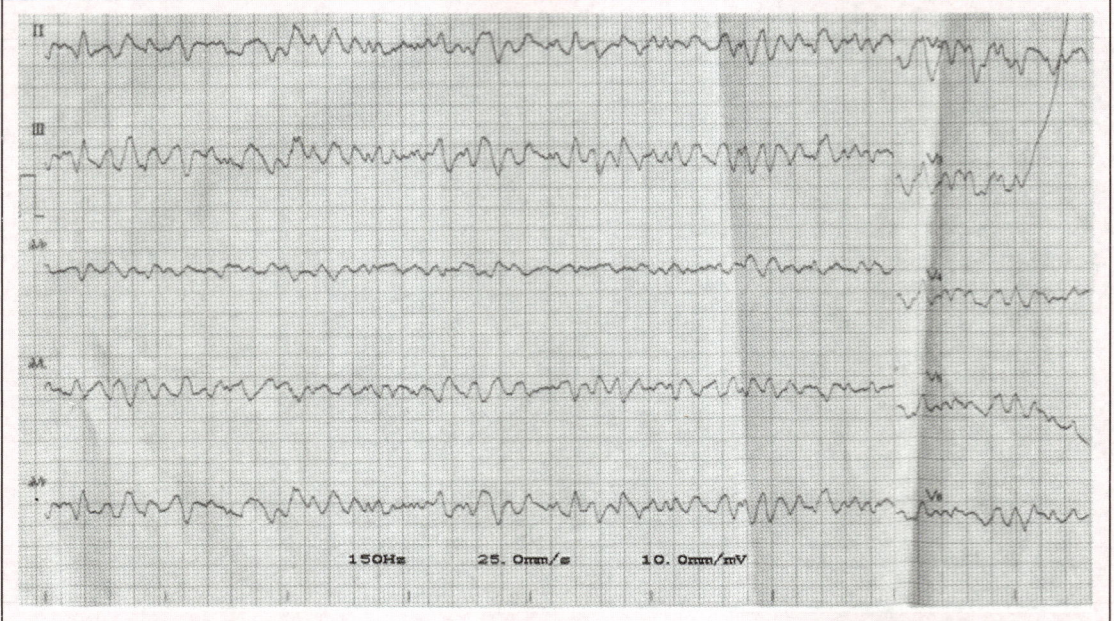

12 号题

女，52 岁。胸闷 1 天。心电图显示如下图，诊断是：

A. 阵发性室上性心动过速　B. 心房颤动　C. 室性早搏　D. 右心室肥厚

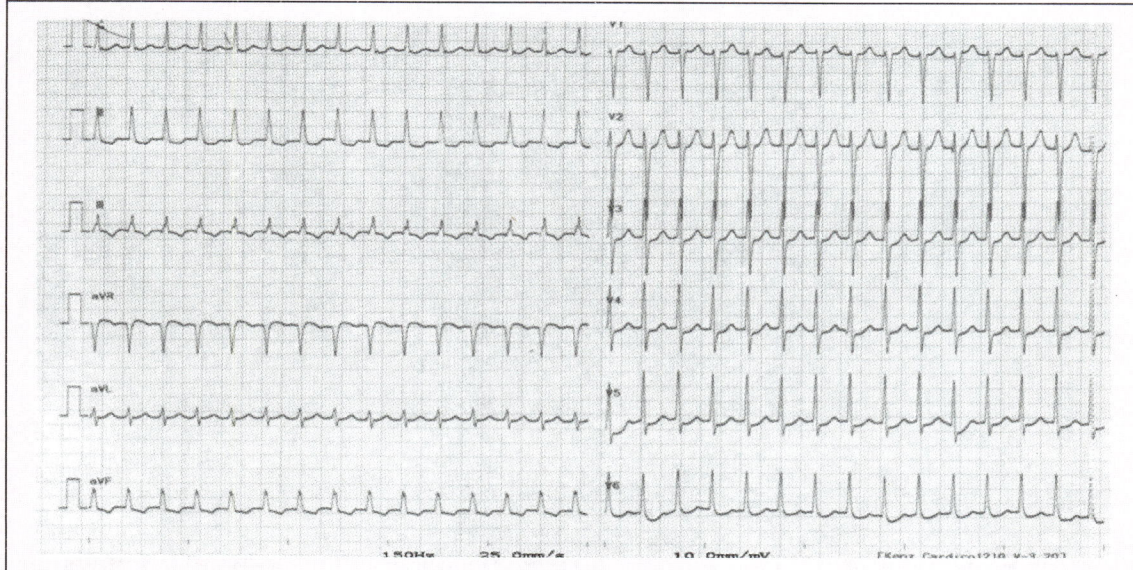

13 号题

女，67 岁。头晕 2 天。心电图显示如下图，诊断是：

A. 左心室肥厚　B. 心房颤动　C. 室性早搏　D. 三度房室传导阻滞

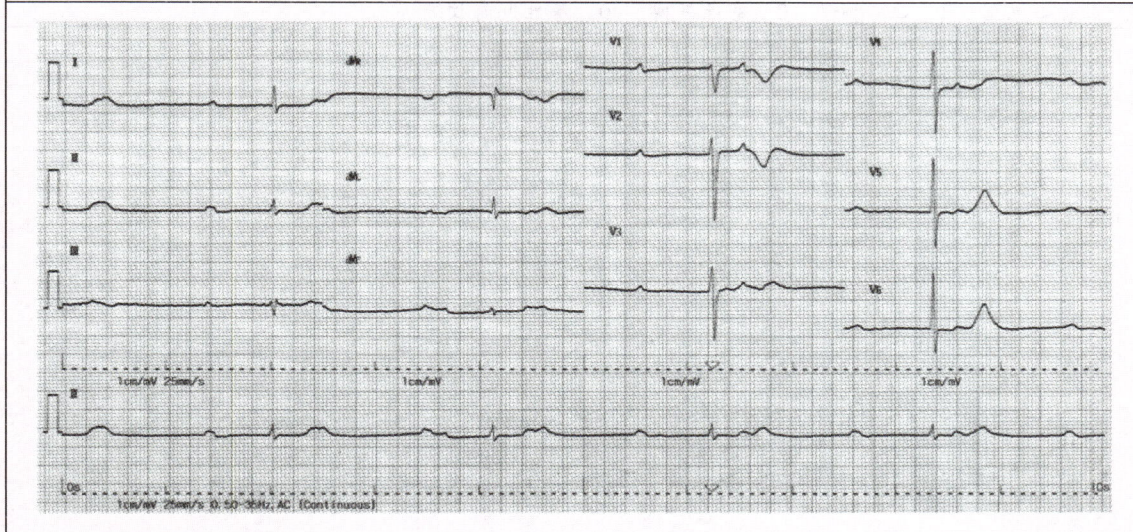

14号题

女，28岁。体检心电图显示如下图，诊断是：

A. 左心室肥厚　B. 心房颤动　C. 室性早搏　D. 房性期前收缩

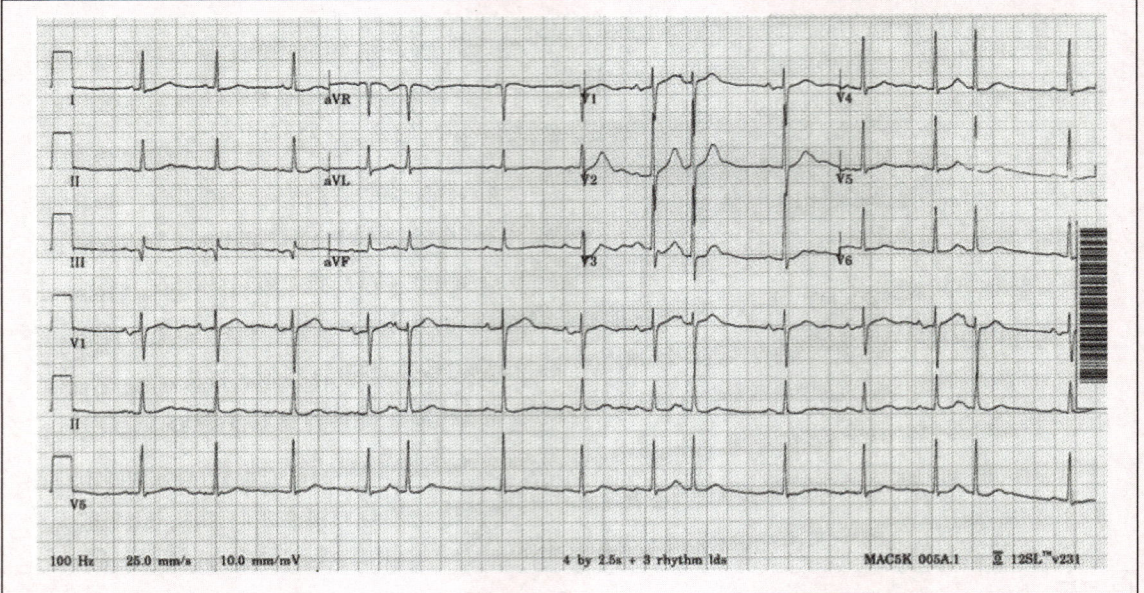

15号题

女，29岁。体检心电图显示如下图，诊断是：

A. 正常心电图　B. 心房颤动　C. 室性早搏　D. 房性期前收缩

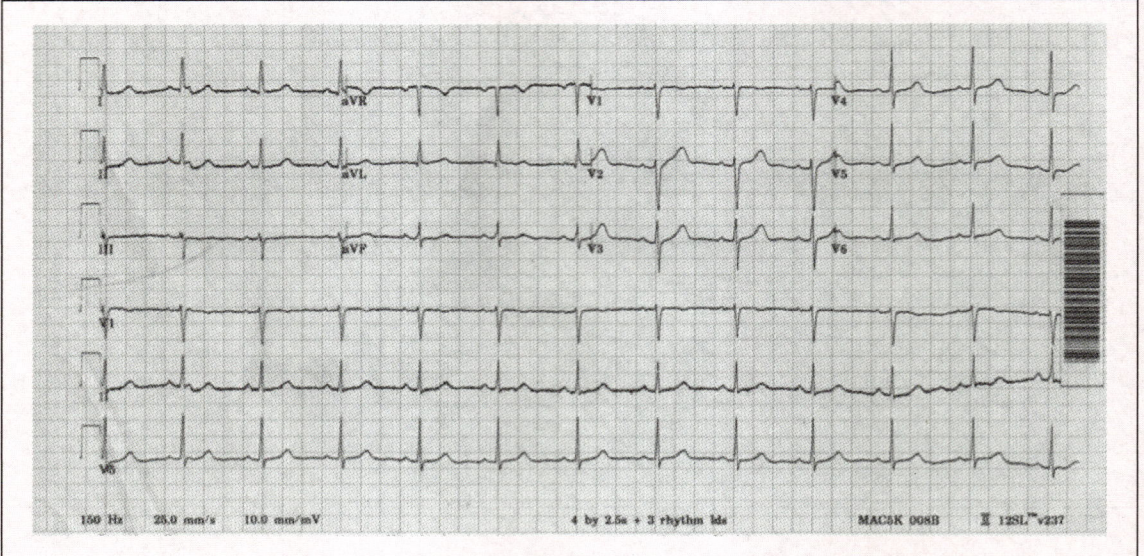

16 号题

男，29 岁。胸闷 2 天。心电图显示如下图，诊断是：

A. 左心室肥厚　B. 心房颤动　C. 室性早搏　D. 右心室肥厚

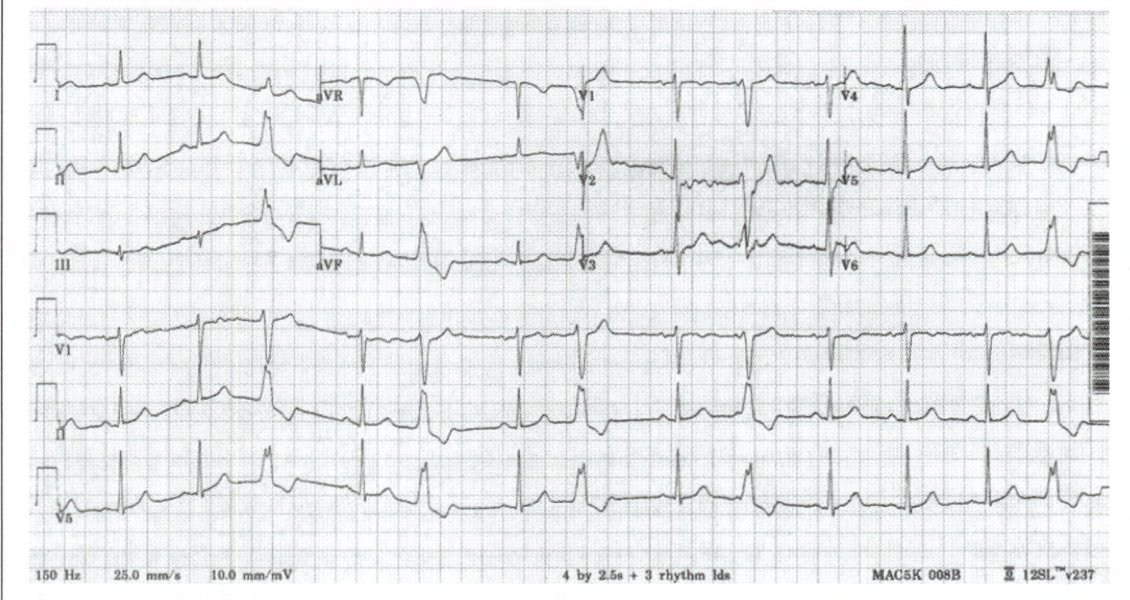

17 号题

女，82 岁。胸痛 1 小时。心电图显示如下图，诊断是：

A. 左心室肥厚　B. 心房颤动　C. 室性早搏　D. 心肌梗死

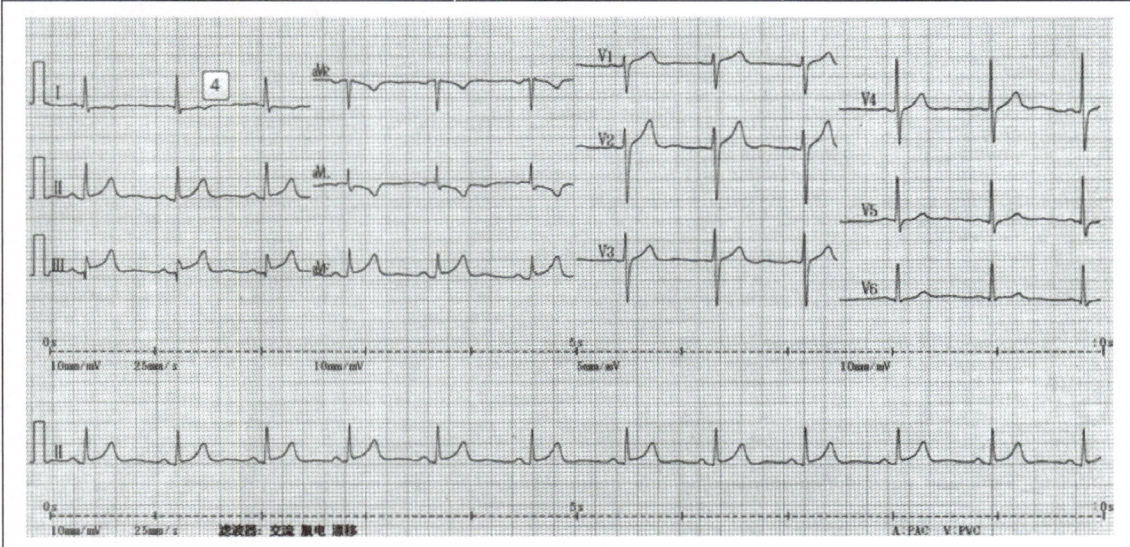

18 号题

女，45 岁。胸闷 2 天。心电图显示如下图，诊断是：

A. 室性心动过速　B. 心房颤动　C. 室性早搏　D. 右心室肥厚

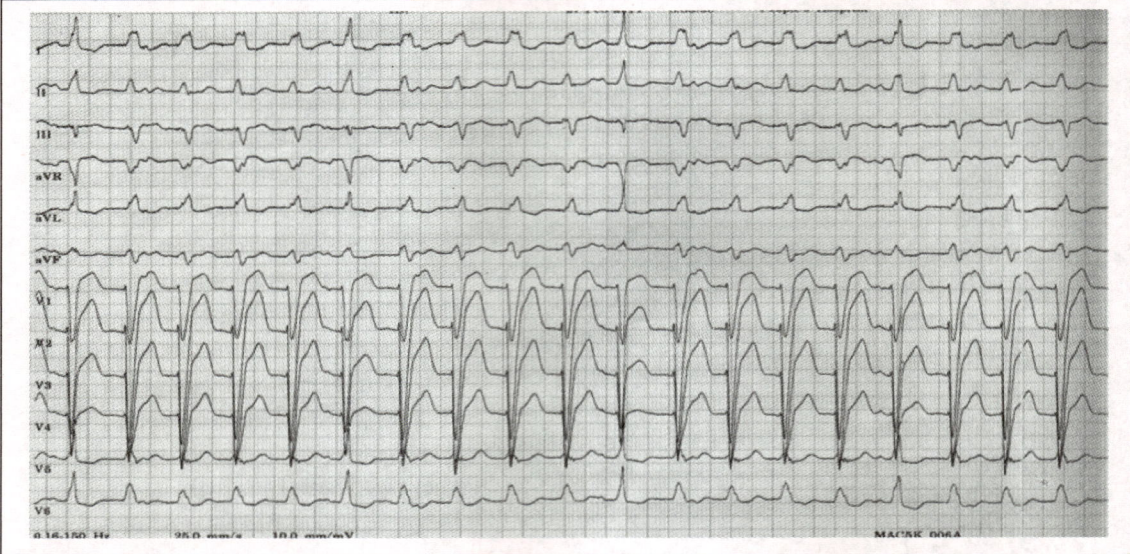

19 号题

女，32 岁。胸闷 1 天。心电图显示如下图，诊断是：

A. 左心室肥厚　B. 心房颤动　C. 室性早搏　D. 右心室肥厚

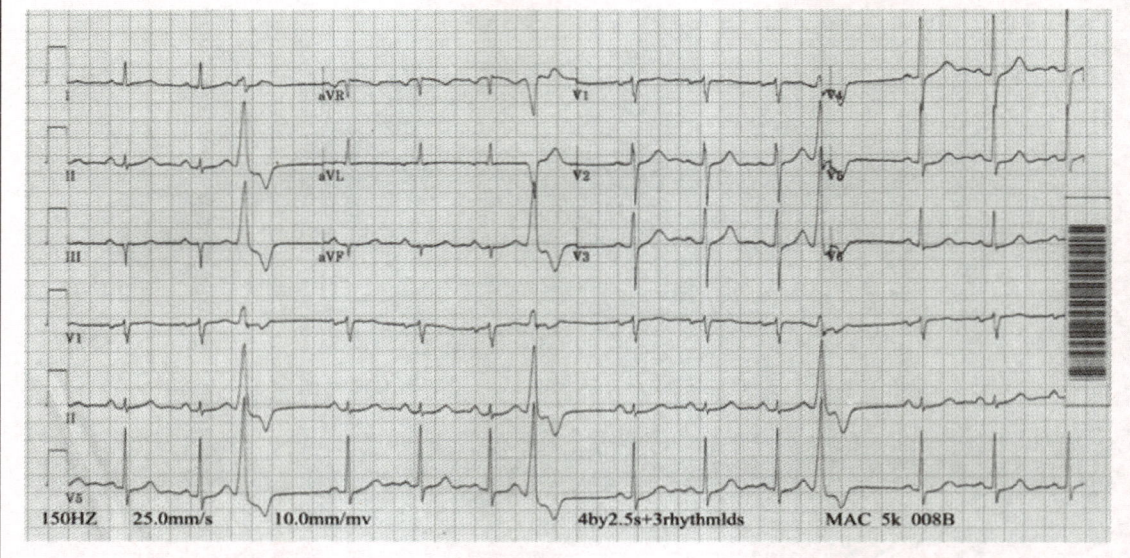

20 号题

女，58 岁。体检心电图显示如下图，诊断是：

A. 右束支传导阻滞　　B. 心房颤动　　C. 室性早搏　　D. 左束支传导阻滞

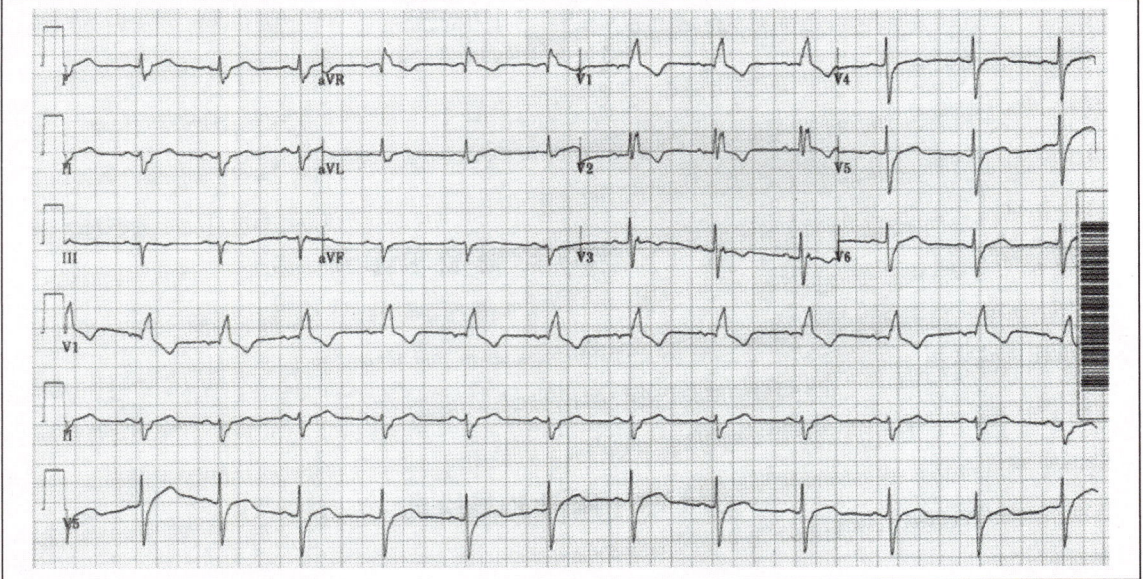

【答案】1～5.C B D A A　　　6～10.D A C B B　　　11～15.D A D D A　　　16～20.C D A C A

影像学检查

第一章　X线平片影像学诊断

> **2021 考试大纲**

①正常胸片、②肺炎、③浸润型肺结核、④肺癌、⑤二尖瓣型心、⑥主动脉型心、⑦普大型心、⑧气胸、⑨胸腔积液、⑩正常腹平片、⑪消化道穿孔、⑫肠梗阻、⑬泌尿系统阳性结石、⑭长骨骨折、⑮肋骨骨折。

第1节　胸部X线检查

一、基础知识

1．正常胸部X线片

①肺野：正位胸片上自纵隔、肺门向外的透光区域。正常时双侧肺野透亮度相同。为便于定位，分别沿第2、第4前肋下缘水平划线分为上、中、下肺野，并将一侧肺野纵行均分为内、中、外带。

②肺门：正位胸片上肺门阴影位于两肺中野内带，左侧略高，由肺动脉、肺静脉、支气管和淋巴组织等组成，主要成分为肺动脉和肺静脉。

③肺纹理：自肺门向外周放射状分布的树枝状影，逐渐变细，是肺动脉、肺静脉和支气管的投影。

④肺叶：右肺分为上、中、下三叶，左肺分为上、下两叶，肺叶由叶间胸膜分隔而成。

⑤肺段：右肺分10段，左肺分8段，肺段的名称与相应的段支气管一致。胸片上不能显示肺段的界限，但可确定其大致位置。

⑥纵隔：位于胸骨之后，胸椎之前，两肺之间，上为胸廓入口，下为横膈。

⑦横膈：介于胸腹腔之间，呈圆顶状，右膈顶一般在第5～6前肋间水平。横膈与胸壁和心脏分别构成肋膈角和心膈角。

⑧胸壁软组织：能显示胸锁乳突肌、锁骨上皮肤皱褶、胸大肌、女性乳房及乳头等软组织阴影。

⑨骨骼：能显示肋骨、肩胛骨、锁骨、部分胸骨及胸椎。

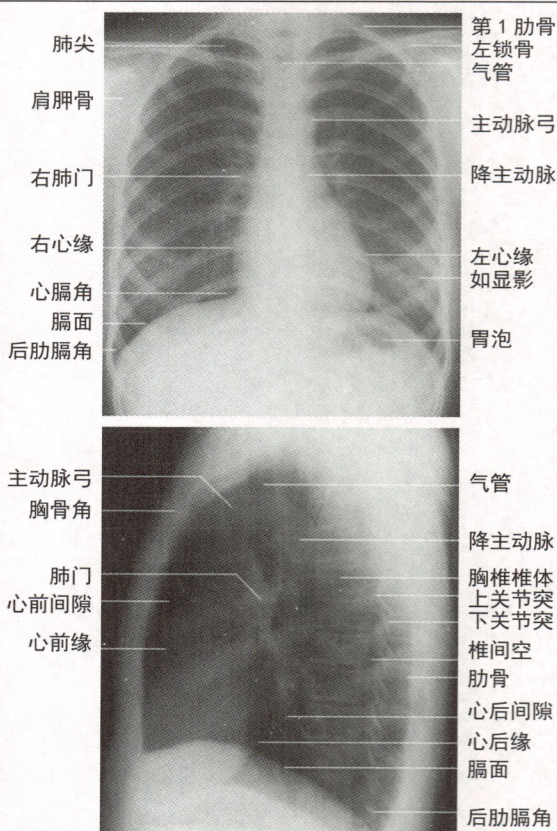

肺尖　　　　　第1肋骨 左锁骨 气管
肩胛骨
右肺门　　　　主动脉弓 降主动脉
右心缘
心膈角　　　　左心缘 如显影
膈面
后肋膈角　　　胃泡

主动脉弓 胸骨角　　气管
肺门 心前间隙　降主动脉 胸椎椎体 上关节突 下关节突 椎间空 肋骨
心前缘　　心后间隙 心后缘 膈面
后肋膈角

2．胸部疾病的X线片特点

疾病	X线特点	昭昭老师速记
正常胸片	肺纹理清晰	啥事都没有
肺炎	均匀斑片状高密度影	均匀高密度就是肺炎
肺结核	不均匀斑片状高密度影	不均匀高密度就是肺结核
肺癌	团块状高密度占位影	占位是肺癌
气胸	大片状无肺纹理异常透亮区	特别黑，无肺纹理就是气胸
胸腔积液	大片状高密度影，上缘呈外高内低凹面向上弧形影	弧形影是胸腔积液

二、真题重现

1号题

男，28岁。单位体检行胸部检查，X线片如下，胸片诊断为：

A. 肺炎

B. 肺结核

C. 正常胸片

D. 胸腔积液

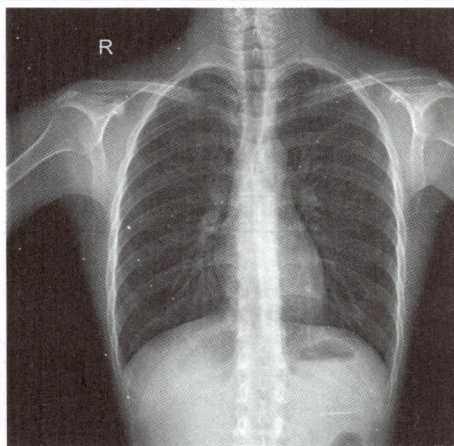

【解析】C

①胸廓形态结构正常，所见肋骨未见明显异常。双肺纹理清晰，双肺门形态、大小、结构正常。气管居中，纵隔未见明显异常，心影形态、大小正常。双膈面光滑，双肋膈角锐利。

②印象：正常胸片。

2号题

男，23岁。洗澡受凉后，寒战高热3天来诊，胸部检查X线片如下，胸片诊断为：

A. 肺炎

B. 肺结核

C. 正常胸片

D. 胸腔积液

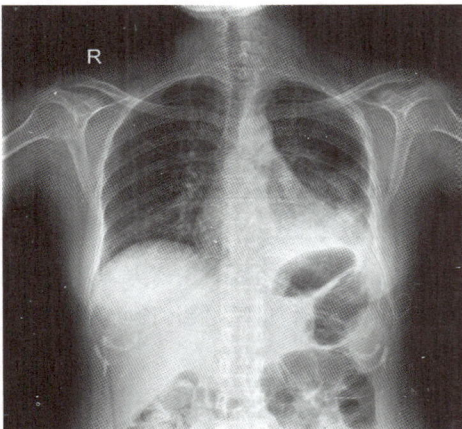

【解析】A

①左中下肺野见斑片状高密度影，边缘模糊。

②印象：左侧大叶性肺炎。

3 号题

男，68 岁。低热、乏力 2 个月余。X 线片如下，胸片诊断为：
A. 肺炎
B. 肺结核
C. 正常胸片
D. 胸腔积液

【解析】B
①右中上肺野见斑片状高密度影，密度不均匀（结核好发上叶尖后段及下叶背段）。
②印象：右肺肺结核。

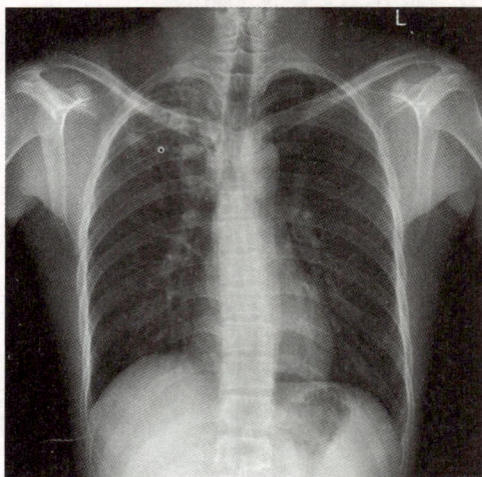

4 号题

男，72 岁。低热、咳嗽伴痰中带血 26 个月，胸部 X 线片如下，胸片诊断为：
A. 肺炎
B. 肺癌
C. 正常胸片
D. 胸腔积液

【解析】B
①右中肺野见团块状高密度占位影，边缘可见分叶及毛刺。
②印象：右肺肺癌。

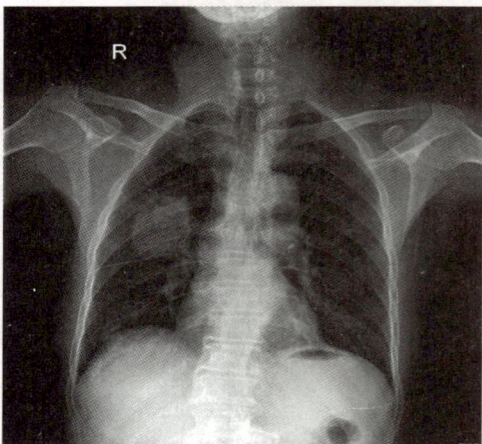

5 号题

女，58 岁，COPD 病史 6 年余。突发呼吸困难 1 小时来诊。胸部 X 线片如下，胸片诊断为：
A. 肺炎
B. 肺结核
C. 气胸
D. 正常胸片

【解析】C
①左肺野中外带见大片状无肺纹理异常透亮区，其内缘见肺受压之边缘。
②印象：气胸。

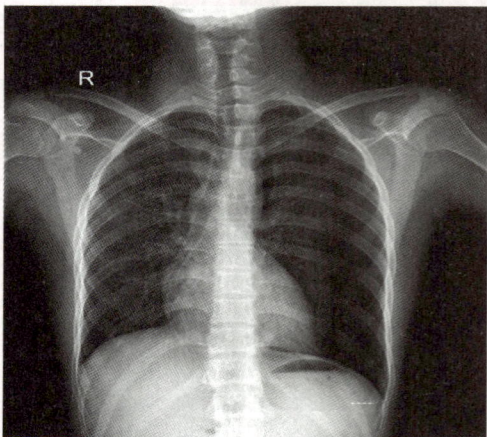

6 号题

女，61 岁，呼吸困难 3 天。胸部 X 线片如下，胸片诊断为：
A. 肺炎
B. 肺结核
C. 正常胸片
D. 胸腔积液

【解析】D
①左中下肺野第二前肋以下见大片状高密度影，上缘呈外高内低凹面向上弧形影。
②印象：胸腔积液。

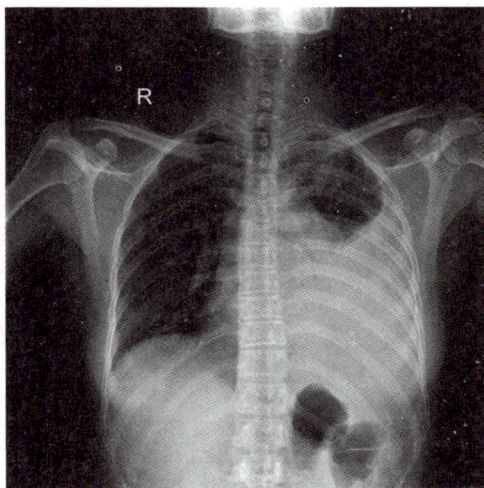

第 2 节　心脏 X 线检查

一、基础知识

1. 正常心脏正侧位 X 线片

①心脏和大血管有左、右两个边缘。
②心右缘分为两段，上段由主动脉与上腔静脉构成，下段为右心房构成。
③心左缘分为三段，自上而下依次分为主动脉结、肺动脉段、左心室。
④心胸比：心影最大横径与胸廓最大横径之比。正常成人心胸比率 ≤ 0.5。

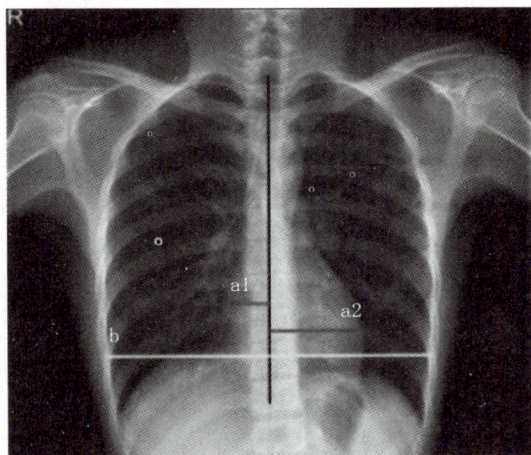

2. 心脏疾病的 X 线片特点

疾病	X 线特点	昭昭老师速记
二尖瓣狭窄	梨形心	心腰消失
高血压、主动脉瓣关闭不全	靴形心（主动脉型心）	左心室明显变大
扩张型心肌病	普大心	"左、右心室"都"变大"
心包积液	烧瓶心	"烧瓶"里面放"积液"

二、真题重现

1 号题

女，42 岁，风湿性心脏病病史 20 余年。近期因呼吸困难伴喘憋来诊。胸部 X 线片如下，胸片诊断为：
A. 二尖瓣型心
B. 主动脉型心
C. 普大型心
D. 正常心脏

【解析】A
①右心缘可见双房影，肺动脉段突出，主动脉结缩小，心尖圆钝上翘，常见于风湿性心脏病。
②印象：二尖瓣型心。

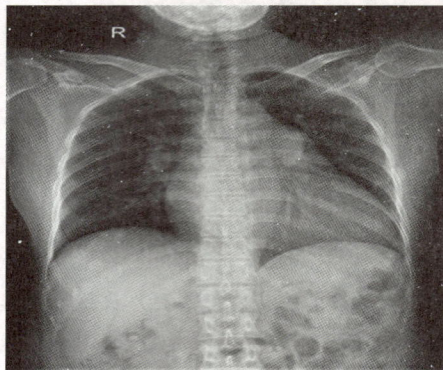

2 号题

女，58 岁，高血压病史 20 余年。呼吸困难伴头晕 5 天。胸部 X 线片如下，胸片诊断为：
A. 二尖瓣型心
B. 主动脉型心
C. 普大型心
D. 正常心脏

【解析】B
①主动脉结突出，心腰凹陷，左心室向左下延伸，常见于高血压病。
②印象：主动脉型心。

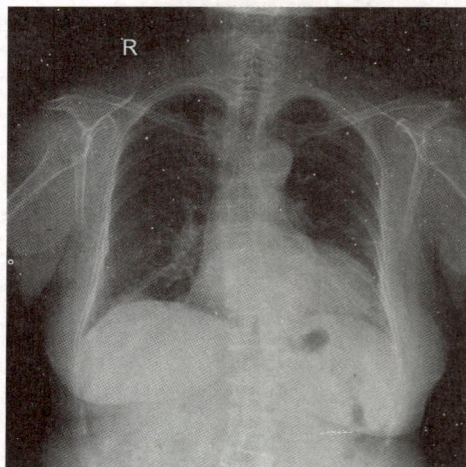

3 号题

女，42 岁，心包炎病史 1 年余。胸部 X 线片如下，胸片诊断为：
A. 二尖瓣型心
B. 主动脉型心
C. 普大型心
D. 正常心脏

【解析】C
① X 线显示心脏向两侧扩大。
②印象：普大型心。

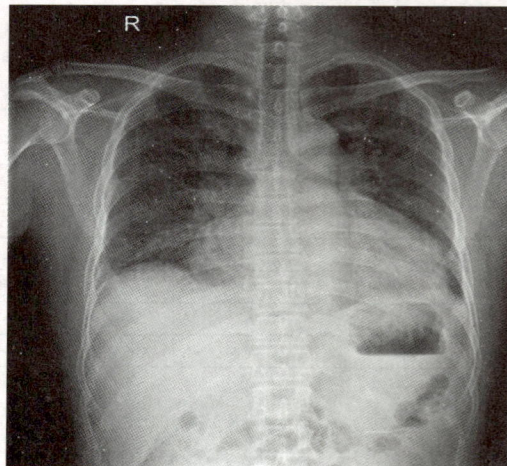

第3节 腹部 X 线检查

一、基础知识

1. 正常腹部 X 线片

①胃肠道、胆囊、膀胱等脏器为中等密度，依腔内的内容物不同而有不同的 X 线表现。

②胃、十二指肠球部及结肠内可含气体，腹部平片可显示其内腔。

肋骨
髂骨
肠管
胃
左肾
腰大肌
第四腰椎
骶髂关节

2. 腹部疾病 X 线的阅读

疾病	X 线特点	昭昭老师速记
正常腹部平片	无异常	啥都没事就是正常腹平片
胃、肠穿孔	膈肌下方的游离气体	膈肌下方柳叶飘飘就是穿孔
肠梗阻	多发液气平面	肠子粗、很多水、很多气就是梗阻

二、真题重现

1 号题

男，28 岁。腹痛 3 小时，X 线片如下，腹部平片诊断为：

A. 肠梗阻

B. 肠穿孔

C. 正常腹部平片

D. 肠扭转

【解析】C

①正常情况下，由于腹壁与腹内器官缺乏自然对比，因而腹部平片所显示的 X 线表现较少。X 线片未见明显异常。

②印象：正常腹部平片。

2 号题

女，26 岁。既往有夜间痛病史。突发腹痛 30 分钟，X 线片如下，腹部平片诊断为：

A. 肠梗阻

B. 肠穿孔

C. 正常腹部平片

D. 肠扭转

【解析】B

①两膈下见弧形低密度气体影。

②印象：肠穿孔。

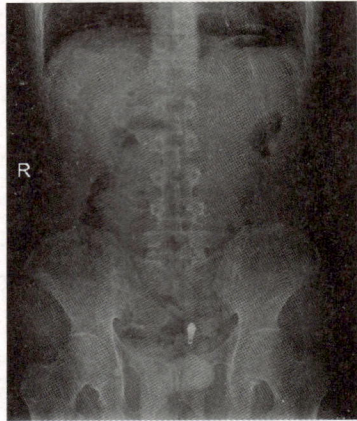

3 号题

男，58 岁。肛门停止排便排气 1 天，X 线片如下，腹部平片诊断为：

A. 肠梗阻

B. 肠穿孔

C. 正常腹部平片

D. 肠扭转

【解析】A

①腹部肠管明显扩张、积气，可见多个气液平面呈阶梯样排列。

②印象：肠梗阻。

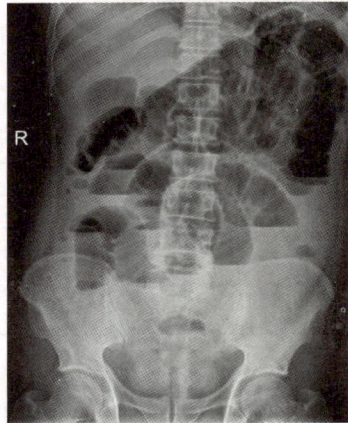

第 4 节　泌尿系统的 X 线检查

一、基础知识

1．正常泌尿系统 X 线片

①腹部平片，前后位可见脊柱两侧常能显示密度略高的肾影，边缘光滑，长径 12 ～ 13cm，宽径 5 ～ 6cm。

②肾影的长轴自内上斜向外下，其与脊柱在下方形成的角度称为肾脊角，正常为 15° ～ 25°。

③侧位片上，肾影与腰椎重叠，不易分辨。

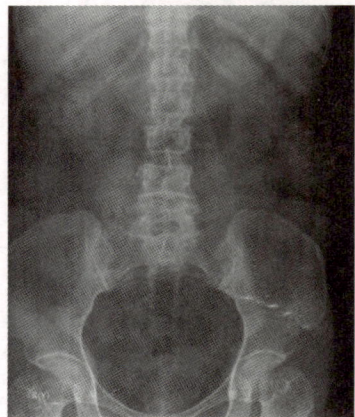

2. 泌尿系统疾病 X 线的阅读

疾病	X 线特点	昭昭老师速记
正常泌尿系统平片	无异常	啥都没有就是正常
肾结石	肾盂部位的高密度影	高密度是结石
输尿管结石	两侧输尿管走行区域的高密度影	高密度是结石
膀胱结石	盆腔中的高密度影	高密度是结石

二、真题重现

1号题

男，24 岁。腹部剧烈绞痛 1 小时，X 线片如下，诊断为：

A. 阑尾炎

B. 肠腔钙化灶

C. 输尿管结石

D. 肾结石

【解析】C

①左肾影增大，左肾区见结节状高密度影，L4 椎体左侧横突旁见一结节状高密度影，与输尿管走行一致。

②印象：输尿管结石。

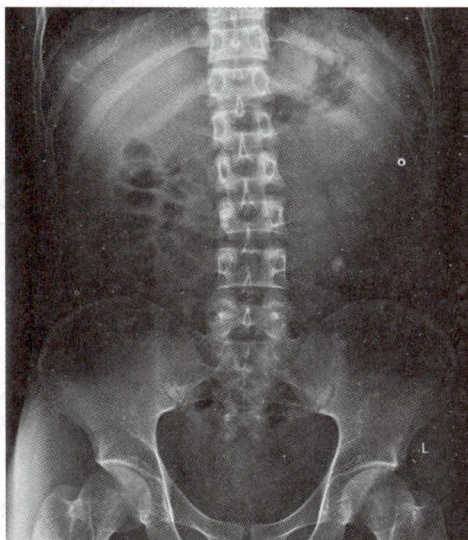

2号题

女，26 岁。腹部剧烈绞痛 1 小时，X 线片如下，诊断为：

A. 阑尾炎

B. 肠腔钙化灶

C. 输尿管结石

D. 肾结石

【解析】D

①肾区见结节状高密度影。

②印象：肾结石。

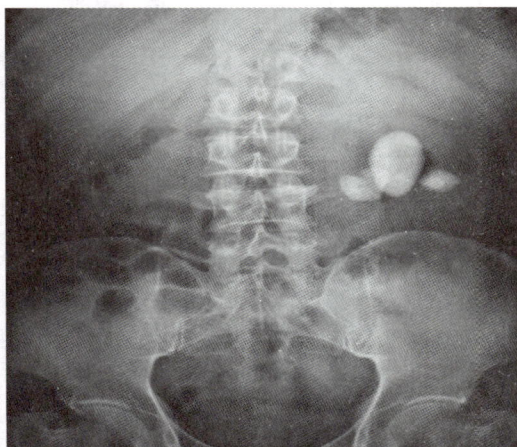

第5节 长骨骨折

一、基础知识

1．正常骨折X线片

①肩关节由肩胛骨和肱骨头构成，形成盂肱关节即肩关节。 ②肩关节脱位时常合并肱骨大结节撕脱骨折。	**肩胛冈** **锁骨** **喙突** **肩胛骨** **关节盂** / **肩锁关节** **肩峰** **肩关节间隙** **肱骨大结节** **肱骨头** **肱骨小结节** **结节间沟** **肱骨外科颈** **肱骨干**
①尺骨鹰嘴、肱骨滑车构成肘关节。 ②尺骨在肘关节的部分为尺骨鹰嘴，较为粗大；桡骨在肘关节部位为桡骨小头，形态较为窄小。	**肱骨** **肱骨外上髁** **肱骨内上髁** **滑车** **肱骨小头** **鹰嘴窝** **鹰嘴突** **肘关节间隙** **尺骨喙状突** **桡骨小头** **桡骨颈** **桡骨粗隆** **尺骨**
①在腕关节周围，较为粗大的部位为桡骨远端；较为窄小的部分为尺骨远端。 ②手上有8块腕骨，进而，从近端到远端依次是，掌骨→近节指骨→中节指骨→远节指骨。	**拇指远节指骨** **拇指指间关节** **拇指近节指骨** **籽骨** **第1掌骨** **大多角骨** **小多角骨** **舟骨** **腕关节间隙** **桡骨** **第4掌指关节** **第4掌骨头** **头状骨** **钩骨** **豆骨** **三角骨** **月骨** **尺骨** / **近节指骨** **掌骨** **第1掌骨** **舟骨** **月骨** **桡骨** **腕关节间隙** **尺骨**

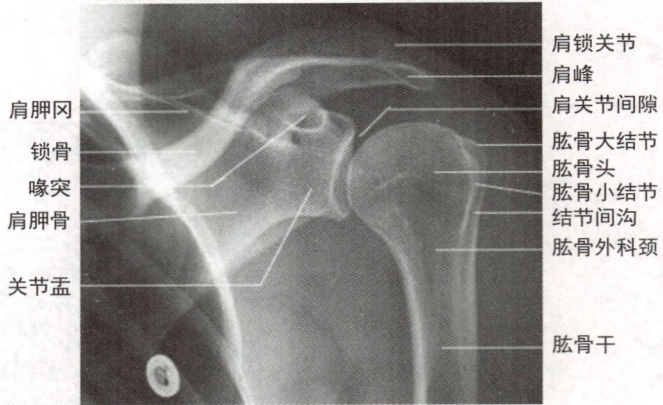

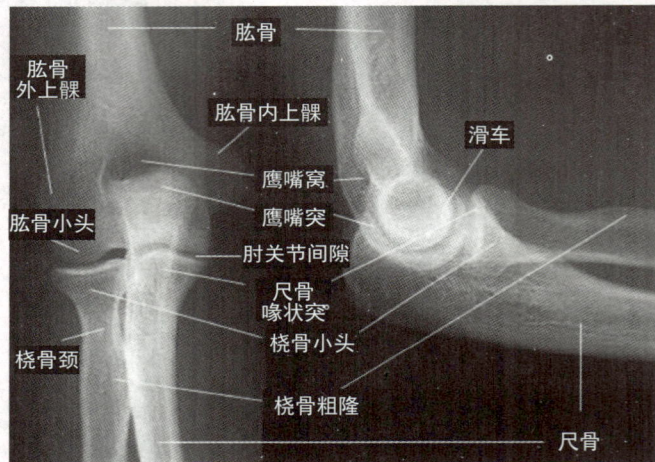

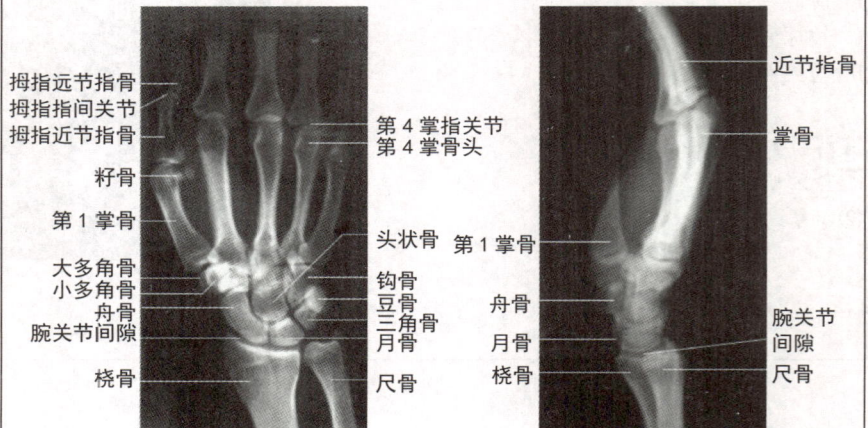

①膝关节近端是较为宽大的股骨，下方是胫骨和腓骨，其中较为宽大的是胫骨，窄小的为腓骨。
②膝关节的缝隙反映了关节软骨的厚度。

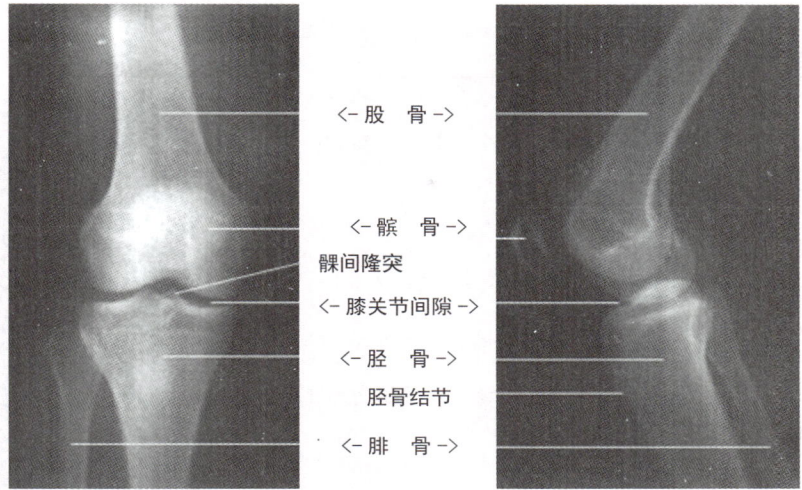

<-股　骨->
<-髌　骨->
髁间隆突
<-膝关节间隙->
<-胫　骨->
胫骨结节
<-腓　骨->

①踝关节是胫腓骨和距骨构成的关节。其中上方较为粗大的为胫骨，窄小的为腓骨。
②侧位片，腓骨被胫骨掩盖。

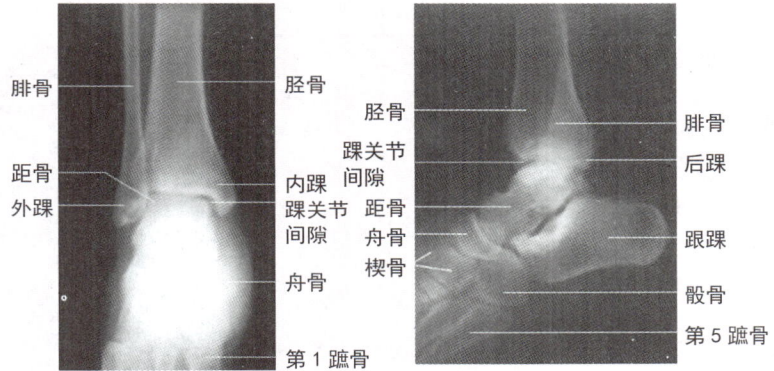

腓骨　　　胫骨
距骨　　　胫骨
外踝　　　踝关节间隙
　　　　　内踝
　　　　　踝关节间隙
舟骨
第1蹠骨

胫骨
踝关节间隙
后踝
距骨
舟骨　跟踝
楔骨
骰骨
第5蹠骨

①足部由距骨、跟骨、楔骨、距骨、趾骨等构成。
②近端为五根距骨，进而，从近端到远端依次是近节趾骨→中节趾骨→远节趾骨。

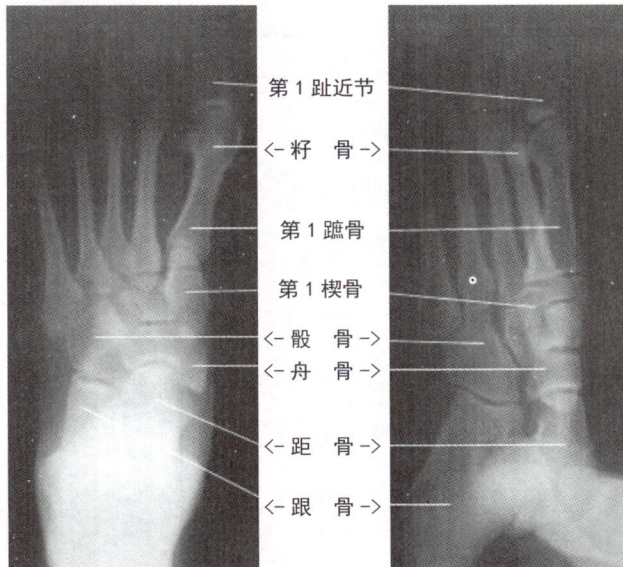

第1趾近节
<-籽　骨->
第1蹠骨
第1楔骨
<-骰　骨->
<-舟　骨->
<-距　骨->
<-跟　骨->

2.骨折线的阅读 骨皮质不连续，骨折的完整性中断就是骨折。

二、真题重现

1 号题

男，29 岁。车祸 1 小时，X 线片如下，诊断为：
A. 左肱骨骨折
B. 右肱骨骨折
C. 右股骨骨折
D. 左股骨骨折

【解析】D
①左股骨中下段骨质连续性中断，远折端向外上方移位。
②印象：左股骨骨折。

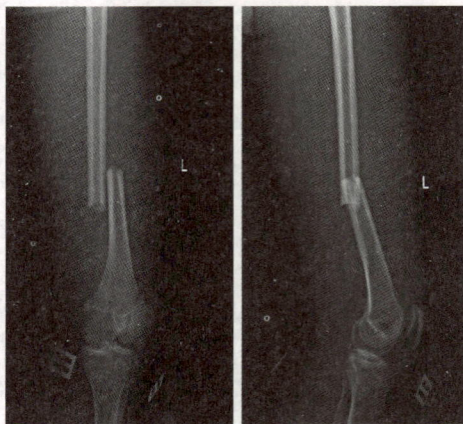

2 号题

男，29 岁。车祸 1 小时，X 线片如下，诊断为：
A. 尺桡骨骨折
B. 肱骨骨折
C. 胫腓骨骨折
D. 股骨骨折

【解析】C
①胫腓骨中下段骨质连续性和完整性中断。
②印象：胫腓骨骨折。

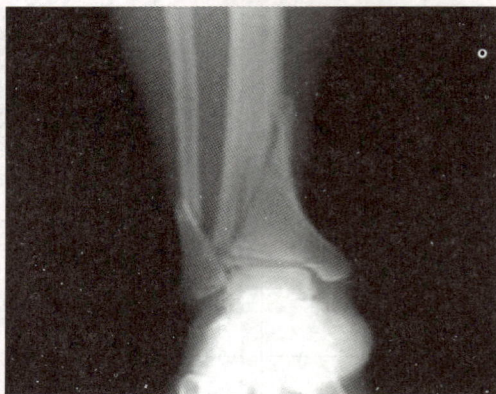

3 号题

女，58 岁。摔伤 1 小时。X 线片如下，诊断为：
A. 尺桡骨骨折
B. 肱骨骨折
C. 胫腓骨骨折
D. 股骨骨折

【解析】B
①肱骨上段骨质连续性和完整性中断。
②印象：肱骨骨折。

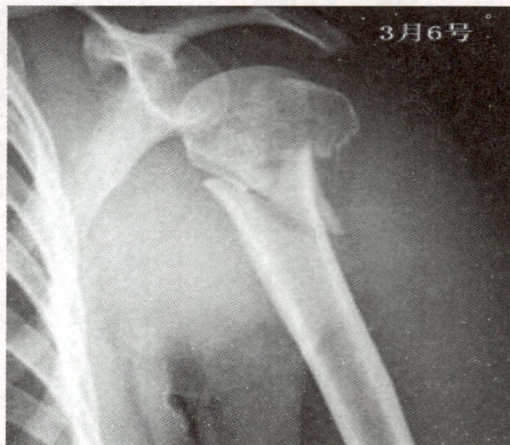

4 号题

男，32 岁。车祸 3 小时来诊，X 线片如下，诊断为：

A. 尺桡骨骨折

B. 肱骨骨折

C. 胫腓骨骨折

D. 股骨骨折

【解析】A

①尺桡骨中段骨质连续性和完整性中断。

②印象：尺桡骨骨折。

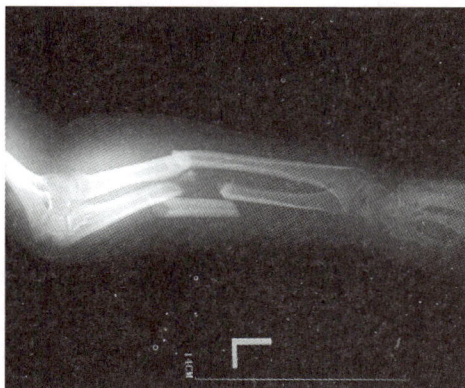

5 号题

男，18 岁。被人打伤 2 小时来诊，X 线片如下，诊断为：

A. 尺桡骨骨折

B. 肱骨骨折

C. 胫腓骨骨折

D. 肋骨骨折

【解析】D

①右侧第 10 后肋骨质连续性中断。

②印象：肋骨骨折。

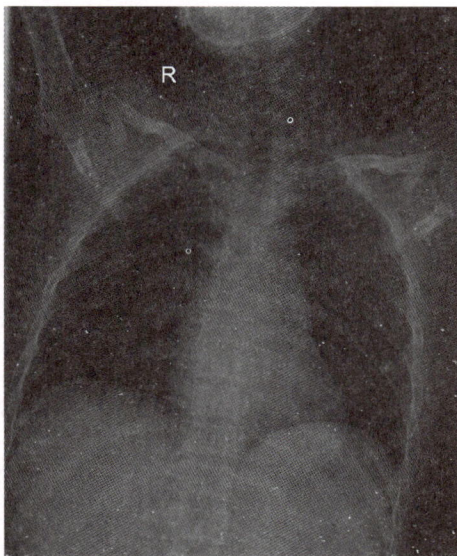

第二章　X线胃肠道造影影像学诊断（助理医师不要求）

➤ **2021 考试大纲**

①食管静脉曲张（助理不要求）、②食管癌（助理不要求）、③消化性溃疡（助理不要求）、④胃癌（助理不要求）、⑤结肠癌（助理不要求）。

一、基础知识

1. 正常 X 线胃肠道造影

食管正常 X 线钡餐造影特点： ①食管于第 6 颈椎水平与下咽部相连，其下端相当于第 10～11 胸椎水平与贲门相连。 ②整个食管钡餐显影，食管内镜均匀一致，在三个生理狭窄处内径较小，但是整个食管壁显示光滑整齐。	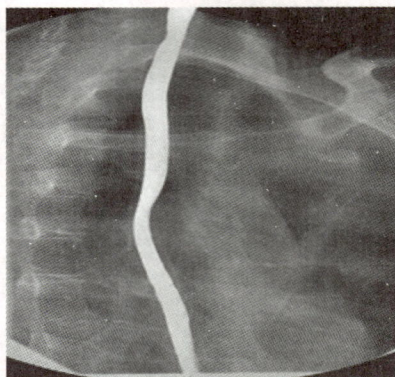
胃正常 X 线钡餐造影特点： ①胃的轮廓在胃小弯和胃窦大弯侧一般光滑整齐。胃底及胃体近侧大弯轮廓常呈锯齿状，系横、斜走行的黏膜皱襞所致。 ②胃的黏膜像因皱襞间的沟内充钡，呈条纹状致密影，皱襞则为条状透明影。 ③十二指肠球部轮廓光滑整齐，黏膜皱襞为纵行彼此平行的条纹。	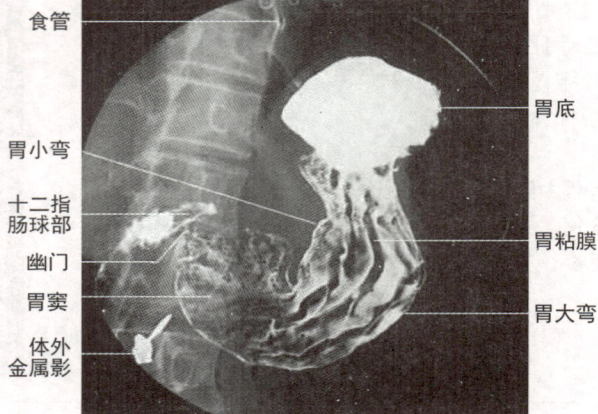
结肠正常 X 线钡餐造影特点： ①结肠充钡时可见多数大致对称的袋状凸出，称为结肠袋，它们之间由半月皱襞形成不完全的间隔。 ②恶性肿瘤常边缘不整齐，且伴有黏膜破坏、局部管壁僵硬。	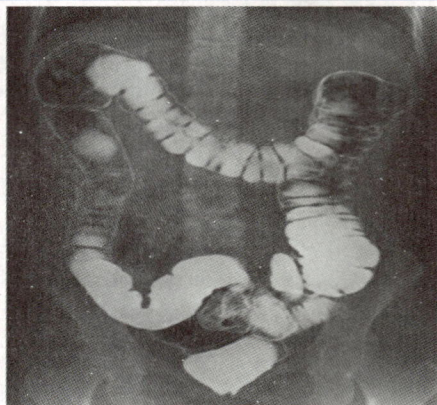

2．胃肠道疾病的 X 线胃肠道造影

疾病	X 线特点	昭昭老师速记
食管胃底静脉曲张	食管为串珠样、虫蚀样等外观	一口一块的就是静脉曲张
食管癌	食管钡剂中断，狭窄	钡餐中断了就是食管癌
胃溃疡	胃局部可见小龛影	胃轮廓内的龛影是胃溃疡
十二指肠溃疡	十二指肠局部可见小龛影	球部的龛影是十二指肠溃疡
胃癌	胃部不规则充盈缺损	胃内充盈缺损是胃癌
结肠癌	结肠内见造影剂中断，管腔狭窄	结肠内钡餐中断是结肠癌

二、真题重现

1 号题

男，68 岁。肝硬化病史 20 余年，食管钡餐造影显示如下，诊断为：

A. 贲门失弛缓症

B. 食管胃底静脉曲张

C. 食管癌

D. 食管憩室

【解析】B

①造影显示：食管为串珠样、虫蚀样等外观，结合患者有肝硬化病史，考虑门脉高压导致的胃底食管静脉曲张。

②印象：食管胃底静脉曲张。

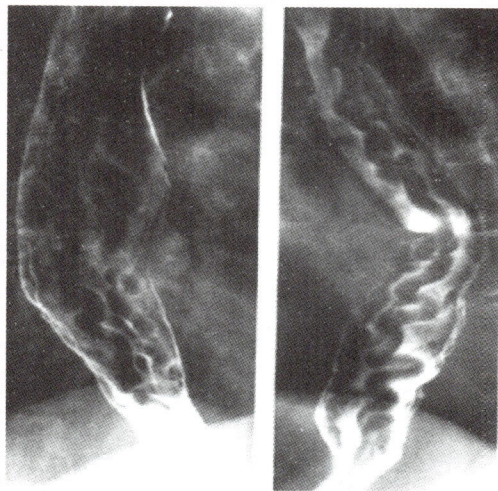

2 号题

男，72 岁。吞咽困难 2 个月余，钡餐造影显示如下，诊断为：

A. 贲门失弛缓症

B. 食管胃底静脉曲张

C. 食管癌

D. 食管憩室

【解析】C

①造影显示：食管中段钡剂中断，狭窄。

②印象：食管癌。

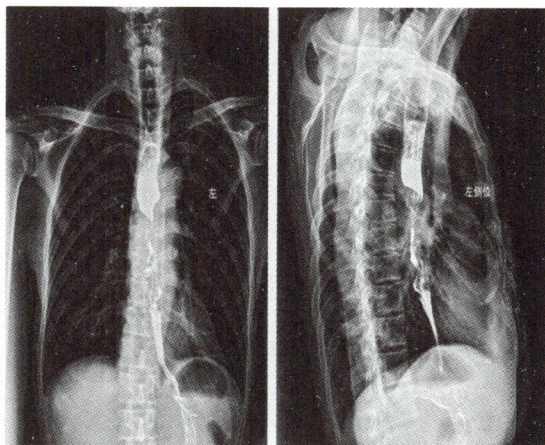

3 号题

男，26 岁。进食痛 3 个月余，钡餐造影显示如下，诊断为：
A. 胃癌
B. 胃息肉
C. 十二指肠溃疡
D. 胃溃疡

【解析】D
①造影显示：胃窦小弯侧局部可见小龛影。
②印象：胃溃疡。

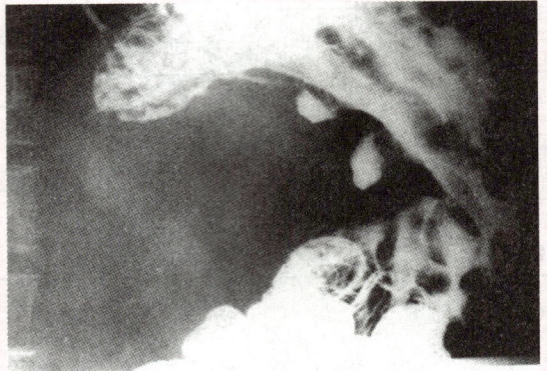

4 号题

男，58 岁。腹痛 3 年。钡餐造影显示如下，诊断为：
A. 胃癌
B. 胃息肉
C. 十二指肠溃疡
D. 胃溃疡

【解析】A
①钡餐造影：胃窦部不规则充盈缺损。
②印象：胃癌。

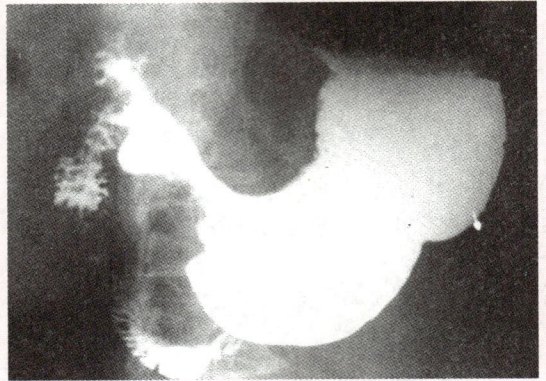

5 号题

男，70 岁。单位体检行腹部检查，X 线片如下，诊断为：
A. 溃疡性结肠炎
B. 结肠息肉
C. 结肠癌
D. 先天性巨结肠

【解析】C
①结肠造影：结肠内见造影剂中断，局部管腔狭窄。
②印象：结肠癌。

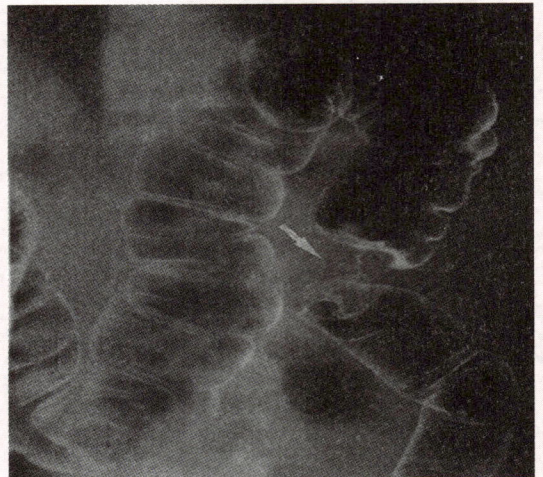

第三章　CT影像学诊断

> **2021考试大纲**
> ①肺炎（助理不要求）、②肺结核（助理不要求）、③肺癌、④肝癌（助理不要求）、⑤肝血管瘤（助理不要求）、⑥肝囊肿（助理不要求）、⑦急性胰腺炎（助理不要求）、⑧肝损伤（助理不要求）、⑨脾损伤（助理不要求）、⑩肾损伤（助理不要求）、⑪颅骨骨折、⑫急性硬膜外血肿、⑬急性硬膜下血肿、⑭脑出血、⑮脑梗死。

第1节　胸部CT（助理医师不要求）

一、基础知识

1. 胸部正常CT显影

肺窗： 正常时双侧肺野透亮度相同，肺纹理清晰，未见明显的占位及渗出。	
纵膈窗： ①前纵膈：位于胸骨后方，心脏大血管之前。前纵膈内有胸腺组织、淋巴组织、脂肪组织和结缔组织。 ②中纵膈：为心脏、主动脉及气管所占据。 ③后纵膈：为食管前缘后方，胸椎前及椎旁沟的范围。	

2. 胸部疾病的X线胃肠道造影

疾病	X线特点	昭昭老师速记
肺炎	片状高密度影，密度均匀	均匀是炎症
肺结核	片状高密度影，密度不均匀	不均匀是结核
肺癌	局部占位性病变	看见占位是肺癌

二、真题重现

1号题

男，23岁。寒战高热3天来诊。
胸部CT检查，诊断为：
A. 肺炎　　　B. 肺结核
C. 正常胸片　D. 胸腔积液

【解析】A
①CT：右肺大片状高密度影，密度均匀一致。
②印象：大叶性肺炎。

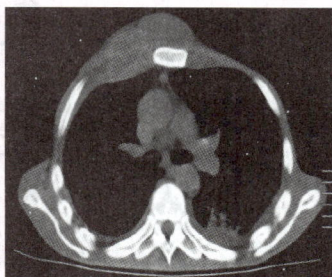

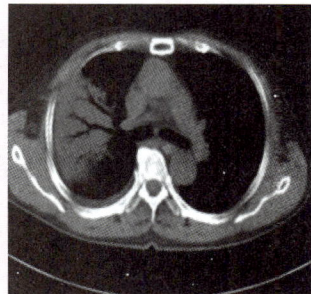

2 号题

男，68 岁。低热、乏力 2 个月余。胸部 CT 检查，诊断为：
A. 肺炎　　　B. 肺结核
C. 正常胸片　D. 胸腔积液

【解析】B
①右肺野见斑片状高密度影，密度不均匀，伴有空洞都形成。
②印象：右肺肺结核。

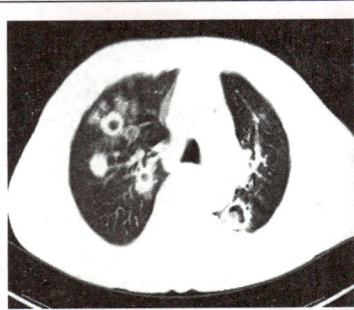

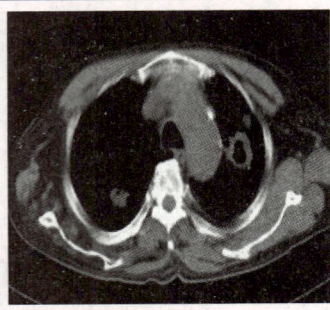

3 号题

男，72 岁。低热、咳嗽伴痰中带血 26 个月，胸部 CT 检查，诊断为：
A. 肺炎　　　B. 肺癌
C. 正常胸片　D. 胸腔积液

【解析】B
①左肺野见团块状高密度占位影，边缘可见分叶及毛刺。
②印象：左肺肺癌。

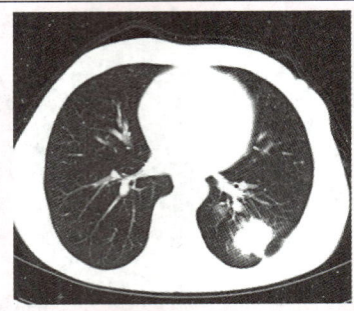

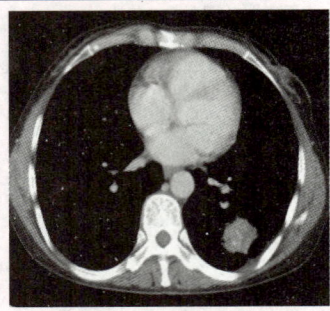

第 2 节　腹部 CT（助理医师不要求）

一、基础知识

1. 腹部 CT 显影

普通 CT：
①通过观察腹主动脉为低密度，表明该成像未增强。
②可发现肝、脾脏、胰腺、胃等组织，明确其基本的部位及 CT 值，一般来说，一个部位的密度基本上是均匀一致的。

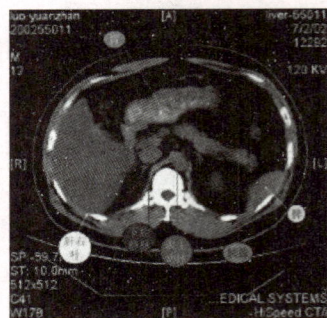

增强 CT：
①通过观察腹主动脉为高密度，表明该成像增强。
②可发现肝、脾脏、胃等组织，明确其基本的部位。如果局部有强化，提示是该局部有血流，且血流丰富。

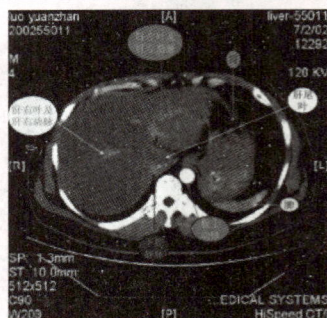

2. 腹部疾病 CT 特点

疾病	CT 线特点	昭昭老师速记
肝癌	低密度肿块影，增强扫描动脉期病变不均匀明显强化	强化后显影不规则
肝血管瘤	低密度影；增强扫描动脉期病变边缘结节状强化	强化后显影规则
肝囊肿	类圆形低密度影，密度均匀，边缘清楚；增强扫描各期病变未见强化	不强化的是囊肿
胰腺炎	胰腺周围见大片状低密度渗出；增强扫描胰腺实质强化前均匀	低密度渗出是胰腺炎
脾破裂	脾脏实质密度不均匀，局部见斑片状高密度影	高密度是破裂
肝破裂	肝右叶低密度水肿内见小斑片状高密度影	高密度是破裂
肾破裂	肾体积增大，肾盂肾盏内见高密度影，肾周见新月形高密度影	高密度是破裂

二、真题重现

1号题

男，57岁。乙肝病史10年余。腹部CT检查，诊断为：

A. 肝囊肿   B. 肝血管瘤

C. 肝破裂   D. 肝癌

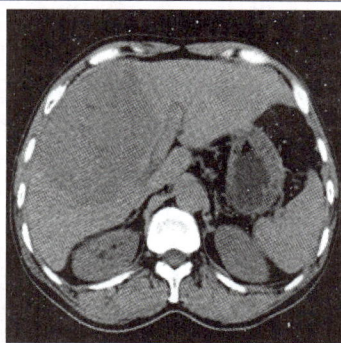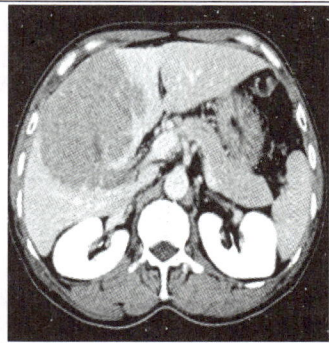

【解析】D

①肝右前叶及左内叶见一类圆形低密度肿块影，增强扫描动脉期病变不均匀明显强化。

②印象：肝癌。

2号题

男，32岁。体格检查行腹部CT检查。诊断为：

A. 肝囊肿   B. 肝血管瘤

C. 肝破裂   D. 肝癌

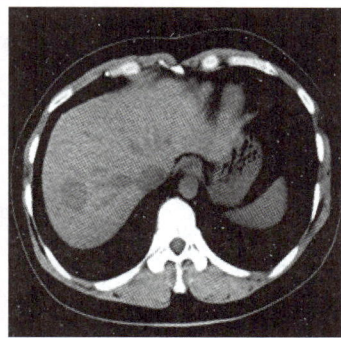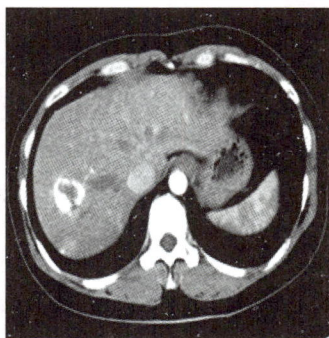

【解析】B

①肝右后叶上段见一类圆形低密度影；增强扫描动脉期病变边缘结节状强化。

②印象：肝血管瘤。

3号题

男，26岁。体格检查行腹部CT检查。诊断为：

A. 肝囊肿   B. 肝血管瘤

C. 肝破裂   D. 肝癌

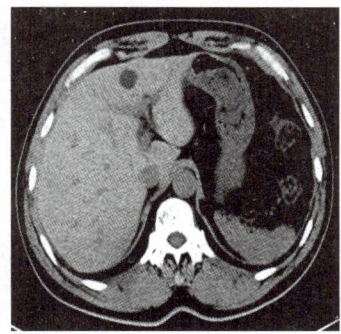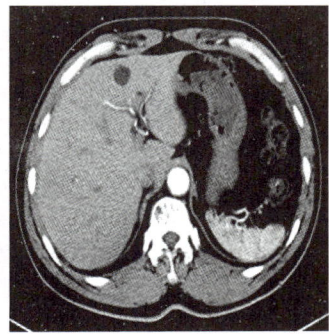

【解析】A

①肝左叶内侧段见一类圆形低密度影，密度均匀，边缘清楚；增强扫描各期病变未见强化。

②印象：肝囊肿。

4号题

男，28岁。大量饮酒后突发腹痛2小时。腹部CT检查，诊断为：

A. 胆囊炎　　B. 胰腺炎
C. 肝炎　　　D. 腹膜炎

【解析】B
①胰腺体积增大，胰腺周围见大片状低密度渗出；增强扫描胰腺实质强化前均匀。
②诊断：急性胰腺炎。

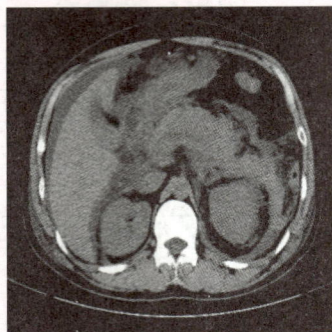
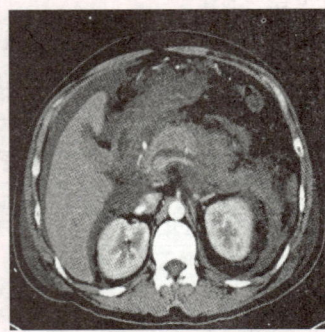

5号题

男，34岁。车祸伤2小时，腹部CT检查，诊断为：

A. 肝破裂　　B. 脾破裂
C. 胰腺损伤　D. 肠破裂

【解析】B
①脾脏实质密度不均匀，局部见斑片状高密度影。
②印象：脾破裂。

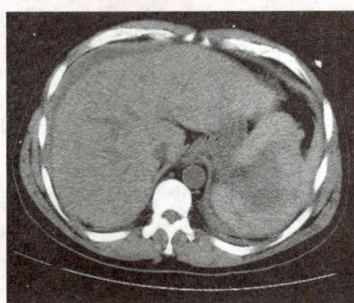
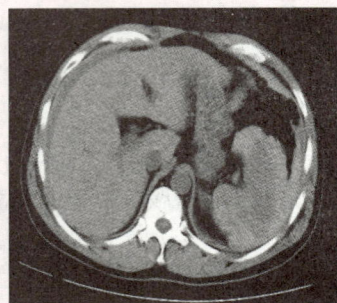

6号题

男，29岁。车祸伤1小时，腹部CT检查，诊断为：

A. 肝破裂　　　B. 脾破裂
C. 胰腺损伤　　D. 肠破裂

【解析】A
①肝右叶低密度水肿内见小斑片状高密度影出血。
②印象：肝破裂。

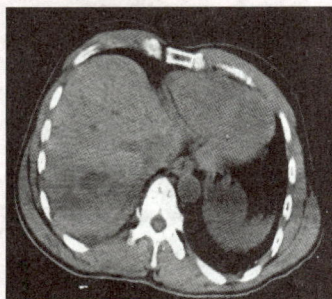
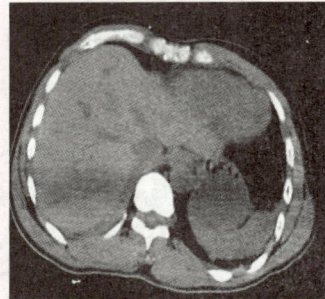

7号题

男，31岁。车祸伤5小时，腹部CT检查，诊断为：

A. 肝破裂　　　B. 脾破裂
C. 肾破裂　　　D. 肠破裂

【解析】C
①左肾体积增大，左肾肾盂肾盏内见高密度影，左肾周见新月形高密度影。
②诊断：肾破裂。

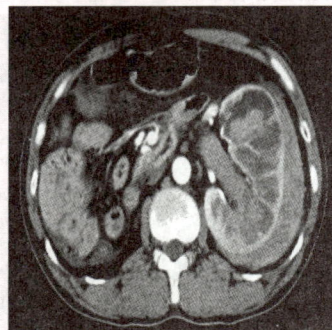
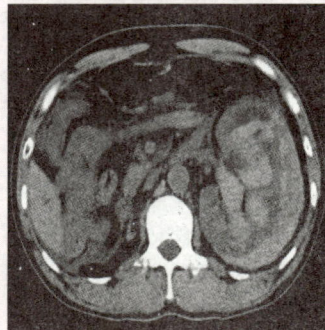

第3节　颅脑CT

一、基础知识

1. 脑CT显影

①颅骨及空腔：颅骨为高密度，鼻窦及乳突内气体呈低密度。

②脑实质：分为大脑额、颞、顶、枕叶及小脑、脑干等。皮质密度略高于髓质，分界清楚。

③脑室系统：包括双侧脑室、第三脑室和第四脑室，内含脑脊液，均为水样低密度。

④蛛网膜下腔：包括脑沟、脑裂、和脑池，充满脑脊液，呈均匀水样低密度。

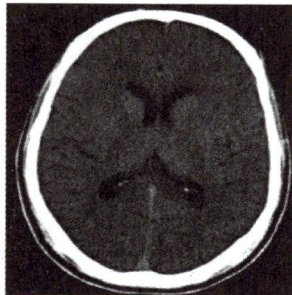

2. 脑部疾病CT特点

疾病	CT特点	昭昭老师速记
颅骨骨折	骨连续性和完整性中断	骨折就是骨的连续性和完整性中断
硬膜外血肿	双面凸镜的高密度影	出门到"外"面要照"镜"子
硬膜下血肿	新月形高密度影	花前"月""下"
脑出血	脑内高密度影	高密度是出血
脑梗死	脑内低密度影	低密度是梗死

二、真题重现

1号题

男，19岁。被人打伤2小时，昏迷2小时。颅脑CT检查，诊断为：

A. 硬膜下血肿

B. 硬膜外血肿

C. 颅骨骨折

D. 脑出血

【解析】C

①左侧颞顶枕骨连续性和完整性中断，多发骨折。

②印象：颅骨骨折。

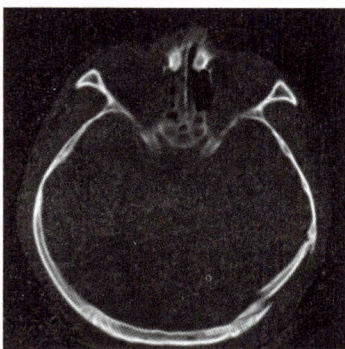

2号题

男，23岁。车祸伤2小时，昏迷1小时。颅脑CT检查，诊断为：

A. 硬膜下血肿

B. 硬膜外血肿

C. 颅骨骨折

D. 脑出血

【解析】B

①右顶部颅骨内板下方双面凸镜的高密度影。

②印象：硬膜外血肿。

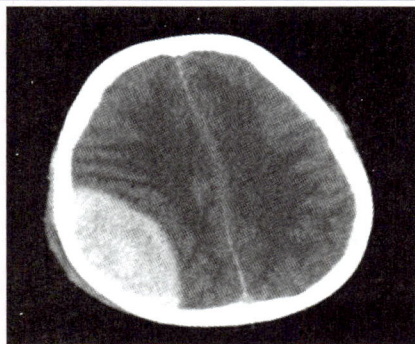

3 号题

男，26 岁。车祸伤 5 小时，昏迷 3 小时。颅脑 CT 检查，诊断为：
A. 硬膜下血肿
B. 硬膜外血肿
C. 颅骨骨折
D. 脑出血

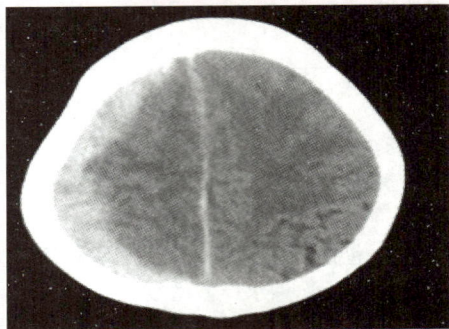

【解析】A
①左侧额颞顶部颅骨内板下方见新月形高密度影，邻近脑实质受压，中线结构向左侧移位，左侧基底节区见斑片状高密度影。
②印象：硬膜下血肿。

4 号题

女，59 岁。高血压病史 10 年。昏迷 3 小时。颅脑 CT 检查，诊断为：
A. 硬膜下血肿
B. 硬膜外血肿
C. 颅骨骨折
D. 脑出血

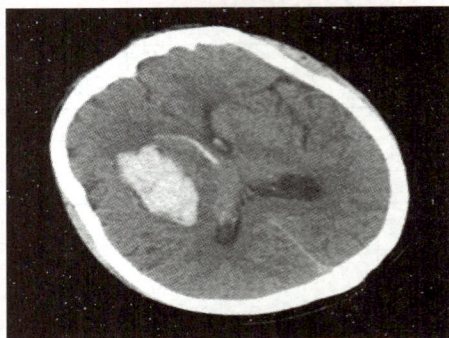

【解析】D
①右侧基底节区可见高密度区。
②印象：脑出血。

5 号题

女，59 岁。高血压病史 10 年。昏迷 3 小时。颅脑 CT 检查，诊断为：
A. 硬膜下血肿
B. 硬膜外血肿
C. 脑梗死
D. 脑出血

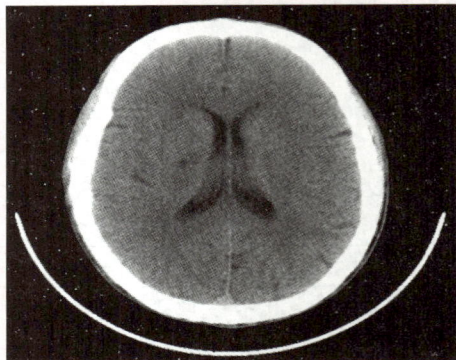

【解析】C
①右侧放射冠区腔隙性脑梗死，局部为低密度区。
②印象：脑梗死。

第四章　超声诊断

> **2021 考试大纲**
> ①肝硬化（助理不要求）、②急性胆囊炎（助理不要求）、③胆囊结石（助理不要求）、④肾结石（助理不要求）。

一、基础知识

1. 正常B超显影

肝脏正常B超特点： ①正常肝呈楔形，右叶厚而大，向左渐小而薄。 ②肝实质内回声均匀，肝血管、胆管的分布、走向、纹理清晰。 ③肝脏的活动度无异常现象，包膜与周围组织无粘连。 ④肝门部及腹腔内无肿大淋巴结，无腹水。	
胆囊正常B超特点： ①胆囊横切面和纵切面胆囊形状为圆形或类圆形，胆囊大小直径约 4～5cm，胆囊壁厚度约为 2～3mm。 ②胆囊腔内表现为均匀的无回声，胆囊壁为光滑的强回声，胆囊后方回声增强。	
肾脏正常B超特点： ①正常肾随扫描方向不同可呈现为圆形、卵圆形或豆形。 ②肾的被膜为强回声线影，清晰，光滑。 ③外周的肾实质呈均匀弱回声，内部的肾锥体为三角形或圆形低回声，肾窦则呈不规则强回声。	

2. 不同疾病的B超显影

疾病	B超特点	昭昭老师速记
肝硬化	肝纤维化，肝血流减少	看见肝B超就是肝硬化
急性胆囊炎	胆囊水肿，胆囊壁增厚	壁厚是炎症
胆囊结石	胆囊内可见形态规则稳定的强回声团	强回声团是结石
肾结石	肾脏内可见稳定的强回声团	强回声团是结石

二、真题重现

1号题

男，58岁。既往乙肝病史20余年。腹部B超检查，诊断为：

A. 肝癌
B. 肝硬化
C. 肝囊肿
D. 肝血管瘤

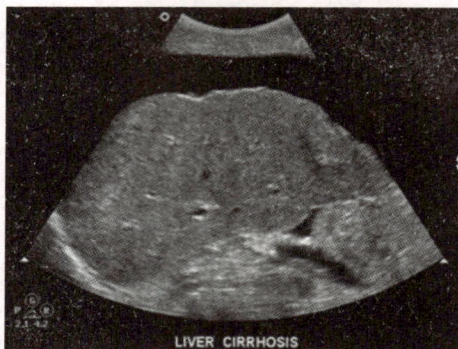

LIVER CIRRHOSIS

【解析】B
①B超显示肝脏萎缩，肝内门静脉分支变细、僵直、迂曲等，肝纤维化，肝血流减少。
②印象：肝硬化。

2号题

男，48岁。进食油腻食物后腹痛3小时余，腹部B超检查，诊断为：

A. 胰腺炎
B. 胆囊炎
C. 胆囊息肉
D. 胆囊结石

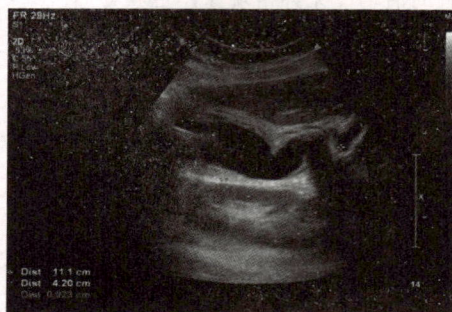

【解析】B
①B超显示胆囊水肿，胆囊壁增厚。
②诊断：胆囊炎。

3号题

男，36岁。进食油腻食物后腹痛1小时余，腹部B超检查，诊断为：

A. 胰腺炎
B. 胆囊炎
C. 胆囊息肉
D. 胆囊结石

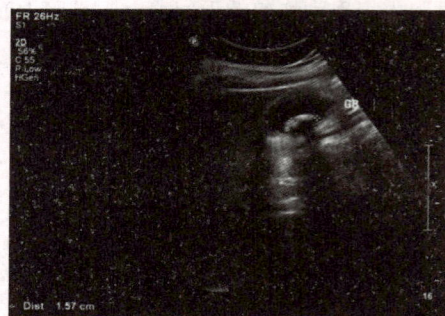

【解析】D
①B超显示胆囊内可见形态规则稳定的强回声团。
②诊断：胆囊结石。

4号题

女，29岁。腹部剧烈绞痛3小时，腹部B超检查，诊断为：

A. 胆囊结石
B. 胆囊炎
C. 输尿管结石
D. 肾结石

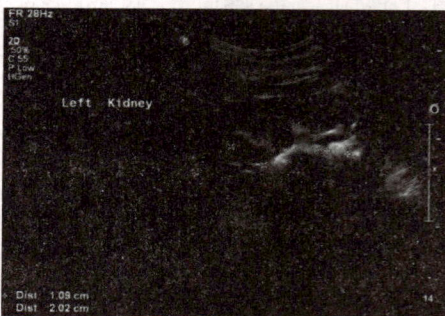

Left Kidney

【解析】D
①B超显示肾脏内可见稳定的强回声团。
②诊断：肾结石。

第五章　影像学检查习题及答案

注意：1～10题适合于助理医师；1～20题适合于执业医师。

1号题

女，73岁，呼吸困难3天。胸部X线片如下，诊断为：
A. 肺炎
B. 肺结核
C. 正常胸片
D. 胸腔积液

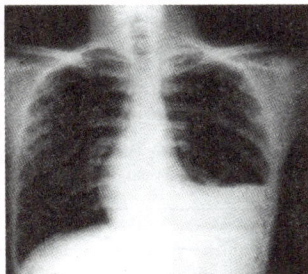

2号题

男孩，12岁。骑自行车摔伤2小时来诊，X线片如下，诊断为：
A. 尺桡骨骨折
B. 肱骨骨折
C. 胫腓骨骨折
D. 股骨骨折

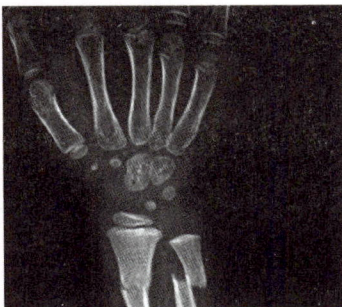

3号题

男，63岁。脑CT如下，诊断为：
A. 脑梗死
B. 脑出血
C. 蛛网膜下腔出血
D. 硬膜下血肿

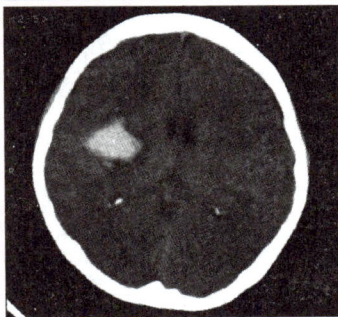

4号题

男，21岁。胸闷伴咳嗽2周，胸部X线如下，诊断为：
A. 肺炎
B. 肺结核
C. 肺癌
D. 肺结节病

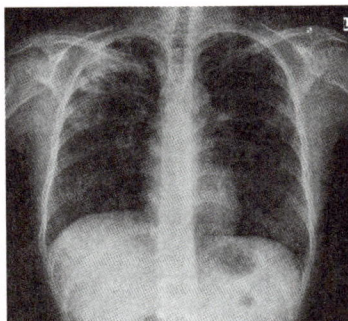

5 号题

男，36 岁。头晕 3 个月，脑 CT 如下，诊断为：
A. 脑梗死
B. 脑出血
C. 蛛网膜下腔出血
D. 硬膜下血肿

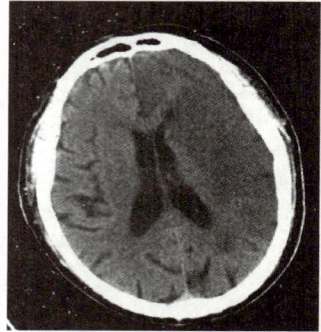

6 号题

男，42 岁。咳嗽 3 天，胸部 X 线如下，诊断为：
A. 肺炎
B. 肺结核
C. 肺癌
D. 肺结节病

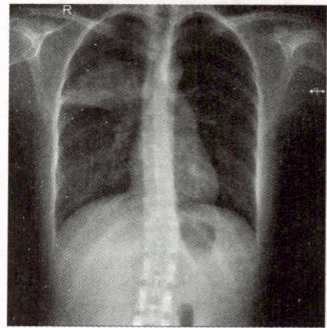

7 号题

男，28 岁。呼吸困难 2 天，胸部 X 线如下，诊断为：
A. 肺炎
B. 肺结核
C. 肺癌
D. 胸腔积液

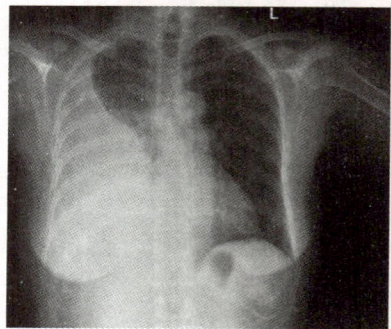

8 号题

男，29 岁。外伤后，前臂 X 线如下，诊断为：
A. 左尺桡骨骨折
B. 左尺骨骨折
C. 左桡骨骨折
D. 右尺桡骨骨折

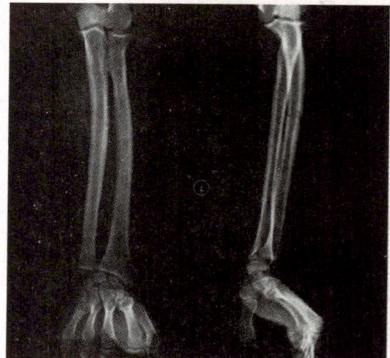

9 号题

男，51 岁。呼吸困难 5 天，胸部 X 线如下，诊断为：
A. 正常胸片
B. 主动脉型心
C. 二尖瓣型心
D. 普大型心

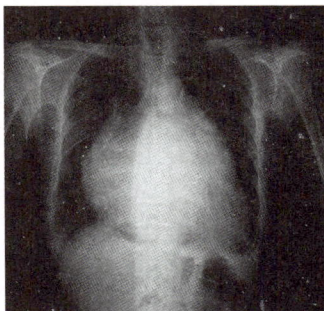

10 号题

男，32 岁。胸部 X 线如下，诊断为：
A. 正常胸片
B. 主动脉型心
C. 二尖瓣型心
D. 普大型心

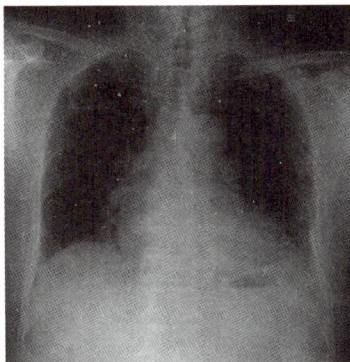

11 号题

男，58 岁。腹部 CT 如下，诊断为：
A. 肝癌
B. 肝血管瘤
C. 肝破裂
D. 肝囊肿

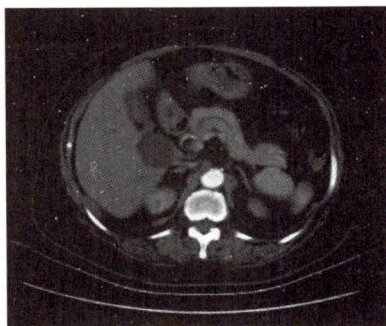

12 号题

男，68 岁。不规则腹痛 2 年余。上消化道钡餐造影显示如下，诊断为：
A. 胃癌
B. 胃息肉
C. 十二指肠溃疡
D. 胃溃疡

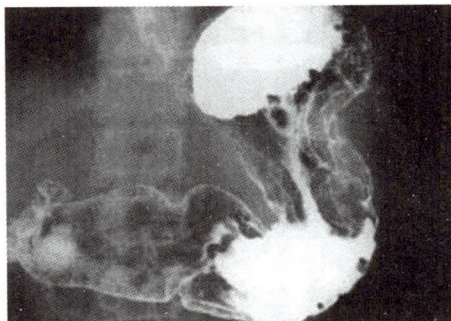

13 号题

男，73 岁。咳嗽、咳痰 1 年。胸部 CT 显示如右图，诊断为：

A. 肺炎

B. 肺结核

C. 正常胸片

D. 胸腔积液

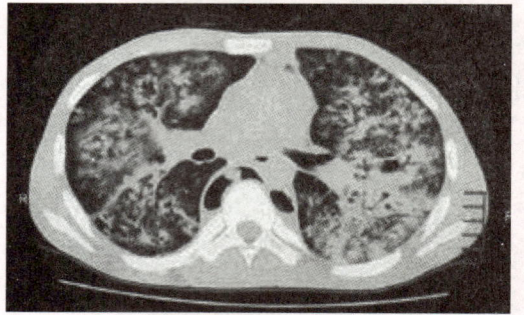

14 号题

男，38 岁。进食后腹痛 1 小时余，B 超显示如右图，诊断为：

A. 胰腺炎

B. 胆囊炎

C. 胆囊息肉

D. 胆囊结石

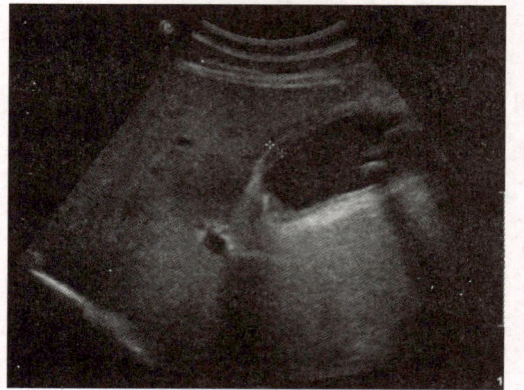

15 号题

男，29 岁。咳嗽 2 个月，胸部 CT 如下，诊断为：

A. 肺炎

B. 肺结核

C. 肺癌

D. 肺结节病

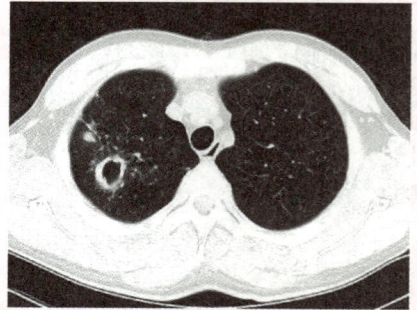

16 号题

男，36 岁。腹部外伤后 2 小时，腹部 CT 如下，诊断为：

A. 肝破裂

B. 脾破裂

C. 肾破裂

D. 肝癌

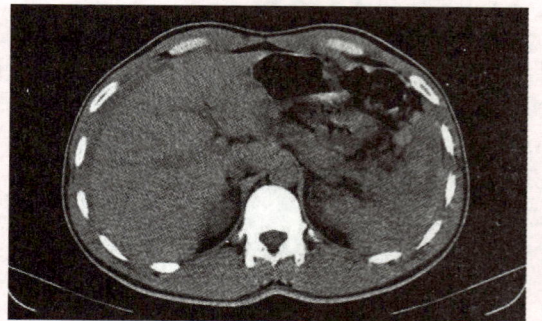

17 号题

男，42 岁。腹痛 2 小时。腹部 CT 如下，诊断为：
A. 急性胰腺炎
B. 肝癌
C. 左肾破裂
D. 肝破裂

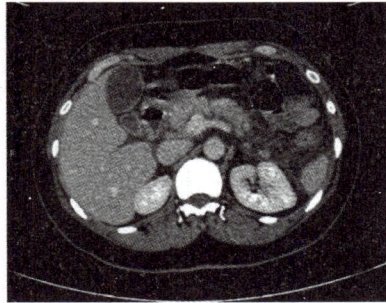

18 号题

男，25 岁。咳嗽 3 个月，胸部 CT 如下，诊断为：
A. 肺炎
B. 肺结核
C. 肺癌
D. 肺结节病

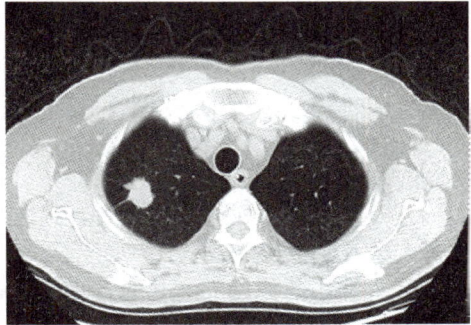

19 号题

男，66 岁，腹痛伴消瘦 2 个月，X 线钡餐造影如下，诊断为：
A. 直肠癌
B. 升结肠癌
C. 降结肠癌
D. 乙状结肠癌

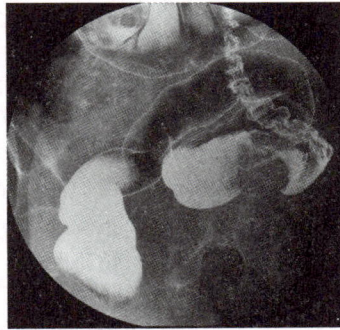

20 号题

男，37 岁，腹痛伴呕血 2 天，X 线钡餐造影如下，诊断为：
A. 胃癌
B. 胃溃疡
C. 十二指肠溃疡
D. 食管静脉曲张

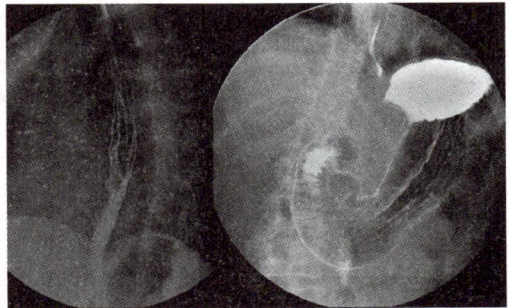

【答案】1～5　D A B B A　　　　6～10　A D B D B
　　　　11～15　D A B B B　　　　16～20　B A C D D

医德医风

➤ **2021 考试大纲**
①医德医风、②沟通能力、③人文关怀。

第 1 节　医德医风的基本内容

一、办院宗旨

以病人为中心，患者至上，最大限度地满足患者需要。

二、医务人员语言规范内容

接待患者要用"四性"（礼貌性、解释性、安慰性、保护性）文明语言，做到：热情主动，温暖亲切；"您"字打头，"请"字开口；语调和蔼，禁用忌语；易懂易记，通俗文雅；百问不厌，慎言守密。

三、医务人员医德医风行为内容

1. 救死扶伤，实行社会主义的人道主义。时刻为患者着想，千方百计为患者解除病痛。

2. 尊重患者的人格与权利，对待患者，不分民族、性别、职业、地位、财产状况，都应一视同仁。

3. 文明礼貌服务。举止端庄，语言文明，态度和蔼，同情、关心和体贴患者。

4. 廉洁奉公。自觉遵纪守法，不以医谋私。

5. 为患者保守医密，实行保护性医疗，不泄露患者隐私与秘密。

6. 互学互尊，团结协作。正确处理同行同事间的关系。

7. 严谨求实，奋发进取，钻研医术，精益求精。不断更新知识，提高技术水平。

四、医德医风实施办法

1. 各医疗单位都必须把医德教育和医德医风建设作为目标管理的重要内容，作为衡量和评价一个单位工作好坏的重要标准。

2. 医德教育应以正面教育为主，理论联系实际，注重实效，长期坚持不懈。要实行医院新成员的上岗前教育，使之形成制度。未经上岗前培训不得上岗。

3. 各医疗单位都应建立医德考核与评价制度，制定医德考核标准及考核办法，定期或者随时进行考核，并建立医德考核档案。

4. 医德考核与评价方法可分为自我评价、社会评价、科室考核和上级考核。特别要注重社会评价，经常听取患者和社会各界的意见，接受人民群众的监督。

5. 对医务人员医德考核结果，要作为应聘、提薪、晋升以及评选先进工作者的首要条件。

6. 实行奖优罚劣。对严格遵守医德规范、医德高尚的个人，应予表彰和奖励。对于不认真遵守医德规范者，应进行批评教育。对于严重违反医德规范，经教育不改者，应分别情况给予处分。

7. 本规范适用于全国各级各类医院、诊所的医务人员，包括医生、护士、医技科室人员，管理人员和工勤人员也要参照本规范的精神执行。

五、商业贿赂重点治理的五项内容

1. 医疗机构领导及有关工作人员在药品、医用设备、医用耗材等采购活动中，收受生产、经营企业及其经销人员以各种名义给予的财物或回扣的行为。

2. 医疗机构的医务人员，在临床活动中，收受药品、医用设备、医用耗材等生产、经营企业或经销人员以各种名义给予的回扣、提成的行为。

3. 医疗机构接受药品、医用设备、医用耗材等生产、经营企业或经销人员以各种名义给予的财物，不按照行政事业财务会计制度规定明确如实记载，私设小金库，用于少数人私分的行为。

4. 医疗卫生机构有关人员在基建工程、物资采购、招标等活动中，收受有关企业和经销人员给予的各种名义的财物的行为。

5. 卫生行政机关工作人员利用权力，在医药购销和工程招标等活动中，收受有关企业和经销人员以各种名义给予的财物的行为。

六、卫生部颁发的医疗机构和医务人员"八不准"具体内容

1. 医疗机构和科室不准实行药品、仪器检查、化验检查及其他医学检查等开单提成办法。

2. 医疗机构的一切财务收支由财务部门统一管理，内部科室取消与医务人员收入分配直接挂钩的经济承包办法，不准设立小金库。

3. 医务人员在医疗服务活动中不准接受患者及其亲友的"红包"、物品和宴请。

4. 医务人员不准接受医疗器械、药品、试剂等生产、销售企业或人员以各种名义、形式给予的回扣、提成和其他不正当利益。

5. 医务人员不准通过介绍患者到其他单位检查、治疗或购买药品、医疗器械等收取回扣或提成。

6. 医疗机构和医务人员不准在国家规定的收费项目和标准之外，自立、分解项目收费或提高标准加收费用。

7. 医疗机构不准违反国家有关药品集中招标采购政策规定，对中标药品必须按合同采购，合理使用。

8. 医疗机构不准使用假劣药品，或生产、销售、使用无生产批准文号的自制药品与制剂。

七、医院向社会十项承诺内容

1. 不接受患者及亲友馈赠的"红包"、物品和宴请。医务人员对患者馈赠的钱物当时难以拒绝的，必须于两个工作日内上交党委办公室，由党办退还；难以退还的，由医院统一处理，用于医德医风方面的奖励。

2. 不接受医疗设备、器械、一次性卫材、药品、试剂等生产、销售企业或代理推销人员以各种名义、形式给予的回扣、提成和其他不正当的利益。

3. 做到不以收取回扣和提成为目的的向外介绍患者。

4. 不做以开单提成为目的的各种医学检查；医务人员做到不通过开药、仪器检查、化验检查及其他医学检查等收取开单提成费用。

5. 严格执行患者住院费用"一日清单"，保证不分解收费，不超标准收费，不自立项目收费，不设立小金库。

6. 根据患者病情规范开药，合理检查，不开大处方，不做无效检查。

7. 认真执行国家有关药品集中招标采购政策，严格按合同采购中招标药品合理使用；不使用假劣药品或生产、销售、使用无生产批号的自制药品和试剂。

8. 做到礼貌接诊，细心问诊，严谨确诊，科学施诊。

9. 规范使用文明用语，热情服务，态度和蔼，不推诿、训斥及刁难病人。

10. 努力执行患者选医生制度、医务公开制度、价格和收费公示制度，尊重患者的知情权、选择权和监督权。

八、《中华人民共和国刑法》修正案第七条内容

《中华人民共和国刑法》第一百六十三条修改为："公司、企业或者其他单位的工作人员利用职务上的便利，索取他人财物或者非法收受他人财物，为他人谋取利益，数额较大的，处五年以下有期

徒刑或者拘役；数额巨大的，处五年以上有期徒刑，可以并处没收财产。

"公司、企业或者其他单位的工作人员在经济往来中，利用职务上的便利，违反国家规定，收受各种名义的回扣、手续费，归个人所有的，依照前款的规定处罚。"

"国有公司、企业或者其他国有单位中从事公务的人员和国有公司、企业或者其他国有单位委派到非国有公司、企业以及其他单位从事公务的人员有前两款行为的，依照本法第三百八十五条、第三百八十六条的规定定罪处罚。"

九、对医护人员仪表形象、服务态度违反规定者如何处罚？

1. 在医疗服务中，凡是语言不文明、着装不整等有损医院形象、造成不良影响的，对责任人要给予 100 ～ 200 元的经济处罚和行政处罚，并对责任人和所在科室在全院通报批评。

2. 医务人员在医疗活动中对患者"冷、硬、顶、推"，每发生一人次，罚责任者 200 ～ 500 元，对个人和所在科室在全院通报批评。造成后果者，按《医疗安全管理条例》处罚。

3. 医务人员在医疗服务中发生与患者吵架的事件，要在全院通报批评，罚责任者 500 元，并向患者当面赔礼道歉，根据情节可给予下岗培训 3 ～ 6 个月，期间发 60% 工资。

十、对医务人员为谋取私利，损害患者利益者如何处罚？

1. 对在医疗过程中，接受患者及亲属的宴请，当事人除承担费用外，处以 5 倍罚款，并给予行政处分，予以全院通报批评。

2. 医务人员在执业活动中，开具假诊断、假证明、假化验单、假报告等证明文件的，给予责任人 300 ～ 500 元罚款，暂停执业活动；情节严重的，吊销执业证书；构成犯罪的，依法追究刑事责任。

3. 不准索要收受患者及其亲属物品、"红包"，一经查实，处以 10 倍罚款，吊销执业证书，停止执业活动，降职降级，直至开除；对个人和所在科室在全院通报批评。如患者直接举报经查不实，但造成上访等影响者，根据情节比照收受"红包"处理。

4. 严禁收取"临床促销费、统方费、处方费"等回扣，一经查实，处以 10 倍罚款，吊销执业证书，停止执业活动，降职降级，直至开除；构成犯罪的，依法追究刑事责任。对个人和所在科室在全院通报批评。

5. 医务人员不准利用职务之便违规开药，违者除交纳药品费用外，同时处以 10 倍罚款，情节严重者，调离岗位，吊销处方权半年至一年，对个人和所在科室在全院通报批评。

6. 禁止以安排患者入院、检查、手术、治疗为由发放提成费，禁止设立仪器、设备检查等费用提成，一经发现，给予 10 倍经济处罚和行政处罚。对个人和所在科室在全院通报批评。

7. 禁止各科室乱收费、开大处方，对不按规定收费、重复收费、分解收费、开大处方以及科室擅自收费、设立"小金库"等，除退还多收部分钱款外，对责任人给予 10 倍罚款，降职降级，暂停执业活动以致吊销执业证书。对个人和所在科室在全院通报批评。

十一、对科室和个人擅自购买药品、卫材等物品的如何处罚？

在医疗活动中，任何个人或科室擅自购药者（含卫材），医务人员擅自向院外（含诊所）私开检查单、介绍病人者（传染病除外），医务人员在班期间擅自在院外开展医疗活动的，其中违反一次者，科室不能评先进，责任者处以 10 倍罚款，给予行政处分和降一级技术职称 1 ～ 3 年，情节严重者予以解聘。造成医疗事故的按《医疗安全管理条例》执行。触犯法律的依法追究其刑事责任。

十二、对未经批准从事第二职业，利用医院物品为本科室及个人谋取私利者如何处罚？

1. 医务人员未经批准擅自到外单位、门诊部、诊所进行有偿服务，收取"会诊费"、"手术费"者，没收非法所得，并处以所得金额的 5 倍罚款，调离岗位；所进行的非法医疗活动引发的一切后果，由当事人自行承担。

2. 为谋取本科室或个人的利益，无偿使用本单位的设备、器材、医疗用品等，除给予行政处罚、追缴所需费用外，并给予责任者 5 ～ 10 倍罚款。对个人和所在科室在全院通报批评。

十三、医疗科室和个人如在医疗活动中出现滥开检查项目、滥用药物、滥收费用和私收费现象如何处罚？

1. 各科室要向患者公开药品、手术、检查项目、床位等收费标准。每日公开一次住院患者的各种医疗费用，对于不公开收费标准的科室，全院通报批评，发现一次，扣罚直接责任者 50 元。

2. 对于违反收费标准、滥收费、滥涨价、私收费的科室，除退还多收部分钱款及如数上交财务私收费用外，对个人处以 10 倍罚款，调离岗位。

十四、前卫生部部长高强在 2006 年 3 月 28 日召开的"全国卫生系统治理医药购销领域商业贿赂专项工作会议"中提出，要在治理医药购销领域商业贿赂专项工作中坚持的四项指导原则分别是什么？

一是坚持标本兼治，综合治理。二是统一部署，稳步推进。三是明确工作重点，解决突出问题。四是严格掌握政策，维护稳定大局。

十五、社会主义荣辱观八荣八耻的具体内容？

以热爱祖国为荣、以危害祖国为耻；以服务人民为荣、以背离人民为耻；以崇尚科学为荣、以愚昧无知为耻；以辛勤劳动为荣、以好逸恶劳为耻；以团结互助为荣、以损人利己为耻；以诚实守信为荣、以见利忘义为耻；以遵纪守法为荣、以违法乱纪为耻；以艰苦奋斗为荣，以骄奢淫逸为耻。

第 2 节　医德医风的测试题目及答案

【1 号题】某急诊科医生在值班时，遇到一位心肌梗死的患者，患者虽经过积极抢救，但是最后不幸抢救无效，患者死亡。死者儿子对死亡不理解，对大夫进行了殴打，此时大夫应该怎么做？

　　A. 迅速逃跑

　　B. 立即还手，不能受欺负

　　C. 告知患者不能打人，证明自己被打了

　　D. 任由患者处置

【2 号题】某男大夫，要为女患者进行乳房的检查，其正确的处理方式是

　　A. 直接检查

　　B. 交代病情，男大夫开始检查

　　C. 进行反复、过分检查

　　D. 应当由一名女医生陪同，进行必要的检查

【3 号题】某医院感染科，今日入院了一名 28 岁年轻女性，诊断为艾滋病。两名医护人员在电梯内直呼患者姓名，讨论患者病情，请问此种做法

　　A. 正常行为，正当讨论患者病情

　　B. 不需要回避患者的姓名

　　C. 违背了医疗的保密、隐私原则

　　D. 正当的宣传教育

【4 号题】一医生未经患者同意和知情，就在患者胸上做心浊音界的叩诊，还用色笔画上标记，走后也不跟患者解释和道歉，也不擦掉笔迹，患者虽然不高兴，但是没有表露，你是医生，你有什么看法？

　　A. 医生应该就病情出发，尽量避免做这种检查

　　B. 做检查是医生的权利，不用跟患者说

　　C. 事前应跟患者解释，取得患者对检查的耐受能力

　　D. 医生为了达到目的，可以不顾一切

【5 号题】某医学院附属医院一位医生，在带学生时因为忙，叫护士长带学生做胸腔穿刺，一切顺利，但患者家属有不同看法，你同意哪一种说法？

　　A. 赞成医生，为了培养学生

　　B. 实习生没有执业资格，进行医疗操作属非法行医

　　C. 医院是培养医学人才的基地，病人有义务为学生提供实习

　　D. 实习生可以具有资格的带教老师指导下进行操作

【6 号题】女性患者，36 岁，因头晕头痛来医院，血压 200/180mmHg，医生经诊疗和慎重考虑后，予留院观察，患者执意回家，从伦理角度来看应

A. 尊重患者自主权，但向其说明原因

B. 充分向其说明原因无效后使用干涉权

C. 尊重患者选择，但需告知患者需承担离院后果

D. 强行要求患者留院

【7号题】男，45岁，艾滋病病毒抗体检测为阳性，要求医生为他保密。医生下列哪种行为会受到伦理辩护

A. 将检测结果报告给患者单位的领导

B. 将检测结果告知前来问询的患者父亲

C. 将检测结果报告给疾控预防控制中心

D. 将检测结果告知前来询问的患者投保公司职员

【8号题】女性，23岁，妊娠27周。因呼吸衰竭需要行剖宫产挽救患者生命。患者指定其家属做医疗决定。家属因对手术方案不理解拒绝签字。因其他抢救方案无效，患者和胎儿双双死亡，从医学伦理的角度看，以下说法正确的是

A. 医务人员履行了知情同意程序，医务人员就能免责

B. 医务人员不实施手术并不违法，符合伦理

C. 医务人员应尊重患者的自主决定权

D. 抢救患者生命是医生的首要考虑

【9号题】男，43岁，需要做手术。进入手术室前，执意要给主刀医生红包。被医生多次拒绝后，依旧执意要给，否则拒绝手术。最妥当的做法是

A. 收取红包，归自己所有

B. 实在推脱不掉，收下红包上交，手术后归还给病人

C. 收取红包，作为科室经费

D. 执意拒绝红包，如果病人非要给，就拒绝手术

【10号题】女性，20岁。有静脉吸毒史，检测发现其HIV抗体（+），患者要求医生为其保守秘密。医生正确的做法是

A. 为患者保密，不告知任何人

B. 不公开患者该信息，只告知其直系家属

C. 不公开患者该信息，但报告疾控中心

D. 得患者同意后报告疾控中心

【答案】1～5　CDCCD　　　6～10　BCDBC

体格检查

昭昭医考
ZHAOZHAOYIKAO

考试技能应试指南

一、考试流程

1. 考生根据事先抽签所得的题号，对应考试相应的第二站体格检查和基本操作。

2. 进入考试房间后，考生一般面对2名考官（通常为内、外科老师）；主考官对考生进行考核。（如考生抽到的是88号题，88号题对应如下）

体格检查（88号题）

1. 测身高（需报告测量结果）
2. 甲状腺检查（需口述视诊内容和报告检查结果，前面触诊和后面触诊可任选其一）
3. 肝触诊（单、双手触诊）（需报告测量结果）

时间：13分钟，分数20分

基本操作（88号题）

【临床情景】张先生，65岁。胆囊切除术后送回病房，拟给予吸氧治疗。

【要求】请为患者（医学模拟人或模具）行单侧鼻导管吸氧。

时间：11分钟，分数20分

二、心理准备

1. 与老师面对面地交流，适度紧张，举止得体。

2. 心里准备好操作的各项内容。

3. 很多地区都是真人操作，别紧张，按照平时操作即可。

三、考生需要备好物品

1. 白大衣。

2. 口罩、帽子。

3. 根据当地考试情况准备查体工具。

四、得分要点

1. 考生做到举止礼貌，礼貌用语。开场要说：老师您好，我是 ** 号考生 ***，我来参加第二站考试。结束要说：报告老师，操作完毕，谢谢您！在整个考试过程中，考生始终要把自己放在考生的角色，不管你的年纪、职位等情况，一律要表现为学生的低姿态，不要顶嘴。

2. 操作过程中，做到标准、规范、言简意赅，不要过分赘述。

（昭昭老师提示：一种老师喜欢你边说边做；另外一种老师喜欢只操作不说话。此处可根据老师在你进行操作时的话语来判断，适应老师的风格就好）

3. 注意查体、回答的细节：如体位一定要取好，腹部查体要暴露腹部，同时要屈曲双侧髋关节；查体一定要查两侧，不要只查一侧；查完了，一定要汇报结果，如查 Babinski 征后，汇报"报告老师，此患者两侧的 Babinski 征阴性"。

4. 整个操作过程中始终坚持无菌操作。

5. 整个操作过程中要有爱伤意识。

第一章　一般检查

> **2021考试大纲**

①生命体征（体温、脉搏、呼吸、血压）、②发育（包括身高、体重、头围）、③体型、④营养状态、⑤意识状态、⑥面容、⑦体位、⑧姿势、⑨步态、⑩皮肤、⑪淋巴结。

第1节　全身情况

一、测体温（腋测法）

昭昭老师提示：①体温计 35℃ 以下➡②腋窝擦干➡③10min 后读数。

1. 基础知识

（1）将体温计的汞柱甩到 35℃以下，嘱患者用上臂将体温计夹紧，10 分钟后读数。

（2）如果腋窝内有汗液，用纱布将汗液擦干。

（3）注意事项：让患者休息 30min，移走周围的冷热源。

2. 真题重现

（1）1 号题：测体温

（2）1 号题标准答案

操作前准备	①自己准备	做好自己的准备，戴上帽子。（口述）	1分
	②患者准备	被检查者取坐位或者仰卧位，检查者站在被检查者右侧。（口述）	
操作步骤	具体步骤	①将体温计的汞柱甩到 35℃以下，嘱被检查者用上臂将体温计夹紧，10 分钟后读数。②如果腋窝内有汗液，用纱布将汗液擦干。	2分
汇报结果	向考官汇报	报告老师：报告老师，此被检查者体温为 **℃。	1分

3. 考官提问

（1）**测量体温的常见方法有哪些？**

答：腋测法、口测法和肛测法（1分）。

（2）**测量体温方法最常用的是什么？为什么？**

答：最常用的是：腋测法。简单、方便，无交叉感染的缺点（1分）。

（3）**什么是稽留热？**

答：稽留热多为高热，体温常在 39℃以上，昼夜间体温变动范围较小，但 24 小时内波动幅度不超过 1℃，可持续数天或数周，体温可渐退或骤退（1分）。

（4）**什么是弛张热？**

答：体温常在 39℃以上，波动幅度大，24 小时内波动范围超过 1℃，但最低体温仍高于正常体温（1分）。

（5）**稽留热常见于哪些疾病？**

答：常见于大叶性肺炎、斑疹伤寒即伤寒高热期（答出 2 项得 1分）。

（6）**弛张热常见于哪些疾病？**

答：常见于败血症、风湿热、重症肺结核、化脓性炎症（答出 3 项得 1分）。

二、测呼吸频率

昭昭老师提示：①男性是腹式，女性是胸式➡②计时 1min➡③汇报呼吸频率12～20 次 / 分。

1. 基础知识

（1）男人和儿童以腹式呼吸为主；女人以胸式呼吸为主。

（2）充分暴露患者的腹部和胸部，在自然的柔和光下，观察腹壁起伏的次数，计时1分钟，至少观察30秒。

（3）正常人呼吸频率约12～20次/分，呼吸频率＞20次/分，称为呼吸过速；呼吸频率＜12次/分，称为呼吸过缓。

2.真题重现

（1）2号题：测呼吸频率

（2）2号题标准答案

操作前准备	①自己准备	做好自己的准备，戴上帽子。（口述）	1分
	②患者准备	被检查者取仰卧位，检查者站在被检查者右侧。（口述）	
操作步骤	具体步骤	①男人和儿童以腹式呼吸为主；女人以胸式呼吸为主。②充分暴露患者的腹部和胸部，在自然的柔和光下，观察腹壁起伏的次数，计时1分钟。	2分
汇报结果	向考官汇报	报告考官：该患者青年男性/女性，以腹式或胸式呼吸为主，呼吸频率12～20次/分。	1分

3.考官提问

（1）**正常人呼吸频率是多少次每分？**

答：12～20次/分（1分）。

（2）**潮式呼吸多发生于哪些疾病？**

答：多发生于脑炎、脑膜炎、颅内压增高等严重中枢神经系统疾病（答出2项得1分）。

（3）**请说出潮式呼吸的意义？**

答：由于呼吸中枢兴奋性降低使调节呼吸的反馈系统失常，多发生于严重中枢神经系统疾病（如脑炎、脑膜炎、颅内压升高）及中毒等（1分）。

（4）**Kussmaul呼吸的特征和临床意义是什么？**

答：Kussmaul呼吸即深大呼吸，常见于代谢性酸中毒（0.5分），如糖尿病酮症酸中毒和尿毒症等（0.5分）。

（5）**什么是比奥呼吸（Biots呼吸），及其意义？**

答：比奥呼吸是一种病理性的周期性呼吸，表现为一次或多次强呼吸后，继以长时间呼吸停止，之后又再次出现数次强呼吸，周期持续时间为10～60秒。多数发生于中枢神经系统疾病，为临终前危急性征象（1分）。

三、测脉搏

昭昭老师提示：①三指触摸桡动脉→②计时1min→③汇报：脉律整齐、脉率80次/分，强弱中等，无异常脉搏。

1.基础知识

（1）用三指（示、中、环指）触摸桡动脉。

（2）触诊时间至少约15～30秒钟，观察记录患者的桡动脉搏动的每分钟次数。

（3）注意事项：三指触摸，切勿用四指或二指。检查脉搏时，应同时注意脉搏的脉率、节律、紧张度和动脉壁弹性、强弱及波形变化。

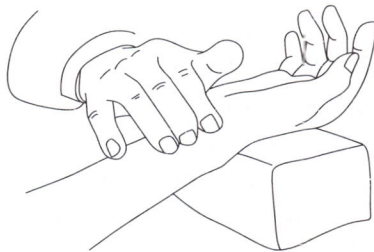

2.真题重现

（1）3号题：测脉搏

（2）3号题标准答案

| 操作前准备 | ①自己准备 | 做好自己的准备，戴上帽子。（口述） | 1分 |
| | ②患者准备 | 被检查者取仰卧位，检查者站在被检查者右侧。（口述） | |

操作步骤	具体步骤	观察记录患者的桡动脉搏动的每分钟次数。	2分
汇报结果	向考官汇报	报告考官： 此患者脉搏为＊次／分，脉律整齐，脉搏强弱中等，未触及异常脉搏。	1分

3．考官提问

（1）测量脉搏可选择哪些部位？

答：桡动脉、肱动脉、颈动脉、股动脉和足背动脉（答出3项得1分）

（2）脉搏触诊检主要检查哪些内容？

答：主要检查脉率、节律、强弱和脉波（1分）。

（3）什么是水冲脉，见于什么疾病？

答：①脉搏骤起骤落，犹如潮水涨落。是由周围血管扩张或存在分流所致（0.5分）。②前者常见于甲亢、严重贫血、脚气病等，后者见于主动脉关闭不全、先心病动脉导管未闭、动静脉瘘（0.5分）。

（4）什么是吸停脉，见于什么疾病？

答：①指吸气时脉搏显著减弱或消失，又称奇脉。由于心包腔内压力升高，使心室舒张充盈受限，吸气时体静脉回流受限，右心室排入肺循环血量减少，而肺循环受呼吸负压影响，肺血管扩张，致使肺静脉回流入左心的血量减少，左心输出量减少，以致脉搏减弱甚至消失（0.5分）。②常见于右心衰竭、心包积液和缩窄性心包炎，以及严重哮喘等（0.5分）。

（5）脉短绌见于什么疾病？

答：脉搏短绌即在同一单位时间内，脉率少于心率。其特点为心律完全不规则，心率快慢不一，心音强弱不等（0.5分）。多见于心房纤颤的病人（0.5分）。

四、测血压

昭昭老师提示：①血压计归到"0位"→②袖带绑在肘关节上方2～3cm，袖管对准肱动脉→③听诊器放在袖带下方→④打气，当听不到肱动脉搏动后，再升高20～30mmHg→⑤缓慢放气，听到"咚"一声此为收缩压，缓慢放气"咚"消失了，此为舒张压→⑥同法再测一次。

1．基础知识

（1）患者休息30min，在安静情况下进行测血压。

（2）检查血压计水印柱是否在"0"点，上肢裸露伸直并轻度外展，血压计"0"点、肘部、心脏同一水平。

（3）将气袖均匀紧贴皮肤缠于上臂，使其下缘在肘窝以上约2～3cm，气袖中央位于肱动脉表面（注意：肱动脉不在肘窝中央，而是在肘窝中央偏尺侧1cm左右）。检查者触及肱动脉搏动后，将听诊器体件置于搏动上准备听诊。

（4）向袖带内充气，边充气边听诊，待肱动脉搏动声消失，再升高30mmHg后，缓慢放气（水银柱下降的速度为2～3mmHg/s），双眼随汞柱下降，平视汞柱表面，根据听诊结果读出血压值。

（5）血压至少应测量2次，间隔1～2分钟；如收缩压或舒张压2次读数相差5mmHg以上，应再次测量，以3次读数的平均值作为测量结果。

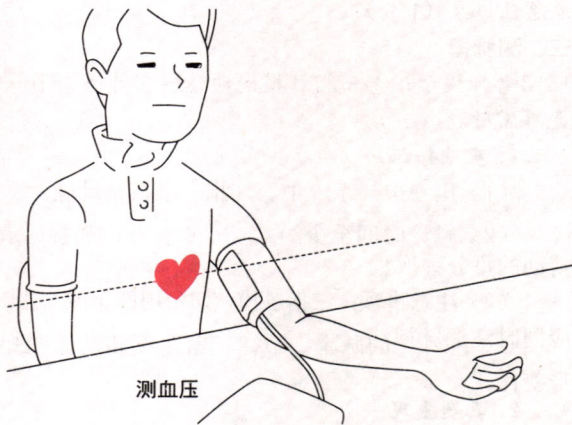

测血压

（6）注意事项：一定要查看血压计水银柱是否归"0"；不要将听诊器放在袖带里面；袖带松紧要合适，以刚好能插入一个手指为宜。

2．真题重现

（1）4号题：测血压

（2）4号题标准答案

操作前准备	①自己准备	做好自己的准备，戴上帽子。（口述）	1分
	②患者准备	被检查者取仰卧位，检查者站在被检查者右侧。（口述）	
	③物品准备	听诊器，血压计。	
操作步骤	具体步骤	①患者体位：仰卧位或者坐位。 ②检查者：位于患者右侧。 ③上肢裸露伸直并轻度外展，血压计"0"点、肘部、心脏同一水平，将气袖均匀紧贴皮肤缠于上臂，使其下缘在肘窝以上约2～3cm，气袖中央位于肱动脉表面。检查者触及肱动脉搏动后，将听诊器体件置于搏动上准备听诊。向袖带内充气，边充气边听诊，待肱动脉搏动声消失，再升高30mmHg后，缓慢放气，双眼随汞柱下降，平视汞柱表面，根据听诊结果读出血压值。 ④血压至少应测量2次，间隔1～2分钟；如收缩压或舒张压2次读数相差5mmHg以上，应再次测量，以3次读数的平均值作为测量结果。	3分
汇报结果	向考官汇报	报告考官： 该患者血压 ***/**mmHg。	1分

3. 考官提问

（1）**正常人上肢血压是多少？低血压和高血压的界限值是多少？**

答：成人上肢血压正常范围是90-139mmHg/60-89mmHg。血压如果低于90/60mmHg称为低血压。高血压是指血压≥140mmHg和/或舒张压≥90mmHg（1分）。

（2）**如果一个患者两侧上肢血压差超过10mmHg，常见于什么疾病？**

答：多发性大动脉炎、先天性动静脉畸形（1分）。

（3）**测血压时，为什么不能将听诊器置于袖带下方？**

答：将听诊器放于袖带下方，相当于给血管额外增加了一个压力，将导致血压的测量值偏高（1分）。

（4）**测量血压时，肘窝正常位置在哪？**

答：肱动脉应该和右心房同高。相当于坐位时在第4肋软骨水平，卧位时在腋中线（1分）。

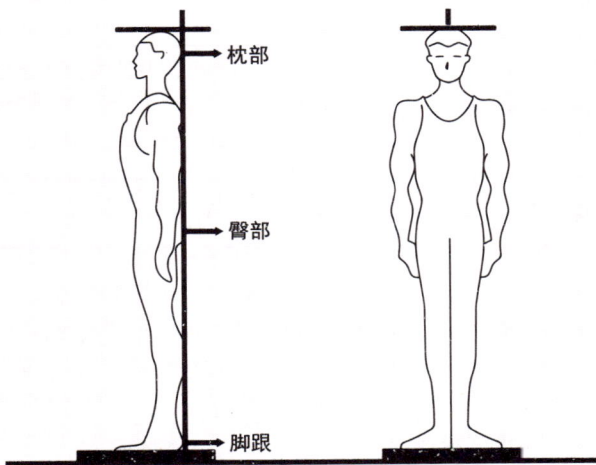

五、测身高

1. 基础知识

（1）患者脱鞋，站在身高和体重的测量仪上面，头、臀、足跟三点紧靠测量柱，头顶最高点与测量仪立柱的垂直线的交叉点即身高的读数。

（2）注意事项：务必将三个点紧靠测量柱，否则会导致测量值过大或过小。

2. 真题重现

（1）5号题：测身高

（2）5号题标准答案

| 操作前准备 | ①自己准备 | 做好自己的准备，戴上帽子。（口述） | 1分 |
| | ②患者准备 | 被检查者取站立位，检查者站在被检查者右侧。（口述） | |

操作步骤	具体步骤	患者脱鞋，站在身高和体重的测量仪上面，头、臀、足跟三点紧靠测量柱，头顶最高点与测量仪立柱的垂直线的交叉点即身高的读数。	2分
汇报结果	向考官汇报	报告考官： 此患者身高为 ***cm。	1分

六、测体重

昭昭老师提示：①穿单衣站在体重仪上→②读数 **kg。

1. 基础知识

（1）患者脱鞋，单衣站立在身高和体重的测量仪底座上，站立位置正确，身体站直。

（2）观察体重表的读数，读数精确到小数点后面一位。

2. 真题重现

（1）6 号题：测体重

（2）6 号题标准答案

操作前准备	①自己准备	做好自己的准备，戴上帽子。（口述）	1分
	②患者准备	被检查者取站立位，检查者站在被检查者右侧。（口述）	
操作步骤	具体步骤	患者脱鞋，单衣站立在身高和体重的测量仪底座上，站立位置正确，身体站直，观察体重表的读数。	2分
汇报结果	向考官汇报	报告考官： 此患者体重为 **kg。	1分

七、测头围

1. 基础知识

（1）用软卷尺齐双眉上缘，后经枕骨结节，左右对称环绕一周。

（2）观察测量仪的读数，读数精确到小数点后面一位。

2. 真题重现

（1）7 号题：测头围

（2）7 号题标准答案

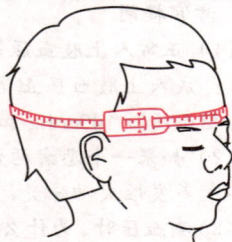

操作前准备	①自己准备	做好自己的准备，戴上帽子。（口述）	1分
	②患者准备	被检查者取站立位或座位，检查者站在被检查者右侧。（口述）	
	③物品准备	软尺。	
操作步骤	具体步骤	用软卷尺齐双眉上缘，后经枕骨结节，左右对称环绕一周。	2分
汇报结果	向考官汇报	报告考官： ①此患者头围为 **cm。 ②新生儿头围平均 34cm，前半年约增加 8～10cm，后半年约增加 2～4cm，2 岁时达 48cm；第二年仅增加 2cm，5 岁时 50cm，15 岁时接近成人头围，约 54～58cm。	1分

3. 考官提问

（1）小儿出生时，头围是多少？

答：34cm（1分）。

（2）小儿 1 岁时，头围是多少？

答：46cm（1分）。

（3）什么时候，小儿的头围和胸围相等？

答：1 岁时候（1分）。

八、测体型（一般以提问形式考查）

1. 基础知识

体型	特点
正力型	患者体型匀称，腹上角＝90°。
无力型	患者体型瘦长，腹上角＜90°。
超力型	患者体型矮胖，腹上角＞90°。

2．考官提问

（1）根据身体各部位发育的外观来看，成年人可分为哪几种体型？

答：正力型、无力型、超力型。（1分）

九、测营养状态（一般以提问形式考查）

1．基础知识

营养状态	特点
营养良好	黏膜红润、皮肤光泽、弹性良好，皮下脂肪丰满而有弹性等。
营养中等	介于良好和不良之间。
营养不良	皮肤黏膜干燥、弹性降低，皮下脂肪菲薄，肌肉松弛无力等。

2．考官提问

（1）营养状况怎么分类？

答：营养良好、营养中等、营养不良。（1分）

十、测意识状态（一般以提问形式考查）

1．基础知识

意识	特点
嗜睡	患者陷入持续的睡眠状态，可被唤醒，并能正确回答，去除刺激又入睡。
意识模糊	患者能保持简单的精神活动，但对时间、地点、人物的定向能力发生障碍。
昏睡	接近不省人事的状态，在强烈刺激下可被唤醒，但很快再入睡。
谵妄	一种以兴奋性增高为主的高级神经中枢急性活动失调综合征，临床上表现为意识模糊、定向障碍、感觉错乱、躁动不安、言语杂乱。
昏迷	意识持续或完全丧失。

2．考官提问

（1）意识状态分哪几种？

答：意识清楚、嗜睡、意识模糊、昏睡、谵妄、昏迷。（答出5项得1分）

（2）何为嗜睡？

答：嗜睡就是患者处于病理性睡眠状态，但可被唤醒并正确回答问题，能做出各种反应（0.5分），但当刺激去除后很快再入睡。（0.5分）

（3）夏季，女孩，7岁。发热4天伴嗜睡来急诊，无胸痛、咳嗽，无腹痛、腹泻，体检时重点检查哪些项目？

答：生命体征、意识状态、脑膜刺激征、病理反射。（1分）

十一、测面容（一般以提问形式考查）

1．基础知识

面容	特点	常见疾病
急性病容	面色潮红，兴奋不安，表情痛苦。	肺炎球菌肺炎、疟疾。
慢性病容	面容憔悴，面色晦暗。	慢性消耗性疾病，如恶性肿瘤、肝硬化。
贫血面容	面色苍白，唇舌色淡，表情疲惫。	各种原因所致贫血。
肝病面容	面色晦暗，额部、鼻背、双颊有褐色色素沉着。	慢性肝病。
肾病面容	面色苍白，眼睑、颜面水肿，舌色淡。	慢性肾疾病。
甲状腺功能亢进面容	面色惊愕，眼裂增宽，眼球凸出，烦躁易怒。	甲亢。
黏液性水肿面容	面色灰黄，颜面水肿，睑厚面宽，目光呆滞，反应迟钝。	甲减。
二尖瓣面容	面色晦暗，双颊紫红，口唇轻度发绀。	二尖瓣狭窄。

肢端肥大症面容	头颅增大，面部变长，面容变丑。	肢端肥大症。
伤寒面容	表情淡漠，反应迟钝，无欲状态。	肠伤寒、脑脊髓膜炎等。
苦笑面容	牙关紧闭，面肌痉挛，呈苦笑状。	破伤风。
满月面容	圆如满月，皮肤发红，伴有痤疮。	库欣综合征、长期用激素。

2. 考官提问

（1）什么是肝病面容？

答：面色晦暗，额部、鼻背、双颊有褐色色素沉着，多见于慢性肝病。

十二、测体位（一般以提问形式考查）

1. 基础知识

体位	特点
自主体位	身体活动自如，不受限制。
被动体位	患者不能自己调整或变换身体的位置。
强迫体位	患者为减轻痛苦，被迫采取某种特殊体位。

2. 考官提问

（1）患者体位有几种情况？

答：3种，即自主体位、被动体位、强迫体位。

十三、测姿势（一般以提问形式考查）

1. 基础知识

姿势	常见疾病	姿势	常见疾病
颈部活动受限	颈椎病。	躯干制动或弯曲	腹部疼痛。
坐位	充血性心衰。	捧腹而行	胃十二指肠溃疡。

十四、测步态（一般以提问形式考查）

1. 基础知识

步态	特点	常见疾病
蹒跚步态	走路时身体左右摇摆似鸭行。	佝偻病、先天性双侧髋关节脱位等。
醉酒步态	行走时躯干重心不稳，步态紊乱、不准确。	小脑损伤、酒精中毒等。
共济失调步态	起步时一脚高抬，骤然垂落，且双目向下注视，两脚间距很宽，以防身体倾斜，闭目时则不能保持身体平衡。	脊髓病变患者。
慌张步态	起步后小步急速趋行，双脚擦地，身体前倾，有难以止步趋势。	帕金森病患者。
跨域步态	由于踝部肌腱、肌肉弛缓，患足下垂，行走时必须高抬下肢才能起步。	腓总神经麻痹。
剪刀步态	由于双下肢肌张力增高，以伸肌和内收肌增高明显，移步时下肢内收过度，两腿交叉呈剪刀状。	脑性瘫痪、截瘫。
间歇性跛行	步行中，因下肢突发性酸痛乏力，患者被迫停止前行，需要稍休息后方能继续进行。	高血压、动脉硬化。

2. 考官提问

（1）什么是跨域步态？

答：由于踝部肌腱、肌肉弛缓，患足下垂，行走时必须高抬下肢才能起步，多见于腓总神经麻痹。

第2节 皮 肤

一、皮肤弹性及水肿的检查

昭昭老师提示：①弹性➜上臂内侧和手背皮肤；②水肿➜小腿内侧。

1. 基础知识

（1）**皮肤弹性** 皮肤弹性检查部位为手背或者上臂内侧皮肤；检查者用拇指和示指将皮肤捏起，松手后正常皮肤皱褶迅速平复，当弹性减退时皱褶平复缓慢，此为皮肤弹性检查。

（2）**皮肤水肿** 皮肤水肿检查部位为小腿内侧；检查者用手指按压小腿内侧皮肤后呈凹陷，观察凹陷是否恢复。

2. 真题重现

（1）**15 号题：皮肤弹性及水肿的检查**

（2）**15 号题标准答案**

操作前准备	①自己准备	做好自己的准备，戴上帽子。（口述）	1分
	②患者准备	患者体位：坐位或仰卧位。检查者：位于患者的右侧。（口述）	
操作步骤	①检查部位	皮肤弹性检查部位为手背或者上臂内侧皮肤；皮肤水肿检查部位为小腿内侧。	4分
	②检查方法	①检查者用拇指和示指将皮肤捏起，松手后正常皮肤皱褶迅速平复，当弹性减退时皱褶平复缓慢，此为皮肤弹性检查。②检查者用手指按压小腿内侧皮肤后呈凹陷，观察凹陷是否恢复。	
汇报结果	向考官汇报	报告考官：该患者皮肤弹性正常，无水肿。	1分

二、蜘蛛痣和皮下出血检查

1. 基础知识

（1）**蜘蛛痣** 皮肤小动脉末端分支性扩张所形成的血管痣，形似蜘蛛，称为蜘蛛痣，多出现在上腔静脉分布的区域内，如面、颈、手背、上臂、前胸和肩 5 部。检查者用棉签或火柴棍压迫蜘蛛痣的中心，其辐射状小血管网消退，去除压力后又复出现。

（2）**皮下出血** 病理状态下可出现皮肤下出血，根据其直径大小及伴随情况可分为以下几种：< 2mm 称为瘀点，2 ～ 5mm 称为紫癜，> 5mm 称为瘀斑，片状出血并伴有皮肤明显隆起称为血肿。

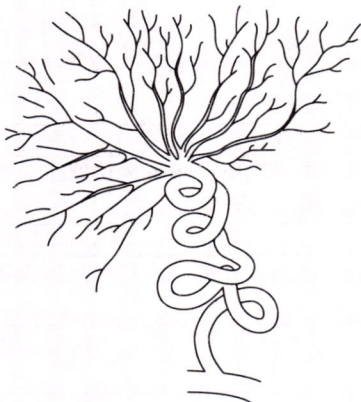

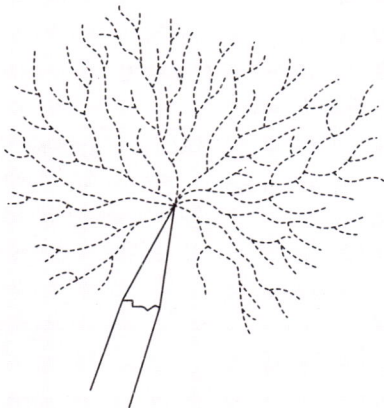

2. 真题重现

（1）**16 号题：蜘蛛痣和皮下出血检查**

（2）**16 号题标准答案**

操作前准备	①自己准备	做好自己的准备，戴上帽子。（口述）	1分
	②患者准备	告知患者相关检查内容，获得患者同意；患者体位取坐位或仰卧位，检查者位于患者的右侧。（口述）	
操作步骤	①检查部位	①皮肤小动脉末端分支性扩张所形成的血管痣，形似蜘蛛，称为蜘蛛痣，多出现在上腔静脉分布的区域内，如面、颈、手背、上臂、前胸和肩5分部。 ②检查者用棉签或火柴棍压迫蜘蛛痣的中心，其辐射状小血管网消退，去除压力后又复出现。	4分
	②检查方法	①皮下出血：病理状态下可出现皮肤下出血 ②根据其直径大小及伴随情况可分为以下几种：< 2mm 称为瘀点，2～5mm 称为紫癜，> 5mm 称为瘀斑，片状出血并伴有皮肤明显隆起称为血肿。	
汇报结果	向考官汇报	报告考官： 该患者未见蜘蛛痣和皮下出血。	1分

第3节 淋巴结

昭昭老师提示：①三指触摸（速记：桃园"三""结"义）→②背熟淋巴结顺序→③汇报：该患者未触及肿大的淋巴结，若触及肿大的淋巴结，要汇报淋巴结的大小、位置、质地、活动度等。

一、颈浅表淋巴结检查

1. 基础知识

（1）检查方法 检查者用三指（示指、中指、环指）并拢，手指紧贴检查者皮肤，由浅到深进行滑行触诊。

（2）检查顺序 耳前→耳后→枕部→颌下→颏下→颈前→颈后→锁骨上淋巴结（共8群）。

（3）检查结果 淋巴结的位置、大小、质地、活动度、有无压痛等。

2. 真题重现

（1）17号题：颈浅表淋巴结检查

（2）17号题标准答案

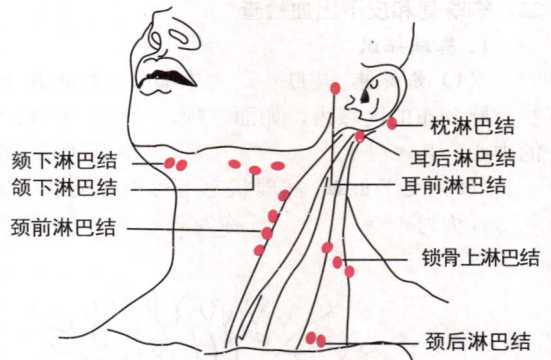

枕淋巴结
耳后淋巴结
耳前淋巴结
颌下淋巴结
颏下淋巴结
颈前淋巴结
锁骨上淋巴结
颈后淋巴结

操作前准备	①自己准备	做好自己的准备，戴上帽子。（口述）	1分
	②患者准备	告知患者相关检查内容，获得患者同意；患者体位取坐位或仰卧位，检查者位于患者的右侧。（口述）	
操作步骤	①检查部位	双侧颈前区及颈后区。	5分
	②检查方法	检查者用三指（示指、中指、环指）并拢，手指紧贴检查者皮肤，由浅到深进行滑行触诊。	
	③检查顺序	耳前→耳后→枕部→颌下→颏下→颈前→颈后→锁骨上淋巴结。	
汇报结果	向考官汇报	报告考官： 该患者头颈部未触及肿大的淋巴结，如果触到肿大的淋巴结，要汇报淋巴结的位置、大小、质地、活动度、有无压痛等。	1分

3. 考官提问

（1）体检时发现淋巴结肿大，除注意部位、大小、数目、硬度、活动度外，还应注意哪些内容？

答：还应注意有无压痛、粘连、局部皮肤红肿、瘢痕、瘘管等（答出3项得0.5分）。同时注意寻找引起淋巴结肿大的原发病灶（0.5分）。

（2）在左锁骨上窝发现肿大的无痛性淋巴结的临床意义是什么？

答：常见于食管或胃部恶性肿瘤的淋巴结转移（1分）。

（3）左锁骨上淋巴结肿大多见于什么疾病？

答：常见于胃癌转移、胰腺癌转移等（1分）。

二、腋窝淋巴结检查

1．基础知识

（1）检查方法 检查者用三指（示指、中指、环指）并拢，手指紧贴检查者皮肤，由浅到深进行滑行触诊。检查者左手托患者左前臂，用右手检查患者左侧腋窝；同法检查右侧腋窝。

（2）腋窝共有五组淋巴结 尖群（位于腋窝顶部）、中央群（位于腋窝内侧壁近肋骨及前锯肌处）、胸肌群（位于胸大肌下缘深部）、肩胛下群（位于腋窝后皱襞深部）、外侧群（位于腋窝外侧壁）。

中央淋巴结群
腋尖淋巴结群
外侧淋巴结群
肩胛下淋巴结群
胸肌淋巴结群

（3）检查顺序 尖群（腋窝顶部）→中央群（内侧）→胸肌群（前群）→肩胛下群（后群）→外侧群（外侧）。

（4）检查结果 淋巴结的位置、大小、质地、活动度、有无压痛等。

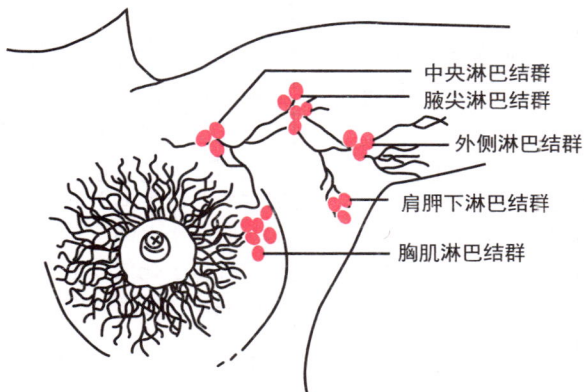

2．真题重现

（1）18号题：腋窝淋巴结检查

（2）18号题标准答案

操作前准备	①自己准备	做好自己的准备，戴上帽子。（口述）	1分
	②患者准备	被检查者取坐位或仰卧位；检查者位于患者的右侧。（口述）	
操作步骤	①检查部位	腋窝五组淋巴结。	4分
	②检查方法	检查者用三指（示指、中指、环指）并拢，手指紧贴检查者皮肤，由浅到深进行滑行触诊。	
	③检查顺序	①检查者左手托患者左前臂，用右手检查患者左侧腋窝；同法检查右侧腋窝。②尖群（腋窝顶部）→中央群（内侧）→胸肌群（前群）→肩胛下群（后群）→外侧群（外侧）。	
汇报结果	向考官汇报	报告考官：该患者腋窝各群淋巴结，未触及肿大的淋巴结；如果触到肿大的淋巴结，要汇报淋巴结的位置、大小、质地、活动度、有无压痛等。	1分

3．考官提问

（1）肺癌、胃癌及乳腺癌最容易转移至何处浅表淋巴结？

答：肺癌常向锁骨上或腋窝淋巴结群转移，尤以向右锁骨上淋巴结转移多见；胃癌多见于向左锁骨上淋巴结转移；乳腺癌多转移至腋窝淋巴结（1分）。

三、滑车上淋巴结检查

1．基础知识

（1）检查方法 检查者用三指（示指、中指、环指）并拢，手指紧贴检查者皮肤，由浅到深进行滑行触诊。

（2）位置 滑车上淋巴结在肘上肱二、三头肌内侧肌间沟骶上3～4cm。

（3）**检查顺序**　检查左侧滑车上淋巴结时，检查者左手托住被检查者左前臂，用右手向滑车上部位由浅及深进行触摸；检查右侧滑车上淋巴结时，检查者右手托住被检查者左前臂，用左手向滑车上部位由浅及深进行触摸。

2．真题重现

（1）**19号题**：滑车上淋巴结检查

（2）**19号题标准答案**

操作前准备	①自己准备	做好自己的准备，戴上帽子。（口述）	1分
	②患者准备	被检查者取坐位或仰卧位；检查者位于患者的右侧。（口述）	
操作步骤	①检查部位	双侧滑车上淋巴结	4分
	②检查方法	检查者用三指（示指、中指、环指）并拢，手指紧贴检查者皮肤，由浅到深进行滑行触诊。	
	③检查顺序	检查左侧滑车上淋巴结时，检查者左手托住被检查者左前臂，用右手向滑车上部位由浅及深进行触摸；检查右侧滑车上淋巴结时，检查者右手托住被检查者右前臂，用左手向滑车上部位由浅及深进行触摸（提示：滑车上淋巴结在肘上肱二、三头肌内侧肌间沟髁上3～4cm）。	
汇报结果	向考官汇报	报告老师：该患者滑车上淋巴结，未触及肿大的淋巴结；如果触到肿大的淋巴结，要汇报淋巴结的位置、大小、质地、活动度、有无压痛等。	1分

四、腹股沟淋巴结检查

1．基础知识

（1）**检查方法**　检查者用三指（示指、中指、环指）并拢，手指紧贴检查者皮肤，由浅到深进行滑行触诊。

（2）**位置**　腹股沟水平组位于沿腹股沟韧带下方；腹股沟垂直组沿大隐静脉分布。

（3）**检查顺序**　腹股沟水平组→腹股沟垂直组。

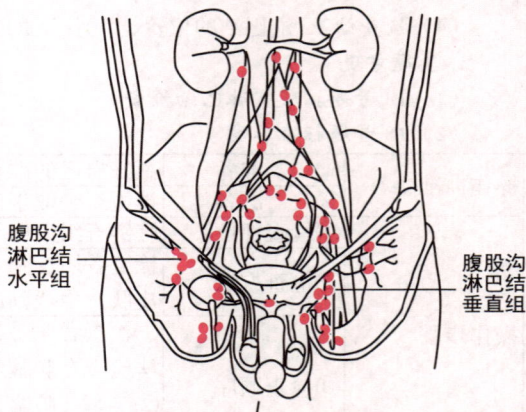

腹股沟淋巴结水平组　腹股沟淋巴结垂直组

2．真题重现

（1）**20号题**：腹股沟淋巴结检查

（2）**20号题标准答案**

操作前准备	①自己准备	做好自己的准备，戴上帽子。（口述）	1分
	②患者准备	被检查者取仰卧位，检查者站在被检查者右侧。（口述）	
操作步骤	①检查方法	检查者用三指（示指、中指、环指）并拢，手指紧贴检查者皮肤，由浅到深进行滑行触诊。	2分
	②检查顺序	腹股沟水平组（沿腹股沟韧带下方）→腹股沟垂直组（沿大隐静脉分布）。	
汇报结果	向考官汇报	报告考官：该患者腹股沟各群淋巴结未触及肿大的淋巴结；如果触到肿大的淋巴结，要汇报淋巴结的位置、大小、质地、活动度、有无压痛等。	1分

3．考官提问

（1）**腹股沟淋巴结肿大并且有触痛，多见于什么疾病？**

答：下肢、会阴部的炎症多见（1分）。

第二章　头颈部检查

> **2021考试大纲**

①外眼检查（包括眼睑、巩膜、结膜、眼球运动）、②瞳孔的大小与形状、③对光反射（直、间接）、集合反射、④口（咽部、扁桃体）、⑤甲状腺、⑥气管、⑦血管。

第1节　眼

一、外眼检查

昭昭老师提示：从上往下：①眼睑→②上睑→③睫毛→④眼裂；从外往内：①上眼睑→②下眼睑→③巩膜→④瞳孔。

1.基础知识

（1）从上往下 观察眼睑→上睑→睫毛→眼裂，眼睑无水肿，上睑无下垂，无倒睫，眼裂无闭合障碍。

（2）从内往外 结膜→巩膜。①检查者用右手检查受检者左眼；左手检查右眼，用示指和拇指捏住上睑中外1/3交界处的边缘，嘱被检查者向下看，此时轻轻向前下方牵拉，然后示指向下压迫睑板上缘，并与拇指配合将睑缘向上捻转即可将眼睑翻开，观察眼睑有无充血水肿；同样方法检查另一侧。②嘱被检查者眼向上看，以拇指轻压下眼睑下缘，充分暴露巩膜与结膜。

2.真题重现

（1）21号题：外眼检查

（2）21号题标准答案

操作前准备	①自己准备	做好自己的准备，戴上帽子、口罩。（口述）	2分
	②患者准备	获得患者同意，让患者取坐位或站立位。（口述）	
操作步骤	①外部结构	观察眼睑→上睑→睫毛→眼裂。	1.5分
	②内部结构	**上睑结膜** ①检查者用右手检查受检者左眼；左手检查右眼。 ②用示指和拇指捏住上睑中外1/3交界处的边缘，嘱被检查者向下看，此时轻轻向前下方牵拉，然后示指向下压迫睑板上缘，并与拇指配合将睑缘向上捻转即可将眼睑翻开。 ③同样方法检查另一侧。	1.5分
		巩膜与结膜 嘱被检查者眼向上看，以拇指轻压下眼睑下缘，充分暴露巩膜与结膜。	0.5分
汇报结果	向考官汇报	报告老师： ①眼睑无水肿，上睑无下垂，无倒睫，眼裂无闭合障碍。 ②睑结膜无苍白或充血，球结膜无充血或水肿。 ③巩膜无黄染。	2分

3.考官提问

（1）直接或间接角膜反射消失，多由于什么神经受损伤？

答：三叉神经（1分）。

二、眼球运动

1.基础知识

昭昭老师提示：眼睛都和3、4有关，瞳孔直径3～4mm，眼球运动检查距离患者30～40cm，要不怎么勾搭小3、4。

（1）医师置目标物（棉签或手指尖）于受检者眼前 30～40cm 处，嘱病人固定头位，眼球随目标方向移动，一般按 左→左上→左下，右→右上→右下 6 个方向的顺序进行。

（2）每一方向代表双眼的一对配偶肌的功能，若有某一方向运动受限，提示该对配偶肌功能障碍。

（3）眼球震颤：①双侧眼球发生一系列有规律的快速往返运动，称为眼球震颤。运动的速度起始时缓慢，称为慢相；复原时迅速，称为快相，运动方向以水平方向为常见，垂直和旋转方向较少见。②检查方法：嘱病人眼球随医生手指所示方向（水平和垂直）运动数次，观察是否出现震颤。自发的眼球震颤见于耳源性眩晕、小脑疾病和视力严重低下等。

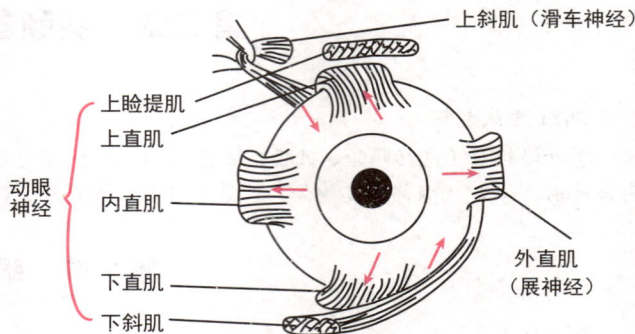

图注：上斜肌（滑车神经）、上睑提肌、上直肌、内直肌、下直肌、下斜肌、动眼神经、外直肌（展神经）

2. 真题重现

（1）22 号题：眼球运动

（2）22 号题标准答案

操作前准备	①自己准备	做好自己的准备，戴上帽子、口罩。（口述）	1分
	②患者准备	患者体位：取坐位；检查者体位：检查者站于患者前方。（口述）	
操作步骤	具体步骤	①医师置目标物（棉签或手指尖）于受检者眼前 30～40cm 处，嘱病人固定头位，眼球随目标方向移动，一般按 左→左上→左下，右→右上→右下 6 个方向的顺序进行。②每一方向代表双眼的一对配偶肌的功能，若有某一方向运动受限，提示该对配偶肌功能障碍。	3分
汇报结果	向考官汇报	报告老师：患者眼球各方向活动自如，未见明显的活动受限。	1分

三、瞳孔的正常值

昭昭老师提示：①正常值 3～4mm →②变大：阿托品（昭昭速记：看见国内一线女影星"脱"衣服，要说，"啊""脱"了）→③变小：氯丙嗪、吗啡、有机磷杀虫剂（昭昭速记："绿""马""杀虫"）→④不等大（脑外伤、脑肿瘤导致脑疝的患者）。

1. 基础知识

（1）瞳孔正常值 瞳孔的正常直径为 3～4mm。

（2）瞳孔扩大 见于药物影响（阿托品、可卡因）、临终前患者、外伤、颈交感神经刺激、青光眼绝对期、视神经萎缩等。

（3）瞳孔缩小 多见于药物反应（氯丙嗪、吗啡、毛果芸香碱）、中毒（有机磷杀虫剂）、虹膜炎症等。

（4）两侧瞳孔大小不等 多提示有颅内病变，如脑外伤、脑肿瘤、脑疝、中枢神经梅毒等。

2. 真题重现

（1）23 号题：瞳孔的正常值

（2）23 号题标准答案

操作前准备	①自己准备	做好自己的准备，戴上帽子、口罩。（口述）	1分
	②患者准备	患者体位：取坐位；检查者体位：检查者站于患者前方。（口述）	
操作步骤	①正常值	瞳孔的正常直径为 3～4mm。	1分
	②瞳孔扩大	多见于药物影响（阿托品、可卡因）、临终前患者、外伤、颈交感神经刺激、青光眼绝对期、视神经萎缩等。	1分
	③瞳孔缩小	多见于药物反应（氯丙嗪、吗啡、毛果芸香碱）、中毒（有机磷杀虫剂）、虹膜炎症等。	1分
	④两侧瞳孔大小不等	多提示有颅内病变，如脑外伤、脑肿瘤、脑疝、中枢神经梅毒等。	1分

| 汇报结果 | 向考官汇报 | 报告老师：
①瞳孔的正常直径为 3 ～ 4mm。
②瞳孔扩大多见于应用阿托品及临终前患者等。
③瞳孔缩小多见于应用氯丙嗪、吗啡、有机磷杀虫剂等。
④两侧瞳孔大小不等多见于脑外伤、脑肿瘤、脑疝等。 | 1分 |

3. 考官提问

（1）瞳孔直径正常值是多少？

答：正常人瞳孔直径 3 ～ 4mm（1分）。

（2）双侧瞳孔扩大常见于哪些临床病症？

答：双侧瞳孔扩大常见于脑外伤、颈交感神经刺激、视神经萎缩、阿托品等药物反应（答出 2 项得 1 分）。

（3）左右瞳孔大小不等见于哪些颅内病变？

答：左右瞳孔大小不等常提示有脑疝、脑外伤、脑肿瘤、中枢神经梅毒等（答出 2 项得 0.5 分）。

四、眼的反射

1. 基础知识

昭昭老师提示：①照一侧瞳孔➜同侧瞳孔缩小；②照一侧瞳孔➜对侧瞳孔缩小。

（1）对光反射 ①直接对光反射：用手电筒直接照射瞳孔并观察其动态反应。当眼受到光线刺激后瞳孔立即缩小，移开光源后瞳孔迅速复原；同样的方法检查另一只眼。②间接对光反射：指光线照射一眼时，另一只眼瞳孔立即缩小，移开光线，瞳孔扩大；同样的方法检查另一只眼。

（2）集合反射 嘱病人注视 1m 以外的目标（通常是检查者的示指尖），然后将目标逐渐移近眼球（距眼球约 5 ～ 10cm），观察双眼的辐辏变化和瞳孔变化。正常人此时可见双眼内聚，瞳孔缩小。由于视物由远到近，也同时伴有晶状体调节，因此，以上双眼内聚，瞳孔缩小和晶状体调节三者又统称为：近反射。

2. 真题重现

（1）24 号题：对光反射和集合反射

（2）24 号题标准答案

①对光反射

操作前准备	①自己准备	做好自己的准备，戴上帽子、口罩。（口述）	1分
	②患者准备	获得患者同意，让患者取坐位或站立位。（口述）	
	③物品准备	手电筒。（口述）	
操作步骤	直接对光反射	①用手电筒直接照射瞳孔并观察其动态反应。当眼受到光线刺激后瞳孔立即缩小，移开光源后瞳孔迅速复原。 ②同样的方法检查另一只眼。	2分
	间接对光反射	①指光线照射一只眼时，另一只眼瞳孔立即缩小，移开光线，瞳孔扩大。 ②同样的方法检查另一只眼。	2分
汇报结果	向考官汇报	报告老师： 瞳孔对光反射迟钝或消失，见于昏迷患者。	1分

②集合反射

操作前准备	①自己准备	做好自己的准备，戴上帽子、口罩。（口述）	1分
	②患者准备	获得患者同意，让患者取坐位或站立位。（口述）	
	③物品准备	手电筒。（口述）	
操作步骤	集合反射	嘱病人注视 1m 以外的目标（通常是检查者的示指尖），然后将目标逐渐移近眼球（距眼球约 5 ～ 10cm），正常人此时可见双眼内聚，瞳孔缩小。	2分
	近反射	视物由远至近，同时伴有晶状体的调节，因此，以上双眼内聚、瞳孔缩小和晶状体的调节三者又统称为近反射。	2分

汇报结果	向考官汇报	报告老师： 动眼神经功能损害时，睫状肌和双眼内直肌麻痹，集合反射和调节反射均消失。	1分

3. 考官提问

（1）哪些颅神经损伤可以导致瞳孔对光反射异常？

答：视神经（0.5分）、动眼神经（0.5分）损伤可以导致瞳孔对光反射异常。

第2节　口

扁桃体的检查方法

昭昭老师提示：①从上往下：软腭→腭垂→软腭弓→扁桃体；②从前往后：咽后壁。

1. 基础知识

（1）检查方法 ①被检查者头略后仰，口张大并发"啊"音，此时医师用压舌板在舌的前2/3与后1/3交界处迅速下压，此时软腭上抬，在照明的配合下即可见软腭→腭垂→软腭弓→扁桃体→咽后壁等。②检查时，应注意咽部黏膜有无充血、水肿、分泌物，反射是否正常，扁桃体有无肿大，有无腺样增生，软腭运动是否正常，腭垂是否居中，吞咽有无呛咳等。

（2）扁桃体肿大的分度 1度肿大不超过咽腭弓，2度肿大超过咽腭弓，3度肿大超过咽后壁正中线。

（3）扁桃体炎的表现 扁桃体发炎时，腺体红肿、增大，在扁桃体隐窝内有黄白色分泌物或渗出物形成的苔片状假膜，很容易剥离。

2. 真题重现

（1）25号题：扁桃体的检查方法

（2）25号题标准答案

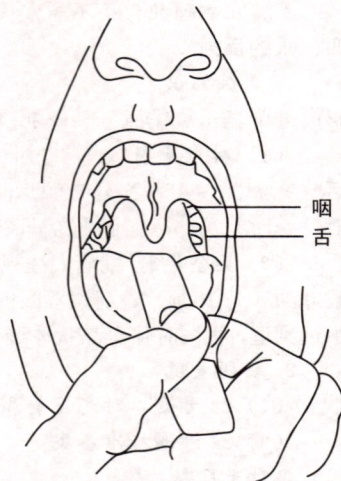

操作前准备	①自己准备	做好自己的准备，戴上帽子、口罩。（口述）	1分
	②患者准备	获得患者同意，让患者取坐位或站立位；检查者：站于患者前方。（口述）	
	③物品准备	手电筒和压舌板。（口述）	
操作步骤	具体步骤	被检查者头略后仰，口张大并发"啊"音，此时医师用压舌板在舌的前2/3与后1/3交界处迅速下压，此时软腭上抬，在照明的配合下即可见软腭→腭垂→软腭弓→扁桃体→咽后壁等。	2分
汇报结果	向考官汇报	报告考官： 该患者软腭无充血水肿，腭垂居中，扁桃体无肿大无脓性分泌物，咽后壁无充血水肿。	1分

3. 考官提问

（1）扁桃体检查主要观察内容是什么？

答：观察扁桃体有无红肿及判断扁桃体肿大的程度（0.5分），其分泌物颜色、性状、是否形成假膜（0.5分）。

（2）咽部检查主要观察哪些内容？

答：观察咽部黏膜有无充血、水肿，分泌物是否增多（0.5分）及扁桃体有无肿大（0.5分）。

（3）扁桃体肿大分度？

答：1度肿大不超过咽腭弓，2度肿大超过咽腭弓，3度肿大超过咽后壁正中线（1分）。

第3节　颈　部

一、甲状腺的检查

1．基础知识

（1）**视诊**　观察甲状腺的大小、对称性。

（2）**触诊**

昭昭老师提示：①摸峡部：胸骨上切迹→甲状软骨→吞咽动作；②摸侧叶，一推→二钩→三摸→四吞咽；昭昭老师速记为"推"到"沟"里"摸"再"咽"口水。

①**甲状腺峡部**　站于受检者前面用拇指或站于受检者后面用示指从胸骨上切迹向上触膜，可感到气管前软组织，判断有无增厚，请受检者吞咽，可感到此软组织在手指下滑动，判断有无肿大和肿块。

②**甲状腺侧叶**　前面触诊：一手拇指施压于一侧甲状软骨，将气管推向对侧，另一示、中指在对侧胸锁乳突肌后缘向前推挤甲状腺侧叶，拇指在胸锁乳突肌前缘触诊，配合吞咽动作，重复检查，可触及被推挤的甲状腺，用同样方法检查另一侧甲状腺；后面触诊：类似前面触诊。一手示、中指施压于一侧甲状软骨，将气管推向对侧，另一手拇指在对侧胸锁乳突肌后缘向前推挤甲状腺，示、中指在其前缘触诊甲状腺。配合吞咽动作，重复检查，用同样方法检查另一侧甲状腺。

（3）**听诊**　①当触到甲状腺肿大时，用钟形听诊器直接放在肿大的甲状腺上，如听到低调的连续性静脉"嗡鸣"音，对诊断甲状腺功能亢进症很有帮助。②弥漫性甲状腺肿伴功能亢进者还可听到收缩期动脉杂音。

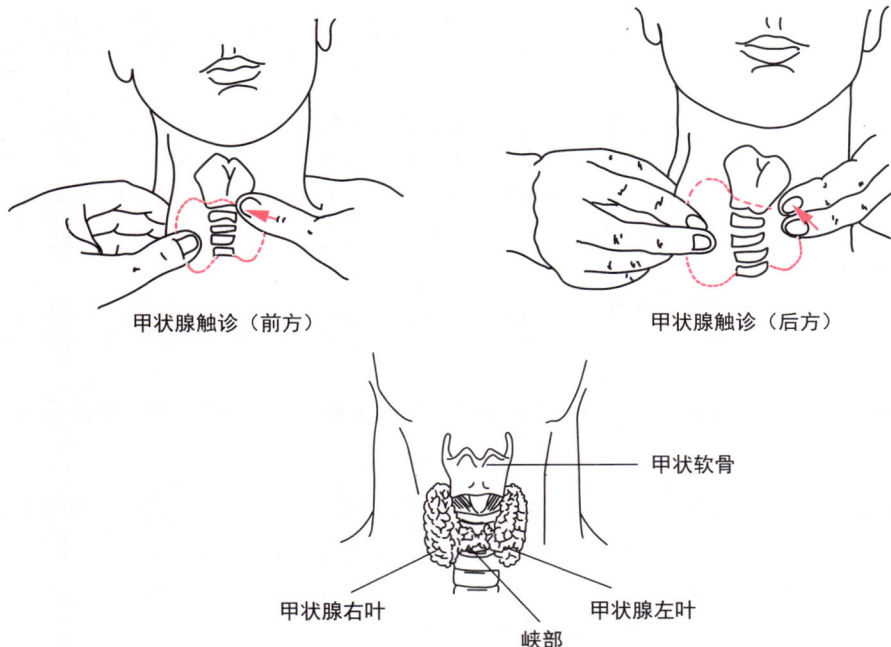

甲状腺触诊（前方）　　　　甲状腺触诊（后方）

甲状软骨

甲状腺右叶　　　甲状腺左叶

峡部

2．真题重现

（1）26号题：甲状腺的检查

（2）26号题标准答案

操作前准备	①自己准备	做好自己的准备，戴上帽子、口罩。（口述）	1分
	②患者准备	被检查者：取坐位；检查者：站于患者前方或后方。（口述）	
	③物品准备	听诊器。（口述）	

操作步骤	①视诊	观察甲状腺的大小、对称性。	1分
	②触诊	甲状腺峡部： 站于受检者前面用拇指或站于受检者后面用示指从胸骨上切迹向上触膜，可感到气管前软组织，判断有无增厚，请受检者吞咽，可感到此软组织在手指下滑动，判断有无肿大和肿块。	
		甲状腺侧叶： ①前面触诊：一手拇指施压于一侧甲状软骨，将气管推向对侧，另一手示、中指在对侧胸锁乳突肌后缘向前推挤甲状腺侧叶，拇指在胸锁乳突肌前缘触诊，配合吞咽动作，重复检查，可触及被推挤的甲状腺。用同样方法检查另一侧甲状腺。 ②后面触诊：类似前面触诊。一手示、中指施压于一侧甲状软骨，将气管推向对侧，另一手拇指在对侧胸锁乳突肌后缘向前推挤甲状腺，示、中指在其前缘触诊甲状腺。配合吞咽动作，重复检查。用同样方法检查另一侧甲状腺。	3分
	③听诊	①当触到甲状腺肿大时，用钟形听诊器直接放在肿大的甲状腺上，如听到低调的连续性静脉"嗡鸣"音，对诊断甲状腺功能亢进症很有帮助。 ②另外，在弥漫性甲状腺肿伴功能亢进者还可听到收缩期动脉杂音。	1分
汇报结果	向考官汇报	报告考官： ①视诊：颈前无明显肿大，两侧对称。 ②触诊：甲状腺峡部及侧叶未触及肿大及结节。 ③听诊：甲状腺未闻及杂音，如果存在甲亢时，可闻及血管杂音。	1分

3.考官提问

（1）甲状腺异常要从哪些方面描述？

答：视诊甲状腺有无肿大，触诊甲状腺的大小、质地、有无结节、有无异常震颤；听诊有无异常血管杂音（1分）。

（2）典型甲状腺功能亢进症（Graves病）患者做甲状腺触诊时，除发现甲状腺肿大外，还可能会有什么发现？

答：可能触及震颤（1分）。

（3）何谓甲状腺Ⅱ度肿大？

答：甲状腺肿大能看到又能触及，但未超过胸锁乳突肌后缘为Ⅱ度（1分）。

（4）何谓甲状腺Ⅲ度肿大？

答：甲状腺肿大超过胸锁乳突肌后缘为Ⅲ度（1分）。

（5）典型甲亢患者做甲状腺触诊会有什么发现？

答：触及甲状腺肿大，有时能触及结节、震颤（1分）。

（6）甲状腺听诊时，听到低音调的连续性静脉"嗡鸣"音有何意义？

答：常见于甲状腺功能亢进（1分）。

（7）何谓甲状腺"冷结节"？其临床意义是什么？

答：甲状腺扫描的结节分为：正常、热结节、温结节、凉结节、冷结节等。"冷结节"是指甲状腺肿块在扫描图上呈无浓集碘功能的结节，"冷结节"癌变率较高，建议手术切除（1分）。

（8）**甲亢多年导致心律失常，心脏听诊的特点？**

答：心率快；甲亢导致房颤，出现第一心音强弱不等，心室率绝对不规则（1分）。

二、气管检查

1. 基础知识

（1）**检查方法**　将示指与环指分别置于两侧胸锁关节上，然后将中指置于气管之上，观察中指是否在示指与环指中间，或以中指置于气管与两侧胸锁乳突肌之间的间隙，据两侧间隙是否等宽来判断气管有无偏移。

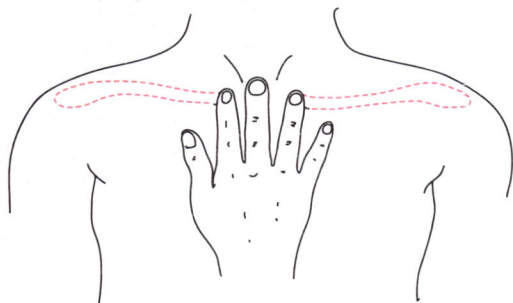

（2）**结果**　正常人气管居中。

2. 真题重现

（1）27号题：气管检查

（2）27号题标准答案

操作前准备	①自己准备	做好自己的准备，戴上帽子、口罩。（口述）	0.5分
	②患者准备	被检查者取舒适坐位或仰卧位，使颈部处于自然直立状态。检查者：站在被检查者的前面或右侧。（口述）	
操作步骤	具体步骤	将示指与环指分别置于两侧胸锁关节上，然后将中指置于气管之上，观察中指是否在示指与环指中间，或以中指置于气管与两侧胸锁乳突肌之间的间隙，据两侧间隙是否等宽来判断气管有无偏移。	1.5分
汇报结果	向考官汇报	报告考官：该患者气管居中，如果中指往哪侧偏移，说明气管往哪侧移位。	1分

3. 考官提问

（1）**单侧胸肺疾病，气管向健侧移位，有什么临床意义？**

答：气管向健侧移位常见于患侧大量胸腔积液（0.5分）、气胸（0.5分）等。

（2）**男，20岁。打篮球时，突发左侧胸痛伴憋气2小时来诊，体格检查时应该查哪些内容？**

答：气管位置，胸部视诊、触诊、叩诊、听诊（1分）。

（3）**气管偏向一侧见于什么疾病？**

答：一侧大量的胸腔积液、积气，纵膈肿瘤以及甲状腺左叶肿大、右侧肺不张、右胸膜粘连等（1分）。

三、颈部血管检查

昭昭老师提示：①检查内容为颈部静脉和动脉；②检查顺序为视诊→触诊→听诊。

1. 基础知识

（1）**视诊**　①颈静脉检查：被检查者取坐位或半坐位，身体呈45°，观察颈静脉有无充盈或怒张；颈静脉充盈水平不超过锁骨上缘至下颌角之间的下2/3水平。②颈动脉检查：被检查者取坐位或仰卧位，先视诊有无颈动脉异常搏动。

颈静脉怒张

（2）**触诊**　触诊颈动脉，以拇指置于甲状软骨水平胸锁乳突肌内侧，触摸颈动脉搏动，比较两侧颈动脉搏动有无差别。

（3）**听诊**　患者取坐位，用钟型听诊器听诊，如在颈部大血管区听到血管杂音，常提示颈动脉狭窄、椎动脉狭窄等。

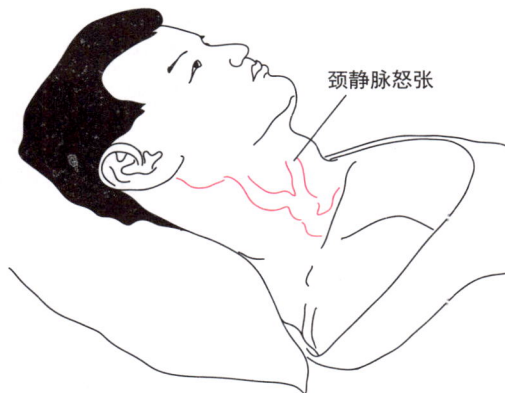

2. 真题重现

（1）28 号题：颈部血管检查

（2）28 号题标准答案

操作前准备	①自己准备	做好自己的准备，戴上帽子、口罩。（口述）	1分
	②患者准备	患者取合适体位；检查者站于患者前方或后方。（口述）	
	③物品准备	听诊器。（口述）	
操作步骤	①视诊	①颈静脉检查：被检查者取坐位或半坐位，身体呈45°，观察颈静脉有无充盈或怒张（颈静脉充盈水平不超过锁骨上缘至下颌角之间的下2/3水平）。②颈动脉检查：被检查者取坐位或仰卧位，先视诊有无颈动脉异常搏动。	4分
	②触诊	触诊颈动脉，以拇指置于甲状软骨水平胸锁乳突肌内侧，触摸颈动脉搏动，比较两侧颈动脉搏动有无差别。	
	③听诊	患者取坐位，用听诊器听诊，如在颈部大血管区听到血管杂音，常提示颈动脉狭窄、椎动脉狭窄等。	
汇报结果	向考官汇报	报告考官：①该患者颈静脉无明显充盈和怒张，颈静脉怒张的定义是其充盈水平，超过了锁骨上缘至下颌角之间的下2/3水平；颈动脉无异常搏动。②触摸颈动脉搏动，两侧颈动脉搏动正常。③颈部未闻及明显血管杂音，当颈静脉血流增多时，可闻及颈静脉的"营营"音，当颈动脉狭窄时，可闻及动脉杂音。	1分

3. 考官提问

（1）被检查者坐位时颈静脉明显充盈或颈静脉怒张，有什么临床意义？

答：常见于右心功能不全、上腔静脉阻塞综合征及心包积液等（答出2项得1分）。

第三章　胸部检查

> **2021 考试大纲**
>
> ①胸部的体表标志（包括骨骼标志、垂直线标志、自然陷窝、肺和胸膜的界限）、②胸壁、胸廓、胸围、③呼吸运动、呼吸频率、呼吸节律、④胸部触诊（胸廓扩张度、语音震颤、胸膜摩擦感）、⑤胸部叩诊（叩诊方法、肺界叩诊、肺下界移动度）、⑥胸部听诊（听诊方法、正常呼吸音、异常呼吸音、啰音、胸膜摩擦音）、⑦乳房检查（视诊、触诊）、⑧心脏视诊（心前区隆起与凹陷、心尖搏动、心前区异常搏动）、⑨心脏触诊（心尖搏动及心前区异常搏动、震颤、心包摩擦感）、⑩心脏叩诊（心界叩诊及左锁骨中线距前正中线距离的测量）、⑪心脏听诊［心脏瓣膜听诊区、听诊顺序、听诊内容（心率、心律、心音、心音改变、额外心音、心脏杂音、心包摩擦音）］、⑫外周血管检查：脉搏（脉率、脉律）、血管杂音（静脉杂音、动脉杂音）、周围血管征。

第 1 节　胸部视诊

一、胸部的体表标志

1. 基础知识

（1）1 个突起

①前方骨性标志

胸骨上切迹	胸骨柄上方，正常情况下，气管位于该切迹正中。
胸骨柄	胸骨上端略呈六角形的骨块，其上部与左、右锁骨相连。
剑突	胸骨体下方的突出部分。
肋骨	①共 12 对。②第 11～12 肋骨不与胸骨相连，其前端为游离缘，称为浮肋。
肋间隙	指两个肋骨之间的空隙。

②后方骨性标志

肩胛骨	位于后胸壁第 2～8 肋之间。
脊柱棘突	为后正中线的标志。
第七颈椎棘突	位于颈根部的第 7 颈椎棘突最为突出，其下即为胸椎的起点，常以此处作为计数胸椎的标志。

（2）4 个角

胸骨角	①称 Louis 角，由胸骨柄与胸骨体的连接处向前突起而成。②两侧分别与左右第 2 肋软骨连接，为计数肋骨和肋间隙顺序的主要标志，胸骨角还标志支气管分叉、心房上缘和上下纵隔交界及相当于第 5 胸椎水平。
腹上角	两侧肋弓至剑突根部的交角，常用于判断体形及肝的测量，正常角度 70～110°。
肩胛下角	①肩胛骨下端圆钝的角度称肩胛下角。②被检查者取直立位两上肢自然下垂时，肩胛下角可作为第 7 或第 8 肋骨水平的标志或相当于第 8 胸椎的水平。此可作为后胸部计数肋骨的标志。
肋脊角	为第 12 肋骨与脊柱构成的夹角。其前为肾脏和输尿管上端所在的区域。

（3）4 个窝

胸骨上窝	胸骨柄上方的凹陷部，正常气管位于其后。
锁骨上窝	为锁骨上方的凹陷部，相当于两肺上叶肺尖的上部。
锁骨下窝	为锁骨下方的凹陷部，下界为第 3 肋骨下缘，相当于两肺上叶肺尖的下部。
腋窝	为上肢内侧与胸壁相连的凹陷部。

（4）4 个区

肩胛上区	为肩胛冈以上的区域，其外上界为斜方肌的上缘；相当于上叶肺尖的下部。

肩胛区	为肩胛冈以下的肩胛骨内的区域。
肩胛间区	为两肩胛骨内缘之间的区域。后正中线将此区分为左右两部。
肩胛下区	为两肩胛下角的连线与第12胸椎水平线之间的区域。

（5）9个线

昭昭老师提示：考生须重点区分"胸骨线"和"胸骨旁线"，不要混淆。

前正中线	即胸骨中线。为通过胸骨正中的垂直线。即其上端位于胸骨柄上缘的中点，向下通过剑突中央的垂直线。
胸骨线	紧贴胸骨边缘的平行于前正中线的水平线。
胸骨旁线	为通过胸骨线和锁骨中线中间的垂直线。
锁骨中线	通过锁骨肩峰端与胸骨端两者中点的垂直线，即通过锁骨中点向下的垂直线。
腋前线	通过腋窝前皱襞沿前侧胸壁向下的垂直线。
腋中线	自腋窝顶端于腋前线和腋后线之间向下的垂直线。
腋后线	为通过腋窝后皱襞沿后侧胸壁向下的垂直线。
肩胛线	双臂下垂时通过肩胛下角与后正中线平行的垂直线。
后正中线	即脊柱中线，为通过椎骨棘突，或沿脊柱正中下行的垂直线。

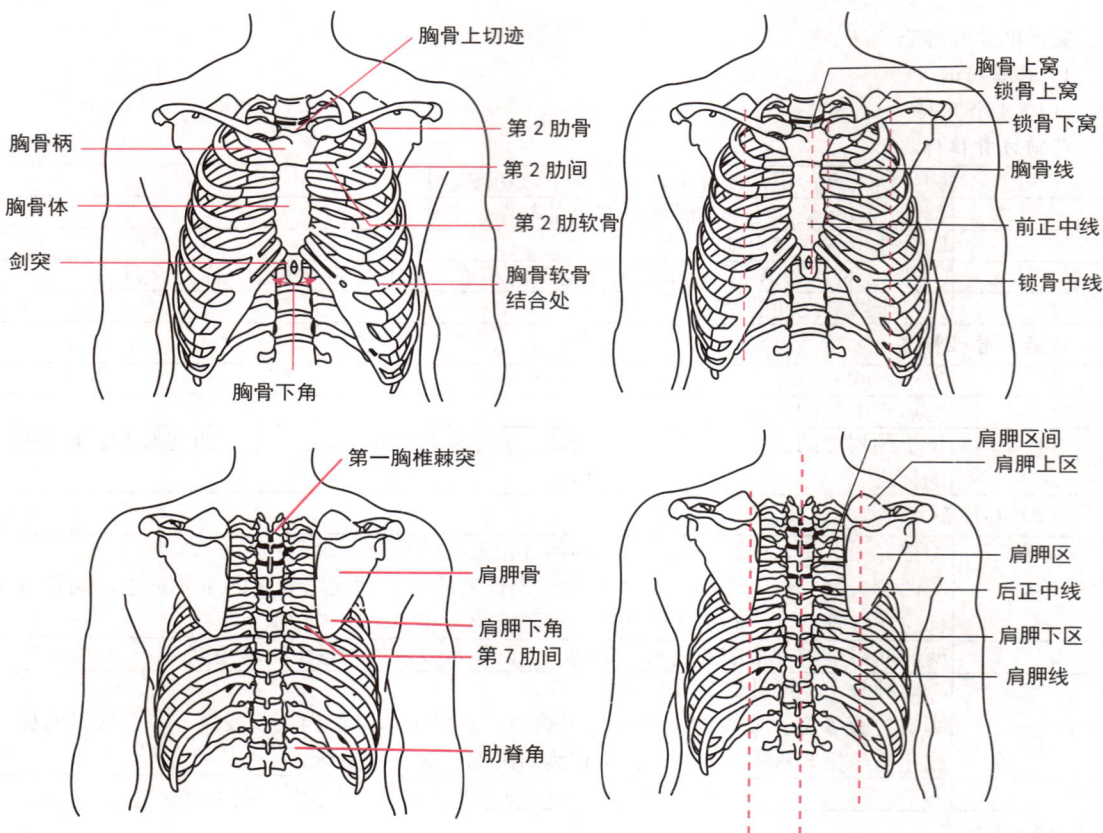

2. 真题重现

（1）29号题：请在患者身上指出胸骨上窝、胸骨角、锁骨中线、肩胛上区及第7颈椎棘突。

（2）29号题标准答案

操作前准备	①自己准备	做好自己的准备，戴上帽子、口罩。（口述）	2分
	②患者准备	被检查者取坐位，充分暴露前胸，考生站在被检查者右侧。（口述）	

操作步骤	胸骨上窝	胸骨柄上方的凹陷部，正常气管位于其后。	0.5 分
	胸骨角	称 Louis 角，由胸骨柄与胸骨体的连接处向前突起而成。其两侧分别与左右第 2 肋软骨连接，为计数肋骨和肋间隙顺序的主要标志。胸骨角还标志支气管分叉、心房上缘和上下纵隔交界及相当于第 5 胸椎的水平。	1 分
	锁骨中线（左、右）	通过锁骨的肩峰端与胸骨端两者中点的垂直线。即通过锁骨中点向下的垂直线。	0.5 分
	肩胛上区（左、右）	为肩胛冈以上的区域，其外上界为斜方肌的上缘。相当于上叶肺尖的下部。	0.5 分
	第七颈椎棘突	后正中线的标志。位于颈根部的第 7 颈椎棘突最为突出，其下即为胸椎的起点，常以此处作为计数胸椎的标志。	1 分
汇报结果	向考官汇报	报告老师：要求考生记住每个概念并在患者身上指出。	1 分

3. 考官提问

（1）胸骨角的主要临床意义是什么？

答：胸骨角是计数肋骨和肋骨间隙顺序的重要标志（1 分）。

（2）"三凹征"为哪三个凹？机理是什么？

答：大气道梗阻患者吸气时，胸腔内负压明显增高（0.5 分），引起胸骨上窝、锁骨上窝和肋间隙向内凹陷（0.5 分）。

（3）桶状胸的特点是什么？常见于何种疾病？

答：桶状胸特点是胸廓前后径与左右径之比大于等于 1（0.5 分），常见于肺气肿（0.5 分）。

（4）扁平胸、桶状胸、鸡胸各见于什么疾病？

答：扁平胸见于瘦长体型者、慢性消耗性疾病患者等。桶状胸见于严重的肺气肿。鸡胸见于佝偻病（1 分）。

（5）男性，48 岁。晨起出现颈部活动受限，予以针灸治疗，半小时后，突然感觉右侧胸痛，进行性呼吸困难，口唇发绀，在进行胸部视诊检查时可有哪些异常？

答：右侧胸部饱满（0.5 分）、呼吸动度减弱（0.5 分）。

二、胸廓视诊

1. 基础知识

昭昭老师提示：叙述顺序为①对称➜②畸形和隆起➜③1：1.5。

（1）**检查方法**　①观察胸廓形状，两侧是否对称➜②胸廓有无畸形和局部隆起➜③正常胸廓两侧对称，呈椭圆形，前后径与左右径之比约为 1：1.5。

（2）**正常结果**　①胸廓两侧对称➜②无明显畸形和异常隆起➜③胸廓前后径与左右径之比约为 1：1.5。

2. 真题重现

（1）30 号题：胸廓视诊

（2）30 号题标准答案

操作前准备	①自己准备	做好自己的准备，戴上帽子、口罩。（口述）	1 分
	②患者准备	被检查者取仰卧位或坐位，充分暴露前胸和胸背部，考生站在被检查者右侧（坐位时站在被检查者前面或后面）。（口述）	
操作步骤	具体步骤	①观察胸廓形状，两侧是否对称。②胸廓有无畸形和局部隆起。③正常胸廓两侧对称，呈椭圆形，前后径与左右径之比约为 1：1.5。	1 分

汇报结果	向考官汇报	报告考官：胸廓两侧对称；无明显畸形和异常隆起；胸廓前后径与左右径之比约为 1：1.5。	1分

三、胸壁视诊检查

1. 基础知识

昭昭老师提示：①叙述顺序为皮肤共性→皮肤个性；②共性：皮肤正常，无溃疡、窦道、瘢痕、色素沉着、皮疹等；③皮肤个性：胸部静脉有无充盈、曲张，有无蜘蛛痣；腹部静脉有无充盈、曲张，有无胃肠型及蠕动波；乳房有无橘皮样改变、有无酒窝征；手有无肌肉萎缩；下肢有无静脉曲张。

（1）**检查方法** ①胸壁**皮肤**有无溃疡、窦道、瘢痕、色素沉着、皮疹等→②胸壁**静脉**有无充盈、曲张，有无**蜘蛛痣**。

（2）**注意事项**

昭昭老师提示：这个主要是考生学会口述，避免一张口不知道说什么。

2. 真题重现

（1）31 号题：胸壁视诊检查

（2）31 号题标准答案

操作前准备	①**自己**准备	做好自己的准备，戴上帽子、口罩。（口述）	1分
	②**患者**准备	被检查者取仰卧位或坐位，充分暴露前胸部，考生站在被检查者前面或右侧。（口述）	
操作步骤	具体步骤	①胸壁**皮肤**有无溃疡、窦道、瘢痕、色素沉着、皮疹。②胸壁**静脉**有无充盈、曲张，有无**蜘蛛痣**。	1.5分
汇报结果	向考官汇报	报告考官：胸壁皮肤正常，无溃疡、无窦道、无瘢痕、无色素沉着、无皮疹；胸壁静脉无充盈、曲张；无蜘蛛痣。	1分

3. 考官提问

（1）女性，20 岁。反复发热 2 周，查血常规疑为急性白血病，进行胸壁检查时应注意检查哪些内容？

答：皮肤有无瘀点（或出血点）、瘀斑（0.5分），胸骨有无压痛（0.5分）。

四、呼吸运动检查

1. 基础知识

昭昭老师提示：叙述顺序为①类型→②频率→③节律→④幅度。

（1）**呼吸运动类型** ①正常男性和儿童的呼吸以膈肌运动为主，胸廓下部及上腹部的运动度较大，而形成腹式呼吸。②女性的呼吸则以肋间肌的运动为主，故形成胸式呼吸。

（2）**呼吸频率** ①计数呼吸频率。②静息状态下，呼吸为 12～20 次/分，与脉搏之比为 1：4。新生儿呼吸约 44 次/分，随着年龄的增长而逐渐减慢。

（3）**呼吸节律** 节律是否均匀而整齐。

（4）**呼吸幅度** 是否过大或过小。

（5）**正常结果** 被检查者腹（胸）式呼吸，呼吸频率 ** 次/分，节律规整，呼吸运动幅度正常。

2. 真题重现

（1）32 号题：呼吸运动检查

（2）32 号题标准答案

操作前准备	①**自己**准备	做好自己的准备，戴上帽子、口罩。（口述）	1分
	②**患者**准备	被检查者取坐位或仰卧位，充分暴露前胸部，考生站在被检查者前面或右侧。（口述）	

操作步骤	①呼吸运动**类型**	①正常男性和儿童的呼吸以膈肌运动为主，胸廓下部及上腹部的动度较大，而形成腹式呼吸。②女性的呼吸则以肋间肌的运动为主，故形成胸式呼吸。	2分
	②呼吸**频率**	①计数呼吸频率（1分钟）。②静息状态下，呼吸为12～20次/分，与脉搏之比为1：4。新生儿呼吸约44次/分，随着年龄的增长而逐渐减慢。	
	③呼吸**节律**	节律是否均匀而整齐。	
	④呼吸**幅度**	是否异常。	
汇报结果	向考官汇报	报告考官：被检查者腹（胸）式呼吸，呼吸频率**次/分，节律规整，呼吸运动幅度正常。	1分

3.考官提问

（1）正常呼吸频率是多少？呼吸频率增快见于什么疾病？

答：正常呼吸频率是12～20次/分。呼吸频率增快见于发热、甲亢、贫血等（1分）。

（2）左侧大量胸腔积液患者在胸部视诊检时，可发现哪些异常体征？

答：呼吸浅快，左侧呼吸运动减弱，左侧胸廓饱满（1分）。

第2节　胸部触诊

一、胸廓扩张度检查

1.基础知识

（1）**前方检查** ①检查者两手置于被检查者胸廓下面的前侧部，中间相隔一指远，**左右拇指分别沿两侧肋缘指向剑突**，拇指尖在前正中线两侧对称部位，而手掌和伸展的手指置于前侧胸壁。②嘱患者作**深呼吸运动**，观察比较两手的动度是否一致。

（2）**后方检查** ①两手置于被检查者背部，相当于**第10肋**软骨水平，拇指与中线平行，并将两侧皮肤向中线轻推。②嘱患者作**深呼吸运动**，观察比较两手的动度是否一致。

昭昭老师提示：时候＝"10""后"，即后方检查胸廓扩张度，将手放于第10肋。

检查项目	手放置位置	昭昭老师速记
心包摩擦感	第3～4肋间	用"心包"养小"3、4"
胸膜摩擦感	第5～6肋间	"捂（5）""胸"
胸廓扩张度检查（后方检查）	第10肋间	"时（10）""候（后）"
脾触诊	第9～11肋间	"啤（脾）""酒（9）"

（3）**正常结果** 双侧胸廓扩张度对称一致，如果一侧气胸或胸腔积液时，会导致该侧胸廓扩张度降低。

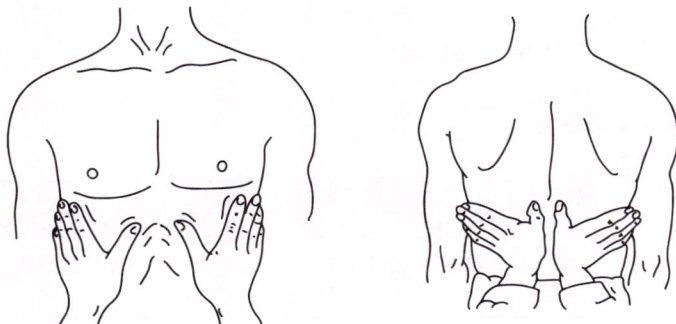

2．真题重现

（1）33号题：胸廓扩张度检查（前）

（2）33号题标准答案

操作前准备	①自己准备	做好自己的准备，戴上帽子。（口述）	1分
	②患者准备	被检查者取坐位或仰卧位，充分暴露前胸部，考生站在被检查者前面或右侧。（口述）	
操作步骤	具体步骤	①检查者两手置于被检查者胸廓下面的前侧部，左右拇指分别沿两侧肋缘指向剑突，拇指尖在前正中线两侧对称部位，而手掌和伸展的手指置于前侧胸壁。②嘱患者作深呼吸运动，观察比较两手的动度是否一致。	2分
汇报结果	向考官汇报	报告考官：双侧胸廓扩张度对称一致，如果一侧气胸或胸腔积液时，会导致该侧胸廓扩张度降低。	1分

3．考官提问

胸廓扩张度检查的意义。

答：正常人两侧的胸廓扩张度相等，如一侧胸廓扩张受限，可见于大量胸腔积液、气胸、胸膜增厚和肺不张等（1分）。

二、语音震颤检查

1．基础知识

昭昭老师提示：操作要点是前3后4，逐渐向外。

（1）**检查方法** ①检查者将左右手掌的尺侧缘或掌面轻放于两侧胸壁的对称部位，然后嘱被检查者用同等的强度重复发"yi"长音，自上至下、从内到外比较两侧相应部位语音震颤的异同。②注意有无增强或减弱，语音震颤检查的部位及顺序。

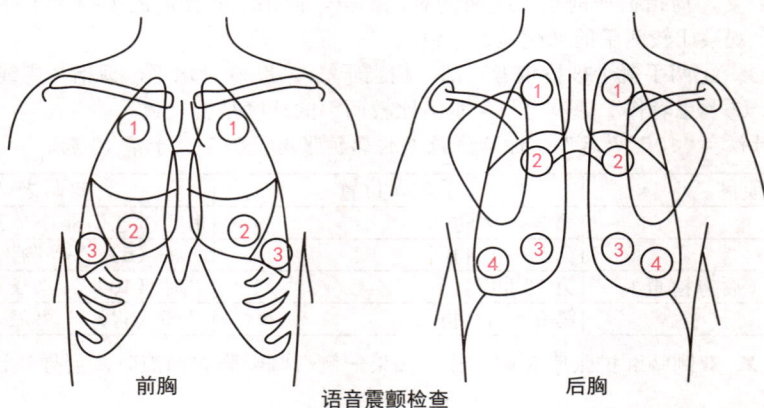

前胸　　　　　　语音震颤检查　　　　　后胸

（2）**正常结果** 正常患者双侧语音震颤对称一致。

2．真题重现

（1）34号题：语音震颤检查

（2）34号题标准答案

| 操作前准备 | ①自己准备 | 做好自己的准备，戴上帽子。（口述） | 1分 |
| | ②患者准备 | 被检查者取坐位或仰卧位，充分暴露前胸部或胸背部，考生站在被检查者前面或右侧；坐位时站在被检查者前面或后面。（口述） | |

| 操作步骤 | 具体步骤 | 检查者将左右手掌的尺侧缘或掌面轻放于两侧胸壁的对称部位，然后嘱被检查者用同等的强度重复发"yi"长音，自上至下、从内到外比较两侧相应部位语音震颤的异同，注意有无增强或减弱、语音震颤检查的部位及顺序。 | 1.5分 |
| 汇报结果 | 向考官汇报 | 报告老师：
双侧语音震颤对称一致。 | 1分 |

3．考官提问

　　简述语音震颤的原理。

　　答：当被检查者发出语言时，声波起源于喉部，沿气管、支气管及肺泡传导胸壁所引起共鸣的振动。可由检查者的双手触及，故又称触觉语颤。根据其振动的增强或减弱，可判断胸内病变的性质（1分）。

三、胸膜摩擦感检查

　　1．基础知识

　　（1）**检查方法**　①考生将手掌平放于被检查者前下侧胸部或腋中线第5、6肋间处→②嘱被检查者深慢呼吸，注意吸气相和呼气相时有无如皮革互相摩擦的感觉；嘱被检查者屏住呼吸，重复前述检查。

　　（2）**正常结果**　呼吸时存在而屏气后消失的为胸膜摩擦感。

　　2．真题重现

　　（1）35号题：胸膜摩擦感检查

　　（2）35号题标准答案

操作前准备	①自己准备	做好自己的准备，戴上帽子。（口述）	1分
	②患者准备	被检查者取坐位或仰卧位，充分暴露前胸部，考生站在被检查者前面或右侧。（口述）	
操作步骤	具体步骤	①考生将手掌平放于被检查者前下侧胸部或腋中线第5、6肋间处。②嘱被检查者深慢呼吸，注意吸气相和呼气相时有无如皮革互相摩擦的感觉；嘱被检查者屏住呼吸，重复前述检查。	1.5分
汇报结果	向考官汇报	报告老师： 该患者未触及胸膜摩擦感。	1分

第3节　胸部叩诊

一、平静呼吸时胸（肺）部间接叩诊检查的方法和顺序

　　1．基础知识

　　（1）**检查方法**　①考生将左手中指第2指节紧贴于叩诊部位，其他手指稍抬起。勿与体表接触。右手指自然弯曲，用中指指端叩击左手中指末端指关节处或第2节指骨的远端。板指平贴肋间隙，与肋骨平行，逐个肋间进行叩诊。②叩肩胛间区时，板指应与脊柱平行。③叩击方向应与叩诊部位的体表垂直。④叩诊时以腕关节与掌指关节的活动为主，叩击动作要灵活、短促、富有弹性。⑤叩击后右手中指应立即抬起，以免影响对叩诊音的判断。同一部位可连续叩击2～3次。

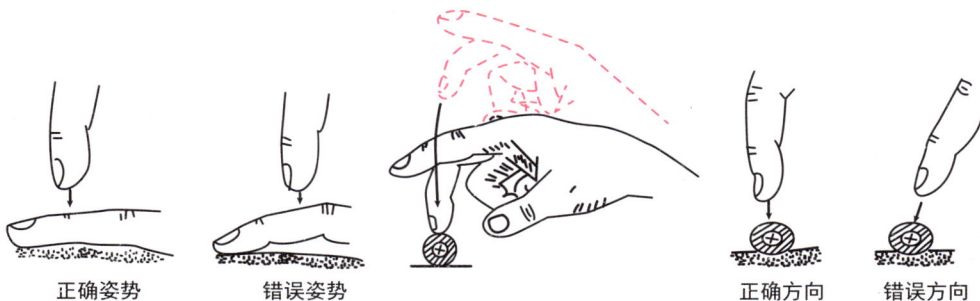

正确姿势　　　错误姿势　　　　　　　　　　　　　正确方向　　错误方向

（2）**检查顺序**　①胸部分为三部分：前胸、侧胸、后胸。先检查前胸，其次检查侧胸，最后为背部→②前胸检查：自锁骨上窝开始，然后沿锁骨中线、腋前线自第1肋间隙从上至下逐一肋间隙进行叩诊→③侧胸检查，嘱被检查者举起上臂置于头部，自腋窝开始沿着腋中线、腋后线叩诊，向下检查至肋缘→④最后检查后胸，被检查者向前稍低头，双手交叉抱肘，尽可能使肩胛骨移向外侧方，上半身略向前倾斜，叩诊自肺尖开始，沿肩胛线逐一肋间隙向下检查，直至肺底膈活动范围被确定为止。

（3）**叩诊原则**　叩诊时应遵循左右、上下、内外对比的原则。

（4）**正常结果**　肺部叩诊多为清音，心肺和肝肺重叠处为浊音。

2.真题重现

（1）36号题：胸（肺）部间接叩诊

（2）36号题标准答案

操作前准备	①自己准备	做好自己的准备，戴上帽子。（口述）	1分
	②患者准备	被检查者取仰卧位或坐位，充分暴露前胸部和胸背部，考生站在被检查者右侧（坐位时站在被检查者前面或后面）。（口述）	
操作步骤	①肺部间接叩诊手法	①考生将左手中指第2指节紧贴于叩诊部位，其他手指稍抬起，勿与体表接触。右手指自然弯曲，用中指指端叩击左手中指末端指关节处或第2节指骨的远端（1分）。②板指平贴肋间隙，与肋骨平行，逐个肋间进行叩诊。叩肩胛间区时，板指应与脊柱平行（1分）。③叩击方向应与叩诊部位的体表垂直。叩诊时以腕关节与掌指关节的活动为主，叩击动作要灵活、短促、富有弹性。叩击后右手中指应立即抬起，以免影响对叩诊音的判断（1分）。④同一部位可连续叩击2～3次（1分）。	6.5分
	②胸（肺）部叩诊顺序	①自锁骨上窝开始，然后沿锁骨中线、腋前线自第1肋间隙从上至下逐一肋间隙进行叩诊（0.5分）。②先检查前胸，其次检查侧胸，最后为背部（0.5分）。③检查侧胸时，嘱被检查者举起上臂置于头部，自腋窝开始沿着腋中线、腋后线叩诊，向下检查至肋缘（1分）。④最后检查背部，被检查者向前稍低头，双手交叉抱肘，尽可能使肩胛骨移向外侧方，上半身略向前倾斜，叩诊自肺尖开始，沿肩胛线逐一肋间隙向下检查，直至肺底膈活动范围被确定为止（1分）。	
汇报结果	向考官汇报	报告结果：正常双肺叩诊为清音，心肺和肝肺重叠处为浊音。	1分

3.考官提问

（1）简述正常胸部叩诊音分布情况。

答：正常肺野为清音，心肺和肝肺重叠为浊音，为重叠的肝，心脏部位是实音（1分）。

（2）女性，54岁，搬运重物后出现进行性呼吸困难、右侧胸痛。在进行胸部叩诊检查时可能主要有什么发现？

答：右侧胸部叩诊呈鼓音（0.5分），左侧胸部叩诊音正常（0.5分）。

（3）男性，24岁。受凉后出现寒战、高热2天，体温达40℃，体检发现右胸部语音震颤和语音共振明显增强，该患者右胸部叩诊可发现什么体征？

答：叩诊为浊音或实音（1分）。

二、肺上界叩诊检查

1.基础知识

昭昭老师提示：操作步骤为斜方肌中点→先向外，清音变浊音→再向内，清音变浊音。

（1）**叩诊方法**　自斜方肌前缘中央部开始叩诊为清音，逐渐叩向外侧，当由清音变为浊音时，即为肺上界的外侧终点。然后再由上述中央部　叩向内侧，直至清音变为浊音时，即为肺上界的内侧终点。该清音带的宽度即为肺尖的宽度，正常为5cm，又称Kronig峡。

（2）**意义**　因右肺尖位置较低，且右侧肩胛带的肌肉较发达，故右侧较左侧稍窄。

（3）**疾病情况**　肺上界变狭或叩诊浊音，常见于肺结核所致的肺尖浸润，纤维性变及萎缩；肺上界变宽，叩诊稍呈过清音，则常见于肺气肿的患者。

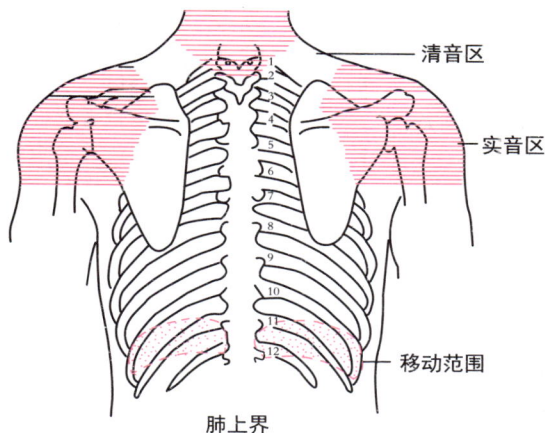

清音区
实音区
移动范围
肺上界

2．真题重现

（1）37号题：**肺上界叩诊检查**

（2）37号题标准答案

操作前准备	①**自己**准备	做好自己的准备，戴上帽子。（口述）	1分
	②**患者**准备	被检查者取仰卧位或坐位，充分暴露前胸部和胸背部，考生站在被检查者右侧。（口述）	
操作步骤	具体步骤	①叩诊方法：自斜方肌前缘中央部开始叩诊为清音，逐渐叩向外侧，当由清音变为浊音时，即为肺上界的外侧终点。然后再由上述中央部叩向内侧，直至清音变为浊音时，即为肺上界的内侧终点。该清音带的宽度即为肺尖的宽度，又称Kronig峡。②正常为5cm。	3分
汇报结果	向考官汇报	报告老师：肺上界的宽度大约是5cm。	1分

三、肺下界叩诊检查

1．基础知识

昭昭老师提示：①叩诊一共5条线；②右锁骨中线第6肋（清音→实音，定位靠胸骨角），腋中线第8肋（清音→浊音，定位靠乳头），腋后线第10肋（清音→浊音，定位靠肩胛下角）。

（1）**检查方法**　①嘱被检查者均匀呼吸，板指平贴肋间隙，与肋骨平行，逐个肋间进行叩诊→②分别检查右锁骨中线、左右腋中线和左右肩胛线处肺下界的位置→③在右锁骨中线当清音→实音时为肺下界；在左右腋中线和左右肩胛线当清音→浊音时为肺下界。

（2）**正常结果**　平静呼吸时位于右侧锁骨中线第6肋间隙上；左、右腋中线第8肋间隙上；左、右腋肩胛线第10肋间隙上。

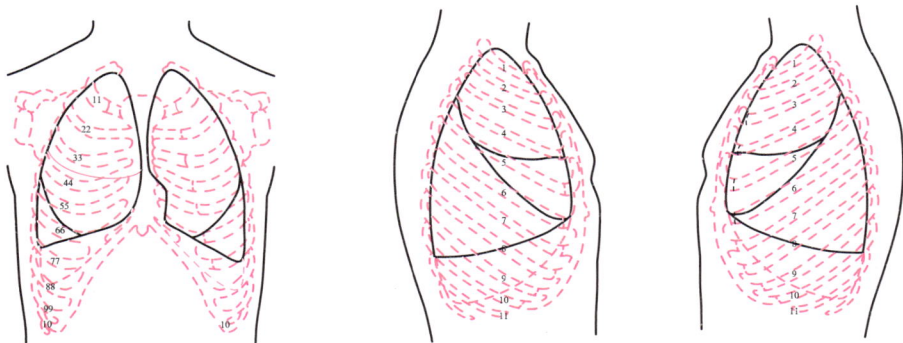

2．真题重现

（1）38号题：肺下界叩诊检查

（2）38号题标准答案

操作前准备	①自己准备	做好自己的准备，戴上帽子。（口述）	1分
	②患者准备	被检查者取仰卧位或坐位，充分暴露前胸部和胸背部，考生站在被检查者右侧。（口述）	
操作步骤	具体步骤	①嘱被检查者均匀呼吸，板指平贴肋间隙，与肋骨平行，逐个肋间进行叩诊（0.5分）。 ②分别检查右锁骨中线、左右腋中线和左右肩胛线处肺下界的位置（0.5分）。 ③在右锁骨中线当清音→实音时为肺下界；在左右腋中线和左右肩胛线当清音→浊音时为肺下界（0.5分）。 ④正常结果：平静呼吸时位于右侧锁骨中线第6肋间隙上，腋中线第8肋间隙上，肩胛线第10肋间隙上（1分）。	5.5分
汇报结果	向考官汇报	报告老师： 肺下界位于锁骨中线第6肋间隙上，腋中线第8肋间隙上，肩胛线第10肋间隙上。	2分

四、右肺下界移动度检查

1．基础知识

（1）**检查方法** ①先于平静呼吸时在右肩胛线上叩出肺下界→②然后嘱被检查者深吸气后屏气，同时向下叩诊，在清音变浊音时做一标记→③再深呼气后屏气，自下而上浊音→清音，做标记。

（2）**正常结果** 测量两标记之间的距离即为肺下界移动度，正常人为6～8cm。

2．真题重现

（1）39号题：右肺下界移动度检查

肺下界移动度＝高点与低点之间的距离

（2）39号题标准答案

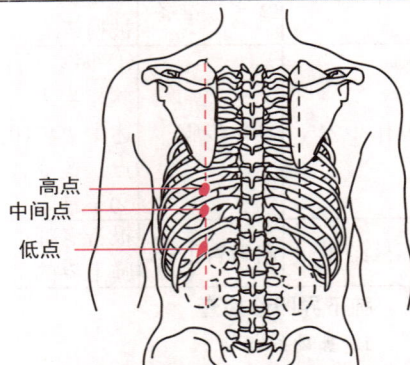

操作前准备	①自己准备	做好自己的准备，戴上帽子。（口述）	1分
	②患者准备	被检查者取坐位，充分暴露胸背部，考生站在被检查者后面。（口述）	
操作步骤	具体步骤	①先于平静呼吸时在右肩胛线上叩出肺下界（1分）。 ②然后嘱被检查者深吸气后屏气，同时向下叩诊，在清音→浊音时做一标记（1分）。 ③当受检者恢复平静呼吸后，同样先于肩胛线上叩出平静呼吸时的肺下界→再深呼气后屏气，自下而上浊音→清音，做标记（1分）。 ④测量两标记之间的距离即为肺下界移动度（0.5分）。	3.5分
汇报结果	向考官汇报	报告老师： 被检查者肺下界移动度正常人为6～8cm。	1分

3．考官提问

（1）**正常成人肺下界移动度范围是多少？**

答：正常成人肺下界移动度6～8厘米（1分）。

（2）**慢性阻塞性肺气肿胸部叩诊可出现的体征是什么？**

答：过清音（0.5分），肺下界下移、肺下界移动度变小（0.5分）。

第4节　胸部听诊

一、肺部听诊检查

1. 基础知识

（1）**检查方法**　①听诊的顺序一般由肺尖开始，自上而下分别检查前胸部→侧胸部→背部，与叩诊相同，听诊前胸部应沿锁骨中线和腋前线；听诊侧胸部应沿腋中线和腋后线；听诊背部应沿肩胛线，自上至下逐一肋间进行，而且要在上下、左右对称的部位进行对比。②被检查者微张口做均匀的呼吸，必要时可做较深的呼吸或咳嗽数声后立即听诊，这样更有利于察觉呼吸音及附加音的改变。③除了一般听诊外，还需听诊语音共振和胸膜摩擦音。

（2）**正常结果**　肺部呼吸音正常，无明显增强和减弱。

2. 真题重现

（1）40号题：肺部听诊

（2）40号题标准答案

操作前准备	①自己准备	做好自己的准备，戴上帽子。（口述）	1分
	②患者准备	被检查者取仰卧位或坐位，充分暴露前胸部，考生站在被检查者右侧。（口述）	
	③物品准备	听诊器。	
操作步骤	具体步骤	①一般听诊：听诊的顺序一般由肺尖开始，自上而下分别检查前胸部→侧胸部→背部，与叩诊相同，听诊前胸部应沿锁骨中线和腋前线；听诊侧胸部应沿腋中线和腋后线；听诊背部应沿肩胛线，自上至下逐一肋间进行，而且要在上下、左右对称的部位进行对比；被检查者微张口做均匀的呼吸，必要时可做较深的呼吸或咳嗽数声后立即听诊，这样更有利于察觉呼吸音及附加音的改变。②语音共振：检查者将听诊器放于两侧胸壁的对称部位，然后嘱被检查者用同等的强度重复发"yi"长音，自上至下、从内到外比较两侧相应部位语音共振的异同，注意有无增强或减弱。③胸膜摩擦音：考生将听诊器的模型体件置于前下侧胸壁或腋中线第5～6肋间等处进行听诊，嘱被检查者屏住呼吸或深呼吸时重复听诊，胸膜摩擦音在吸气末与呼气初明显，屏住呼吸时胸膜摩擦音消失，深呼吸时增强。	4.5分
汇报结果	向考官汇报	报告老师：双肺呼吸音是否清晰，有无增强或减弱，有无异常呼吸音，有无啰音，有无胸膜摩擦音，语音共振有无增强或减弱。	0.5分

3. 考官提问

（1）哮喘患者发展时可出现严重呼气性呼吸困难，胸部听诊时有哪些重要的体征？

答：两肺满布哮鸣音或呼吸音明显减弱（1分）。

（2）女性，56岁。患风湿性心脏病15年，近来渐觉劳累后呼吸困难，夜间不能平卧，咳嗽，咳粉红色泡沫痰。肺部听诊时可能有什么异常发现？

答：两肺湿啰音（0.5分），可伴有哮鸣音（0.5分）。

（3）男性，24岁。工地上淋雨受凉，寒战、高热2天，体温达40℃，体检发现右胸部语音震颤和语音共振明显增强，叩诊为实性，该患者右胸部听诊时可听到什么呼吸音？

答：可听到支气管呼吸音（1分）。

（4）**呼气相延长意义？**

答：多见于气道狭窄性疾病，如 COPD 或支气管哮喘（1分）。

二、语音共振检查

昭昭老师提示：跟语音震颤一样，只不过是把手换成听诊器而已。

1. 基础知识

（1）**检查方法**　检查者将听诊器放于两侧胸壁的对称部位，然后嘱被检查者用同等的强度重复发"yi"长音，自上至下、从内到外比较两侧相应部位语音共振的异同，注意有无增强或减弱。

（2）**正常结果**　双侧语音共振对称一致。

2. 真题重现

（1）**41 号题：语音共振检查**

（2）**41 号题标准答案**

操作前准备	①自己准备	做好自己的准备，戴上帽子。（口述）	1分
	②患者准备	被检查者取坐位或仰卧位，充分暴露前胸部或胸背部，考生站在被检查者前面或右侧；坐位时站在被检查者前面或后面。（口述）	
	③物品准备	听诊器。	
操作步骤	具体步骤	检查者将听诊器放于两侧胸壁的对称部位，然后嘱被检查者用同等的强度重复发"yi"长音，自上至下，从内到外比较两侧相应部位语音共振的异同，注意有无增强或减弱。	3分
汇报结果	向考官汇报	报告老师： 双侧语音共振对称一致。	1分

3. 考官提问

语音共振时耳语音增强的临床意义是什么？

答：耳语音增强常见于大范围肺实变等（1分）。

三、胸膜摩擦音检查

昭昭老师提示：跟胸膜摩擦感检查一样，只不过是把手换成听诊器而已。

1. 基础知识

（1）**检查方法**　①考生将听诊器的模型体件置于前下侧胸壁或腋中线第 5～6 肋间等处进行听诊→②嘱被检查者屏住呼吸或深呼吸时重复听诊→③胸膜摩擦音在吸气末与呼气初明显，屏住呼吸时胸膜摩擦音消失，深呼吸时增强。

（2）**正常结果**　呼吸时存在而屏气后消失的就是胸膜摩擦音。

2. 真题重现

（1）**42 号题：胸膜摩擦音检查**

（2）**42 号题标准答案**

操作前准备	①自己准备	做好自己的准备，戴上帽子。（口述）	1分
	②患者准备	被检查者取仰卧位或坐位，充分暴露前胸部，考生站在被检查者右侧或前面。（口述）	
	③物品准备	听诊器。	
操作步骤	具体步骤	①考生将听诊器的模型体件置于前下侧胸壁或腋中线第 5～6 肋间等处进行听诊。 ②嘱被检查者屏住呼吸或深呼吸时重复听诊。 ③胸膜摩擦音在吸气末与呼气初明显，屏住呼吸时胸膜摩擦音消失，深呼吸时增强。	3分
汇报结果	向考官汇报	报告考官： 该患者未闻及明显的胸膜摩擦音。	1分

3. 考官提问

肺听诊除了摩擦音还要注意什么音？

答：正常的呼吸音如：支气管呼吸音、支气管肺泡呼吸音、肺泡呼吸音；异常的呼吸音如湿啰音、干啰音等异常杂音（1分）。

第5节　乳房检查

一、乳房视诊检查

昭昭老师提示：从外周向中央，描述顺序：①对称→②乳房皮肤（共性＋个性）→③乳头。

1. 基础知识

（1）检查方法　①两侧乳房是否对称→②皮肤有无发红、溃疡、橘皮样改变等→③乳头的位置、大小、对称性，乳头有无内缩和分泌物。

（2）正常结果　①乳房两侧对称→②皮肤正常无溃疡、窦道、瘢痕、色素沉着、皮疹等→③乳头居中，无内陷、偏斜，乳头表面无异常分泌物。

2. 真题重现

（1）43号题：乳房视诊检查

（2）43号题标准答案

操作前准备	①自己准备	做好自己的准备，戴上帽子。（口述）	1分
	②患者准备	被检查者取仰卧位或坐位，充分暴露前胸部，考生站在被检查者右侧或前面。（口述）	
操作步骤	具体步骤	①两侧乳房是否对称（0.5分）。②皮肤有无发红、溃疡、橘皮样改变等（1分）。③乳头的位置、大小、对称性（0.5分），乳头有无内缩和分泌物（0.5分）。	3分
汇报结果	向考官汇报	报告考官：乳房两侧对称；皮肤正常无溃疡、窦道、瘢痕、色素沉着、皮疹等；乳头居中，无内陷、偏斜，乳头表面无异常分泌物。	1分

3. 考官提问

（1）近期出现乳头内陷，最常见的原因是什么？

答：近期出现乳头内陷最常见的原因为乳腺癌或炎症（1分）。

（2）乳房皮肤呈"橘皮"样变的临床意义是什么？

答：提示乳腺恶性肿瘤可能（1分）。

（3）什么原因及机理导致乳房皮肤"橘皮"样变？

答：多见于癌肿引起的乳房局部皮肤水肿（0.5分），为癌细胞阻塞皮肤淋巴管所致。因为毛囊和毛孔明显下陷，故局部皮肤外观呈橘皮样改变（0.5分）。

二、乳房触诊检查

昭昭老师提示：①摸乳房（左侧顺时针，右侧逆时针）→②摸乳头→③挤乳头。

1. 基础知识

（1）检查方法　①检查者的手指和手掌应平置在乳房上，应用指腹轻施压力，以旋转或来回滑动进行触诊，触诊先由健侧乳房开始，后检查患侧→②检查左侧乳房时由外上象限开始，然后顺时针方向进行，由浅入深触诊，外上→外下→内下→内上直至4个象限。检乳房病变的定位与划区检查完毕为止，最后触诊乳头→③以同样方式检查右侧乳房，但沿逆时针方向进行，触诊乳房时应着重注意有无红肿、热痛和包块。乳头有无硬结、弹性消失和分泌物。

（2）正常结果　双侧乳房触诊正常，无包块（当触及包块后汇报肿物的大小、位置、硬度、活动度、压痛）等，乳头无触痛，无硬结、弹性等。

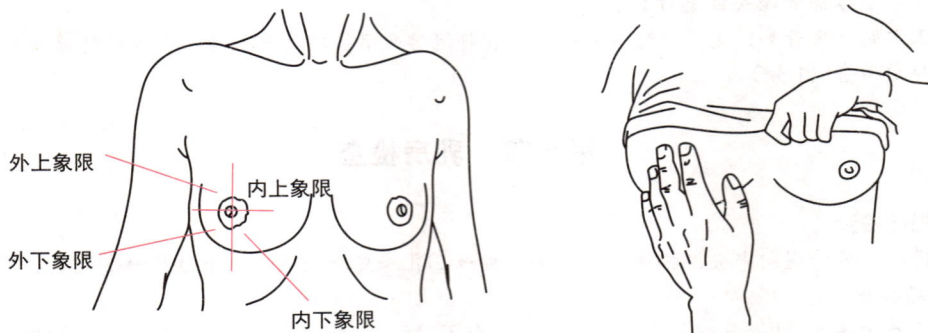

外上象限
内上象限
外下象限
内下象限

2．真题重现

（1）44 号题：乳房触诊检查

（2）44 号题标准答案

操作前准备	①自己准备	做好自己的准备，戴上帽子。（口述）	1分
	②患者准备	被检查者取仰卧位或坐位，充分暴露前胸部，考生站在被检查者右侧或前面。（口述）	
操作步骤	具体步骤	①检查者的手指和手掌应平置在乳房上，应用指腹，轻施压力，以旋转或来回滑动进行触诊（1分）。②触诊先由健侧乳房开始，后检查患侧（0.5分）。③检查左侧乳房时由外上象限开始，然后顺时针方向进行，由浅入深触诊，外上→外下→内下→内上直至4个象限。检乳房病变的定位与划区检查完毕为止（1分）。④最后触诊乳头（1分）。⑤以同样方式检查右侧乳房，但沿逆时针方向进行，触诊乳房时应着重注意有无红肿、热痛和包块。乳头有无硬结、弹性消失和分泌物（1分）。	4.5分
汇报结果	向考官汇报	报告考官：双侧乳房触诊正常，无包块（当触及包块后汇报肿物的大小、位置、硬度、活动度、压痛）等，乳头无触痛，无硬结、弹性等。	0.5分

3．考官提问

请说出乳房触诊时的注意事项。

答：触诊乳房时，应着重于有无红肿、热、痛和包块，乳头有无硬结、弹性有无消失（1分）。

第6节　心脏检查

一、心脏视诊检查

昭昭老师提示：①心前区隆起和异常搏动（水平位）→②心尖位置和范围（俯视）。

1．基础知识

（1）检查方法　①考生站在被检查者右侧，其视线先与胸部同水平开始视诊，仔细观察心前区有无隆起及异常搏动→②然后俯视整个前胸，观察位置（左锁骨中线与第5肋交点内侧0.5～1.0处）与心尖搏动范围（正常成年人搏动范围直径为2.0～2.5cm）。

（2）正常结果　①心前区无隆起及异常搏动→②心尖位置位于左锁骨中线与第5肋交点内侧0.5～1.0处→③心尖波动范围直径为2.0～2.5cm。

2. 真题重现

（1）45 号题：心脏视诊检查

（2）45 号题标准答案

操作前准备	①自己准备	做好自己的准备，戴上帽子。（口述）	1分
	②患者准备	被检查者取仰卧位或坐位，充分暴露前胸部，考生站在被检查者右侧或前面。（口述）	
操作步骤	具体步骤	①考生站在被检查者右侧（1分），其视线先与胸部同水平开始视诊(1分)，仔细观察心前区有无隆起及异常搏动(1分)。②然后俯视整个前胸（1分），观察位置（左锁骨中线与第5肋交点内侧 0.5～1.0cm 处）与心尖搏动范围（正常成年人搏动范围直径为 2.0～2.5cm）（1分）。	5分
汇报结果	向考官汇报	报告考官：心前区无隆起及异常搏动；心尖位置位于左锁骨中线与第5肋交点内侧 0.5cm～1.0cm 处；心尖波动范围直径为 2.0～2.5cm。	1分

3. 考官提问

（1）说出正常体型者坐位时正常心尖搏动的位置和范围。

答：坐位时正常心尖搏动位于第 5 肋间左锁骨中线内 0.5～1.0cm 处（0.5分），搏动范围直径约 2.0～2.5cm(0.5分)。

（2）心尖部抬举样搏动，见于什么疾病？

答：见于左心室肥厚（1分）。

（3）心前区隆起见于什么疾病？

答：先天性心脏病（1分），儿童期风湿性二尖瓣狭窄（0.5分）、主动脉弓动脉瘤或升主动脉扩张（0.5分）。

二、心脏触诊检查

昭昭老师提示：①全心（心尖）→②各瓣膜区（"二"个人→"费（肺）"时光→"煮（主）"东西吃→再"煮（主）"东西→给小"3"煮东西）→③心包摩擦感。

1. 基础知识

（1）**检查方法** ①心尖搏动及心前区搏动：方法是检查者先用右手全手掌开始检查，置于心前区，然后逐渐缩小到用手掌尺侧（小鱼际）或示指、中指和环指指腹并拢同时触诊，必要时也可单指指腹触诊→②震颤：用手掌尺侧（小鱼际）在各瓣膜区。心脏瓣膜的5个听诊区：二尖瓣区位于心尖搏动最强点，又称心尖区；肺动脉瓣区位于胸骨左缘第2肋间；主动脉瓣区位于胸骨右缘第2肋间；主动脉瓣第二听诊区位于胸骨左缘第3肋间，又称 Erb 区；三尖瓣区位于胸骨下端左缘，即胸骨左缘第4、5肋间→③心包摩擦感：可在心前区或胸骨左缘第3、4肋间用小鱼际或并拢四指的掌面触诊。嘱被检查者屏气，检查心包摩擦感有无变化。

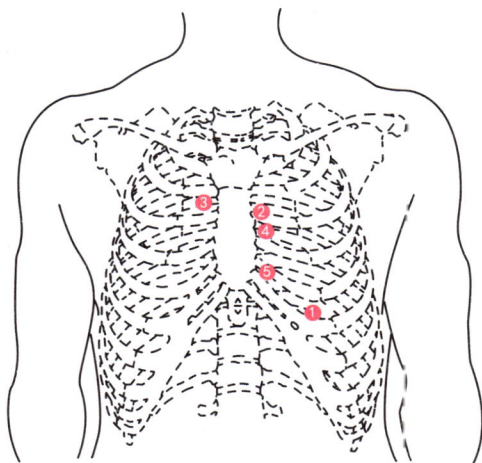

心脏瓣膜听诊区

（2）**正常结果** ①心尖搏动的位置位于左锁骨中线和第 5 肋交点内侧 0.5cm～1.0cm，无增强或减弱，心前区无触及震颤→②各瓣膜区未触及震颤→③心包摩擦感。

2. 真题重现

（1）46 号题：心脏触诊检查

（2）46 号题标准答案

操作前准备	①自己准备	做好自己的准备，戴上帽子。（口述）	1分
	②患者准备	被检查者取仰卧位或坐位，充分暴露前胸部，考生站在被检查者右侧或前面。（口述）	
操作步骤	具体步骤	①心尖搏动及心前区搏动：方法是检查者先用右手全手掌开始检查，置于心前区，然后逐渐缩小到用手掌尺侧（小鱼际）或示指和中指指腹并拢同时触诊，必要时也可单指指腹触诊（1.5分）。②震颤：用手掌尺侧（小鱼际）在各瓣膜区触诊（2分）。③心包摩擦感：可在心前区或胸骨左缘第3、4肋间用小鱼际或并拢四指的掌面触诊。嘱被检查者屏气，检查心包摩擦感有无变化（1分）。	4.5分
汇报结果	向考官汇报	报告考官：心尖搏动的位置位于左锁骨中线和第5肋交点内侧0.5cm～1.0cm，无增强或减弱，心前区未触及震颤；各瓣膜区未触及震颤；未触及心包摩擦感。	1分

3. 考官提问

请说出心前区触及震颤的常见临床意义。

答：心前区触及震颤是器质性心血管疾病的特征性体征之一，常见于某些先天性心脏病、二尖瓣狭窄、主动脉瓣狭窄、肺动脉瓣狭窄等（1分）。

三、心脏叩诊检查

昭昭老师提示：①先左后右、自下而上，从外向内（左边定位靠心尖，右边定位靠胸骨角）→②在患者身上画出7个点，2条线，报告8个数。

1. 基础知识

（1）叩诊手法正确 ①考生将左手中指第2指节紧贴于叩诊部位，其他手指稍抬起，勿与体表接触。②叩击方向应与叩诊部位的体表垂直。③叩诊时以腕关节与掌指关节的活动为主，叩击动作要灵活、短促、富有弹性。④叩击后右手中指应立即抬起，以免影响对叩诊音的判断。同一部位可连续叩击2～3次。⑤被检查者取坐位时，考生板指与肋间垂直，与心缘平行；仰卧位检查时，考生板指与肋间平行。注意叩诊的力度要适中和均匀，板指每次移动的距离不超过0.5cm。当叩诊音由清音变为浊音时做标记，为心脏的相对浊音界。

（2）具体方法 叩诊的顺序是：先左后右，由下而上，由外向内。①先叩左界，后叩右界→②左侧在心尖搏动外2～3cm处开始（第5肋间），由外向内，逐个肋间向上，直至第2肋间，清音变浊音做标记→③右界叩诊先叩出肝上界（第5肋间），然后于其上一肋间（第4肋间）由外向内，逐一肋间向上叩诊，直至第2肋间，清音变浊音做标记→④对各肋间叩得的浊音界逐一做出标记，并测量其各点与胸骨中线间的垂直距离。

（3）正常结果

右界（cm）	肋间	左界（cm）
2～3	II	2～3
2～3	III	3.5～4.5
3～4	IV	5～6
———	V	7～9

注：左锁骨中线到前正中线的距离为8～10cm。

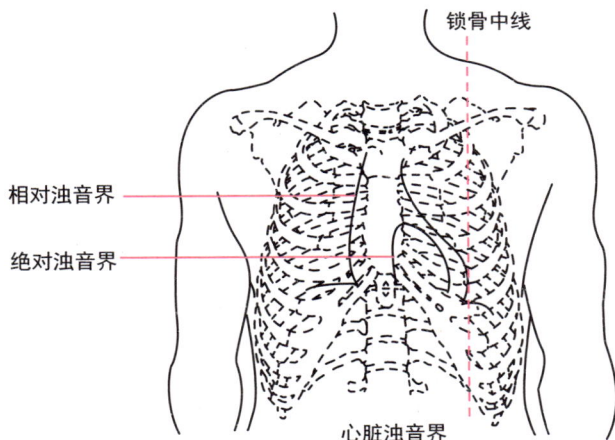

锁骨中线

相对浊音界

绝对浊音界

心脏浊音界

2．真题重现

（1）47 号题：心脏叩诊检查

（2）47 号题标准答案

操作前准备	①自己准备	做好自己的准备，戴上帽子。（口述）	1 分
	②患者准备	被检查者取仰卧位或坐位，充分暴露前胸部，考生站在被检查者右侧或前面。（口述）	
	③物品准备	软尺、记号笔。	
操作步骤	间接叩诊方法	①考生将左手中指第 2 指节紧贴于叩诊部位，其他手指稍抬起，勿与体表接触（0.5 分）。 ②右手手指自然弯曲，用中指指端叩击左手中指末端指关节处或第 2 节指骨的远端（0.5 分）。 ③叩击方向应与叩诊部位的体表垂直。叩诊时以腕关节与掌指关节的活动为主，叩击动作要灵活、短促、富有弹性。叩击后右手中指应立即抬起，以免影响对叩诊音的判断（1 分）。 ④同一部位可连续叩击 2～3 次（0.5 分）。	4.5 分
	心相对浊音界叩诊	①被检查者取坐位时，考生板指与肋间垂直，与心缘平行；仰卧位检查时，考生板指与肋间平行（1 分）。注意叩诊的力度要适中和均匀，板指每次移动的距离不超过 0.5cm。当叩诊音由清音变为浊音时做标记，为心脏的相对浊音界（1 分）。	
	叩诊顺序	①先叩左界，后叩右界。 ②左侧在心尖搏动外 2～3cm 处开始（第 5 肋间），由外向内，逐个肋间向上，直至第 2 肋间。 ③右界叩诊先叩出肝上界（第 5 肋间），然后于其上一肋间（第 4 肋间）由外向内，逐一肋间向上叩诊，直至第 2 肋间。 ④对各肋间叩得的浊音界逐一做出标记，并测量其各点与胸骨中线间的垂直距离。	
	正常人心脏相对浊音界		

右界（cm）	肋间	左界（cm）
2～3	II	2～3
2～3	III	3.5～4.5
3～4	IV	5～6
———	V	7～9
注：左锁骨中线到前正中线的距离为 8～10cm。		

汇报结果	向考官汇报	报告考官： 正常人七个点到前正中线的距离及左锁骨中线到前正中线的距离。	1分

四、心脏听诊检查

昭昭老师提示：全心➡各瓣膜区（"二"个人➡"肺"时光➡"煮（主）"东西吃➡再"煮（主）"东西➡给小"3"煮东西）➡摩擦音。

1. 基础知识

（1）检查方法 ①听诊全心（心律、心率、心音、杂音）➡②听诊各个瓣膜区，逆时针方向依次听诊：心尖区➡肺动脉瓣区➡主动脉瓣区第一听诊区➡主动脉瓣第二听诊区➡三尖瓣区，心尖区听诊时间不少于30秒➡③将听诊器置于第3～4肋间，听诊心包摩擦音。

（2）正常结果 ①该患者心律整齐，心率80次/分，第一心音及第二心音正常，未闻及额外杂音➡②各瓣膜区未闻及杂音➡③未闻及心包摩擦音。

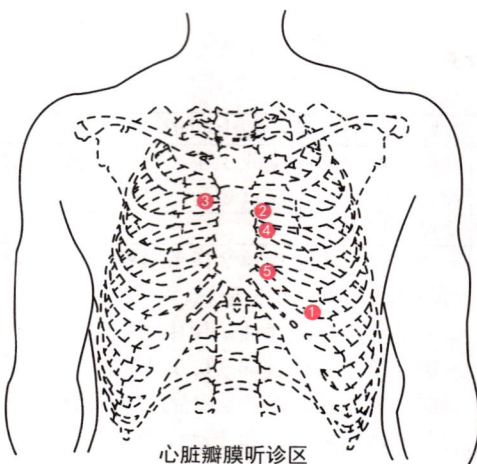

心脏瓣膜听诊区

2. 真题重现

（1）48号题：心脏听诊检查

（2）48号题标准答案

操作前准备	①自己准备	做好自己的准备，戴上帽子。（口述）	1分
	②患者准备	被检查者取仰卧位或坐位，充分暴露前胸部，考生站在被检查者右侧或前面。（口述）	
操作步骤	①具体步骤	①第一步：听诊全心（心律、心率、心音、杂音）。 ②第二步：听诊各个瓣膜区，逆时针方向依次听诊：心尖区➡肺动脉瓣区➡主动脉瓣区第一听诊区➡主动脉瓣第二听诊区➡三尖瓣区，心尖区听诊时间不少于30秒。 ③第三步：将听诊器置于第3～4肋间，听诊心包摩擦音。	3.5分
	②心脏各个瓣膜区的听诊位置	心脏瓣膜的5个听诊区： ①二尖瓣区：位于心尖搏动最强点，又称心尖区。 ②肺动脉瓣区：在胸骨左缘第2肋间。 ③主动脉瓣区：位于胸骨右缘第2肋间。 ④主动脉瓣第二听诊区：在胸骨左缘第3肋间，又称Erb区。 ⑤三尖瓣区：在胸骨下端左缘，即胸骨左缘第4、5肋间。	1.5分

| 汇报结果 | 向考官汇报 | 报告考官：
①该患者心律整齐，心率80次/分，第一心音及第二心音正常，未闻及额外杂音。
②各瓣膜区未闻及杂音。
③未闻及心包摩擦音。 | 2分 |

3. 考官提问

（1）心包摩擦音和胸膜摩擦音听诊如何鉴别？

答：心包摩擦音可闻及与心搏一致的类似纸张摩擦声音，屏气时不消失（0.5分）；胸膜摩擦音一般于吸气末或呼气初较为明显，屏气时消失（0.5分）。

（2）胸骨左缘第2肋间听到连续性机械样杂音，应首先考虑什么疾病？

答：动脉导管未闭（仅答先天性心脏病得0.5分）。

（3）第一心音和第二心音各在心脏哪个部位听诊最清晰？

答：第一心音在心尖区（0.5分），第二心音在心底部听诊最清晰（0.5分）。

（4）心脏听诊除听心率、心律、心音外，还需要注意听诊哪些内容？

答：还应注意听诊有无心脏杂音（0.5分）、额外心音和心包摩擦音（0.5分）。

（5）女性，56岁。患风湿性心脏病15年，心脏超声检查提示二尖瓣狭窄。在体检听诊心尖区可能有什么杂音？

答：心尖区可听到舒张中晚期、隆隆样杂音（答"舒张期杂音"得0.5分）。

（6）胸骨左缘第3～4肋缘听到收缩期杂音，应首先考虑什么疾病？

答：室间隔缺损（仅答先天性心脏病得0.5分）。

第7节　外周血管检查

一、脉搏检查

1. 基础知识

（1）**检查方法**　示指、中指和环指三指触摸桡动脉，计时1分钟，注意脉搏的频率和节律。

（2）**正常结果**　脉律整齐，脉率80～100次/分，无异常脉搏。

2. 真题重现

（1）49号题：脉搏检查

（2）49号题标准答案

操作前准备	①自己准备	做好自己的准备，戴上帽子。（口述）	1分
	②患者准备	被检查者取仰卧位，考生站在被检查者右侧。（口述）	
操作步骤	具体步骤	用示指、中指和环指三指触摸桡动脉，计时1分钟，注意脉搏的频率和节律。	2分
汇报结果	向考官汇报	报告考官： 该患者脉律整齐，脉率80次/分，无异常脉搏。	1分

二、血管杂音检查

昭昭老师提示：①静脉（颈静脉+腹壁曲张静脉，可闻及"营营"音）→②动脉（甲状腺、冠状动脉，可闻及血管杂音；昭昭老师速记："福晋"获得"甲冠"。

1. 基础知识

（1）**静脉**　①颈静脉"营营"音：在颈根部近锁骨处，尤其是右侧，可出现低调、柔和、连续性杂音，坐位及站立时明显。指压颈静脉暂时中断血流，杂音可消失，属于无害性杂音。②腹壁静脉曲张：肝硬化门静脉高压引起腹壁静脉曲张时，可在脐周或上腹部闻及连续性杂音。

（2）**动脉**　①甲状腺功能亢进：甲状腺侧叶听到连续噪音。②冠状动脉静脉瘘：胸骨中下段听到杂音。

（3）**正常结果** ①颈静脉、腹壁静脉听诊未闻及杂音，当颈静脉血流增多时，可闻及"营营"音；腹壁静脉血流增多时，可闻及相应杂音→②甲状腺未闻及杂音，若存在甲亢可闻及连续噪音，冠状动脉未闻及杂音。

2. 真题重现

（1）50 号题：血管杂音检查

（2）50 号题标准答案

操作前准备	①自己准备	做好自己的准备，戴上帽子。（口述）	1分
	②患者准备	被检查者排尿后取仰卧位，考生站在被检查者右侧。（口述）	
	③物品准备	听诊器。	
操作步骤	静脉杂音	①颈静脉"营营"音：在颈根部近锁骨处，尤其是右侧，可出现低调、柔和、连续性杂音，坐位及站立时明显。指压颈静脉暂时中断血流，杂音可消失，属于无害性杂音。	2分
		②腹壁静脉曲张：肝硬化门静脉高压引起腹壁静脉曲张时，可在脐周或上腹部闻及连续性杂音。	
	动脉杂音	①甲状腺功能亢进：甲状腺侧叶听到连续噪音。	
		②冠状动脉静脉瘘：胸骨中下段听到杂音。	
汇报结果	向考官汇报	报告考官：①颈静脉、腹壁静脉听诊未闻及杂音，当颈静脉血流增多时，可闻及"营营"音；腹壁静脉血流增多时，可闻及相应杂音。②甲状腺未闻及杂音，若存在甲亢可闻及连续噪音，冠状动脉未闻及杂音。	1分

三、周围血管征

昭昭老师提示：周围血管在周围，两个在上肢（水冲脉＋毛细血管搏动征）＋两个在下肢（股动脉→枪击音＋杜氏双重音）；昭昭老师速记："杜"十娘"水多""毛多"周围很多人"抢"着要。

1. 基础知识

（1）**枪击音** 在外周较大动脉表面，常选择股动脉，轻放听诊器膜型体件时可闻及与心跳一致、短促如射枪的声音。

（2）**杜氏双重杂音** 以听诊器钟形体件稍加压力于股动脉，并使体件开口方向稍偏向近心端，可闻及收缩期与舒张期双期吹风样杂音。

（3）**毛细血管搏动征** 用手指轻压患者指甲末端或以玻片轻压患者口唇黏膜，使局部发白，当心脏收缩和舒张时，发白的局部边缘发生有规律的红、白交替改变即为毛细血管搏动征。

（4）**水冲脉** 检查者握紧患者手腕掌面，将其前臂高举过头部，可明显感知桡动脉犹如水冲的急促而有力的脉搏冲击为阳性。

2. 真题重现

（1）51 号题：周围血管征

（2）51 号题标准答案

操作前准备	①自己准备	做好自己的准备，戴上帽子。（口述）	1分
	②患者准备	被检查者排尿后取仰卧位，考生站在被检查者右侧。（口述）	
	③物品准备	听诊器。	

操作步骤	①枪击音	在外周较大动脉表面，常选择股动脉，轻放听诊器膜型体件时可闻及与心跳一致短促如射枪的声音。	4分
	②杜氏双重杂音	以听诊器钟形体件稍加压力于股动脉，并使体件开口方向稍偏向近心端，可闻及收缩期与舒张期双期吹风样杂音。	
	③毛细血管搏动征	用手指轻压患者指甲末端或以玻片轻压患者口唇黏膜，使局部发白，当心脏收缩和舒张时，发白的局部边缘发生有规律的红、白交替改变即为毛细血管搏动征。	
	④水冲脉	检查者握紧患者手腕掌面，将其前臂高举过头部，可明显感知桡动脉犹如水冲的急促而有力的脉搏冲击为阳性。	
汇报结果	向考官汇报	报告考官： 被检查者周围血管征阴性。	1分

3. 考官提问

（1）甲状腺功能亢进症的脉压有何特点？

答：脉压增大（答"收缩压升高，舒张压降低"亦得分）（1分）。

（2）脉压减小常见于哪些临床症状？

答：脉压减小主要见于主动脉瓣狭窄、严重心力衰竭、心包积液等（1分）。

第四章　腹部检查

> **2021考试大纲**

　　①腹部视诊（腹部的体表标志及分区、腹部外形、腹围、呼吸运动、腹壁静脉、胃肠型和蠕动波），②腹部触诊（腹壁紧张度、压痛及反跳痛、肝脾触诊及测量方法、腹部包块、液波震颤、振水音），③腹部叩诊（腹部叩诊音、肝浊音界、移动性浊音、肋脊角叩击痛、膀胱叩诊），④腹部听诊（肠鸣音、血管杂音）。

第1节　腹部视诊

一、腹部体表标志及四区分法

1. 基础知识

　　（1）**肋弓下缘**　由第8～10肋软骨连接形成的肋缘和第11、12浮肋构成。肋弓下缘是腹部体表的上界，常用于腹部分区，肝、脾的测量和胆囊的定位。

　　（2）**腹上角**　是两侧肋弓至剑突根部的交角，常用于判断体型及肝的测量。

　　（3）**腹中线**　是胸骨中线的延续，是腹部四区分法的垂直线，此处易有白线疝。

　　（4）**腹直肌外缘**　相当于锁骨中线的延续，常为手术切口和胆囊点的定位。

　　（5）**髂前上棘**　是髂嵴前方突出点，是腹部九区分法的标志和骨髓穿刺的部位。

　　（6）**腹股沟韧带**　是腹部体表的下界，是寻找股动、静脉的标志，常是腹股沟疝的通过部位和所在。

　　（7）**脐**　位于腹部中心，向后投影相当于第3～4腰椎之间，是腹部四区分法的标志。此处易有脐疝。

　　（8）腹部**四分法**　以肚脐为中心画十字，依次把腹部分为四部分，即左上腹、左下腹，右上腹、右下腹。

　　（9）腹部**九分法**　由两侧肋弓下缘连线和两侧髂前上棘连线为两条水平线，左、右髂前上棘至腹中线连线的中点为两条垂直线，四线相交将腹部划分为"井"字形九区。即左、右上腹部（季肋部），左、右侧腹部（腰部），左、右下腹部（髂窝部）及上腹部，中腹部（脐部）和下腹部（耻骨上部）。

昭昭老师提示：九分法中，两条垂线是髂前上棘到腹中线中点的垂线，而非锁骨中线的延长线。

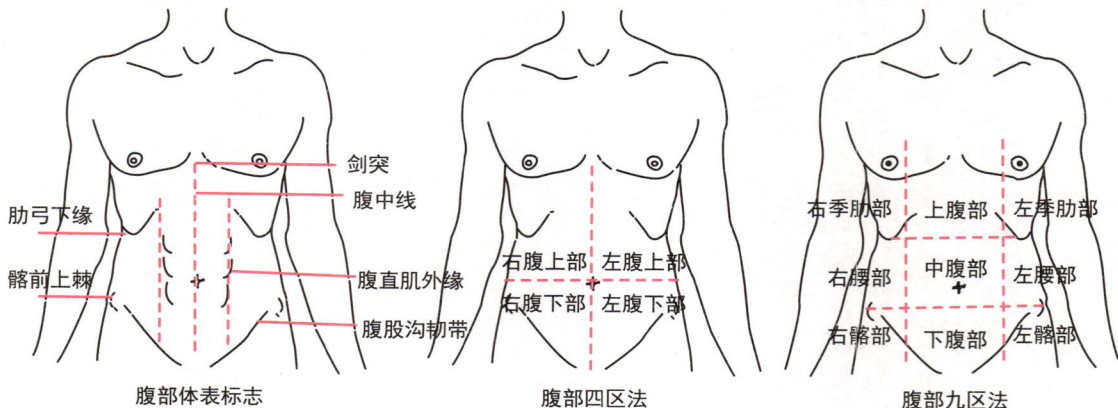

腹部体表标志　　　　　腹部四区法　　　　　腹部九区法

2. 真题重现

　　（1）52号题：请在患者身上指出肋弓下缘、腹中线、髂前上棘、腹部九分法。

　　（2）52号题标准答案

操作前准备	①**自己**准备	做好自己的准备，戴上帽子。（口述）	2分
	②**患者**准备	被检查者排尿后取仰卧位,考生站在被检查者右侧。（口述）	

操作步骤	解剖标志	**肋弓下缘**：由第8～10肋软骨连接形成的肋缘和第11、12浮肋构成。肋弓下缘是腹部体表的上界，常用于腹部分区、肝、脾的测量和胆囊的定位（0.5分）。 **腹中线**：是胸骨中线的延续，是腹部四区分法的垂直线，此处易有白线疝（0.5分）。 **髂前上棘**：是髂嵴前方突出点，是腹部九区分法的标志和骨髓穿刺的部位（0.5分）。	1.5分
	腹部分法	**九区分法**：由两侧**肋弓下缘**连线和两侧**髂前上棘**连线为两条水平线，**左、右髂前上棘至腹中线连线的中点为两条垂直线**。四线相交将腹部划分为"井"字形九区。即左、右上腹部（季肋部），左、右侧腹部（腰部），左、右下腹部（髂窝部）及上腹部，中腹部（脐部）和下腹部（耻骨上部）。	1分
汇报结果	向考官汇报	报告考官： 准确指出解剖标志的位置及概念。	1分

二、腹部视诊

昭昭老师提示：和心脏相反，是"先俯视"，再"水平位"。

1. 基础知识

（1）检查方法 ①首先，考生**俯视**全腹，从上腹部至下腹部视诊全腹部：**腹式呼吸**（男士有、女士无）→**皮肤**（溃疡、窦道、瘢痕、色素沉着、皮疹）→**腹壁静脉**→**胃肠型**、**蠕动波**→②然后，视线与被检查者腹平面处于同一水平，自侧面沿切线方向观察：异常**隆起**和**凹陷**。

（2）正常结果 ①俯视：腹式呼吸为主，腹部皮肤正常，无色素、无手术瘢痕、无腹纹等，腹壁静脉无明显怒张，无胃肠型及蠕动波→②水平视：腹部无明显隆起或凹陷。

2. 真题重现

（1）53号题：腹部视诊

（2）53号题标准答案

操作前准备	①**自己**准备	做好自己的准备，戴上帽子。（口述）	1分
	②**患者**准备	被检查者排尿后取仰卧位，考生站在被检查者右侧。（口述）	
操作步骤	具体步骤	①首先，考生**俯视**全腹，从上腹部至下腹部视诊全腹部：**腹式呼吸**→**皮肤**（溃疡、窦道、瘢痕、色素沉着、皮疹）→**腹壁静脉**→**胃肠型**、**蠕动波**。 ②然后，视线与被检查者腹平面处于同一水平，自侧面沿切线方向观察：异常**隆起**和**凹陷**。	4分
汇报结果	向考官汇报	报告考官： ①腹式呼吸为主，腹部皮肤正常，无色素、无手术瘢痕、无腹纹等，腹壁静脉无明显怒张，无胃肠型及蠕动波。 ②腹部无明显隆起或凹陷。	1分

3. 考官提问

（1）Cullen征阳性的临床意义是什么？

答：Cullen征阳性常见于重症急性胰腺炎（1分）。

（2）男性，46岁。慢性乙型肝炎病史多年，腹胀、尿少1个月，腹部视诊时可能有哪些发现？

答：腹部膨隆，腹壁静脉曲张，腹式呼吸减弱（1分）。

（3）腹部视诊发现局部条形膨隆常见于哪些疾病？

答：常见于肠梗阻、肠扭转、肠套叠和巨结肠症等（1分）。

（4）舟状腹常见于哪些疾病？

答：常见于结核病、恶性肿瘤等慢性消耗性疾病导致的恶病质（1分）。

三、测量腹围

1. 基础知识

（1）**检查方法** 让被检查者排尿后，取平卧位，用软尺经脐水平绕腹一周，所测得周长即为腹围，通常以 cm 为单位。

（2）**正常结果** 报告结果，此患者的腹围为 **cm。

2. 真题重现

（1）54号题：测腹围

（2）54号题标准答案

操作前准备	①自己准备	做好自己的准备，戴上帽子。（口述）	1分
	②患者准备	被检查者排尿后取仰卧位，考生站在被检查者右侧。（口述）	
操作步骤	具体步骤	让被检查者排尿后，取平卧位，用软尺经脐水平绕腹一周，所测得周长即为腹围，通常以 cm 为单位。	2分
汇报结果	向考官汇报	报告考官： 报告结果，此患者的腹围为 **cm。	1分

四、辨别腹壁曲张静脉的血流方向

昭昭老师提示： 示指、中指分开挤出一段静脉血，松开一个手指，看静脉是否充盈；注意一定要固定一个手指不动，另外一个手指滑动，不要二个手指同时滑动。

1. 基础知识

（1）**检查结果** ①检查者将右手示指和中指并拢压在静脉上，然后一个手指紧压静脉向外滑动，挤出该段静脉内血液，至一定距离后放松该手指，另一手指紧压不动，看静脉是否充盈，如迅速充盈，则血流方向是从放松的一端流向紧压手指的一端→②再同法放松另一手指，观察静脉充盈速度，即可看出血流方向。

（2）**正常结果** ①门静脉高压时，腹壁静脉曲张常以脐为中心，向四周放射状伸展，如水母头状；②下腔静脉阻塞时，血流方向自下向上；③上腔静脉阻塞时，血流方向自上而下。

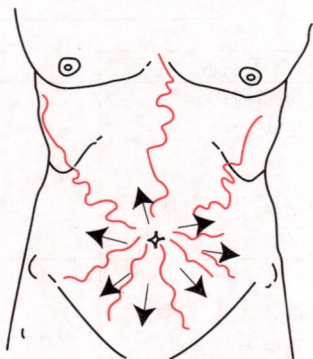

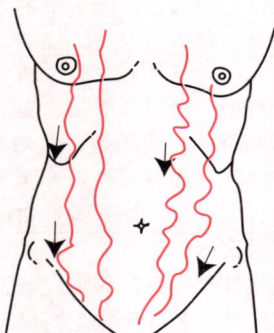

门静脉高压症　　　　　上腔静脉阻塞　　　　　下腔静脉阻塞

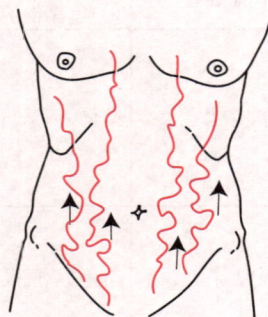

2. 真题重现

（1）55号题：辨别腹壁曲张静脉的血流方向

（2）55号题标准答案

操作前准备	①自己准备	做好自己的准备，戴上帽子。（口述）	1分
	②患者准备	被检查者排尿后取仰卧位，考生站在被检查者右侧。（口述）	

操作步骤	具体步骤	①检查血流方向可选择一段没有分支的腹壁静脉，检查者将右手示指和中指并拢压在静脉上，然后一个手指紧压静脉向外滑动，挤出该段静脉（约 2～3cm）内血液，至一定距离后放松该手指，另一手指紧压不动，看静脉是否充盈，如迅速充盈，则血流方向是从放松的一端流向紧压手指的一端。②再同法放松另一手指，观察静脉充盈速度，即可看出血流方向。	3分
汇报结果	向考官汇报	报告考官：①患者腹壁静脉血流方向是自上而下或自下而上。②正常时脐水平线以上的腹壁静脉血流自下向上经胸壁静脉和腋静脉而进入上腔静脉，脐水平以下的腹壁静脉自上向下经大隐静脉而流入下腔静脉。	1分

3.考官提问

（1）男性，50岁。尿量明显减少、明显腹胀15天，伴双下肢水肿。既往有慢性乙型肝炎病史10余年。该患者腹壁静脉曲张明显，其血流方向如何？

答：脐上的静脉血流方向是由下向上，脐下的静脉血流方向是由上向下（1分）。

（2）腹壁静脉水母样改变的体征特点及临床意义。

答：腹壁静脉水母样改变是指脐部可见到一簇曲张静脉呈四周放射状改变（1分），常见于门脉高压（1分）。

第2节 腹部触诊

一、腹壁紧张度和腹部压痛、反跳痛检查

昭昭老师提示：此为腹部浅触诊，腹壁紧张度、压痛、反跳痛，深度下陷约1cm。

1.基础知识

（1）腹壁紧张度 考生先以全手掌放于腹壁上，让被检查者适应片刻，考生此时可感受被检查者腹壁紧张程度，然后以轻柔动作开始触诊。检查完一个区域后，考生的手应提起并离开腹壁，再以上述手法检查下一区域。一般先从左下腹开始，逆时针方向进行触诊，最后检查病痛部位。

（2）压痛、反跳痛 考生先以全手掌放于腹壁上，让被检查者适应片刻，然后用手指指腹压于腹壁，观察被检查者有无疼痛反应。当出现疼痛时手指在原处停留片刻，然后迅速将手指抬起，观察被检查者疼痛有无骤然加重。

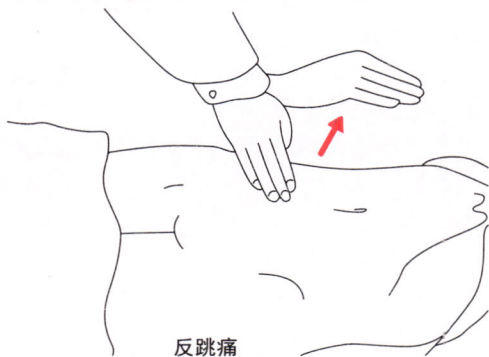

反跳痛

（3）临床意义 触诊腹壁，如果腹壁有明显的紧张，使考生手指不易下压，称为腹壁紧张度增加，见于肠胀气、气腹、急性腹膜炎等。有时强直硬如板状，称为板状腹，见于急性胃穿孔。腹壁揉面感，多见于结核性腹膜炎、癌性腹膜炎。

（4）注意事项 一般做反跳痛检查，只是在出现压痛的部位做反跳痛检查，而非全腹部。

（5）正常结果 该患者无明显腹肌紧张，腹壁无明显压痛及反跳痛。

2.真题重现

（1）56号题：腹壁紧张度和腹部压痛、反跳痛检查

（2）56号题标准答案

操作前准备	①自己准备	做好自己的准备，戴上帽子。（口述）	1分
	②患者准备	被检查者排尿后取仰卧位，双腿屈曲，腹部放松，做腹式呼吸，考生站在被检查者右侧。（口述）	
操作步骤	①腹壁紧张度	①考生先以全手掌放于腹壁上，让被检查者适应片刻，考生此时可感受被检查者腹壁紧张程度，然后以轻柔动作开始触诊（1分）。 ②检查完一个区域后，考生的手应提起并离开腹壁，再以上述手法检查下一区域（0.5分）。 ③一般先从左下腹开始，逆时针方向进行触诊，最后检查病痛部位（0.5分）。	5分
	②腹壁压痛、反跳痛	①考生先以全手掌放于腹壁上，让被检查者适应片刻，然后用手指指腹压于腹壁，观察被检查者有无疼痛反应（1分）。 ②当出现疼痛时手指在原处停留片刻，然后迅速将手指抬起，观察被检查者疼痛有无骤然加重（2分）。	
汇报结果	向考官汇报	报告考官： 该患者无明显腹肌紧张，腹壁无明显压痛及反跳痛。	1分

3.考官提问

（1）说出板状腹的体征特点及其临床意义？

答：板状腹是指腹壁明显紧张，甚至强直僵硬如板状（0.5分），常见于急性胃肠穿孔或腹腔脏器破裂所致急性弥漫性腹膜炎（0.5分）。

（2）腹膜刺激征临床意义？

答：提示腹部有炎症存在，如阑尾炎等（1分）。

（3）右下腹压痛及反跳痛见于什么疾病？

答：见于急性阑尾炎伴有局限性腹膜炎（1分）。

（4）腹膜刺激征包括哪些临床特征和临床意义？

答：腹膜刺激征包括腹肌紧张、压痛、反跳痛，提示局部或弥漫性腹膜炎（1分）。

（5）指出麦氏点（McBurney点）的位置及检查的临床意义。

答：麦氏点位于脐与髂前上棘连线的中外1/3处，常见于急性阑尾炎等（1分）。

（6）男性，26岁。午饭后觉上腹部不适，傍晚出现右下腹隐痛，来院急诊。腹部触诊时应重点注意哪些内容？

答：腹部有无压痛，右下腹有无反跳痛和肌紧张（1分）。

二、腹部包块

昭昭老师提示：此为腹部的深触诊（包块触诊，深度2cm）→从左下腹开始，最后到肚脐停止，即"G"字形状。昭昭老师再次提示，包块必须沿着与包块垂直的方向触摸，就像瞎子摸媳妇，摸完身高，再摸腰围。

1.基础知识

（1）检查方法 ①考生右手示、中、环指并拢，于左下腹触诊，将被检查者腹壁下压至少2cm，以了解包块情况。然后将指端逐渐触向包块，并做滑动触摸，滑动方向与包块长轴垂直→②应注意腹部包块的位置、大小、形态、硬度、移动度、触痛、有无搏动等→③正常人有时可触到腹直肌外侧缘、腰椎4、5椎体、骶骨岬部、乙状结肠及右肾下极等，不要误认为腹部包块。

（2）正常结果 该患者未触及包块，触及包块，要描述包块的位置、大小、质地、活动度、有无压痛等。

2.真题重现

（1）57号题：腹部包块

（2）57号题标准答案

操作前准备	①自己准备	做好自己的准备，戴上帽子。（口述）	1分
	②患者准备	被检查者排尿后取仰卧位，双腿屈曲，腹部放松，考生站在被检查者右侧。（口述）	
操作步骤	具体步骤	①考生右手示、中、环指并拢，于左下腹触诊，将被检查者腹壁下压至少2cm，以了解包块情况（1分）。②然后将指端逐渐触向包块（1分），并做滑动触摸，滑动方向与包块长轴垂直（1分）。	3分
汇报结果	向考官汇报	报告考官：该患者未触及包块，当触及包块时，要描述包块的位置、大小、质地、活动度、有无压痛等。	1分

3. 考官提问

（1）**正常人腹部能触到哪些脏器？**

答：肝脏、肾脏、充盈的膀胱及乙状结肠等（1分）。

（2）**双手触诊常用于检查腹部哪些内容？**

答：常用于肝、脾、肾和腹腔内包块的检查（答出3项得1分）。

（3）**腹部触诊时炎症性包块和肿瘤性包块有什么区别？**

答：炎症性包块常有腹痛和腹肌紧张，不易推动。肿瘤性包块一般情况下，触痛不重，与肝、脾、肾脏相关者可随呼吸移动（1分）。

（4）**腹部包块应该注意什么？**

答：应注意包块的位置、大小、形态、硬度、移动度、触痛、有无搏动等（1分）。

三、肝脏触诊

昭昭老师速记：①肝脏2条线；②平行放；③吸气的时候往上迎，呼气的时候往下压。

1. 基础知识

（1）**两条线** 沿着两条线叩诊，即右锁骨中线及前正中线上分别叩诊右肝和左肝。

（2）**单手触诊和双手触诊**

①**单手**触诊 检查者将右手四指并拢，掌指关节伸直，与肋缘大致平行地放在右上腹部（或脐右侧）估计肝下缘的下方，随患者呼气时，手指压向腹壁深部，吸气时，手指缓慢抬起朝肋缘向上迎触下移的肝缘，如此反复进行，手指逐渐向肋缘移动，直到触到肝缘或肋缘为止。

②**双手**触诊 检查者右手位置同单手法，而用左手托住被检查者右腰部，拇指张开置于肋部，触诊时左手向上推，使肝下缘紧贴前腹壁下移，并限制右下胸扩张，以增加膈下移的幅度，这样吸气时下移的肝脏就更易碰到右手指，可提高触诊的效果。

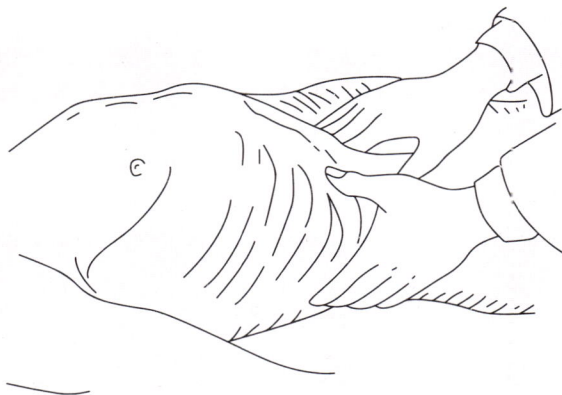

（3）**正常结果** ①测量：最后在右锁骨中线及前正中线上分别触诊肝缘并测量其与肋缘或剑突根部的距离，以cm表示→②触摸内容：当触到肝脏后，应注意其大小、硬度、表面情况、压痛、边缘情况、搏动、摩擦感及震颤等→③注意事项：触诊过程中，手不能离开腹壁；需要在锁骨中线和前中线上分别触诊，别忘记沿前正中线触诊。

2. 真题重现

（1）**58号题**：肝脏触诊（单手）

（2）58 号题标准答案

操作前准备	①自己准备	做好自己的准备，戴上帽子。（口述）	1分
	②患者准备	被检查者排尿后取仰卧位，双腿屈曲，腹部放松，考生站在被检查者右侧。（口述）	
操作步骤	单手触诊	①检查者将右手四指并拢，掌指关节伸直，与肋缘大致平行地放在右上腹部（或脐右侧）估计肝下缘的下方，随患者呼气时，手指压向腹壁深部，吸气时，手指缓慢抬起朝肋缘向上迎触下移的肝缘，如此反复进行，手指逐渐向肋缘移动，直到触到肝缘或肋缘为止。②需在右锁骨中线及前正中线上，分别触诊肝缘并测量其与肋缘或剑突根部的距离，以 cm 表示。	4分
汇报结果	向考官汇报	报告考官：肝肋下未触及，注意肝脏的大小、质地、边缘和表面状态、有无压痛等。	1分

3. 考官提问

（1）**体格检查时如何鉴别肝肿大和肝下垂？**

答：肝肿大与肝下垂的区别在于肝上下径是否超过正常值（9～11cm）（1分）。

（2）**触及肝脏时除描述大小、质地外，还应注意哪些内容？**

答：还应注意肝脏有无压痛（0.5分）以及边缘和表面状态、搏动、肝区摩擦感、肝震颤等（答出2项得0.5分）。

（3）**男性，50 岁。半个月来尿量明显减少，明显腹胀，伴双下肢水肿。既往有慢性乙型肝炎病史10余年。触诊该患者肝脏时可能有什么发现？**

答：触及肝脏时肝质地硬，边缘较薄，表面尚光滑，或不能触及肝脏（1分）。

（4）**肝脏肿大，肋下触及肝脏，如何规范地表述其大小？**

答：以右锁骨中线肋下多少厘米表示（1分）。

四、脾脏触诊

1. 基础知识

昭昭老师提示：①脾脏1条线，②垂直放；③吸气的时候往上迎，呼气的时候往下压。

（1）**检查方法** 脾触诊分为仰卧位触诊和侧卧位触诊，一般采用双手触诊，仅在脾脏明显肿大而位置又较表浅时，采用右手单手触诊。

①**仰卧位触诊** 医生左手绕过患者腹前方，手掌置于其左胸下部第9～11肋处，试将其脾脏从后向前托起，并限制了胸廓运动，右手掌平放于脐部，与左肋弓大致成垂直方向，自脐平面开始配合呼吸，如同触诊肝脏一样，迎触脾尖，直至触到脾缘或左肋缘为止。

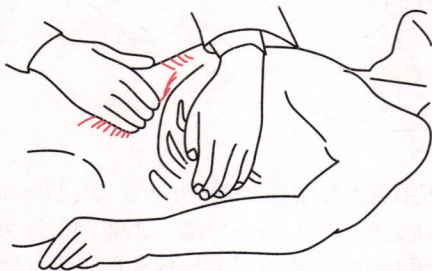

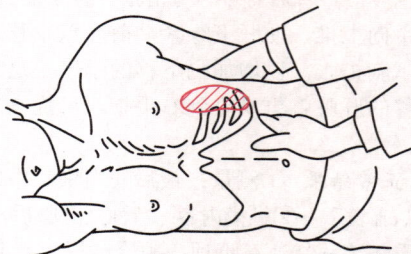

②**侧卧位触诊** 考生左手掌置于被检查者左腰部第9～11肋处，将其脾脏从腰背部向腹部推，右手三指（示、中、环指）伸直并拢，与肋缘大致呈垂直方向，配合呼吸，用示、中指末端桡侧进行触诊，直至触及肋缘或左肋缘。

（2）**正常结果** ①正常情况下，脾脏不能被触及。②触到脾脏后，要注意其大小、硬度、表面情况、压痛、摩擦感等，并测量脾脏大小。

（3）**脾脏测量**

第Ⅰ线测量	脾缘不超过肋下 2cm 者
第Ⅱ线测量	左锁骨中线与肋缘的交点至脾脏最远点之间的距离
第Ⅲ线测量	指脾缘超过脐水平线或前正中线，即巨脾

（4）**脾脏大小分度**

轻度肿大	脾下缘不超过肋下 2cm 为轻度肿大
中度肿大	超过 2cm，在脐水平线以上为中度肿大
重度肿大	超过脐水平线或前正中线为重度肿大

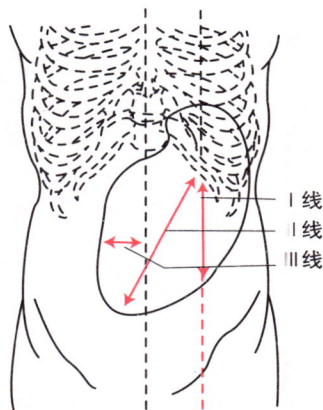

Ⅰ线
Ⅱ线
Ⅲ线

2．真题重现

（1）59 号题：**脾脏触诊（仰卧位）**

（2）59 号题标准答案

操作前准备	①自己准备	做好自己的准备，戴上帽子。（口述）	1分
	②患者准备	被检查者排尿后取仰卧位，双腿屈曲，腹部放松，做腹式呼吸，考生站在被检查者右侧；被检查者取右侧卧位时，双腿屈曲或右下肢伸直，左下肢屈曲。（口述）	
操作步骤	仰卧位触诊	医生左手绕过患者腹前方，手掌置于其左胸下部第 9～11 肋处，试将其脾脏从后向前托起，并限制了胸廓运动，右手掌平放于脐部，与左肋弓大致成垂直方向，自脐平面开始配合呼吸，如同触诊肝脏一样，迎触脾尖，直至触到脾缘或左肋缘为止。	4分
汇报结果	向考官汇报	报告考官：该患者脾肋下未触及。	1分

3．考官提问

（1）**脾脏肿大如何分度？**

答：脾脏肿大可分为轻、中、重三度，脾下缘不超过肋下 2cm 为轻度肿大（0.5分）；超过 2cm，在脐水平线以上为中度肿大；超过脐水平线或前正中线为重度肿大（0.5分）。

（2）**肝脾触诊检查时应注意哪些内容？**

答：脾脏触诊时应该注意脾脏肿大的程度、质地。肝脏触诊时应当注意肝脏大小、质地、有无结节、触痛（1分）。

五、胆囊触诊

昭昭老师速记：①胆囊触诊1个点；②吸气的时候往里扣；③疼痛导致吸气停止是阳性。

1．基础知识

（1）**位置** 胆囊触诊检查前，首先应该了解胆囊点的定位。胆囊点位于右腹直肌外缘与肋缘的交界处或右锁骨中线与肋骨交界处。

（2）**单手滑行触诊法** 考生位于被检查者右侧，右手四指并拢，掌指关节伸直，与右侧肋缘大致平行放在被检查者右上腹部。嘱被检查者缓慢深呼吸，当被检查者深呼气时，考生手指压向腹部深处。当被检查者深吸气时，手指向前向上在胆囊点下方滑行触诊下移的胆囊。

（3）**Murphy 征检查** 检查时医师以左手掌平放于患者右胸下部，以拇指指腹勾压于右肋下胆囊点（右锁骨中线和右肋弓的交点）处，然后嘱患者缓慢深吸气。在吸气过程中发炎的胆囊下移时碰到用力按压的拇指，即可引起疼痛，此为胆囊触痛，如因剧烈疼痛而致吸气中止称 Murphy 征阳性。

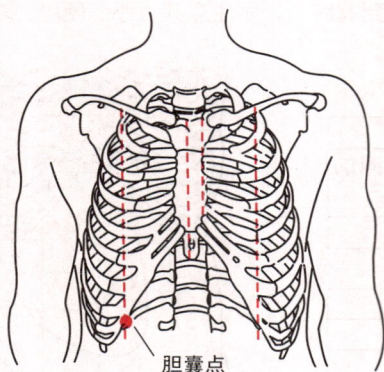

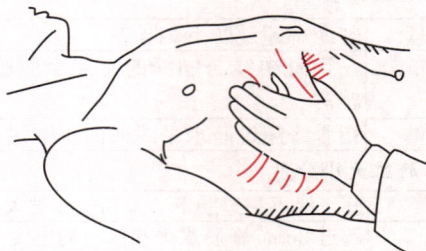

胆囊点

2. 真题重现

（1）60号题：Murphy 征检查

（2）60号题标准答案

操作前准备	①自己准备	做好自己的准备，戴上帽子。（口述）	1分
	②患者准备	被检查者排尿后取仰卧位，双腿屈曲，腹部放松，考生站在被检查者右侧。（口述）	
操作步骤	具体步骤	①检查时医师以左手掌平放于患者右胸下部，以拇指指腹勾压于右肋下胆囊点（右锁骨中线和右肋弓的交点）处，然后嘱患者缓慢深吸气。②在吸气过程中发炎的胆囊下移时碰到用力按压的拇指，即可引起疼痛，此为胆囊触痛，如因剧烈疼痛而致吸气中止称 Murphy 征阳性。	5分
汇报结果	向考官汇报	报告考官：该患者 Murphy 征阴性。	1分

3. 考官提问

（1）指出 Murphy 征检查位置及其检查的临床意义。

答：Murphy 征检查位置位于右锁骨中线与肋缘交点或腹直肌外侧缘与肋缘交点。阳性多见于急性胆囊炎等（1分）。

（2）男性，45岁。2天来进油腻食物后出现右上腹痛，向右肩部放射。既往有胆石病病史3年。该患者腹部触诊检查时可能发现的阳性体征是什么？

答：右上腹局部压痛（0.5分），Murphy 征阳性（0.5分）。

六、振水音检查

昭昭老师速记：①部位正确：剑突偏左下方；②听到气体和液体相撞击的声音是阳性。

1. 基础知识

（1）检查方法 ①被检查者仰卧，检查者以一耳凑近上腹部，同时以右手四指并拢冲击触诊法振动胃部，即可听到气、液冲撞的声音。②临床意义：振水音阳性多见于幽门梗阻或急性胃潴留。

（2）正常结果 该患者未触及明显的液波震颤，振水音阳性多见于幽门梗阻或急性胃潴留。

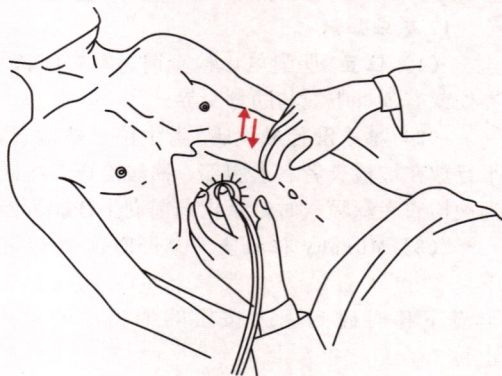

2. 真题重现

（1）61号题：振水音检查

（2）61号题标准答案

操作前准备	①自己准备	做好自己的准备，戴上帽子。（口述）	1分
	②患者准备	被检查者排尿后取仰卧位，双腿屈曲，腹部放松，检查者站在被检查者右侧。（口述）	
操作步骤	具体步骤	被检查者仰卧，检查者以一耳凑近上腹部，同时以右手四指并拢冲击触诊法振动胃部，即可听到气、液冲撞的声音。	3分
汇报结果	向考官汇报	报告考官： 该患者未触及明显的振水音，振水音阳性多见于幽门梗阻或急性胃潴留。	1分

3. 考官提问

（1）请说出上腹部振水音检查的临床意义？

答：振水音常提示幽门梗阻或急性胃扩张（1分）。

（2）消化性溃疡患者呕吐隔夜食物，腹部触诊检查时发现的重要阳性体征可能是什么？

答：腹部振水音阳性（1分）。

七、液波震颤

昭昭老师提示：是用四指冲击，而不是拍击。

1. 基础知识

（1）**检查结果**　①检查时被检查者取仰卧位，检查者以一手掌面贴于患者一侧腹壁，另一手四指并拢屈曲，用指端叩击对侧腹壁（或以指端冲击式触诊），如有大量液体存在，则贴于腹壁的手掌有被液体波动冲击的感觉，即波动感。②为防止腹壁本身的震动传至对侧，可让另一人将手掌尺侧缘压于脐部腹中线上，即可阻止之。③临床意义：多见于腹腔积液量＞3000～4000ml。④注意事项：是用四指冲击腹部，而非拍击腹部，注意利用腕的抖动力量去叩击。

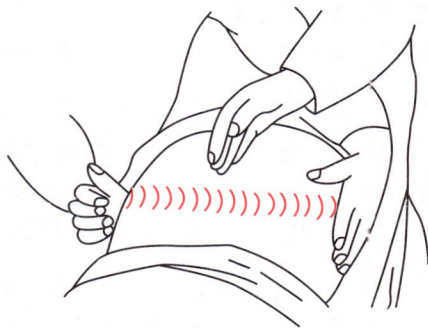

（2）**正常结果**　该患者未触及明显的液波震颤；如果有液波震颤，多提示积液量＞3000～4000ml。

2. 真题重现

（1）62号题：液波震颤

（2）62号题标准答案

操作前准备	①自己准备	做好自己的准备，戴上帽子。（口述）	1分
	②患者准备	被检查者排尿后取仰卧位，双腿屈曲，腹部放松，考生站在被检查者右侧。（口述）	
操作步骤	具体步骤	①检查时患者平卧，检查者以一手掌面贴于患者一侧腹壁，另一手四指并拢屈曲，用指端叩击对侧腹壁（或以指端冲击式触诊），如有大量液体存在，则贴于腹壁的手掌有被液体波动冲击的感觉，即波动感。 ②为防止腹壁本身的震动传至对侧，可让另一人将手掌尺侧缘压于脐部腹中线上，即可阻止之。	3分
汇报结果	向考官汇报	报告考官： 该患者未触及明显的液波震颤。	1分

第3节　腹部叩诊

一、腹部叩诊音

昭昭老师提示：①叩诊手法正确；②从左下腹开始→逆时针→最后到肚脐，即"G"字形状；③腹部叩诊呈鼓音。

1. 基础知识

（1）**检查方法** 采用间接叩诊法，从<u>左下腹</u>开始，沿<u>逆时针</u>方向进行全腹叩诊，最后以<u>脐正中</u>结束。

（2）**正常结果** 正常情况下，腹部叩诊大部分区域为<u>鼓音</u>，只有在肝、脾所在部位，增大的膀胱和子宫占据的部位以及两侧腹部近腰肌处叩诊为浊音。

2. 真题重现

（1）63号题：腹部叩诊音

（2）63号题标准答案

操作前准备	①<u>自己</u>准备	做好自己的准备，戴上帽子。（口述）	1分
	②<u>患者</u>准备	被检查者排尿后取仰卧位，双腿屈曲，腹部放松，考生站在被检查者右侧。（口述）	
操作步骤	具体步骤	采用间接叩诊法，从<u>左下腹</u>开始，沿<u>逆时针</u>方向进行全腹叩诊，最后以<u>脐正中</u>结束。	2分
汇报结果	向考官汇报	报告考官： 正常情况下，腹部叩诊大部分区域为鼓音，只有在肝、脾所在部位，增大的膀胱和子宫占据的部位以及两侧腹部近腰肌处叩诊为浊音。	1分

二、肝浊音界检查

昭昭老师提示：①肝上界叩诊1条线，清音→浊音；②肝下界叩诊2条线，鼓音→浊音。

1. 基础知识

（1）**肝上界叩诊** 自<u>第2肋间</u>开始，由上而下逐肋叩诊，当<u>清音变浊音</u>时，即为肝上界；正常人，一般位于右锁骨中线与<u>第5肋</u>的交点处。再沿右腋中线，右肩胛线自上而下叩诊，清音变浊音，即为肝上界。

（2）**肝下界叩诊** 叩诊肝下界时，一般在<u>右锁骨中线</u>及<u>前正中线</u>上，从下往上叩诊，当叩诊音由<u>鼓音变为浊音</u>时即为肝下界。

（3）**肝上下径测量**

肝上界定位	首先沿右锁骨中线叩出肝上界。自第2肋间开始，由上而下逐肋叩诊，当叩诊音由清音转为浊音时即为肝上界，并做标记。同法，右腋中线，右肩胛线叩诊。
肝下界定位	一般在<u>右锁骨中线</u>及<u>前正中线</u>上，从下往上叩诊，当叩诊音由<u>鼓音变为浊音</u>时即为肝下界。
测量肝上下径	①用直尺测量肝上界至肝下缘的垂直距离，即为肝上下径。 ②正常人的肝上下径为9～11cm。

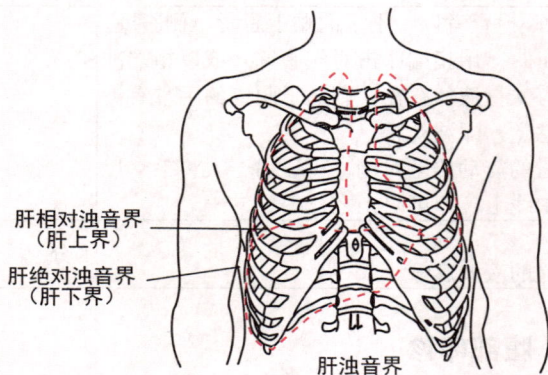

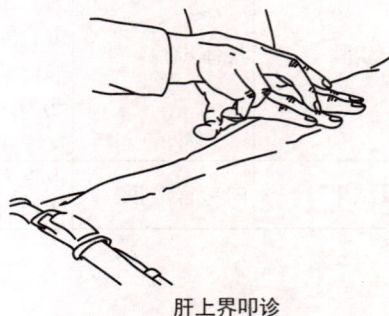

肝相对浊音界（肝上界）
肝绝对浊音界（肝下界）

肝浊音界　　　　　　　　　肝上界叩诊

2. 真题重现

（1）64号题：肝浊音界检查

（2）64 号题标准答案

操作前准备	①自己准备	做好自己的准备，戴上帽子。（口述）	1 分
	②患者准备	被检查者排尿后取仰卧位，双腿屈曲，腹部放松，考生站在被检查者右侧。（口述）	
操作步骤	①肝上界叩诊	①自第 2 肋间开始，由上而下逐肋叩诊，当清音变浊音时，即为肝上界。 ②正常人，一般位于右锁骨中线与第 5 肋的交点处。	3 分
	②肝下界叩诊	①叩诊肝下界时，一般在右锁骨中线及前正中线上，从下往上叩诊。 ②当叩诊音由鼓音变为浊音时即为肝下界。	
汇报结果	向考官汇报	报告考官： ①正常人，肝上界位于右锁骨中线与第 5 肋交点处。 ②正常人，肝下界位于锁骨中线和腹中线肋弓附近。	1 分

3. 考官提问

（1）消化性溃疡患者急性胃穿孔，腹部叩诊检查时发现的最重要阳性体征可能是什么？

答：肝浊音界缩小或消失（1 分）。

三、移动性浊音检查

昭昭老师提示：要点是①先向左叩→②翻两次身（把浊音变清音）→③最后回到左侧停止。

1. 基础知识

（1）**检查方法** ①检查时先让患者仰卧，腹中部由于含气的肠管在液面浮起，叩诊呈鼓音，两侧腹部因腹水积聚，叩诊呈浊音→②检查者自腹中部脐水平面开始向患者左侧叩诊，发现浊音时，板指固定不动，嘱患者右侧卧，再度叩诊，如呈鼓音，表明浊音移动。同样方法向右侧叩诊，叩得浊音后嘱患者左侧卧，以核实浊音是否移动→③这种因体位不同而出现浊音区变动的现象，称为移动性浊音，这是发现有无腹腔积液的重要检查方法，当腹腔内游离腹水在 1000ml 以上时，即可查出移动性浊音。

（2）**注意事项** 巨大的卵巢囊肿，亦可使腹部出现大面积的浊音，但其浊音非移动性，鉴别点如下：①卵巢囊肿所导致的浊音于仰卧位时常在腹中部，鼓音区则在腹部两侧，这是由于肠管被卵巢囊肿挤压至两侧腹部所致；②卵巢囊肿的浊音不呈移动性；③尺压试验可鉴别，即当患者仰卧时，用一硬尺横置于腹壁上，检查者两手将尺下压，如为卵巢囊肿，则腹主动脉的搏动可经囊肿传到硬尺，使尺发生节奏性跳动，如为腹水，则硬尺无此种跳动。

（3）**正常结果** 正常人移动性浊音阴性。

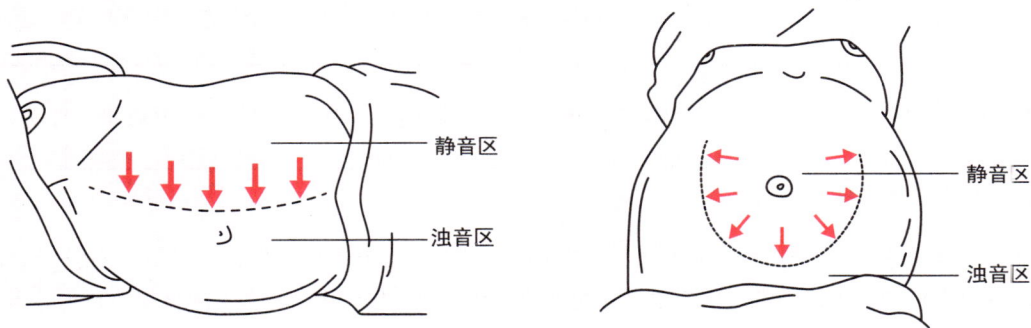

静音区　浊音区　静音区　浊音区

2. 真题重现

（1）65 号题：移动性浊音检查

（2）65 号题标准答案

操作前准备	①自己准备	做好自己的准备，戴上帽子。（口述）	1分
	②患者准备	被检查者排尿后取仰卧位，双腿屈曲，腹部放松，考生站在被检查者右侧。（口述）	
操作步骤	具体步骤	①检查时先让患者仰卧，腹中部由于含气的肠管在液面浮起，叩诊呈鼓音，两侧腹部因腹水积聚叩诊呈浊音。②检查者自腹中部脐水平面开始向患者左侧叩诊，发现浊音时，板指固定不动，嘱患者右侧卧，再度叩诊，如呈鼓音，表明浊音移动。同样方法向右侧叩诊，叩得浊音后嘱患者左侧卧，以核实浊音是否移动。	5分
汇报结果	向考官汇报	报告考官：该患者移动性浊音阴性。	1分

3. 考官提问

（1）男性，50岁，半个月来尿量明显减少，明显腹胀和双下肢水肿。既往有慢性乙型肝炎病史10余年。该患者腹部叩诊检查时可能发现的主要阳性特征是什么？

答：腹部移动性浊音阳性（1分）。

（2）腹部移动性浊音见于腹水量大于多少毫升？

答：1000ml（1分）。

四、水坑征

1. 基础知识

（1）**检查方法** ①患者取肘膝位数分钟，使腹水积聚于腹内最低处的脐区。由侧腹部向肚脐部逐渐叩诊，如有鼓音转为浊音，则提示腹腔积液量＞120ml。②也可让患者取站立位，则下腹部积有液体呈浊音，液体的上界呈一水平线，在此水平线上为浮动的肠曲，叩诊呈鼓音。

（2）**正常结果** 正常人水坑征阴性，腹腔积液量＞120ml时水坑征为阳性。

2. 真题重现

（1）66号题：水坑征

（2）66号题标准答案

操作前准备	①自己准备	做好自己的准备，戴上帽子。（口述）	1分
	②患者准备	被检查者排尿后取肘膝位，使肚脐部处于最低部。（口述）	
操作步骤	具体步骤	①患者取肘膝位，由侧腹部向肚脐部逐渐叩诊，当鼓音→浊音，提示腹腔积液量＞120ml。②若患者取站立位，则下腹部积有液体呈浊音，液体的上界呈一水平线，在此水平线上为浮动的肠曲，叩诊呈鼓音。	4分
汇报结果	向考官汇报	报告考官：报告结果，此患者水坑征阴性，如果阳性提示积液量＞120ml。	1分

五、肋脊角叩击痛检查

1. 基础知识

（1）**检查方法** ①肋脊角是第12肋与脊柱之间的夹角。②考生用左手掌平放在其肋脊角处（肾区），右手握拳用由轻到中等的力量叩击左手背，每叩击1～2次，停一下，反复2～3次，同时询问被检查者感觉。③两侧进行对比叩击。

（2）**正常结果** 正常人肋脊角叩击痛检查阴性。

2. 真题重现

（1）67号题：肋脊角叩击痛检查

（2）67号题标准答案

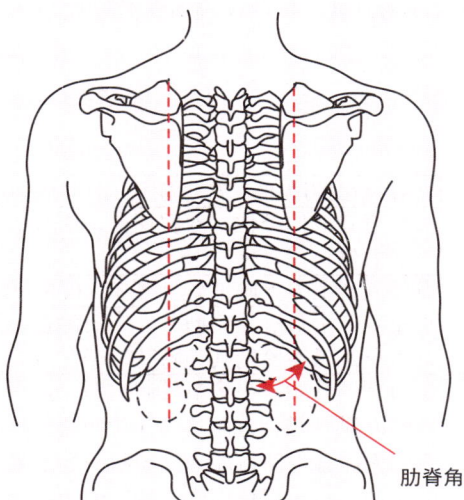

肋脊角

操作前准备	①自己准备	做好自己的准备，戴上帽子。（口述）	1分
	②患者准备	被检查者排尿后取坐位或侧卧位，考生站在被检查者后方或右侧。（口述）	
操作步骤	①部位	肋脊角是第12肋与脊柱之间的夹角。	3分
	②具体步骤	①考生用左手掌平放在其肋脊角处（肾区），右手握拳用由轻到中等的力量叩击左手背，每叩击1～2次，停一下，反复2～3次，同时询问被检查者感觉。②两侧进行对比叩击。	
汇报结果	向考官汇报	报告考官：该患者肋脊角无叩击痛。	1分

3. 考官提问

（1）**请说出肾盂和输尿管起始部在人体体表的投影部位。**

答：相当于肋脊角位置（1分）。

（2）**一侧肋脊角叩击痛考虑什么症状？双侧肋脊角叩击痛考虑什么症状？**

答：一侧肋脊角叩击痛提示肾结石、肾结核及肾周围炎。两侧叩击痛提示肾炎、双侧多囊肾等（1分）。

六、膀胱检查

昭昭老师提示：①视诊（耻骨联合上方无隆起）→②触诊（从肚脐到耻骨联合未触及肿大的膀胱）→③叩诊（鼓音变浊音，共有3个点）。

1. 基础知识

（1）**视诊**　耻骨联合上方下腹部有无膨隆。

（2）**触诊**　考生以右手自脐开始向耻骨方向触摸，触及肿块后应详察其性质，以便鉴别其为膀胱、子宫或其他肿物。

（3）**叩诊**　①自脐部开始，沿腹中线向下叩诊，板指与腹中线垂直，逐渐向耻骨联合方向移动（边叩边移），直至叩诊音由鼓音转为浊音，即可能为充盈膀胱之上界。②下腹左右两侧依同法叩诊，叩出凸面向上的半圆形浊音区。

（4）**正常结果**　①耻骨联合上方下腹部无膨隆→②耻骨联合上方未触及肿大的膀胱→③叩诊三条线能叩及充盈膀胱之上界。

（5）**注意事项**　膀胱叩诊的浊音区，常常需要与巨大卵巢囊肿的浊音区相鉴别。如需鉴别，可在排尿后再行叩诊检查，如浊音区变为鼓音，则为尿潴留所致膀胱增大。如仍为浊音区，则为卵巢囊肿所致。

2．真题重现

（1）68号题：膀胱检查

（2）68号题标准答案

操作前准备	①自己准备	做好自己的准备，戴上帽子。（口述）	1分
	②患者准备	被检查者取仰卧位，双腿屈曲，腹部放松，考生站在被检查者右侧。（口述）	
操作步骤	①视诊	耻骨联合上方下腹部有无膨隆（0.5分）。	3.5分
	②触诊	考生以右手自脐开始向耻骨方向触摸，触及肿块后应详察其性质，以便鉴别其为膀胱、子宫或其他肿物（1分）。	
	③叩诊	①自脐部开始，沿腹中线向下叩诊，板指与腹中线垂直，逐渐向耻骨联合方向移动（边叩边移），直至叩诊音由鼓音转为浊音，即可能为充盈膀胱之上界。②下腹左右两侧依同法叩诊，叩出凸面向上的半圆形浊音区（2分）。	
汇报结果	向考官汇报	报告老师：①耻骨联合上方下腹部无膨隆。②耻骨联合上方未触及肿大的膀胱。③能叩及充盈膀胱之上界。	1分

3．考官提问

如何确诊尿潴留和巨大卵巢囊肿所致的耻骨上区浊音区？

答：排尿后再做叩诊检查，如浊音区转为鼓音，则肯定为尿潴留所致膀胱增大（1分）。

第4节　腹部听诊

一、肠鸣音听诊

昭昭老师提示：听诊器听诊时间不少于1分钟➡从左下腹开始，最后到肚脐停止，即"G"字形➡汇报结果：肠鸣音3～5次/分。

1．基础知识

（1）**检查方法**　将听诊器膜型体件置于腹壁上，全面听诊各区，尤其在脐周或右下腹部听诊，听诊时间不少于1分钟。

（2）**正常结果**　被检查者肠鸣音存在，正常人肠鸣音为3～5次/分。

2．真题重现

（1）69号题：肠鸣音听诊

（2）69号题标准答案

操作前准备	①自己准备	做好自己的准备，戴上帽子。（口述）	1分
	②患者准备	被检查者排尿后取仰卧位，腹部放松，考生站在被检查者右侧。（口述）	
操作步骤	具体步骤	将听诊器膜型体件置于腹壁上，全面听诊各区，尤其在脐周或右下腹部听诊，听诊时间不少于1分钟。	1分
汇报结果	向考官汇报	报告考官：被检查者肠鸣音存在，为**次/分。	1分

3．考官提问

（1）肠鸣音听诊部位？

答：肚脐部（1分）。

（2）什么是肠鸣音活跃？其临床意义如何？

答：肠鸣音每分钟达10次以上，但音调不特别高亢称为肠鸣音活跃（0.5分），多见于急性胃肠炎、服泻药后或消化道大量出血（0.5分）。

（3）什么是肠鸣音消失？

答：持续听诊3～5分钟未听到肠鸣音。用手指轻叩或搔弹腹部，仍未听到肠鸣音为肠鸣音消失（1分）。

（4）肠鸣音消失有何临床意义？

答：多见于急性腹膜炎或麻痹性肠梗阻（1分）。

（5）男性，25岁。1天来呕吐咖啡样液体约100毫升，黑便2次。既往十二指肠溃疡病史5年。最可能提示该患者持续消化道出血的腹部体征是什么？

答：肠鸣音活跃（答肠鸣音亢进得0.5分）。

（6）男性，30岁。胃溃疡病史1年，呕吐咖啡样液体2天，黑便2次。提示该患者持续消化道出血的腹部体征是什么？

答：肠鸣音活跃（答肠鸣音亢进得0.5分）。

二、腹部血管杂音听诊

1. 基础知识

（1）检查方法 ①腹主动脉、双侧肾动脉及腹壁静脉→②将听诊器体件置于脐周和脐部两侧上方进行听诊。腹主动脉及肾动脉狭窄或者其他病变时可闻及相应杂音。

（2）正常结果 该患者腹主动脉及肾动脉未闻及血管杂音。

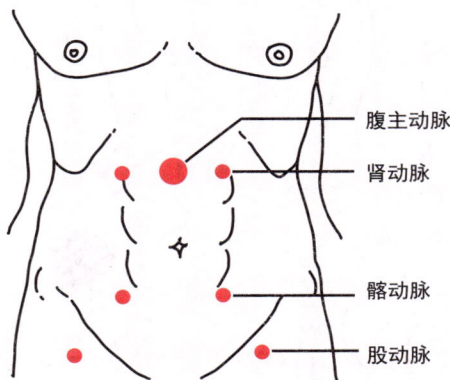

2. 真题重现

（1）70号题：腹部血管杂音听诊

（2）70号题标准答案

操作前准备	①自己准备	做好自己的准备，戴上帽子。（口述）	1分
	②患者准备	被检查者排尿后取仰卧位，考生站在被检查者右侧。（口述）	
操作步骤	具体步骤	①将听诊器体件置于脐周和脐部两侧上方进行听诊。②将听诊器置于腹壁静脉，当静脉血流增多时，可闻及血管杂音。	1分
汇报结果	向考官汇报	报告考官：被检查者腹部未闻及主动脉、肾动脉及静脉血管杂音。	1分

3. 考官提问

听诊时，如何区分腹部血管的动脉性杂音和静脉性杂音？

答：动脉性杂音常在腹中部或腹部两侧，与心搏一致，常为收缩性杂音。静脉性杂音常在脐周或上腹部，为连续性潺潺音，无收缩期和舒张期之分（1分）。

第五章　脊柱、四肢与肛门

> **2021考试大纲**
> ①脊柱检查（脊柱弯曲度、脊柱活动度、脊柱压痛与叩击痛）、②四肢、关节检查、③肛门指诊。

一、脊柱检查（需口述检查内容）

昭昭老师提示：说到"检查"，包括：视触叩听，注意运动系统没有听诊，而是"动诊"，也就是颈椎和腰椎活动度。

1.基础知识

（1）检查方法

①视诊

a.从**后方**视诊　检查脊柱是否**正直**，及有无**侧弯**畸形。

b.从**侧方**视诊　观察脊柱**生理弯曲**（颈曲、胸曲、腰曲、骶曲）是否存在，及是否存在病理性**前凸**和**后凸**畸形。

②**触诊**　嘱患者取端坐位，身体稍向前倾。

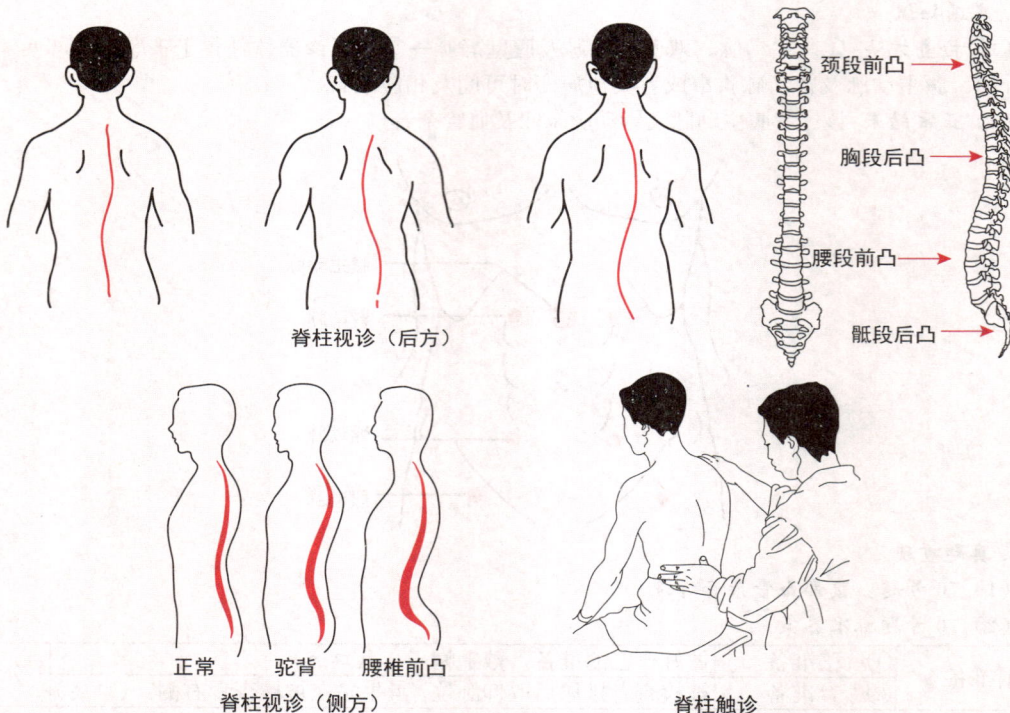

颈段前凸 →
胸段后凸 →
腰段前凸 →
骶段后凸 →

脊柱视诊（后方）

正常　驼背　腰椎前凸
脊柱视诊（侧方）

脊柱触诊

a.**棘突触诊**　检查者以右手拇指从枕骨粗隆开始自上而下逐个按压脊椎**棘突**。

b.**椎旁肌肉触诊**　随即按压**椎旁肌肉**。

③叩诊

a.**直接叩击法**　即用中指或叩诊锤垂直叩击各椎体的棘突，多用于检查胸椎与腰椎，从 C7 开始到骶椎结束。

b.**间接叩击法**　嘱患者取坐位，医师将左手掌置于其头部，右手半握拳以小鱼际肌部位叩击左手背，了解患者脊柱各部位有无疼痛。

④动诊

a.**颈椎活动度检查**　考生双手固定被检查者双肩，嘱被检查者做颈部前屈、后伸、侧弯、旋转等动作，观察被检查者颈椎活动度。正常人前屈 35°～45°，后伸 35°～45°，左侧屈 45°，右侧屈 45°，左旋 60°～80°，右旋 60°～80°。

  b．**腰椎**活动度 考生双手固定被检查者骨盆，嘱被检查者做腰部前屈、后伸、侧弯、旋转等动作，观察被检查者腰椎活动度。正常人前屈 90°，后伸 30°，左侧屈 30°，右侧屈 30°，左旋 30°，右旋 30°。

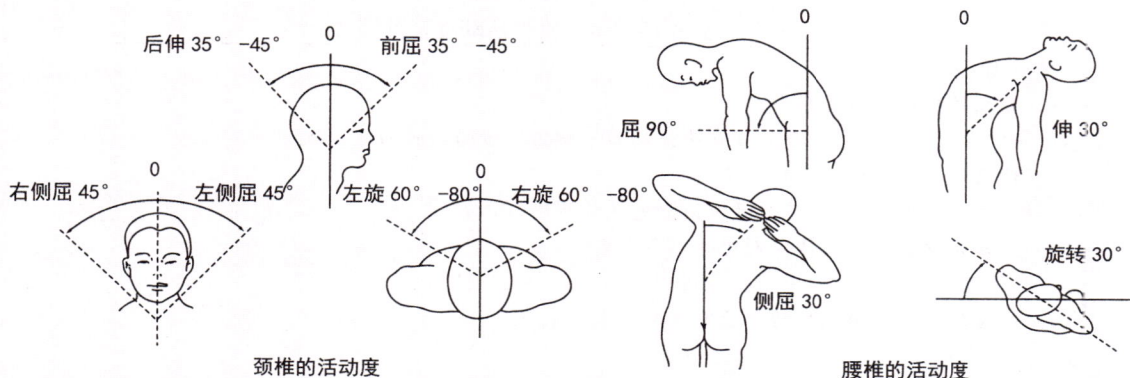

颈椎的活动度　　　　　　　　　　腰椎的活动度

  （2）**正常结果** ①视诊：从后方视诊，脊柱正直，无侧弯畸形；从侧方视诊，脊柱四个生理弯曲存在，未见病理性前凸和后凸畸形→②触诊：脊柱各棘突及脊柱椎旁肌肉无压痛→③叩诊：脊柱直接及间接叩诊无明显叩击痛→④动诊：颈椎活动度、腰椎活动度。

  2．真题重现

  （1）**71 号题：脊柱检查**

  （2）**71 号题标准答案**

操作前准备	①**自己**准备	做好自己的准备，戴上帽子。（口述）	1分
	②**患者**准备	被检查者取坐位或站立位，充分暴露躯干，考生站在被检查者后面。（口述）	
	③**物品**准备	叩诊锤。（口述）	
操作步骤	①**视诊**（1分）	①从脊柱后方视诊：检查脊柱是否正直，及有无侧弯畸形。（0.5分） ②从脊柱侧方视诊：观察脊柱生理弯曲（颈曲、胸曲、腰曲、骶曲）是否存在，及是否存在病理性前凸和后凸畸形。（0.5分）	7分
	②**触诊**（1分）	嘱患者取端坐位，身体稍向前倾 ①检查者以右手拇指从枕骨粗隆开始自上而下逐个按压脊椎棘突。（0.5分） ②随即按压椎旁肌肉。（0.5分）	
	③**叩诊**（1分）	①直接叩击法：即用中指或叩诊锤垂直叩击各椎体的棘突，多用于检查胸椎与腰椎，从C7开始到骶椎结束。（0.5分） ②间接叩击法：嘱患者取坐位，医师将左手掌置于其头部，右手半握拳以小鱼际肌部位叩击左手背，了解患者脊柱各部位有无疼痛。（0.5分）	
	④**动诊**（4分）	①颈椎活动度检查：考生双手固定被检查者双肩，嘱被检查者做颈部前屈、后伸、侧弯、旋转等动作，观察被检查者颈椎活动度。（2分） ②腰椎活动度：考生双手固定被检查者骨盆，嘱被检查者做腰部前屈、后伸、侧弯、旋转等动作，观察被检查者腰椎活动度。（2分）	

| 汇报结果 | 向考官汇报 | 报告老师：
①视诊：从后方视诊，脊柱正直，无侧弯畸形；从侧方视诊，脊柱四个生理弯曲存在，未见病理性前凸和后凸畸形。
②触诊：脊柱各棘突及脊柱椎旁肌肉无压痛。
③叩诊：脊柱直接及间接叩诊无明显叩击痛。
④动诊：颈椎活动度、腰椎活动度未见异常。 | 2分 |

3. 考官提问

（1）**脊柱的生理弯曲有几个？**

答：正常成人的脊柱有四个生理弯曲：颈曲、胸曲、腰曲、骶曲（1分）。

（2）**什么情况下应该避免脊柱活动？**

答：脊柱可疑骨折或关节脱位时应该避免脊柱活动（1分）。

（3）**正常颈椎前屈、后伸分别能达到多少度？**

答：正常颈椎前屈、后伸分别能达到35°～45°左右（1分）。

（4）**体检时第7颈椎棘突的定位价值是什么？**

答：第7颈椎作为胸椎计数的标志（1分）。

（5）**正常颈椎的旋转能达到多少度？**

答：正常颈椎旋转能达到60°～80°左右（1分）。

二、肌力和肌张力检查

1. 肌力检查（需口述检查内容）

（1）基础知识

①**检查方法** 检查时令患者做肢体伸缩动作，检查者从相反方向给予阻力，测试患者对阻力的克阻力量，并注意两侧比较。根据肌力的情况，一般均将肌力分为以下0～5级，共六个级别：

肌力	描述
0级	完全瘫痪，无肌肉收缩。
1级	仅测到肌肉收缩，但不能产生动作。
2级	肢体能在床上平行移动，但不能抵抗自身重力，即不能抬离床面。
3级	肢体可以克服地心引力，能抬离床面，但不能抵抗阻力。
4级	肢体能做对抗外界阻力的运动，但不能完全对抗阻力。
5级	肌力正常，可完全对抗阻力。

②**正常结果** 正常人肌力为5级。

2. 肌张力检查（需口述检查内容）

（1）基础知识

①**检查方法** 在患者肌肉松弛时，医生的双手握住患者肢体，用不同的速度和幅度反复做被动的伸屈和旋转运动，感到的轻度阻力就是这一肢体有关肌肉的张力，以同样方法进行各个肢体及关节的被动运动，并做两侧比较。正常人肌张力正常，病理情况可出现肌张力增高和肌张力减弱。

病理情况	表现
肌张力增高	肌肉坚硬，被动运动阻力增大，关节运动范围缩小，可表现为痉挛性或强直性： ①痉挛性肌张力增高：在被动运动开始时阻力较大，终末时突感减弱，称为折刀现象，见于锥体束损害。 ②强直性肌张力增高：指一组拮抗肌群的张力均增加，做被动运动时，伸肌与屈肌的张力同等增强，如同弯曲铅管，故称铅管样强直，见于锥体外系损害。
肌张力减弱	①肌肉弛缓松软，被动运动时阻力减退或消失，关节运动范围扩大，有时呈过度屈伸现象。 ②见于周围神经、脊髓前角灰质及小脑病变等。

②**正常结果** 正常人肌力为肌张力正常，无明显增强和减弱。

3．真题重现

（1）72号题：肌力和肌张力检查

（2）72号题标准答案

操作前准备	①自己准备	做好自己的准备，戴上帽子。（口述）	1分
	②患者准备	被检查者取坐位或仰卧位，考生站在被检查者前面或右侧。（口述）	
操作步骤	①肌力检查	①检查时令患者做肢体伸缩动作，检查者从相反方向给予阻力，测试患者对阻力的克阻力量。②注意两侧比较。	3分
	②肌张力检查	在患者肌肉松弛时，医生的双手握住患者肢体，用不同的速度和幅度反复做被动的伸屈和旋转运动，感到的轻度阻力就是这一肢体有关肌肉的张力，以同样方法进行各个肢体及关节的被动运动，并做两侧比较。	
汇报结果	向考官汇报	报告老师：正常人肌力为肌张力正常，无明显增强和减弱。	1分

三、手部及其关节视诊检查

1．基础知识

昭昭老师提示：注意描述顺序，按照从近到远的顺序描述，即手部皮肤➔关节➔手指末端。

（1）检查方法

①手部皮肤　观察被检查者双手有无红肿、皮肤破损、皮下出血，有无肌萎缩等。

②手部关节　双手指关节有无畸形、肿胀、活动受限等。

③手指末端和指甲　手指末端有无发绀、苍白，有无杵状指、反甲（匙状指）等。

（2）正常结果　①该患者皮肤无红肿、皮肤破损、皮下出血，无肌萎缩➔②双手指关节无畸形、肿胀、活动受限➔③手指末端无发绀、苍白，无杵状指、反甲（匙状指）。

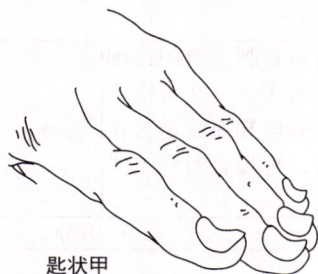

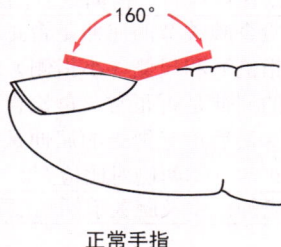

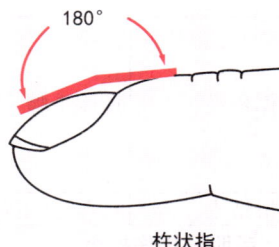

匙状甲　　　　　正常手指　　　　　杵状指

2．真题重现

（1）73号题：手部及其关节视诊检查

（2）73号题标准答案

操作前准备	①自己准备	做好自己的准备，戴上帽子。（口述）	1分
	②患者准备	被检查者取立位、坐位或仰卧位，双手自然放松并充分暴露，考生站在被检查者前面或右侧。（口述）	
操作步骤	①手部皮肤	观察被检查者双手有无红肿、皮肤破损、皮下出血，有无肌萎缩等。（0.5分）	1.5分
	②手部关节	双手指关节有无畸形、肿胀、活动受限等。（0.5分）	
	③手指末端和指甲	手指末端有无发绀、苍白，有无杵状指、反甲（匙状指）等。（0.5分）	

| 汇报结果 | 向考官汇报 | 报告老师：
①该患者皮肤无红肿、皮肤破损、皮下出血，无肌萎缩。
②双手指关节无畸形、肿胀、活动受限。
③手指末端无发绀、苍白，无杵状指、反甲（匙状指）。 | 1分 |

3.考官提问

体检时发现指甲为匙状甲（反甲）有什么临床意义？

答：常见于缺铁性贫血和高原疾病（1分）。

四、手和腕关节运动检查

1.基础知识

（1）检查方法 ①先检查腕关节的屈伸是否正常，再检查腕关节的桡侧（拇指侧）和尺侧（小指侧）运动是否正常。②再检查手指的屈伸是否正常，再检查手指的外展和内收是否正常。③最后检查拇指的屈伸是否正常，再检查对掌功能是否正常。④两侧对比检查。

（2）正常结果

关节	背伸	掌屈	内收（桡侧）	外展（尺侧）
腕关节	30°～60°	50°～60°	25°～30°	30°～40°
掌指关节	伸0°	屈60°～90°	—	—
近端指间关节	0°	90°	—	—
远端指间关节	0°	60°～90°	—	—
拇指掌拇关节	—	20°～50°	可并拢桡侧示指	—
指间关节	—	90°	可横越手掌	40°

2.真题重现

（1）74号题：手和腕关节运动检查

（2）74号题标准答案

操作前准备	①自己准备	做好自己的准备，戴上帽子。（口述）	1分
	②患者准备	被检查者取坐位或仰卧位，双手自然放松并充分暴露。考生站在被检查者前面或右侧。（口述）	
操作步骤	具体步骤	①先检查腕关节的屈伸是否正常，再检查腕关节的桡侧（拇指侧）和尺侧（小指侧）运动是否正常→②再检查手指的屈伸是否正常，再检查手指的外展和内收是否正常→③最后检查拇指的屈伸是否正常，再检查对掌功能是否正常→④两侧对比检查。	5.5分
汇报结果	向考官汇报	报告老师：手及腕关节活动度正常。	1分

五、手肌腱损伤检查

1.基础知识

（1）检查方法 ①屈指肌腱的检查方法为，固定伤指中节，让病人主动屈远侧指间关节，若不能屈曲则为指深屈肌腱断伤。②固定除被检查的伤指外的其他三个手指，让病人主动屈曲近侧指间关节，若不能屈曲为指浅屈肌腱断裂。③当指深、浅屈肌腱均断裂时，该两指间关节不能屈曲。④检查拇长屈肌腱功能，则固定拇指近节，让病人主动屈曲指间关节，因为蚓状肌和骨间肌具有屈曲掌指关节的功能，屈指肌腱断裂不影响掌指关节的屈曲，应予以注意。⑤嘱患者主动伸直手指，如果手指不能主动伸直，有垂指或垂腕的表现，表明指伸肌腱断裂。

（2）正常结果 患者手屈肌肌腱和伸肌肌腱正常。

2.真题重现

（1）75号题：手肌腱损伤检查

（2）75号题标准答案

操作前准备	①自己准备	做好自己的准备，戴上帽子。（口述）	1分
	②患者准备	被检查者取坐位或仰卧位，双手自然放松并充分暴露。考生站在被检查者前面或右侧。（口述）	
操作步骤	具体步骤	①屈指肌腱：固定伤指中节，让病人主动屈远侧指间关节，若不能屈曲则为指深屈肌腱断伤→②固定除被检查的伤指外的其他三个手指，让病人主动屈曲近侧指间关节，若不能屈曲为指浅屈肌腱断裂→③两指间关节不能屈曲提示指深、浅屈肌腱均断裂→④固定拇指近节，让病人主动屈曲指间关节，因为蚓状肌和骨间肌具有屈曲掌指关节的功能，屈指肌腱断裂不影响掌指关节的屈曲，应予以注意→⑤嘱患者主动伸直手指，如果手指不能主动伸直，有垂指或垂腕的表现，表明指伸肌腱断裂。	5.5分
汇报结果	向考官汇报	报告老师：手屈肌肌腱和伸肌肌腱正常。	1分

六、小腿和膝关节检查

1.基础知识

（1）检查方法

①视诊　a. 被检查者双小腿有无皮损或溃烂、皮下出血、粗细不等、肿胀、表浅静脉曲张等→ b. 双膝关节有无畸形、肿胀、活动受限等。

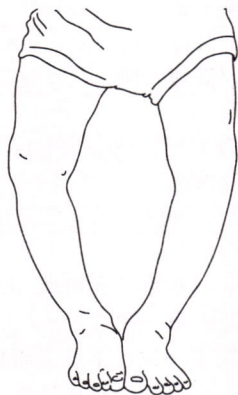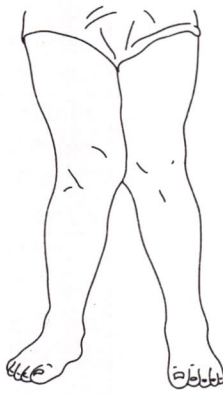

O 型腿　　　　　　　　X 型腿

②触诊　a. 考生按压胫前皮肤，观察有无肿胀和凹陷；按压膝关节，观察膝关节有无压痛、肿胀→ b. 浮髌试验：患者取平卧位，下肢伸直放松，医师一手虎口卡于患膝髌骨上极，并加压压迫髌上囊，使关节液集中于髌骨底面，另一手示指垂直按压髌骨并迅速抬起，按压时髌骨与关节面有碰触感，松手时髌骨浮起，即为浮髌试验阳性，提示有中等量以上关节积液（积液量＞50ml）。

昭昭老师速记："膝"下"无（50）"子女。

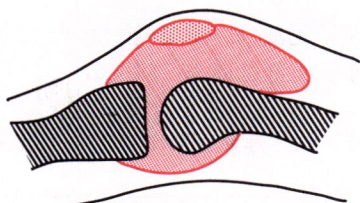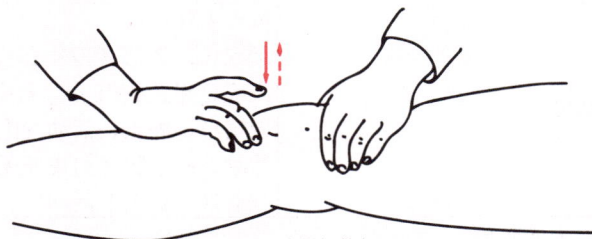

膝关节积液　　　　　　　　　　　浮髌试验

③**动诊** 屈曲被检查者膝关节，观察小腿后部与大腿后部能否相贴，关节能否伸直，膝关节活动度：$0° \sim 135°$。

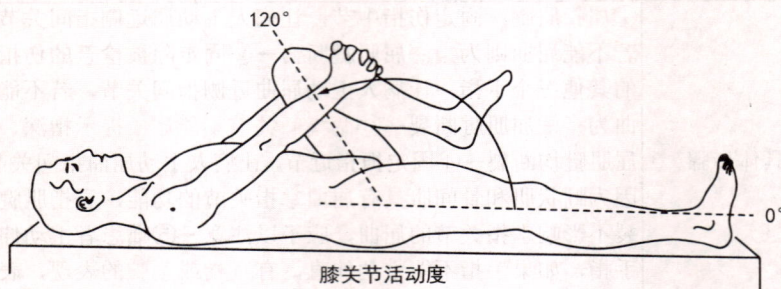

膝关节活动度

（2）**正常结果** ①视诊：该患者双小腿皮肤正常，无溃疡、无窦道、无瘢痕、无色素沉着、无皮疹，小腿无静脉曲张；膝关节无畸形、肿胀、活动受限→②触诊：小腿胫前皮肤无肿胀及压痛，浮髌试验阴性→③动诊：膝关节活动度：$0° \sim 135°$。

2.真题重现

（1）76号题：小腿和膝关节检查及浮髌试验

（2）76号题标准答案

操作前准备	①自己准备	做好自己的准备，戴上帽子。（口述）	1分
	②患者准备	被检查者取坐位或仰卧位，双小腿自然放松并充分暴露。考生站在被检查者前面或右侧。（口述）	
操作步骤	①视诊	双小腿和膝关节视诊：①被检查者双小腿有无皮损或溃烂、皮下出血、粗细不等、肿胀、表浅静脉曲张等。（1分）②双膝关节有无畸形、肿胀、活动受限等。（1分）	5.5分
	②触诊	双小腿和膝关节触诊：①考生按压胫前皮肤，观察有无肿胀和凹陷；按压膝关节，观察膝关节有无压痛、肿胀。（1分）②浮髌试验：患者取平卧位，下肢伸直放松，医师一手虎口卡于患膝髌骨上极，并加压压迫髌上囊，使关节液集中于髌骨底面，另一手示指垂直按压髌骨并迅速抬起，按压时髌骨与关节面有碰触感，松手时髌骨浮起，即为浮髌试验阳性，提示有中等量以上关节积液（积液量>50ml）。（1.5分）	
	③动诊	膝关节活动度检查：屈曲被检查者膝关节，观察小腿后部与大腿后部能否相贴，关节能否伸直，膝关节活动度：$0° \sim 135°$。（1分）	
汇报结果	向考官汇报	报告老师：①视诊：该患者双小腿皮肤正常，无溃疡、无窦道、无瘢痕、无色素沉着、无皮疹，小腿无静脉曲张；膝关节无畸形、肿胀、活动受限。②触诊：小腿胫前皮肤无肿胀及压痛，浮髌试验阴性。③动诊：膝关节活动度：$0° \sim 135°$。	1分

3.考官提问

（1）浮髌试验阳性表现是什么？

答：按压髌骨时有浮动感（1分）。

（2）浮髌试验阳性的临床意义？

答：浮髌试验主要用于判断膝关节受损时是否合并关节积液。正常膝关节积液约5ml。浮髌试验阳性提示中等量以上的关节积液（＞50ml）（1分）。

（3）简单描述膝内翻和膝外翻时下肢的形态。

答：膝内翻患者并腿直立时，小腿内旋偏斜（向内偏斜）、膝关节向内形成角度，双下肢（小腿）成"O"形。膝外翻患者并腿直立时，小腿外旋偏斜（向外偏斜）、膝关节向外形成角度，双下肢（小腿）成"X"形（1分）。

七、膝关节韧带检查

1. 基础知识

（1）检查方法 ①侧方应力试验用于检查内、外侧副韧带：膝关节完全伸直位与屈曲20°～30°位置下做被动膝内翻与膝外翻动作，并与对侧做比较，如有疼痛或发现内翻外翻角度超出正常范围并有弹跳感时，提示有侧副韧带扭伤或断裂。②前抽屉试验用于检查前交叉韧带：患者取仰卧位，屈膝90°，检查者坐在患者足背上以固定，分别在小腿外旋位、中立位、内旋位等三种位置下向前牵拉胫骨上端。观察胫骨结节向前移位的程度，移位＞5mm的为异常。③后抽屉试验用于检查后交叉韧带：患者取仰卧位，屈膝90°，双手放在膝关节后方，拇指放在伸侧，重复向后推拉小腿近端，胫骨在股骨上向后移动为阳性，提示后交叉韧带部分或完全断裂。

（2）正常结果 该患者膝关节内外侧副韧带及前、后交叉韧带未见明显损伤。

2. 真题重现

（1）77号题：膝关节韧带检查

（2）77号题标准答案

操作前准备	①自己准备	做好自己的准备，戴上帽子。（口述）	1分
	②患者准备	被检查者取仰卧位，双小腿自然放松并充分暴露。考生站在被检查者右侧。（口述）	
操作步骤	①侧方应力试验	①膝关节完全伸直位与屈曲20°～30°位置下做被动膝内翻与膝外翻动作，并与对侧做比较→②如有疼痛或发现内翻外翻角度超出正常范围并有弹跳感时，提示有侧副韧带扭伤或断裂。	5分
	②前抽屉试验	①患者取仰卧位，屈膝90°，检查者坐在患者足背上以固定，分别在小腿外旋位、中立位、内旋位等三种位置下向前牵拉胫骨上端→②观察胫骨结节向前移位的程度，移位＞5mm的为异常。	
	③后抽屉试验	①患者取仰卧位，屈膝90°，双手放在膝关节后方，拇指放在伸侧，重复向后推拉小腿近端→②胫骨在股骨上向后移动为阳性，提示后交叉韧带部分或完全断裂。	
汇报结果	向考官汇报	报告老师：该患者膝关节内外侧副韧带及前、后交叉韧带未见明显损伤。	1分

八、半月板检查

1. 基础知识

（1）检查方法 ①半月板旋转挤压试验（McMurray试验）：关节完全屈曲，检查者手握足跟外旋外翻膝关节，出现疼痛提示外侧半月板撕裂；若内旋内翻膝关节，出现疼痛提示内侧半月板撕裂。②研磨试验（Apley试验）：病人俯卧，膝关节屈曲90°，检查者将小腿用力下压，作内旋外旋动作，若外旋产生疼痛，提示内侧半月板损伤。

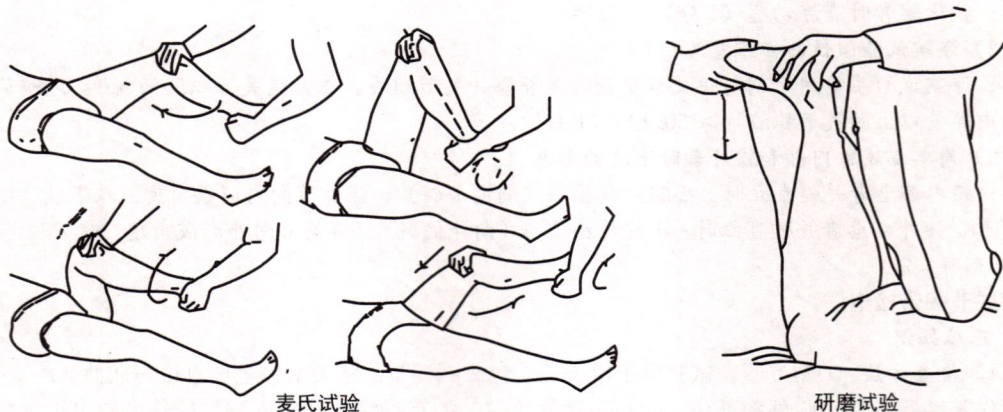

麦氏试验　　　　　　　　　　　　研磨试验

（2）**正常结果** 膝关节无明显疼痛不适，患者膝关节半月板正常。

2．真题重现

（1）78 号题：膝关节半月板检查

（2）78 号题标准答案

操作前准备	①自己准备	做好自己的准备，带上帽子。（口述）	1分
	②患者准备	被检查者取仰卧位，双小腿自然放松并充分暴露。考生站在被检查者右侧。（口述）	
操作步骤	①McMurray 试验	①膝关节完全屈曲→②检查者手握足跟外旋外翻膝关节，出现疼痛提示外侧半月板撕裂；若内旋内翻膝关节，出现疼痛提示内侧半月板撕裂。	5分
	②Apley 试验	①病人俯卧，膝关节屈曲90°→②检查者将小腿用力下压，作内旋外旋动作，若外旋产生疼痛，提示内侧半月板损伤。	
汇报结果	向考官汇报	报告老师：该患者膝关节内外侧副韧带及前、后交叉韧带未见明显损伤。	1分

九、肛门指诊

昭昭老师提示：操作步骤顺序为 1 放→2 插→3 夹→4 转→5 拔→6 看。

1．基础知识

（1）**检查方法**

①放、插 考生右手示指戴指套或手套，并涂以润滑剂，将示指置于肛门外口轻轻按摩，等患者肛门括约肌适应放松后，再徐徐插入肛门、直肠内。

②夹、转 先检查肛门及括约肌的紧张度，再查肛管及直肠的内壁。注意有无压痛及黏膜是否光滑，有无肿块及搏动感。男性还可触诊前列腺与精囊，女性则可检查子宫颈、子宫、输卵管等。

③拔、看 拔出后，检查指套表面有无黏液、脓液及血迹。

（2）**正常结果** ①该患者肛门括约肌肌张力正常→②肛门和直肠皱襞无压痛、肿块和狭窄→③手套或指套上有无分泌物及血迹等。

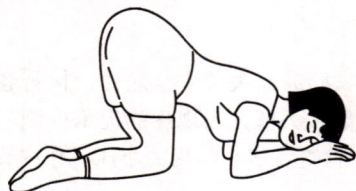
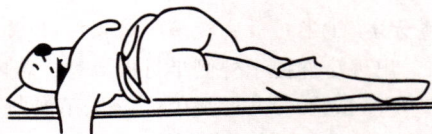

胸膝位　　　　　　　　　　　　侧卧位

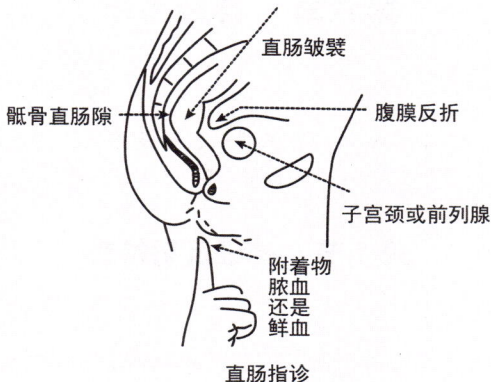

直肠指诊

2. 真题重现

（1）78 号题：肛门指诊

（2）78 号题标准答案

操作前准备	①自己准备	做好自己的准备，戴上帽子、口罩。（口述）	2分
	②患者准备	被检查者取左侧卧位、胸膝位或截石位，取左侧卧位或胸膝位时，考生站在被检查者右侧或后面；取截石位时考生站在被检查者前面。（口述）	
	③物品准备	无菌手套一副、石蜡油。（口述）	
操作步骤	具体步骤	①考生右手示指戴指套或手套，并涂以润滑剂，将示指置于肛门外口轻轻按摩，等患者肛门括约肌适应放松后，再徐徐插入肛门、直肠内。②先检查肛门及括约肌的紧张度，再查肛管及直肠的内壁。注意有无压痛及黏膜是否光滑，有无肿块及搏动感。③男性还可触诊前列腺与精囊，女性则可检查子宫颈、子宫、输卵管等。④拔出后，检查指套表面有无黏液、脓液及血迹。	2分
汇报结果	向考官汇报	报告老师：①该患者肛门括约肌肌张力正常。②肛门和直肠皱襞无压痛、肿块和狭窄。③手套或指套上无分泌物及血迹等。	2分

3. 考官提问

肛门指诊检查后，应该注意观察指套上有哪些残留物？

答：注意观察指套上有无黏液、脓液和血迹等（1分）。

第六章 神经系统

> **2021 考试大纲**

①神经反射：深反射（跟腱、肱二头肌、肱三头肌、膝反射）、浅反射（腹壁反射）、②病理反射（Babinski 征）、③脑膜刺激征（颈强直、kernig 征、Brudzinski 征）。

第 1 节 神经反射检查

一、腹壁反射检查

昭昭老师提示：检查顺序是由外向内，自上而下➡上、中、下腹壁反射。

1. 基础知识

（1）检查方法 ①考生用钝头竹签分别沿肋缘下（胸髓 7～8 节）、脐平（胸髓 9～10 节）及腹股沟上（胸髓 11～12 节）的方向，由外向内轻划两侧腹壁皮肤，分别称为上、中、下腹壁反射➡②正常反应是上、中或下部局部腹肌收缩➡③考生需检查双侧反射，若只检查一侧扣 0.5 分。

昭昭老师速记："七上八"下➡"上"腹壁反射是"7、8"。

（2）正常结果 该患者腹壁反射正常，无明显减弱或消失。

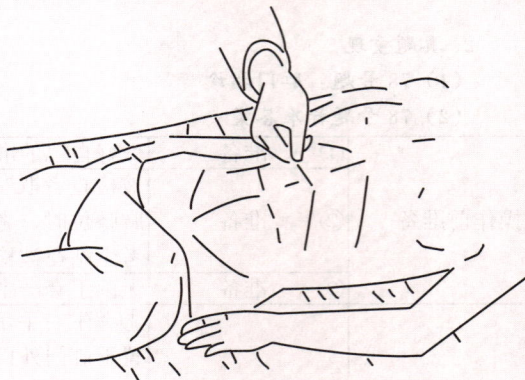

腹壁反射

2. 真题重现

（1）79 号题：腹壁反射检查

（2）79 号题标准答案

操作前准备	①自己准备	做好自己的准备，戴上帽子。（口述）	1 分
	②患者准备	检查时，患者排尿后取仰卧位，下肢稍屈曲，使腹壁松弛，考生站在被检查者右侧。（口述）	
	③物品准备	叩诊锤或棉签。（口述）	
操作步骤	具体步骤	①考生用钝头竹签分别沿肋缘下（胸髓 7～8 节）、脐平（胸髓 9～10 节）及腹股沟上（胸髓 11～12 节）的方向，由外向内轻划两侧腹壁皮肤，分别称为上、中、下腹壁反射。（1分）②正常反应是上、中或下部局部腹肌收缩。（1分）③考生需检查双侧反射，若只检查一侧扣 0.5 分。（1分）	3 分
汇报结果	向考官汇报	报告老师：该患者腹壁反射正常，无明显减弱或消失，如果某一腹壁反射消失，多提示相应的脊髓节段损伤。	1 分

3. 考官提问

（1）神经反射由哪些反射弧构成？

答：神经反射弧由感受器、传入神经元、中枢和传出神经元、效应器构成（1分）。

（2）中腹壁反射的反射弧位于哪里？

答：中腹壁反射中枢在胸髓 9～10 节段（1分）。

二、肱二头肌反射

昭昭老师提示：左手触摸肱二头肌肌腱，务必让患者的肢体搭在考生的前臂上放松。

1. 基础知识

（1）**坐位检查** ①考生<u>左手</u>托起被检查者肘部并使被检查者屈肘，前臂稍内旋置于考生前臂上，考生左手拇指置于肱二头肌肌腱上，<u>右手</u>持叩诊锤叩击考生拇指。②考生需检查双侧反射，若只检查一侧扣 0.5 分。

（2）**卧位检查** ①考生左手托起被检查者肘部并使被检查者屈肘，前臂稍内旋置于被检查者腹部，考生左手拇指置于肱二头肌肌腱上，右手持叩诊锤叩击考生拇指。②考生需检查双侧反射，若只检查一侧扣 0.5 分。

（3）**临床意义** 肱二头肌反射中枢位于颈髓 5～6 节。

昭昭老师速记：一个人是"250"下→肱"2"头肌反射对应颈髓"5"。

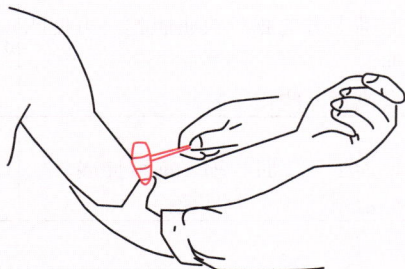

肱二头肌反射（左侧）　　　　　　肱二头肌反射（右侧）

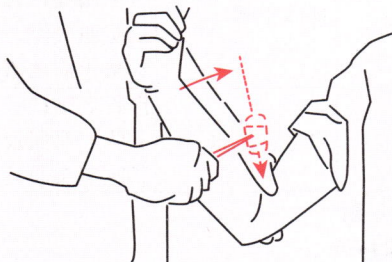

2. 真题重现

（1）80 号题：肱二头肌反射检查

（2）80 号题标准答案

操作前准备	①自己准备	做好自己的准备，戴上帽子。（口述）	1分
	②患者准备	被检查者取坐位或仰卧位，坐位时被检查者双上肢自然悬垂于躯干两侧，仰卧位时双上肢自然伸直置于躯两旁、双下肢自然伸直，考生站在被检查者右侧。（口述）	
	③物品准备	叩诊锤。（口述）	
操作步骤	坐位检查	①考生左手托起被检查者肘部并使被检查者屈肘，前臂稍内旋置于考生前臂上，考生左手拇指置于肱二头肌肌腱上，右手持叩诊锤叩击考生拇指。（0.5分）②考生需检查双侧反射，若只检查一侧扣 0.5 分。（0.5分）	1分
	卧位检查	①考生左手托起被检查者肘部并使被检查者屈肘，前臂稍内旋置于被检查者腹部，考生左手拇指置于肱二头肌肌腱上，右手持叩诊锤叩击考生拇指。（0.5分）②考生需检查双侧反射，若只检查一侧扣 0.5 分。（0.5分）	1分
汇报结果	向考官汇报	报告老师：①肱二头肌反射表现为叩击肱二头肌肌腱时引发肱二头肌收缩、前臂屈曲动作。②肱二头肌反射对应的脊髓节段是 $C_{5\sim6}$。	1分

3. 考官提问

请描述正常肱二头肌反射的表现及其反射中枢定位是哪里。

答：正常肱二头肌反射表现为敲击肱二头肌时，可使肱二头肌收缩，前臂快速屈曲。反射中枢定位在颈髓 5～6 节（1 分）。

三、肱三头肌反射

1. 基础知识

（1）**检查方法**　病人外展上臂，半屈肘关节，检查者用左手托住其前臂，右手用叩诊锤直接叩击鹰嘴上方的肱三头肌肌腱，可使肱三头肌收缩，引起前臂伸展。

（2）**临床意义**　肱三头肌反射中枢位于颈髓6～7节。

2．真题重现

（1）81号题：肱三头肌反射

（2）81号题标准答案

操作前准备	①自己准备	做好自己的准备，戴上帽子。（口述）	1分
	②患者准备	让患者取坐位或者仰卧位。（口述）	
	③物品准备	叩诊锤。（口述）	
操作步骤	具体步骤	①病人外展上臂，半屈肘关节，检查者用左手托住其前臂，右手用叩诊锤直接叩击鹰嘴上方的肱三头肌肌腱，可使肱三头肌收缩，引起前臂伸展。②考生应检查双侧，若只检查一侧扣1分。	3分
汇报结果	向考官汇报	报告老师：①肱三头肌反射正常表现为肱三头肌收缩，前臂伸展。②肱三头肌反射消失多提示颈髓6～7节受损。	1分

四、桡骨膜反射

1．基础知识

（1）**检查方法**　被检查者前臂置于半屈半旋前位，检查者以左手托住其腕部，并使腕关节自然下垂，随即以叩诊锤叩桡骨茎突，可引起肱桡肌收缩，发生屈肘和前臂旋前动作。

（2）**临床意义**　反射中枢在颈髓5～6节。

2．真题重现

（1）82号题：桡骨膜反射

（2）82号题标准答案

操作前准备	①自己准备	做好自己的准备，戴上帽子。（口述）	1分
	②患者准备	让患者取坐位或者仰卧位。（口述）	
	③物品准备	叩诊锤。（口述）	
操作步骤	具体步骤	①被检查者前臂置于半屈半旋前位，检查者以左手托住其腕部，并使腕关节自然下垂，随即以叩诊锤叩桡骨茎突，可引起肱桡肌收缩，发生屈肘和前臂旋前动作。②考生应检查双侧，若只检查一侧扣1分。	3分
汇报结果	向考官汇报	报告老师：①桡骨膜反射正常表现为发生屈肘和前臂旋前动作。②桡骨膜反射消失多提示颈髓5～6节受损。	1分

五、膝反射

1．基础知识

（1）**仰卧位检查**　①体位：被检查者取仰卧位，考生站在被检查者右侧。②检查者以左手托起其膝关节使之屈曲约120°，用右手持叩诊锤叩击膝盖髌骨下方股四头肌肌腱，可引起小腿伸展。③考生应检查双侧膝反射，若只检查一侧扣1分。

（2）**坐位姿势1检查**　①体位：被检查者取坐位并自然屈曲膝关节成90°左右，考生站在被检查者右侧。②检查者左手置于被检查者腘窝处，轻轻托起被检查者膝关节，右手持叩诊锤叩击髌骨下缘和胫骨粗隆之间的股四头肌肌腱。③考生应检查双侧膝反射，若只检查一侧扣1分。

（3）**坐位姿势2检查**　①体位：被检查者取坐位并自然屈曲膝关节成90°左右，然后将一侧下肢架于另一侧下肢之上，放松（架二郎腿姿势），考生站在被检查者右侧。②考生左手示指位于被检查者髌骨上方，右手持叩诊锤叩击髌骨下缘和胫骨粗隆之间的股四头肌肌腱。③考生应检查双侧膝反射，若只检查一侧扣1分。

（4）**临床意义** 膝反射中枢位于腰髓2～4节。

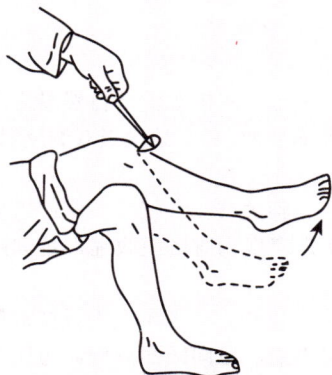 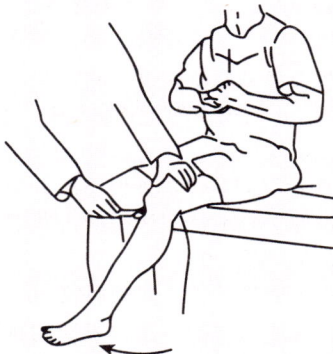 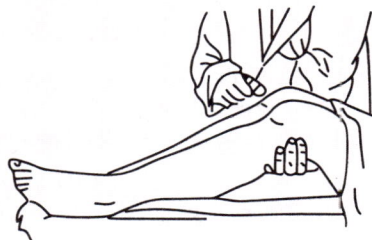

膝反射（坐位1）　　　膝反射（坐位2）　　　膝反射（仰卧位）

2.真题重现

（1）83号题：膝反射检查

（2）83号题标准答案

操作前准备	①自己准备	做好自己的准备，戴上帽子。（口述）	1分
	②患者准备	让患者取相应体位。（口述）	
	③物品准备	叩诊锤。（口述）	
操作步骤	卧位检查	①体位：被检查者取仰卧位，考生站在被检查者右侧。 操作步骤： ①检查者以左手托起其膝关节使之屈曲约120°，用右手持叩诊锤叩击膝盖髌骨下方股四头肌肌腱，可引起小腿伸展。 ②考生应检查双侧膝反射，若只检查一侧扣1分。	3分
	坐位姿势1检查	①体位：被检查者取坐位并自然屈曲膝关节成90°左右，考生站在被检查者右侧。 操作步骤： ①检查者左手置于被检查者腘窝处，轻轻托起被检查者膝关节，右手持叩诊锤叩击髌骨下缘和胫骨粗隆之间的股四头肌肌腱。 ②考生应检查双侧膝反射，若只检查一侧扣1分。	3分
	坐位姿势2检查	①体位：被检查者取坐位并自然屈曲膝关节成90°左右，然后将一侧下肢架于另一侧下肢之上，放松（架二郎腿姿势），考生站在被检查者右侧。 操作步骤： ①考生左手示指位于被检查者髌骨上方，右手持叩诊锤叩击髌骨下缘和胫骨粗隆之间的股四头肌肌腱。 ②考生应检查双侧膝反射，若只检查一侧扣1分。	3分
汇报结果	向考官汇报	报告老师： ①膝反射正常表现为叩击股四头肌肌腱时，引发股四头肌收缩，小腿伸展动作。 ②膝反射消失多提示第4腰神经受损。	1分

3. 考官提问

（1）正常膝反射的表现是什么？

答：表现为叩击股四头肌肌腱时，引起骨四头肌收缩，下肢伸展动作（1分）。

六、跟腱反射

昭昭老师提示：敲击时候，患者的体位一定要合适，考生手握持患者的部位要准确。

1. 基础知识

（1）跪位姿势检查 ①体位：被检查者双膝跪位并背对考生，臀部上抬，双侧踝关节自然悬垂。②操作步骤：考生右手持叩诊锤叩击跟腱，正常表现为腓肠肌收缩，足向跖面屈曲。考生须检查双侧反射，若只检查一侧扣0.5分。

（2）仰卧位检查 ①体位：被检查者取仰卧位，外展下肢并屈曲髋、膝关节。②操作步骤：考生左手推压被检查者足掌，使其踝关节过伸，右手持叩诊锤叩击跟腱，正常表现为腓肠肌收缩，足向跖面屈曲。考生须检查双侧反射，若只检查一侧扣0.5分。

（3）俯卧位检查 ①体位：被检查者取俯卧位，屈髋屈膝90°。②操作步骤：考生左手握持被检查者足趾，使踝关节过伸，右手持叩诊锤叩击跟腱，正常表现为腓肠肌收缩，足向跖面屈曲。考生需检查双侧反射，若只检查一侧扣0.5分。

（4）临床意义 跟腱反射中枢位于骶髓1～2节。

昭昭老师提示："一"帮"跟"班→"1"是"跟"腱反射。

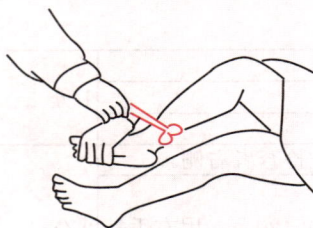

仰卧位检查法　　　　俯卧位检查法　　　　跪卧位检查法

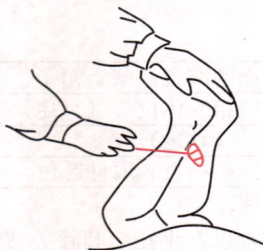

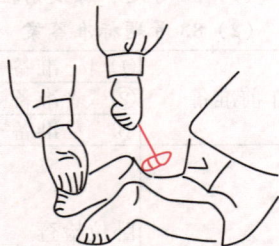

2. 真题重现

（1）84号题：跟腱反射检查

（2）84号题标准答案

操作前准备	①自己准备	做好自己的准备，戴上帽子。（口述）	1分
	②患者准备	让患者取相应体位。（口述）	
	③物品准备	叩诊锤。（口述）	
操作步骤	跪位姿势检查	①体位：被检查者双膝跪位并背对考生，臀部上抬，双侧踝关节自然悬垂。②操作步骤：考生右手持叩诊锤叩击跟腱。考生须检查双侧反射，若只检查一侧扣0.5分。	1.5分
	仰卧位检查	①体位：被检查者取仰卧位，外展下肢并屈曲髋、膝关节。②操作步骤：考生左手推压被检查者足掌，使其踝关节过伸，右手持叩诊锤叩击跟腱，正常表现为腓肠肌收缩，足向跖面屈曲。考生须检查双侧反射，若只检查一侧扣0.5分。	1.5分
	俯卧位检查	①体位：被检查者取仰卧位，屈髋屈膝90°。②操作步骤：考生左手握持被检查者足趾，使踝关节过伸，右手持叩诊锤叩击跟腱，正常表现为腓肠肌收缩，足向跖面屈曲。考生需检查双侧反射，若只检查一侧扣0.5分。	1.5分

汇报结果	向考官汇报	报告老师： ①跟腱反射表现为叩击跟腱时，引发腓肠肌收缩，足向跖面屈曲。 ②跟腱反射消失多提示骶1神经损伤。	0.5分

第2节　病理反射检查

一、Babinski 征

1. 基础知识

（1）**检查方法**　①考生左手扶持被检查者踝关节，右手用竹签沿患者足底外侧缘，由后向前至小趾近跟部并转向内侧，阳性反应为踇指背伸，其余四趾呈扇形展开。②考生须检查双侧反射，若只检查一侧扣1分。

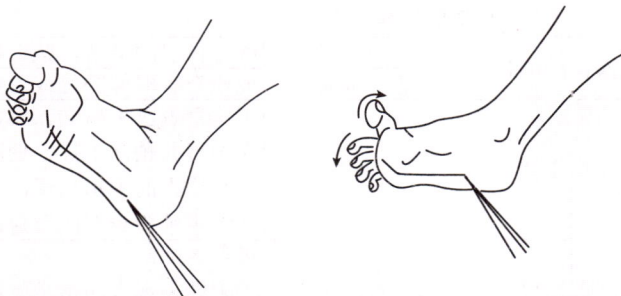

（2）**正常结果**　①正常人 Babinski 征为阴性。②阳性表现为踇指背伸，其余四趾向背部呈扇形张开。

2. 真题重现

（1）**85 号题：Babinski 征检查**

（2）**85 号题标准答案**

babinski 征（－）　　　　babinski 征（＋）

操作前准备	①自己准备	做好自己的准备，戴上帽子。（口述）	1分
	②患者准备	被检查者取仰卧位，双上肢自然伸直置于躯干两侧，双下肢自然伸直，考生站在被检查者右侧，嘱被检查者放松。（口述）	
	③物品准备	叩诊锤。（口述）	
操作步骤	具体步骤	①考生左手扶持被检查者踝关节，右手用竹签沿患者足底外侧缘，由后向前至小趾近跟部并转向内侧，阳性反应为踇趾背伸，其余四趾呈扇形展开。 ②考生须检查双侧反射，若只检查一侧扣1分。	2分
汇报结果	向考官汇报	报告老师： ①阳性表现为踇指背伸，其余四趾向背部呈扇形张开。 ②Babinski 征阳性多提示上运动神经元损伤。	1分

3. 考官提问

（1）男性，65 岁，高血压病史 10 年，早晨锻炼时突发剧烈头痛 2 小时，头颅 CT 示左侧基底节出血，体检时可能有哪些重要神经系统体征？

答：右侧肢体瘫痪、右侧偏身针刺觉（痛觉）减退（0.5分）（答"右侧偏身温度觉减退"亦得分）、右侧病理征阳性（0.5）。

（2）请描述一下 Babinksi 征的阳性表现。

答：阳性表现为踇趾背伸，其余四趾呈扇形张开（1分）。

（3）女孩，8 岁。发热 3 天伴嗜睡来急诊。体检时重点检查什么项目？

答：生命体征、意识状态、心肺听诊、脑膜刺激征、病理反射等（1分）。

二、Oppenheim 征、Gordon 征及 Chaddock 征

检查	方法	结果
Oppenheim 征	检查者弯曲示指及中指，沿病人胫骨前缘用力由上向下滑压	同 Babinski 征
Gordon 征	检查时用手以一定力量捏压腓肠肌	同 Babinski 征

Chaddock 征	竹签轻划足背外侧部皮肤	同 Babinski 征

三、Hoffmann 征

1. 基础知识

（1）**检查方法** ①检查者左手持病人腕部，然后以右手中指与示指夹住病人中指并稍向上提，使腕部处于轻度过伸位。以拇指迅速弹刮病人的中指指甲，引起其余四指掌屈反应则为阳性。→②考生需检查双侧反射，若只检查一侧扣 0.5 分。

（2）**正常结果** 正常人 Hoffmann 征阴性。

2. 真题重现

（1）86 号题：Hoffmann 征

（2）86 号题标准答案

操作前准备	①自己准备	做好自己的准备，戴上帽子。（口述）	1分
	②患者准备	被检查者取仰卧位或者坐位。（口述）	
操作步骤	具体步骤	①检查者左手持病人腕部，然后以右手中指与示指夹住病人中指并稍向上提，使腕部处于轻度过伸位。以拇指迅速弹刮病人的中指指甲，引起其余四指掌屈反应则为阳性。②考生须检查双侧反射，若只检查一侧扣 1 分。	2分
汇报结果	向考官汇报	报告老师：①阳性表现为四指掌屈反应。②Hoffmann 征阳性多提示脊髓型颈椎病等。	1分

第 3 节　脑膜刺激征检查

颈强直、Kernig 征（克氏征）、Brudzinski 征（布氏征）

1. 基础知识

昭昭老师速记：①颈强直：先左右再前后→②克氏征：135 克→③布氏征："屈髋屈膝"说"不（布）"。

（1）**颈强直** ①考生左手置于被检查者枕部，托扶并左右转动被检查者头部，通过观察或感觉被动运动时的阻力和询问有无疼痛，以了解被检查者是否有颈部肌肉或椎体病变。②考生右手轻按压被检查者胸前，左手托扶被检查者枕部并做屈颈动作，体会被检查者颈部有无抵抗感及其程度。

（2）**Kernig 征（克氏征）** ①考生左手固定被检查者右侧或左侧膝关节，右手托持被检查者右侧或左侧足跟部，屈曲髋、膝关节使之均呈 90° 屈曲，右手抬高被检查者小腿并使之伸膝。②考生需检查双侧 Kernig 征，若只检查一侧扣 0.5 分。

（3）**Brudzinski 征（布氏征）** 检查者一手托起被检查者枕部，另一手按于其胸前，前屈头部，观察双髋与膝关节有无屈曲动作。

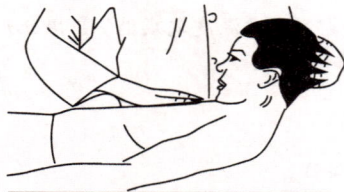
颈强直
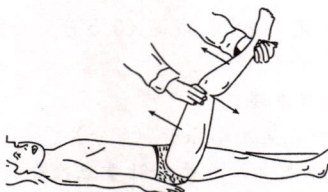
克氏征
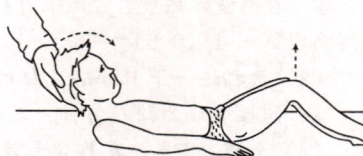
布氏征

2. 真题重现

（1）87 号题：脑膜刺激征检查

（2）87 号题标准答案

操作前准备	①自己准备	做好自己的准备，戴上帽子。（口述）	
	②患者准备	被检查者取枕仰卧位，双上肢自然伸直置于躯干两侧，双下肢自然伸直，考生站在被检查者右侧，嘱被检查者放松。（口述）	1分
	③物品准备	叩诊锤。（口述）	
操作步骤	颈强直	①考生左手置于被检查者枕部，托扶并左右转动被检查者头部，通过观察或感觉被动运动时的阻力和询问有无疼痛，以了解被检查者是否有颈部肌肉或椎体病变。②考生右手轻按压被检查者胸前，左手托扶被检查者枕部并做屈颈动作，体会被检查者颈部有无抵抗感及其程度。	2分
	Kernig 征	①考生左手固定被检查者右侧或左侧膝关节，右手托持于被检查者右侧或左侧足跟部，屈曲髋、膝关节使之均呈90°屈曲，右手抬高被检查者小腿并使之伸膝。②考生需检查双侧 Kernig 征，若只检查一侧扣0.5分。	1.5分
	Brudzinski 征	检查者一手托起被检查者枕部，另一手按于其胸前，前屈头部，观察双髋与膝关节有无屈曲动作。	1分
汇报结果	向考官汇报	报告老师：①颈强直阳性表现为被动屈颈时抵抗力增强。②Kernig 征阳性表现为伸膝受阻伴有疼痛或下肢屈肌牵拉痉挛。③Brudzinski 征阳性表现为双侧膝关节和髋关节屈曲。④正常人脑膜刺激征为阴性。	2.5分

3. 考官提问

（1）女性，26岁。突发剧烈头痛2小时，初步诊断蛛网膜下腔出血，既往体健，体检时可能有哪些神经系统体征？

答：颈强直（0.5分）、kernig 征阳性、Brudzinski 征阳性（0.5分）。

（2）请简述一下 Kerning 征阳性。

答：病人取仰卧位，屈髋关节、膝关节至90°，逐渐伸直膝关节至135°或以上，如伸膝受阻伴疼痛或下肢屈肌牵拉痉挛者为阳性（1分）。

（3）肌张力增高，有哪两种类型？

答：肌张力增高包括折刀样肌张力增高（痉挛状态）和铅管样肌张力增高（铅管样强直）（1分）。

（4）需要除外哪些情况，才能确定颈强直为脑膜刺激征？

答：需要除外颈椎、颈部肌肉局部病变后才能确认颈强直为脑膜刺激征（1分）。

第三站

基本操作

昭昭医考
ZHAOZHAOYIKAO

➢ **2021 考试大纲**

①无菌术(手术刷手法,手术区消毒铺巾,穿脱手术衣,穿脱隔离衣,戴无菌手套,手术基本操作即切开、缝合、结扎、止血)、②外伤类(清创术、开放性伤口的止血包扎、脓肿切开术、换药与拆线、脊柱损伤的搬运、四肢骨折现场急救外固定技术、心肺复苏、简易呼吸器的应用)、③穿刺术[动脉穿刺术(助理不要求)、静脉穿刺术、胸腔穿刺术、腹腔穿刺术、腰椎穿刺术(助理不要求)、骨髓穿刺术(助理不要求)]、④置管术[吸氧术、吸痰术、胃管置入术、三腔二囊管止血法(助理不要求)、导尿术]。

第1节　手术刷手法

一、基础知识

1. 刷手前准备

（1）换鞋、换刷手衣，戴帽子、口罩（头发、鼻孔不外露）。

（2）将刷手衣衣袖挽至肘上 10cm 处。

2. 肥皂水刷手法及擦干操作过程

昭昭老师速记：先刷➔再擦➔最后泡；要会背住关键数字 10、6、6。

（1）**刷手**　①考生用消毒毛刷蘸消毒肥皂水刷手，按指尖➔手➔腕➔前臂至肘上 10cm 处顺序进行➔②两上肢各部位按顺序交替进行刷洗。

（2）**冲洗**　①刷完一次后用清水将肥皂水冲去。冲洗时保持拱手姿势（手指向上，肘部屈曲朝下，先冲手部，再冲前臂，最后冲上臂，使水流自手部流向肘部）➔②共刷洗 3 遍，每遍 3 分钟，共 10 分钟（可口述）➔③冲洗后保持拱手姿势（双手勿低于肘、高于肩为标准）。

（3）**擦手**　①折叠无菌小毛巾成三角形，尖端朝下，由手部向上臂（肘上 6cm 处）顺序擦干➔②先擦干一只手臂，翻转毛巾或更换毛巾再擦另一只手臂➔③擦过肘部的毛巾不能再接触手和前臂。

（4）**浸泡及晾干**　①将手、前臂到肘上 6cm 处浸泡在 75% 酒精或 0.1% 苯扎溴铵（新洁尔灭）内➔②浸泡时间 5 分钟（可口述）➔③手臂浸泡后保持拱手姿势，待其自然晾干➔④刷手后，不可再触及非无菌的任何物品，若不慎碰触非无菌的物品时，应重新刷手。

3. 简易刷手法

昭昭老师速记：先洗➔再刷➔再擦➔最后涂；要会背住关键数字 10、10、6。

（1）**普通刷手**　先用普通肥皂按六步洗手法洗手。

（2）**消毒液刷手**　用消毒毛刷蘸洁肤柔洗手液刷指尖、手、腕、前臂至肘上 10cm 处（由远及近，沿一个方向顺序刷洗），注意甲缘下及指间部位，保持指尖朝上、肘朝下，两上肢手、腕、前臂、肘上交替进行刷洗，刷完一次后用清水将洁肤柔洗手液冲洗干净（先冲手部，再冲前臂，最后冲上臂，使水流自手部流向肘部），时间 3 分钟。冲洗后保持拱手姿势。

（3）**擦手**　用无菌小方巾先擦干双手，之后对角折叠成三角形，从手腕向前臂、肘部到上臂（肘上 10cm 处）顺序擦干，先擦干一侧，翻转手巾再擦另一侧，擦过肘部的手巾不能再接触手和前臂。

（4）**涂手**　用 5～10ml 洁肤柔消毒凝胶（约含酒精 55%，DP300 0.12%）均匀涂于两手、前臂和肘上 6cm 一遍，双手搓擦至干。

4. 碘伏刷手法

昭昭老师速记：先洗➔再刷➔再擦➔最后涂；要会背住关键数字 6、6。

（1）**清洗**　先用肥皂和水把手和前臂清洗一遍，用干净一次性纸巾或干毛巾擦干。

（2）**碘伏刷手**　①用消毒的软毛刷蘸取 0.5% 碘伏刷手➔②刷手顺序采用三段法：先刷双手，顺序为指端、甲缘及两侧甲沟，由拇指桡侧起渐次到背侧、尺侧，依次刷完五指缝，然后刷手掌、手背；再刷双前臂；最后刷双上臂至肘上 6cm。刷手时间 5 分钟，要求用力适当，均匀一致，从手到臂，交替逐渐上行，顺序不可逆转，不可留有空白区➔③时间的安排并不是均匀分配的，双手的用时要多一些。

（3）**擦手**　①用无菌小方巾擦干手部后，对角折叠成三角形，放于前臂并使三角形的底边朝上，另一手抓住下垂的两角，拉紧和旋，逐渐向上移动至肘上6cm。再用另一块无菌小方巾以同样的方法擦干对侧手和臂→②注意毛巾移动方向只能从手到上臂，切忌相反→③擦手的目的是为了方便戴无菌手套，因此，擦手不一定要把碘伏擦得十分干净，适当留下一些碘伏会形成一层保护膜，更加有利于无菌操作。

（4）刷手完成后体位　①双手保持在胸前，双肘成半屈位。消毒后的双手应该保持下不可低过腰际、上不可高过肩部的位置。②刷手后，不可再触及非无菌的任何物品，如误触及非无菌物品，必须重新刷手。

5.注意事项

（1）消毒药品　①种类很多，如1：1000苯扎溴铵、1：2000氯己新液等。②使用这些浸泡液时，刷手时间可缩短为5分钟。浸泡前一定要冲干净手臂上的肥皂水，以免影响杀菌药效。这样的消毒液使用不能超过4次。

（2）连台手术的刷手　①若前一台手术为无菌或清洁手术，术后手套未破，需连续施行另一台手术时，可不用重新刷手，仅需将手、前臂和肘上6cm浸泡75%酒精或0.1%苯扎溴铵溶液5分钟，也可用碘尔康或灭菌王涂擦手和前臂，或用洁肤柔消毒凝胶涂擦手和前臂一遍，再穿无菌手术衣和戴无菌手套。②若前一次手术为污染手术，则连续施行手术前应重新刷手。

（3）普通洗手的方法（六步洗手法洗手）　采用流水洗手，使双手充分浸湿。取适量肥皂或者一般消毒液，均匀涂抹至整个手掌、手背、手指和指缝。认真揉搓双手至少15秒，应注意清洗双手所有皮肤，清洗指尖、指背和指缝，具体揉搓步骤为：

昭昭老师速记："内""外""夹""弓""大""立""丸（腕）"。

第1步：掌心相对，手指并拢，相互揉搓。

第2步：掌心对手背，沿指缝交叉，相互揉搓，交换进行。

第3步：掌心相对，双手指交叉，指缝相互揉搓。

第4步：弯曲手指，使关节在另一手掌心旋转揉搓，交换进行。

第5步：右手握住左手大拇指旋转揉搓，交换进行。

第6步：将5个手指尖并拢放在另一手掌心旋转揉搓，交换进行。

最后在流水下彻底冲洗双手，擦干。

二、真题重现

1号题

【临床情景】您正在准备参加一台腹腔镜胆囊切除手术。

【要求】请用肥皂水刷手法进行刷手。

【考试时间】11分钟

1号题标准答案

评分标准（全过程任何步骤违反无菌操作原则，一处扣2分）	总分20分	
（一）刷手前的准备	2分	
1. 换鞋、换刷手衣，戴帽子、口罩（头发、鼻孔不外露）。		1分
2. 将刷手衣衣袖挽至肘上10cm处。		1分
（二）刷手及擦干操作过程	10分	
1. 刷手：考生用消毒毛刷蘸消毒肥皂水刷手，按指尖、手、腕、前臂至肘上10cm处顺序进行（2分）。两上肢各部位按顺序交替进行刷洗（1分）。		3分
2. 刷完一次后用清水将肥皂水冲去（1分）。冲洗时保持拱手姿势（1分）。共刷洗3遍，每遍3分钟（可口述）（1分）。		3分
3. 擦手：折叠无菌小毛巾成三角形，尖端朝下，由手部向上臂（肘上6cm处）顺序擦干（2分）。		2分
4. 先擦干一只手臂，翻转毛巾或更换毛巾再擦另一只手臂（1分）。擦过肘部的毛巾不能再接触手和前臂（1分）。		2分
（三）浸泡及晾干过程	4分	
1. 将手、前臂到肘上6cm处浸泡在70%酒精内。		2分

2. 浸泡时间5分钟（可口述）。	1分
3. 手臂浸泡后保持拱手姿势，待其自然晾干。	1分

（四）提问	2分	
1. 肥皂水刷手时，特别要注意哪些部位的刷洗？（1分）		2分
答：特别要注意甲缘、甲沟、指缝及肘部的刷洗。		
2. 手术刷手时，是否需要应用无菌生理盐水冲洗？为什么？（1分）		
答：不需要。刷手过程主要是为了清洁手臂，而不是消毒。		
（五）职业素质	2分	
1. 在操作过程中，无菌观念强，动作轻柔规范。		2分
2. 着装整洁，仪表端庄，举止大方，语言文明，认真细致，表现出良好的职业素质。		

第2节　穿脱手术衣、戴无菌手套

一、基础知识

　　1．目的　隔绝手术室医护人员皮肤及衣物上的细菌，防止细菌移位到手术切口引起污染。

　　2．操作前准备　①在穿无菌手术衣与戴无菌手套前，手术人员必须进行外科洗手，并经消毒液刷手和晾干。②无菌手术衣包事先由巡回护士打开，无菌手套亦由巡回护士备好。

　　3．穿无菌手术衣、戴无菌手套过程

　　（1）穿手术衣　①拿起叠放着的手术衣，双手不能触及下面的手术衣→②双手分别提起手术衣的衣领两端，抖开手术衣，有腰带的一面向外→③将手术衣略向上抛起，顺势双手向前上方同时插入袖筒，助手在身后协助穿。

　　（2）交叉式手术衣和包被式手术衣

昭昭老师提示：①交叉式→先递带子，再戴手套；②包被式→先戴手套，再系带子。

交叉式手术衣	①身体略向前倾，使腰带悬垂离开手术衣→②双手交叉提起左右腰带向后递，由助手在身后接住并打结→③最后戴手套。
包被式手术衣	①先戴好手套→②解开打结的腰带→③将一侧腰带递给助手，请助手用无菌钳夹住，考生转一周，接住助手夹持的腰带，自行在腰间打结。

　　（3）注意事项　穿手术衣过程中，手及前臂不能高过双肩，不能低于腰部，两侧不过腋中线。

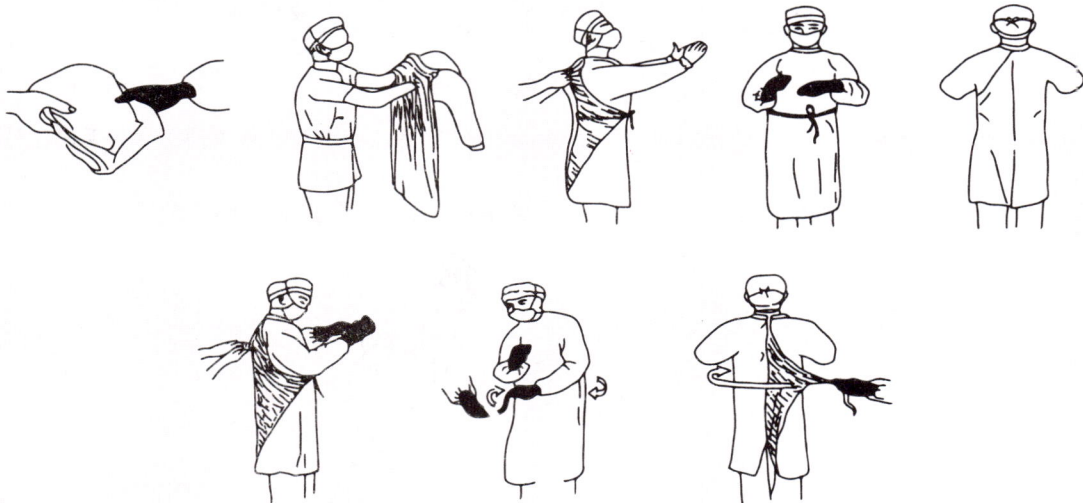

穿包被式手术衣

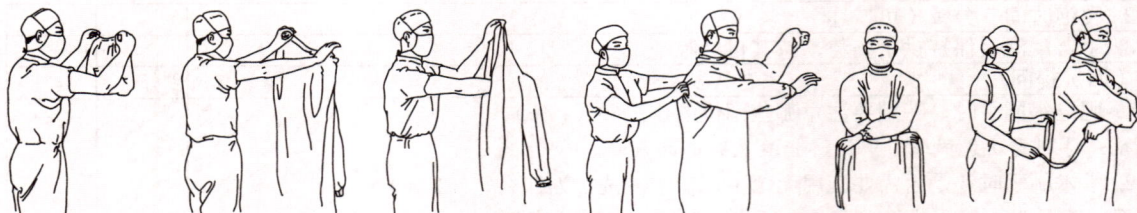

穿交叉式手术衣

4.脱手术衣的过程

（1）**他人帮助脱衣法** 自己双手抱肘，由巡回护士将手术衣肩部向肘部翻转，然后再向手的方向扯脱，如此则手套的腕部就随着翻转于手上。

（2）**个人脱手术衣法** ①左手抓住右肩手术衣，自上拉下，使衣翻向外→②同法拉下左肩手术衣→③脱下全部手术衣，使衣里外翻，保护手臂及洗手衣裤不被手术衣外面所污染→④最后脱下手术衣扔于污衣袋中。

昭昭老师提示：注意术者如果参加的是清洁手术，需要接台手术时，可采用他人帮脱法。如果是污染手术，可采用个人脱手术衣法。

5.戴、脱手套

（1）**戴无菌手套** ①左手自手套袋内捏住手套翻折部，取出手套，右手插入右手手套内→②已戴手套的右手（除拇指外）四指插入左手手套翻折部，左手插入手套内，将左手手套翻折部翻至手术衣袖口上→③用戴好手套的左手四指插入右手手套的翻折部，将翻折部翻至右手手术衣袖口上。

昭昭老师提示：①先左手后右手；②手指始终不能接触手套外面部分。

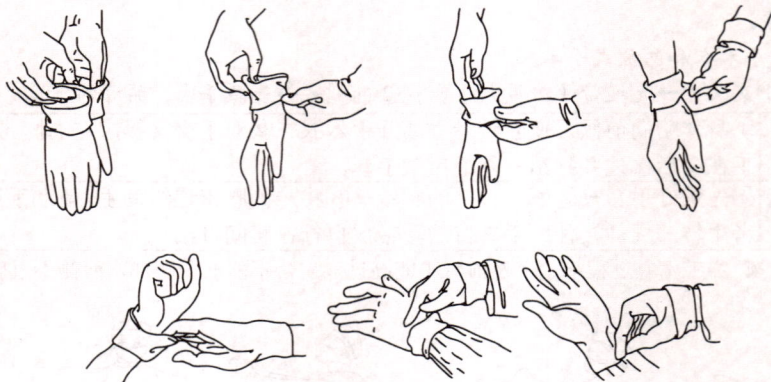

穿戴手套

（2）**脱无菌手套** ①考生一手插入另一手手套的翻折部，脱下手套→②已脱掉手套的手捏住另一手手套的内面，脱下第二只手套。

昭昭老师提示：注意应该先脱手术衣，最后脱手套，且手指不能接触手套外面部分。

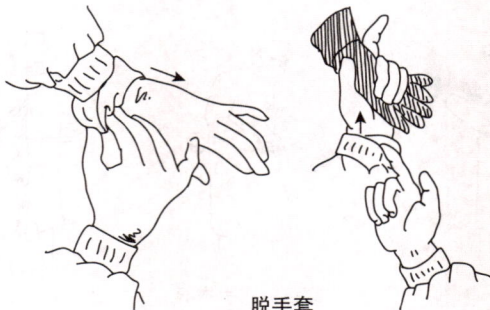

脱手套

二、真题重现

2号题：穿交叉式手术衣

【临床情景】您作为参加疝修补术的住院医师，已完成手臂消毒。

【要求】请穿无菌手术衣（前交叉式），戴无菌手套。术后，因需要立刻参与下一台手术，请脱去手术衣及手套，准备接台手术。

【考试时间】11分钟

2号题标准答案

评分标准（全过程任何步骤违反无菌操作原则，一处扣2分）	总分20分	
（一）穿无菌手术衣、戴无菌手套过程	10分	
1. 拿起叠放着的手术衣，双手不能触及下面的手术衣。		1分
2. 双手分别提起手术衣的衣领两端，抖开手术衣，有腰带的一面向外。		1分
3. 将手术衣略向上抛起，顺势双手向前上方同时插入袖筒，助手在身后协助穿。		1分
4. 身体略向前倾，使腰带悬垂离开手术衣（1分）；双手交叉提起左右腰带向后递，由助手在身后接住并打结（2分）。		3分
5. 穿手术衣过程中，手及前臂不能高过双肩，不能低于腰部。		1分
6. 戴无菌手套： （1）左手自手套袋内捏住手套翻折部，取出手套，右手插入右手手套内（1分）。 （2）已戴手套的右手（除拇指外）四指插入左手手套翻折部，左手插入手套内，将左手手套翻折部翻至手术衣袖口上（1分）。 （3）用戴好手套的左手四指插入右手手套的翻折部，将翻折部翻至右手手术衣袖口上（1分）。		3分
（二）脱手术衣、手套的过程	6分	
1. 嘱助手在背后解开腰带及领结等。		1分
2. 嘱助手面对考生，拉住考生手术衣衣领，向前翻转拉下手术衣，使手套套口翻转于手腕部。		1分
3. 考生一手插入另一手手套的翻折部，脱下手套（1分）；已脱掉手套的手捏住另一手手套的内面，脱下第二只手套（1分）。		2分
4. 双手不能接触手套的外侧面。		2分
（三）提问	2分	
穿包背式手术衣时，应该先系腰带还是先戴无菌手套？为什么？ 答：应先戴无菌手套，因为腰带系于腰前，是绝对无菌区域。		2分
（四）职业素质	2分	
1. 在操作过程中，无菌观念强，动作轻柔规范。 2. 着装整洁，仪表端庄，举止大方，语言文明，认真细致，表现出良好的职业素质。		2分

第3节　穿、脱隔离衣

一、基础知识

1. 适应证 ①接触感染性疾病病人，如传染病病人、多重耐药菌感染病人。②在进行诊疗、护理操作时，可能受到病人的血液、体液、分泌物、排泄物污染。③对病人实行保护性隔离，如大面积烧伤病人、骨髓移植病人。

2. 操作前准备

（1）**自己准备** 衣帽整洁，修剪指甲，取下手表，卷袖过肘、洗手、戴口罩。

（2）**患者准备** 了解病人的病情，隔离的种类、隔离的措施等。

（3）**物品准备** 隔离衣1件，挂衣架，洗手及手消毒设施（隔离衣的规格是否合适，有无破洞、潮湿，挂放是否得当）。

3. 穿隔离衣

昭昭老师提示：①扣衣领（上肢要外展）→②扣袖口→③腰下5cm找到后方衣边缘→④对齐折叠→⑤系腰带。

（1）取下隔离衣 手持衣领从衣钩上取下隔离衣，清洁面朝向自己将衣服展开，露出肩袖内口。

（2）穿袖管 一手持衣领，另一手伸入衣袖内并向上抖，拉衣领使手露出。同法穿好另一袖管。

（3）系衣领及袖口 两手沿衣领边缘由前向后，在颈后系好领口，然后扣好袖扣或系上袖带。

（4）找衣边 从腰下5cm侧衣缝处将隔离衣后身部分向前拉并触及衣边，捏住。同法将另一侧衣边捏住。

（5）折叠及系腰带 两手在背后将两侧衣边对齐，向一侧按压折叠，以一手按住，另一手将腰带拉至背后压住折叠处，在背后交叉，回到前面打一活结，系好腰带。

（6）戴手套 戴上手套。

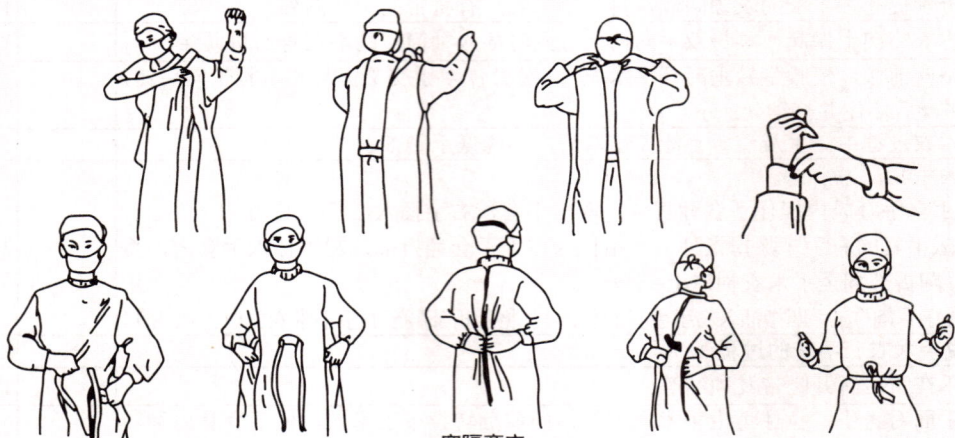

穿隔离衣

4. 脱隔离衣

昭昭老师提示：①解腰带→②脱手套→③解袖口→④洗手（前臂到手洗手2分钟）→⑤解衣领→⑥脱衣服。

（1）先解腰带 解开腰带，将腰带牵至身前，并打一活结。

（2）摘手套、解袖口 摘去手套，解开袖口，在肘部将部分袖管塞入袖内，暴露前臂。

（3）消毒双手 从前臂至指尖刷洗2分钟，清水冲洗，擦干（口述）。

（4）解开衣领 双手干净后，因为衣领始终是洁净区，故先解开衣领。

（5）拉衣袖 一手伸入另一侧袖口内清洁面，拉下衣袖过手；再用衣袖遮盖着的手在外面拉下另一衣袖。两手在袖内使袖子对齐，双臂逐渐退出。

（6）挂衣服 双手持衣领，将隔离衣清洁面向外两边对齐，挂在钩上。

（7）再次洗手 用七步洗手法洗手，脱口罩。

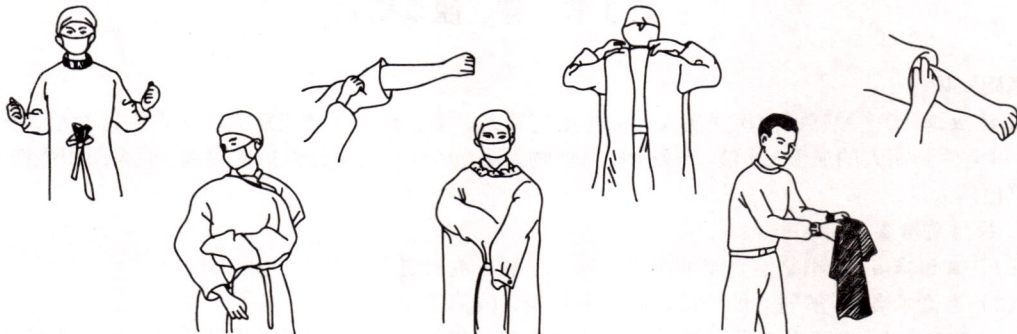

脱隔离衣

5. 注意事项 ①隔离衣长短要合适，须全部遮盖工作服，有破洞则不可使用。②保持衣领清洁，穿脱时要避免污染衣领及清洁面。③穿好隔离衣后，始终保持**双臂保持在腰以上**、视线范围内，不得进入清洁区，不得接触清洁物品。④隔离衣**每日更换**，如有潮湿或污染，应立即更换。⑤消毒手时，不能沾湿隔离衣，隔离衣也不可碰及其他物品。⑥脱下隔离衣，如挂在半污染区清洁面朝外；如果挂在污染区，污染面朝外。

二、真题重现

3号题

【临床情景】您作为一位住院医师，准备进入隔离病房检查患者病情。
【要求】请完成在半污染区穿隔离衣的操作，并脱隔离衣备用。
【考试时间】11分钟

3号题标准答案

评分标准		总分20分
（一）穿隔离衣过程	10分	
1. 准备工作：戴帽子、口罩（头发、鼻孔不外露），洗手（口述）。手持衣领从衣钩上取下隔离衣，清洁面朝向自己将衣服展开，露出肩袖内口。		2分
2. 一手持衣领，另一手伸入衣袖内并向上抖，拉衣领使手露出。同法穿好另一袖管。		2分
3. 两手沿衣领边缘由前向后，在颈后系好领口，然后扣好袖扣或系上袖带。		2分
4. 从腰下5cm侧衣缝处将隔离衣后身部分向前拉并触及衣边，捏住。同法将另一侧衣边捏住。		2分
5. 两手在背后将两侧衣边对齐，向一侧按压折叠，以一手按住，另一手将腰带拉至背后压住折叠处，在背后交叉，回到前面打一活结，系好腰带。戴手套后，开始工作。		2分
（二）脱隔离衣过程	6分	
1. 解开腰带，将腰带牵至身前，并打一活结。		1分
2. 解开袖口，在肘部将部分袖管塞入袖内，暴露前臂。		1分
3. 消毒双手，从前臂至指尖刷洗两分钟，清水冲洗，擦干（口述）。		1分
4. 解开衣领。		1分
5. 一手伸入另一侧袖口内清洁面，拉下衣袖过手；再用衣袖遮盖着的手在外面拉下另一衣袖；两手在袖内使袖子对齐，双臂逐渐退出。		1分
6. 双手持衣领，将隔离衣清洁面向外两边对齐，挂在钩上。		1分
（三）提问	2分	
1. 脱隔离衣时，如果衣袖触及到面部怎么办？ 答：应当立刻用肥皂水清洗面部。 2. 脱隔离衣时，能否先解开衣领再洗手？为什么？ 答：不能（0.5分）。因为衣领为清洁区，手部未消毒前接触会污染衣领（0.5分）。		2分
（四）职业素质	2分	
1. 在穿脱隔离衣过程中，动作规范，预防意识强。 2. 着装整洁，仪表端庄，举止大方，语言文明，认真细致，表现出良好的职业素质。		2分

第4节 手术区消毒、铺巾

一、基础知识

1. 消毒前准备

（1）**自己准备** 戴帽子、口罩（头发、鼻孔不外露），手术刷手（可口述）。

（2）**物品准备** 手术扇形台、消毒剂、消毒棉球、托盘1只、卵圆钳2把。

（3）**消毒范围** 手术野皮肤暴露范围正确。

部位	消毒部位
头部手术	头及前额。

口、唇部手术	面、唇、颈及上胸部。
颈部手术	上至下唇，下至乳头，两侧至斜方肌前缘。
锁骨部手术	上至颈部上缘，下至上臂上 1/3 处和乳头上缘，两侧过腋中线。
胸部手术（侧卧位）	前后过中线，上至锁骨及上臂 1/3 处，下过肋缘。
乳腺根治手术	前至对侧锁骨中线，后至腋后线，上过锁骨及上臂，下过脐平行线。
上腹部手术	上至乳头，下至耻骨联合，两侧至腋中线。
下腹部手术	上至剑突，下至大腿上 1/3，两侧至腋中线。
腹股沟及阴囊部手术	上至脐水平线，下至大腿上 1/3，两侧至腋中线。
颈椎手术	上至颅顶，下至两腋窝连线。
胸椎手术	上至肩，下至髂嵴连线，两侧至腋中线。
腰椎手术	上至两腋窝连线，下过臀部，两侧至腋中线。
肾脏手术	前后过中线，上至腋窝，下至腹股沟。
会阴部手术	耻骨联合、肛门周围及臀，大腿上 1/3 内侧。
四肢手术	周围消毒，上下各超过一个关节。

（4）消毒剂　目前消毒剂常用 2.5% 碘酊 +75% 酒精脱碘、0.5% 吡咯烷（PVP）碘（普遍）、0.5% 碘尔康溶液或 1∶1000 苯扎溴铵溶液。

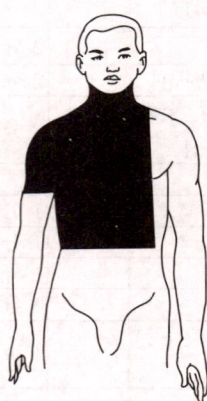

胸部手术

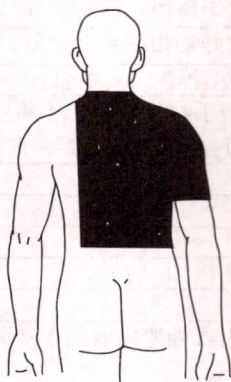

上腹部手术

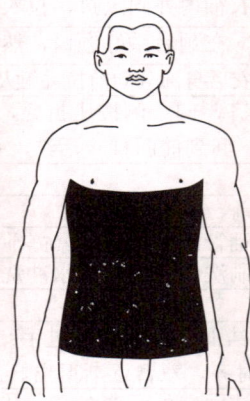
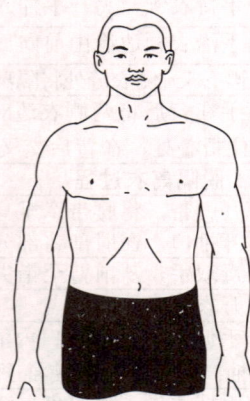

腹股沟及阴囊手术

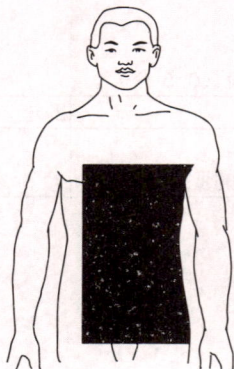

肾手术

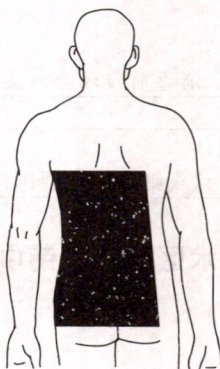

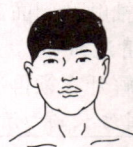
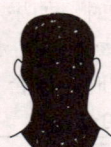

头部手术

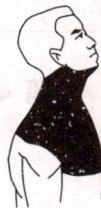
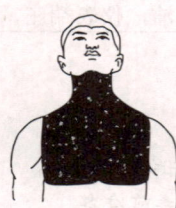

颈部手术

2. 消毒操作过程

（1）消毒方式　①环形或螺旋形消毒，用于小手术野的消毒。②平行或叠瓦形消毒，用于大手术野的消毒。

（2）**消毒原则** ①离心形消毒：清洁刀口皮肤消毒应从手术野中心部开始向周围涂擦。②向心形消毒：感染伤口或肛门、会阴部的消毒，应从手术区外周清洁部向感染伤口或肛门、会阴部涂擦。

（3）**消毒过程** ①一助从器械护士手中接过盛有浸蘸消毒液的消毒弯盘与无菌卵圆钳。手臂消毒后（不戴手套），用无菌卵圆钳夹持棉球，由一助完成消毒。考生一手端盛有碘伏棉球的消毒弯盘，另一手持卵圆钳，站立于患者右侧→②一遍消毒由手术中心开始，向周围皮肤无遗漏地涂布消毒液。待第一遍消毒液晾干后，换无菌卵圆钳以同样的方式涂布消毒液一遍，为第二遍，共三遍消毒，每遍均不超过前一遍范围→③消毒过程中，一直保持卵圆钳头端低于握持端→④普遍用 0.5% PVP 碘进行手术区皮肤消毒。

（4）**阑尾切除手术消毒的要点**

碘伏消毒	①首先将碘伏滴入肚脐内，涂擦时绕过肚脐→涂擦完毕，翻过卵圆钳用棉球的另一侧将肚脐内的消毒液蘸干→②第 2 遍和第 3 遍可不再专门沾肚脐，也可以和第 1 遍相同。
碘酊＋酒精消毒	①第一遍用碘酊涂擦，首先将碘酊滴入肚脐内→②涂擦完毕，翻过卵圆钳用棉球的另一侧将肚脐内的消毒液沾干→③晾干后第 2 遍和第 3 遍用 70% 酒精棉球涂擦脱碘，最后扫边。

3．注意事项

（1）**特殊部位消毒** ①面部、口唇和会阴部黏膜、阴囊等处，不能耐受碘酊（碘酒）的刺激，宜用刺激性小的消毒液来代替，如用 2% 红汞或 0.5% 碘伏液消毒，以上两种消毒剂都不能与碘接触或混用。②涂擦各种消毒溶液时，应稍用力，以便增加消毒剂渗透力。

（2）**消毒注意** ①已接触消毒范围边缘或污染部位的消毒纱布，不能再返擦清洁处。②消毒腹部皮肤时，先在脐窝中滴数滴消毒溶液，待皮肤消毒完毕后再擦净。③碘酊纱球勿蘸过多消毒溶液，以免流散他处，烧伤皮肤。脱碘必须干净。④消毒者双手勿与患者皮肤或其他未消毒物品接触，消毒用钳不可放回手术器械桌。

（3）**消毒范围** 包括手术切口周围 15 ～ 20cm 的区域，如有延长切口的可能，则应扩大消毒范围。

4．铺巾操作过程

昭昭老师提示：铺单顺序①四块治疗巾→②两块中单→③一块大单。

（1）**四块治疗巾** ①用四块无菌巾，内折少许，铺盖在拟定切口四周，反折部靠近切口。铺巾后手术野皮肤暴露不要过于宽大→②先铺考生对侧或患者会阴侧无菌巾，最后铺靠近考生侧无菌巾→③用四把巾钳固定。（注意：如果是穿好手术衣之后铺巾，顺序应该是：考生侧→会阴侧→对侧→头侧。）

（2）**中单** 铺中单（考官协助）：在拟定切口上下方各铺一块中单。

（3）**大单** 铺大单（考官协助）：铺大单时先将洞口对准拟定切口，然后将大单头盖过麻醉架，两侧和足端下垂超过手术台边 30cm。

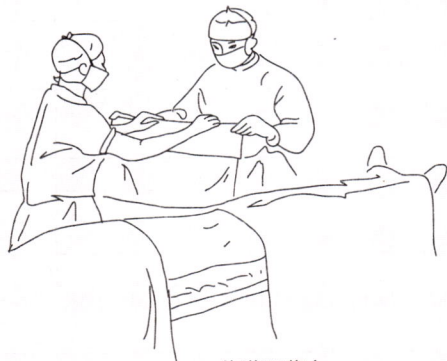

传递无菌巾

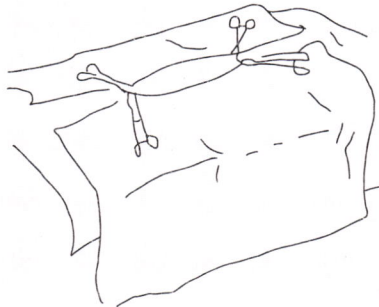

固定无菌巾

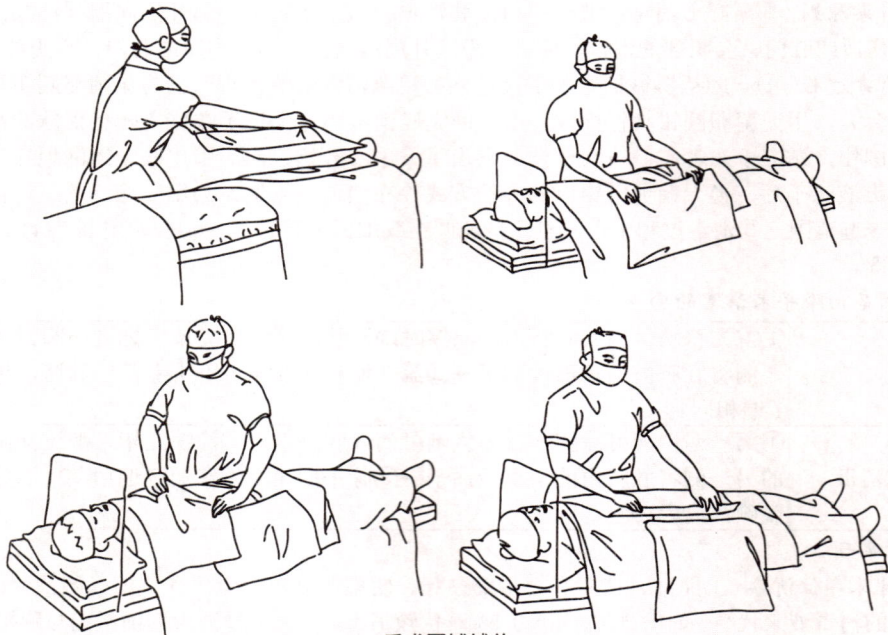

手术区域铺单

二、真题重现

4 号题

【临床情景】张先生，34 岁。转移性右下腹痛 2 天，加重 6 小时。腹痛呈持续性伴恶心、呕吐。查体：体温 37.8℃，麦氏点有固定压痛、反跳痛。拟经麦氏切口手术治疗。已完成术前准备，张先生仰卧于手术台上。

【要求】请用**碘伏**为患者（医学模拟人）进行手术区域皮肤消毒并铺手术巾、手术单。

【考试时间】 11 分钟

4 号题标准答案

【时间】11 分钟		
评分标准（全过程任何步骤违反无菌操作原则，一处扣 2 分）		总分 20 分
（一）消毒前准备	2 分	
1. 戴帽子、口罩（头发、鼻孔不外露）。		0.5 分
2. 手术野皮肤暴露范围正确：上自剑突，下至大腿中段。		1 分
3. 手术刷手（可口述）。		0.5 分
（二）消毒操作过程	8 分	
1. 考生一手端盛有碘伏棉球的消毒碗，另一手持卵圆钳，站立于患者右侧。		1 分
2. 首先将碘伏滴入肚脐内，涂擦时绕过肚脐。涂擦完毕，翻过卵圆钳用棉球的另一侧将肚脐内的消毒液沾干（第 2 遍和第 3 遍可不再专门沾肚脐，也可以和第 1 遍相同）。		2 分
3. 以麦氏切口为中心，自上而下、由内及外消毒皮肤（1 分）。每一次涂擦不留空白区（1 分）。		2 分
4. 共消毒 3 遍，每遍均不超过前一遍范围。		1 分
5. 消毒过程中，一直保持卵圆钳头端低于握持端。		1 分
6. 消毒范围上自剑突，下至大腿上、中 1/3 交界处，两侧至腋中线。		1 分
（三）铺巾操作过程	6 分	
1. 用四块无菌巾，内折少许，铺盖在拟定切口四周，反折部靠近切口。铺巾后手术野皮肤暴露不要过于宽大。		2 分
2. 先铺患者会阴侧无菌巾，最后铺靠近考生侧无菌巾。用四把巾钳固定。		2 分
3. 铺中单（考官协助）：在拟定切口上下方各铺一块中单。		1 分

4. 铺大单（考官协助）：铺大单时先将洞口对准拟定切口，然后将大单头盖过麻醉架，两侧和足端下垂超过手术台边 30cm。	1分
（四）提问	2分
1. 碘伏消毒的优点是什么？ 答：优点是不需要脱碘，刺激性小，适用于各个部位的消毒。 2. 若术者已经穿好手术衣，请问铺治疗巾时应该先铺哪一侧？ 答：应铺术者这一侧，可以避免术者的手术衣受到污染。	2分
（五）职业素质	2分
1. 在操作过程中无菌观念强，动作轻柔规范，体现爱护患者的意识。 2. 着装整洁，仪表端庄，举止大方，语言文明，认真细致，表现出良好的职业素质。	2分

5 号题

【临床情景】王女士，56 岁。右下腹痛 2 天，伴下坠感，逐渐加重。既往有类似病史。查体：体温 38℃，有下腹压痛，双合诊发现右侧盆腔 6cm×4cm 肿块，触痛明显。拟经右下腹旁正中切口手术治疗。已完成术前准备，王女士仰卧于手术台上。

【要求】请用碘酊和酒精为患者（医学模拟人）进行手术区域皮肤消毒并铺手术巾、手术单。

【考试时间】 11 分钟

5 号题标准答案

评分标准（全过程任何步骤违反无菌操作原则，一处扣2分）	总分 20 分
（一）消毒前准备	2分
1. 戴帽子、口罩（头发、鼻孔不外露）。	0.5分
2. 手术野皮肤暴露范围正确：上自剑突，下至大腿中段。	1分
3. 手术刷手（可口述）。	0.5分
（二）消毒操作过程	8分
1. 考生一手端盛有 2% 碘酊或 70% 酒精棉球的消毒碗，一手持卵圆钳，站立于患者右侧。	1分
2. 第一遍用碘酊涂擦，首先将碘酊滴入肚脐内，涂擦完毕，翻过卵圆钳用棉球的另一侧将肚脐内的消毒液沾干，晾干后第二遍和第三遍用 70% 酒精棉球涂擦脱碘。	2分
3. 以右下腹旁正中切口为中心，自上而下、由内及外消毒皮肤（1 分）。各次涂抹之间不留空白区（1 分）。	2分
4. 每遍均不超过前一遍范围。	1分
5. 消毒过程中，一直保持卵圆钳头端低于握持端。	1分
6. 消毒范围上自剑突，下至大腿上、中 1/3 交界处，两侧至腋中线。	1分
（三）铺巾操作过程	6分
1. 用四块无菌巾，内折少许，铺盖在拟定切口四周，反折部靠近切口。铺巾后手术野皮肤暴露不要过于宽大。	2分
2. 先铺考生对侧或患者会阴侧无菌巾，最后铺靠近考生侧无菌巾。用四把巾钳固定。	2分
3. 铺中单（考官协助）：在拟定切口上下方各铺一块中单。	1分
4. 铺大单（考官协助）：铺大单时先将洞口对准拟定切口，然后将大单头盖过麻醉架，两侧和足端下垂超过手术台边 30cm。	1分
（四）提问	2分
应用 2% 碘酊进行皮肤消毒后，为什么要用 70% 酒精脱碘？ 答：用酒精脱碘可以避免碘在皮肤表面滞留时间过长而损伤表皮。	2分
（五）职业素质	2分
1. 在操作过程中无菌观念强，动作轻柔规范，体现爱护患者的意识。 2. 着装整洁，仪表端庄，举止大方，语言文明，认真细致，表现出良好的职业素质。	2分

第5节　手术基本操作：切开、缝合、结扎、止血

一、基础知识

1. 切开

（1）**切开的主要器械是手术刀**　手术刀分为刀片和刀柄两部分。刀片通常有**圆**和**尖**两种类型以及**大**、**中**、**小**三种规格。使用前用针器夹持刀片背侧，和刀柄的沟槽嵌合推入即可，不可用手操作。术毕用同法取出刀片。

（2）**安装和取出刀片正确操作**（如图）。

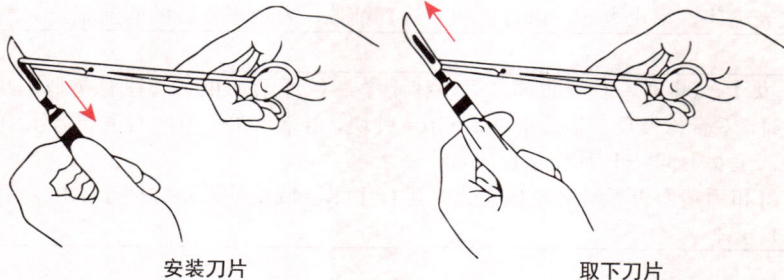

安装刀片　　　　　　　　　　取下刀片

（3）**不同方式**　根据切口的部位、大小和性质的不同，执刀的方式常有以下四种：**执笔式**、**握持式**、**执弓式**、**反挑式**。

执弓式	适用于较大的胸腹部切口（刀和皮肤呈15°角）。
执笔式	适用于小的皮肤切口或较为精细组织的解剖等（手术刀和组织间保持45°角）。
抓持式	适用于范围较广的大块组织切割，如截肢等。
反挑式	先将刀锋刺入组织，再向上反挑；适用于胆管、肠的切开，局部小脓肿切开等。

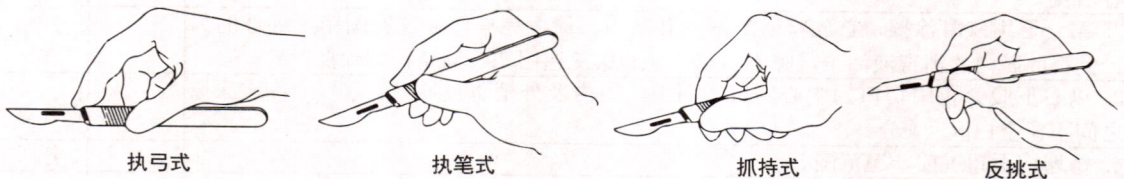

执弓式　　　　　执笔式　　　　　抓持式　　　　　反挑式

（4）**切开步骤**　①切开前**再次消毒一次**，用齿镊检查切口的麻醉情况，通知麻醉师手术开始→②切开时不可使皮肤随刀移动，术者应该分开**左手拇指和示指**，绷紧、固定切口两侧皮肤，较大切口应由术者和助手用左手边缘或纱布垫相对应地压迫皮肤→③刀刃与皮肤垂直，否则切成斜形的创口，不易缝合，影响愈合；切开时用力要均匀，一刀切开皮肤全层，避免多次切割致切口不整齐。切开的要点是**垂直进刀**→**水平走刀**→**垂直出刀，用力均匀**。电刀切开技术方法：按前述方法将皮肤切至真皮层，在术者和助手使用齿镊相对提起组织后，使用电刀逐层切开皮肤、皮下组织。

垂直进刀　　　　　　　　垂直出刀

水平走刀

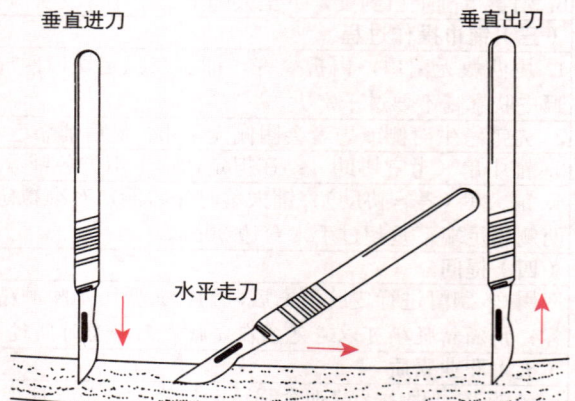

（5）**注意事项**　①方便手术区域的暴露。减少组织损伤，避开可能的主要血管和神经。②切口的大小要选择合适，对简单的手术提倡微创切口，而复杂的恶性肿瘤根治等手术则尽量要求足够的

显露。③方向尽量保持和皮纹一致，注意术后的瘢痕不影响外观（如乳腺、甲状腺）和各种关节的功能。④各种探查手术还要考虑便于手术切口的延长。

2．缝合、剪线

（1）器械准备（以腹部手术缝合为例） 1、4、7号丝线若干（供术者作选择用）；常规腹部外科的缝针数套；手术刀1把；无齿镊、有齿镊各1把；持针器1把；小直止血钳2把；线剪1把；三种型号的手套各1盒。

（2）分类 根据缝合后切口边缘的形态分为单纯、内翻、外翻缝合三类，每类又有间断和连续缝合两种。

①单纯缝合法 为外科手术中广泛应用的一种缝合法，缝合后切口边缘对合。

a．单纯间断缝合法 简单、安全，不影响创缘的血运，最常用。常用于皮肤、皮下组织、腹膜及胃肠道等的缝合。一般皮肤缝合的针距约1～2cm、边距约0.5～1cm。

b．单纯连续缝合法 优点是节约用线和时间，减少线头，创缘受力较均匀，对合较严密；缺点是一处断裂则全松脱。常用于缝合腹膜、胃肠道和血管等，不适于张力较大组织的缝合。

以上两种方法常用于皮肤、皮下组织、腹膜及胃肠道等的缝合。

"8"字形缝合法	实际上是两个间断缝合，结扎较牢固且可节省时间。常用于缝合腱膜、腹直肌鞘前层及缝扎止血。
连续扣锁缝合法	又称毯边（锁边）缝合法。闭合及止血效果较好，常用于胃肠道吻合时后壁全层缝合。

②内翻缝合法 缝合后切口内翻，外面光滑，常用于胃肠道吻合。

a．垂直褥式内翻缝合法 分间断与连续两种，常用的为间断法。在胃肠及肠肠吻合时用以缝合浆肌层。

b．水平褥式内翻缝合法

间断水平褥式内翻缝合法	用以缝合浆肌层或修补胃肠道小穿孔。
连续水平褥式内翻缝合法	多用于缝合浆肌层。
连续全层水平褥式内翻缝合法	多用于胃肠吻合时缝合前壁全层。

c．荷包口内翻缝合法

用于埋藏阑尾残端，缝合小的肠穿孔或固定胃、肠、膀胱、胆囊造瘘等引流管。

③外翻缝合法 缝合后切口外翻，内面光滑。常用于血管吻合、腹膜缝合、减张缝合等，有时亦用于缝合松弛的皮肤（如老年或经产妇腹部、阴囊皮肤等），防止皮缘内卷，影响愈合。如间断水平褥式外翻缝合法、间断垂直褥式外翻缝合法、连续外翻缝合法。

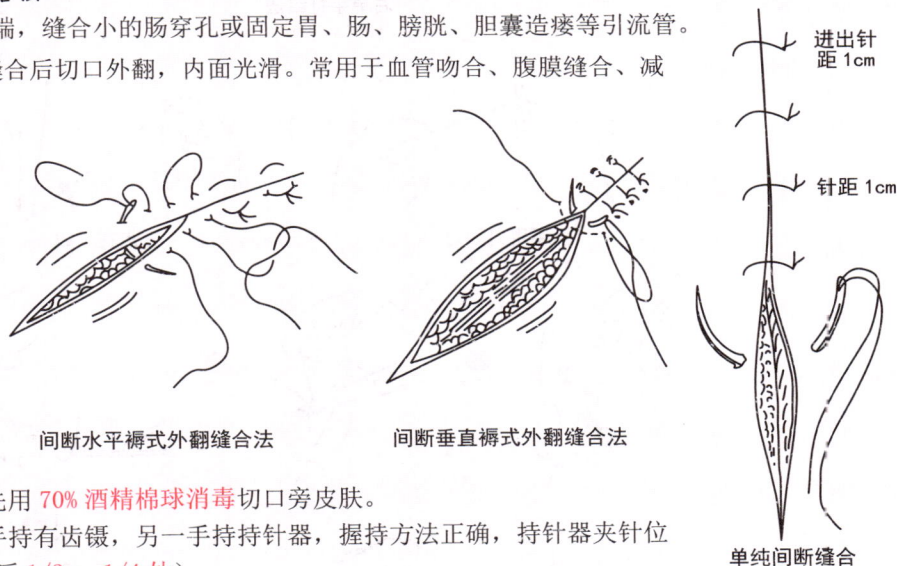

进出针距1cm

针距1cm

间断水平褥式外翻缝合法　　间断垂直褥式外翻缝合法　　单纯间断缝合

（3）缝合过程

①消毒 缝合前先用70%酒精棉球消毒切口旁皮肤。

②器械准备 一手持有齿镊，另一手持持针器，握持方法正确，持针器夹针位置正确（于缝针的中后1/3～1/4处）

③缝合手法正确 垂直进针，沿缝针弧度挽出，不留死腔；针距、边距均为1cm。

④剪线 此处深浅不同，使用专用的弯头（体腔深部）和直头的线剪（表浅部位）。剪线时由打结者将两线头尽量并拢牵直，由持剪者将线剪尖端略微张开，沿线滑下，在接近线头3～4mm处将剪刀倾斜45°，可刚好保留2～3mm线头处将线剪断。原则上，体内组织结扎的丝线线头保留2mm；肠线线头保留3～4mm；血管缝线保留5～8mm；皮肤缝合的线头应留长，一般为5～8mm，便于以后拆除。

⑤**对皮**　缝合完毕后，皮肤对合整齐。

3. 打结

①打结方法

单手打结法	①最常用的一种方法。 ②打结速度快，节省结扎线，左右手均可打结，简便迅速。
双手打结法	①也较常采用。 ②结扎可靠，主要用于深部或组织张力较大的缝合结扎，缺点是打结速度较慢，结扎线需较长。
持针器打结法	①用持针器或止血钳打结。 ②常用于体表小手术或线头短用手打结有困难时，仅术者一人操作，方便易行，节省线；在张力缝合时，为防止滑脱，可在第一个结时连续缠绕两次形成外科结。

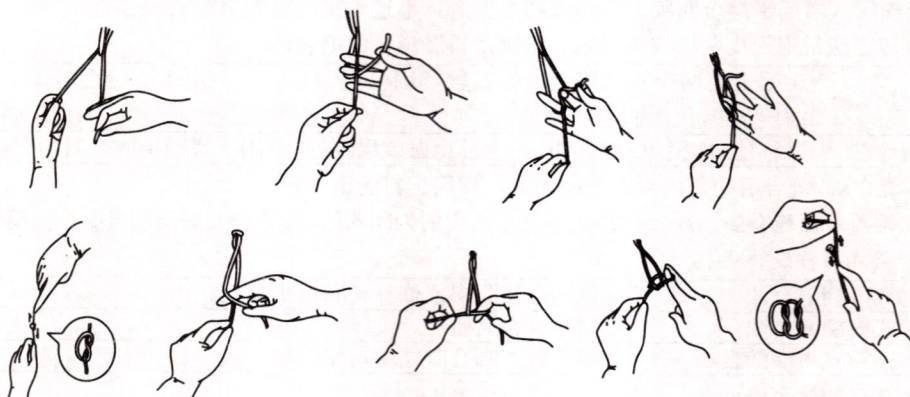

右单手打结法

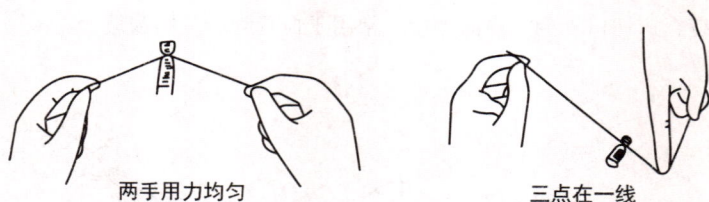

两手用力均匀　　　　　三点在一线

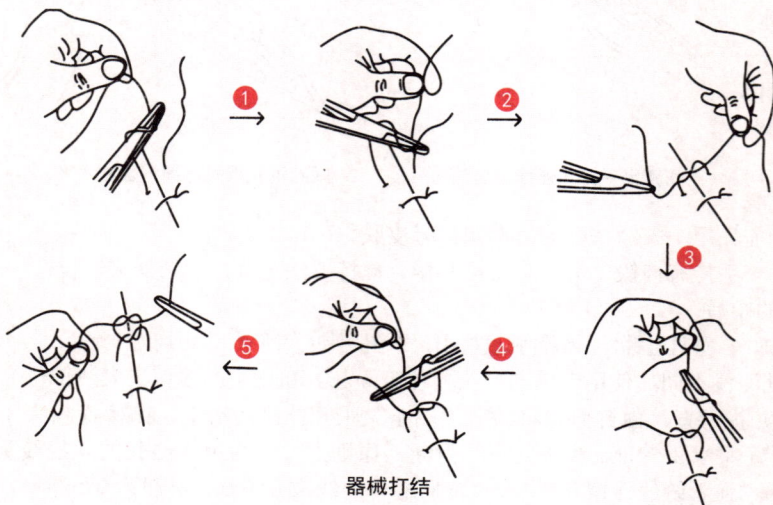

器械打结

②**结的种类**

平结	①又称方结、缩帆结。是外科手术主要的打结方式。 ②其特点是结扎线来回交错，第一个结与第二个结方向相反，着力均匀，不易滑脱，牢固可靠。 ③用于较小血管和各种缝合时的结扎。
三重结	①在平结基础上再重复第一个结，共三个结，第二个结和第三个结方向相反，加强了结扎线间的摩擦力，防止结线松散滑脱，因而牢固可靠，用于较大血管的结扎。 ②重复两个二重结即为四重结，仅在结扎特别重要的大血管时采用。
外科结	①打第一个结时缠绕两次，打第二个结时仅缠绕一次，其目的是让第一个结圈摩擦力增大，打第二个结时不易滑脱和松动，使结扎更牢固。 ②大血管或有张力缝合后的结扎强调使用外科结。

4.止血 止血包括压迫止血、结扎止血、电凝止血、缝合止血等。

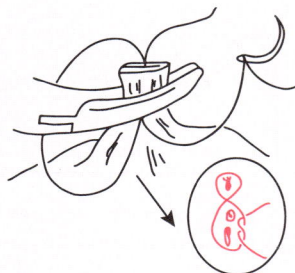

缝合止血方法　　　　　　电凝止血方法

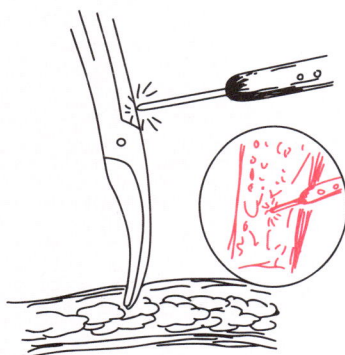

二、真题重现

6号题

【临床情景】李先生，23岁。发现左上臂皮下肿块2年，近期稍增大。体检扪及局部肿块，2.5cm×2cm，质软，边界清。初步诊断为脂肪瘤。拟行脂肪瘤切除术。

【要求】请为患者（医学模拟人或模具）行切开、缝合的操作（切口长3cm，间断缝3针，不做肿瘤切除）。

【考试时间】11分钟

6号题标准答案

评分标准（全过程任何步骤违反无菌操作原则，一处扣2分）	总分20分	
（一）操作前准备	4分	
1. 戴帽子、口罩（头发、鼻孔不外露），手术刷手（口述）。		1分
2. 以预定切口为中心从内向外行手术区域的常规消毒3遍，范围正确，手术区铺洞巾。		1分
3. 戴无菌手套。		1分
4. 选择合适的手术刀片、三角针、缝线。		1分
（二）切开、缝合操作过程	12分	
1. 用2%利多卡因行局部浸润麻醉。		1分
2. 安装刀片正确。		1分
3. 用拇指和示指在切口两侧固定皮肤（1分）；在模具上作皮肤切开，执刀方法正确（1分）；切开的手法正确（垂直进刀，水平走刀，垂直出刀）（1分）。		3分
4. 切口长度适中，切口整齐，深度均匀。		1分

5. 缝合前先用 70% 酒精棉球消毒切口旁皮肤，一手持有齿镊，另一手持持针器，握持方法正确，持针钳夹针位置正确（于缝针的中后 1/3～1/4 处）	1分
6. 缝合伤口：缝合手法正确（垂直进针，沿缝针弧度挽出），不留死腔（2分）；打结手法正确，松紧适度，剪线手法正确，线头长短适中（1分）。	3分
7. 针距、边距恰当（1分）；皮肤对合整齐（1分）。	2分

（三）提问	2分
1. 皮肤切开时，为什么术者常常绷紧皮肤？ 答：为了固定皮肤，这样切口可以更加整齐。 2. 腹腔内丝线结扎后，剪线线头应保留多长？ 答：丝线线头应保留 2mm。	2分

（四）职业素质	2分
1. 操作前能以和蔼的态度告知患者手术的目的，取得患者的配合。操作时注意无菌观念，动作轻柔，体现爱护患者的意识。操作结束后告知患者有关注意事项。 2. 着装整洁，仪表端庄，举止大方，语言文明，认真细致，表现出良好的职业素质。	2分

7 号题

【临床情景】张先生，47 岁。接受皮质囊肿切除术，目前已切除皮质囊肿。

【要求】请上台为患者（医学模拟人或模具）行切口皮肤缝合、打结的操作（单纯间断缝合 5 针，用单手打结方法打结）。

【考试时间】11 分钟

7 号题标准答案

评分标准（全过程任何步骤违反无菌操作原则，一处扣 2 分）		总分 20 分
（一）操作前准备	4分	
1. 戴帽子、口罩（头发、鼻孔不外露），完成手术刷手（口述）。		1分
2. 戴无菌手套。		1分
3. 选择三角针，选择合适的缝线。		1分
4. 用 70% 酒精棉球消毒切口皮肤，手术区域利多卡因麻醉。		1分
（二）缝合、打结操作过程	12分	
1. 持有齿镊方法正确，提起缝合皮缘。		1分
2. 持针器握持方法正确，持针器夹针位置正确（于缝针的中后 1/3～1/4 处）。		2分
3. 缝合伤口：缝合手法正确（垂直进针，沿缝针弧度挽出），不留死腔。		2分
4. 打结手法正确：结扎线来回方向交错，第一个结与第二个结方向相反（2分）。结扎牢固可靠，不滑脱，松紧适度（2分）。		4分
5. 剪线手法正确，线头长短适中。		1分
6. 针距、边距恰当（1分）；皮肤对合整齐（1分）。		2分
（三）提问	2分	
1. 常用的内翻缝合法有哪几种？ 答：垂直褥式内翻缝合法、水平褥式内翻缝合法以及荷包口内翻缝合法。（答出任意两项得 1 分） 2. 在胸、腹腔内行深部打结，主要应用哪一种打结方法？为什么？ 答：主要用双手打结法，因为这种方法结扎更可靠。		2分
（四）职业素质	2分	
1. 操作前能以和蔼的态度告知患者手术的目的，取得患者的配合。操作时注意无菌观念，动作轻柔，体现爱护患者的意识。操作结束后告知患者有关注意事项。 2. 着装整洁，仪表端庄，举止大方，语言文明，认真细致，表现出良好的职业素质。		2分

第6节　换药和拆线

·换　药·

一、基础知识

1. 目的　①观察伤口的情况和变化。②针对各种伤口的清洁或污染程度，通过规范的换药操作，创造有利条件，促进伤口愈合。③保护伤口，避免再损伤。④预防及控制伤口继发性感染。

2. 适应证　需要更换敷料的伤口。

3. 操作前准备

（1）**自己准备**　戴帽子、口罩（头发、鼻孔不外露），洗手（口述）。

（2）**患者准备**　患者取仰卧位，充分暴露手术切口部位。

（3）**物品准备**

换药包	内含治疗碗（盘）2个，有齿、无齿镊各1把或止血钳2把，手术剪1把。
换药用品	2.5%碘酊和70%酒精棉球或碘伏、生理盐水、棉球若干；根据伤口所选择的敷料、胶布卷，无菌手套。

4. 换药过程

（1）**换药前准备**　用手移去外层敷料，内层敷料用镊子夹起，将其放置在盛污物的换药碗（盘）内，注意污染的敷料内面朝上。如果分泌物干结黏着，可用生理盐水湿润后揭去。

（2）**换药**　①一把镊子接触伤口，另一把镊子传递换药碗中的清洁物品；操作过程中，镊子头部应低于手持部以避免污染→②观察伤口的情况（口述）→③用70%酒精棉球消毒伤口周围皮肤2遍→④无菌敷料覆盖伤口并固定。

（3）**胶布固定**　粘贴胶布的方向应与躯干长轴垂直，长短适宜。一般情况下，敷料宽度占粘贴胶布长度的2/3，胶布距敷料的边缘约0.5cm。

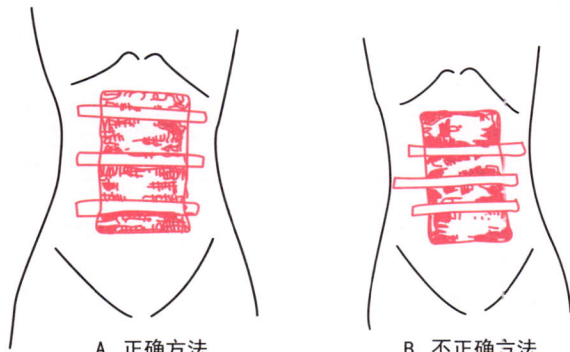

A. 正确方法　　　　　B. 不正确方法

胶布固定伤口敷料

5. 不同创面的换药

浅、平、洁净的创面	①用无菌盐水棉球拭去伤口渗液后，盖以凡士林纱布。②干纱布保护，1～2天换药一次。
肉芽过度生长的创面	①正常的肉芽色鲜红、致密、洁净、表面平坦、易出血。②如发现肉芽色泽淡红或灰暗，表面呈粗大颗粒状，水肿发亮高于创缘，可将其剪除，再将盐水棉球拭干，压迫止血；也可用10%～20%硝酸溶液烧灼，再用等渗盐水擦拭；若肉芽轻度水肿，可用3%～10%高渗盐水湿敷。
脓液或分泌物较多的创面	①此类伤口宜用消毒溶液湿敷，以减少脓液或分泌物。湿敷药物视创面情况而定，可用1：5000呋喃西林或漂白粉硼酸溶液等。②每天换药2～4次，同时根据创面培养的不同菌种，选用敏感抗生素。③对于有较深脓腔或窦道的伤口，可用生理盐水或各种有杀菌去腐作用的溶液进行冲洗，伤口内放置适当的引流物。
慢性顽固性溃疡	①此类创面由于局部循环不良、营养障碍、早期处理不当或由于特异性感染等原因，使创面长期溃烂，久不愈合。②处理此类创面时，首先找出原因，改善全身状况。③搔刮创面、红外线照射、高压氧治疗、局部用生肌散等，都有利于促进肉芽生长。

6. 注意事项　①术后无菌伤口，如无特殊反应，3天后第一次换药。②新鲜肉芽创面，隔1～2天换药。

③有烟卷、皮片、纱条等引流物的伤口，每日换药1～2次，以保持敷料干燥。④硅胶管引流伤口，隔2～3天换药一次，引流3～7天更换或拔除时给予换药。

二、真题重现

8号题

【临床情景】张女士，33岁。因甲状腺腺瘤行右侧甲状腺次全切除术。术后第2天。
【要求】请为患者（医学模拟人或模具）切口换药。
【考试时间】11分钟

8号题标准答案

【时间】11分钟		
评分标准（全过程任何步骤违反无菌操作原则，一处扣2分）		总分20分
（一）操作前准备	4分	
1. 戴帽子、口罩（头发、鼻孔不外露）。		1分
2. 患者取仰卧位，充分暴露手术切口部位，洗手（口述）。		1分
3. 材料准备：两只换药碗（盘）、两把镊子、适量的70%酒精棉球和敷料等。		2分
（二）换药过程	12分	
1. 用手移去外层敷料（1分），内层敷料用镊子夹起，将其放置在盛污物的换药碗（盘）内（2分）。		3分
2. 一把镊子接触伤口，另一把镊子传递换药碗中的清洁物品（3分）；操作过程中，镊子头应低于手持部以避免污染（2分）。		5分
3. 观察伤口的情况（口述）。用70%酒精棉球消毒伤口周围皮肤2遍。		2分
4. 无菌敷料覆盖伤口并固定。粘贴胶布的方向应与躯干长轴垂直，长短适宜。		2分
（三）提问	2分	
1. 换药的目的是什么？ 答：换药的目的是为了观察并处理伤口，促使伤口更好愈合。 2. 换药中发现伤口的肉芽过度生长，应如何处理？（1分） 答：可将其剪除，再用生理盐水棉球擦拭，压迫止血（0.5分）。也可用硝酸银溶液烧灼，再用生理盐水擦拭（0.5分）。		2分
（四）职业素质	2分	
1. 操作前能以和蔼的态度告知患者操作的目的，取得患者的配合。操作时注意无菌观念，动作轻柔规范，体现爱护患者的意识。操作结束后告知患者相关注意事项。 2. 着装整洁，仪表端庄，举止大方，语言文明，认真细致，表现出良好的职业素质。		2分

·拆　线·

一、基础知识

1. 目的 ①不论愈合伤口或感染伤口，一切皮肤不可吸收的缝线作为异物均需在适当的时间被剪除。②手术切口发生某些并发症时（如切口化脓性感染、皮下血肿等），拆除切口内缝线，便于充分引流和线段异物的去除。

2. 适应证 ①正常手术切口，已到拆线时间，切口愈合良好，局部及全身无异常表现者。②头面颈部手术后4～5日；下腹部、会阴部手术后6～7日；胸部、上腹部、背部、臀部手术后7～9日；四肢手术后10～12日；近关节处手术和减张缝线需14日。③伤口术后有红、肿、热、痛等明显感染者，应提前拆线。

3. 操作前准备

（1）自己准备　戴帽子、口罩（头发、鼻孔不外露），洗手（口述）。

（2）患者准备　患者取仰卧位，充分暴露手术切口部位。

（3）物品准备

拆线包	内含治疗碗（盘）2 个，有齿、无齿镊各 1 把或止血钳 2 把，拆线剪刀 1 把。
换药用品	2.5% 碘酊和 75% 酒精棉球或碘伏，生理盐水棉球若干，根据伤口所选择的敷料、胶布卷，无菌手套。

4. 换药过程

（1）拆线前准备 ①用**手**移去**外层**敷料，**内层**敷料用**镊子**夹起，将其放置在盛污物的换药碗（盘）内→②一把镊子接触伤口，另一把镊子传递换药碗中的清洁物品；操作过程中，镊子头部应**低于**手持部，以避免污染。

（2）拆线过程 ①用 70% 酒精棉球消毒伤口周围皮肤 **2 遍**，消毒范围包括切口周围 5 ～ 6cm →②用镊子轻轻提起线结，使原来在**皮下**的一小段缝线约 **1 ～ 2mm** 露出，另一手持线剪，贴着皮肤将**新露出的缝线段**剪断→持镊将缝线抽出，抽线的方向**朝向伤口侧**→③拆线后检查伤口愈合情况，用 **70% 酒精棉球**重新消毒伤口一次。

（3）拆线后处理 ①无菌敷料覆盖伤口并固定。②粘贴胶布的方向应与躯干**长轴垂直**，长短适宜。

昭昭老师速记：镊子提起线结→剪掉肉中的线→向切口方向牵拉。

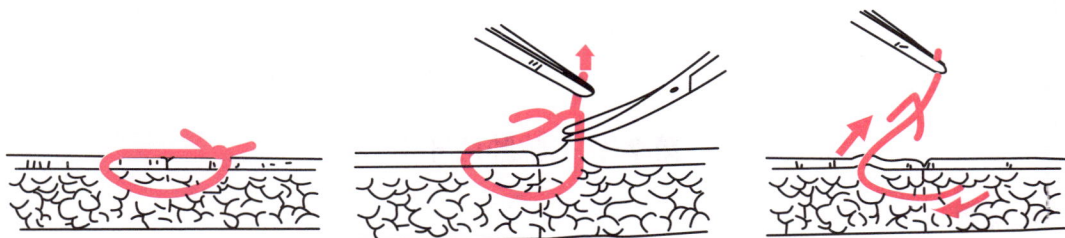

拆线过程示意图

5. 注意事项

（1）蝶形胶布的使用 拆线后如发现**伤口愈合不良、裂开**，可用蝶形胶布在酒精灯火焰上消毒后，将伤口两侧拉合固定，包扎。

（2）间断拆线 对于切口长、局部张力高、患者营养情况较差以及其他不利于伤口愈合因素的患者，在到了常规拆线时间时，有时可先间断拆去一半的缝线，余下的在 **1 ～ 2 天后**拆除。这样既减轻了延迟拆线造成皮肤针眼瘢痕，也确保了伤口的安全愈合。

（3）注意 ①拆线后伤口 **24 小时**内避免沾湿。②短期（**6 ～ 8 周**）内避免剧烈活动，以免由于张力变化对伤口形成不利的影响。③老年、体弱和服用糖皮质激素者的活动更为延后。

二、真题重现

9 号题

【临床情景】钱女士，44 岁。胃癌根治术后第 7 天，目前需切口拆线。
【要求】请为患者（医学模拟人或模具）切口拆线。
【考试时间】11 分钟

9 号题标准答案

评分标准（全过程任何步骤违反无菌操作原则，一处扣 2 分）	总分 20 分	
（一）操作前准备	4 分	
1. 戴帽子、口罩（头发、鼻孔不外露）。		1 分
2. 患者取仰卧位，充分暴露手术切口部位，洗手（口述）。		1 分
3. 材料准备：两只换药碗（盘）、两把镊子、线剪、适量的 70% 酒精棉球和敷料等。		2 分
（二）换药过程	12 分	
1. 用手移去外层敷料（1 分），内层敷料用镊子夹起，将其放置在盛污物的换药碗（盘）内（1 分）。		2 分

2. 一把镊子接触伤口，另一把镊子传递换药碗中的清洁物品（2分）；操作过程中，镊子头部应低于手持部以避免污染（1分）。	3分
3. 用70%酒精棉球消毒伤口周围皮肤2遍。	1分
4. 用镊子轻轻提起线结，使原来在皮下的一小段缝线露出，另一手持线剪，贴着皮肤将新露出的缝线段剪断。	2分
5. 持镊将缝线抽出，抽线的方向朝向伤口侧。	2分
6. 拆线后检查伤口愈合情况，用70%酒精棉球重新消毒伤口一次。	1分
7. 无菌敷料覆盖伤口并固定。粘贴胶布的方向应与躯干长轴垂直，长短适宜。	1分
（三）提问	2分
1. 头颈部切口一般术后第几天拆线？ 答：术后第4～5天拆线。 2. 拆线时为什么要提起线结，剪断重新露出的缝线段？ 答：皮肤表面的缝线可能有细菌污染，这样抽线时可避免细菌污染线道。	2分
（四）职业素质	2分
1. 操作前能以和蔼的态度告知患者操作的目的，取得患者的配合。操作中无菌观念强，动作规范，体现爱护患者的意识。操作结束后告知患者相关注意事项。 2. 着装整洁，仪表端庄，举止大方，语言文明，认真细致，表现出良好的职业素质。	2分

第7节 脓肿切开术

一、基础知识

1. 目的

诊断作用	了解体表肿物的性质。
治疗作用	切除肿物以解决肿物引起的局部压迫或不适等情况，特殊部位手术如脸部等，可满足患者对美容效果的要求。

2. 适应证和禁忌证

适应证	禁忌证
全身各部位的体表肿物如皮脂腺囊肿、表皮样囊肿、皮样囊肿、腱鞘囊肿等，以及一些体表的良性肿瘤如纤维瘤、脂肪瘤、表浅血管瘤等。	①全身出血性疾病者。 ②肿物合并周围皮肤感染情况者。

3. 操作前准备

（1）自己准备 戴帽子、口罩（头发、鼻孔不外露），完成手术刷手（口述）。

（2）患者准备 告知患者。

（3）物品准备 清创缝合包，碘酒、75%酒精、2%利多卡因、3%过氧化氢溶液、0.9%生理盐水、凡士林纱布、无菌纱布、胶布等。

昭昭老师提示：①碗盘、碘伏棉球、镊子→②手套→③10ml注射器、利多卡因→④清创缝合包→⑤双氧水及生理盐水→⑥凡士林纱布→⑦无菌纱布→⑧胶布等。

4. 脓肿切开操作过程

（1）操作前准备 ①戴无菌手套→②以预定切口为中心从外向内行手术区域的常规消毒3遍，范围正确→③手术区铺洞巾→④用2%利多卡因局部浸润麻醉。

（2）切开过程 ①正确安装尖头刀片→②在脓肿中央，即波动感最明显处，用尖刀做一适当的刺入，切开皮肤、皮下约1cm，达脓腔壁→③用反挑式执刀法做皮肤切开。用血管钳撑开脓腔，排出脓液，用手指进入脓腔，探查其形状及大小→④根据探查结果用刀延长切口至脓肿边界，以引流通畅为原则→⑤不易做大切口者，可以做对口引流，使引流通畅。

（3）切开后处理 ①3%过氧化氢溶液冲洗脓腔，再用无菌生理盐水冲净过氧化氢溶液→②脓腔内填塞凡士林纱布，松紧度以不出血为准→③无菌纱布覆盖伤口，胶布固定。

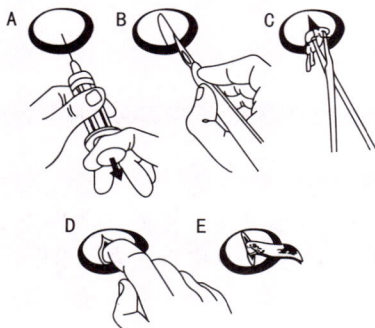

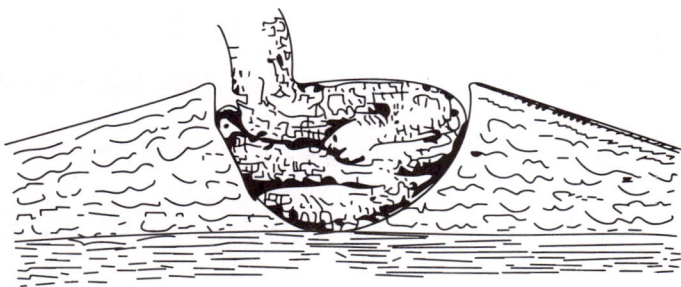

5．注意事项

（1）**切口切开问题** ①在波动最明显处做切口。②切口在脓腔最低位，长度足够，以利引流。③切口方向选择与大血管、神经干、皮纹平行，避免跨越关节，以免瘢痕挛缩而影响关节功能。④切口不要穿过对侧脓腔壁而达到正常组织，以免感染扩散。

（2）**切口愈合问题** 脓肿切开后切口经久不愈，可能与脓腔引流不畅、异物存留或冷脓肿等有关。

二、真题重现

10 号题

【临床情景】余先生，30 岁。腰部皮下 3cm×2cm 大小脓肿。	
【要求】请为患者（医学模拟人或模具）行脓肿切开术。	
【考试时间】11 分钟	

10 号题标准答案

评分标准（全过程任何步骤违反无菌操作原则，一处扣 2 分）		总分 20 分
（一）操作前准备	4 分	
1. 戴帽子、口罩（头发、鼻孔不外露），完成手术刷手（口述）。		1 分
2. 以预定切口为中心从外向内行手术区域的常规消毒 3 遍，范围正确（1 分）。手术区铺洞巾（1 分）。		2 分
3. 戴无菌手套。		1 分
（二）脓肿切开操作过程	12 分	
1. 用 2% 利多卡因局部浸润麻醉。		1 分
2. 正确安装尖头刀片。		1 分
3. 在脓肿中央用反挑式执刀法做皮肤切开（2 分）。排出脓液，用手指进入脓腔，探查其形状及大小（2 分）。根据探查结果用刀延长切口至脓肿边界，以引流通畅为原则（2 分）。		6 分
4. 3% 过氧化氢溶液冲洗脓腔，再用无菌生理盐水冲净过氧化氢溶液。		2 分
5. 脓腔内填塞凡士林纱布，松紧度以不出血为准。		1 分
6. 无菌纱布覆盖伤口，胶布固定。		1 分
（三）提问	2 分	
1. 如何判断深部感染时脓肿已经形成？ 答：穿刺抽出脓液（0.5 分）或影像学检查发现脓肿形成（0.5 分）。 2. 脓肿切开的原则是什么？ 答：切口要足够大（0.5 分），要考虑患者站立及仰卧时的最低引流位（0.5 分）。		2 分
（四）职业素质	2 分	
1. 操作前能以和蔼的态度告知患者操作的目的，取得患者的配合。操作时注意无菌观念，动作轻柔规范，体现爱护患者的意识。操作结束后告知患者相关注意事项。 2. 着装整洁，仪表端庄，举止大方，语言文明，认真细致，表现出良好的职业素质。		2 分

第8节 吸氧术

一、基础知识

1. 目的 纠正各种原因造成的缺氧状态，提高动脉血氧分压和动脉血氧饱和度，增加动脉血氧含量，促进组织的新陈代谢，维持机体生命活动。

2. 适应证 ①呼吸系统：肺源性心脏病、哮喘、重症肺炎、肺水肿、气胸等。②心血管系统：心源性休克、心衰、心肌梗死、严重心律失常等。③中枢神经系统：颅脑外伤、各种原因引起的昏迷等。④其他：严重的贫血、出血性休克、一氧化碳中毒、麻醉药物及氰化物中毒、大手术后、产程过长等。

3. 操作前准备

（1）**自己准备** 戴帽子、口罩（头发、鼻孔不外露），洗手（口述）。

（2）**患者准备** 将治疗台（盘）置于床旁，向患者解释吸氧目的。

（3）**物品准备** 手电筒、棉签、氧气连接装置、湿化瓶、一次性吸氧管、治疗盘、0.9%生理盐水等。

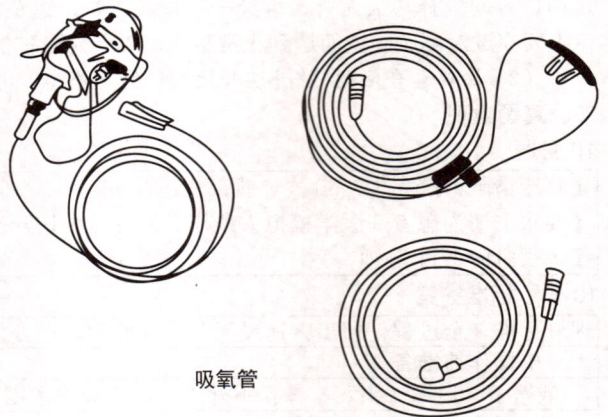

吸氧管

昭昭老师提示：按照操作顺序拿东西就不会遗漏，即①手电筒→②棉签→③吸氧连接装置/湿化瓶→④弯盘→⑤生理盐水→⑥一次性吸氧管。

4. 吸氧操作过程

昭昭老师提示：①先冒泡→②再固定→③再记录。

（1）**操作前准备** ①用手电筒检查患者鼻腔，用湿棉签清洁两侧鼻孔→②查看氧气表，确定氧气瓶内的氧气量→③安装湿化瓶，连接氧气管。

（2）**吸氧过程** 先打开氧气瓶开关，再打开流量表开关，将吸氧管末端置入装有生理盐水的弯盘中，如果有气泡冒出，说明氧气管通畅。

昭昭老师提示：所有管道置入时务必先检查其通畅性。

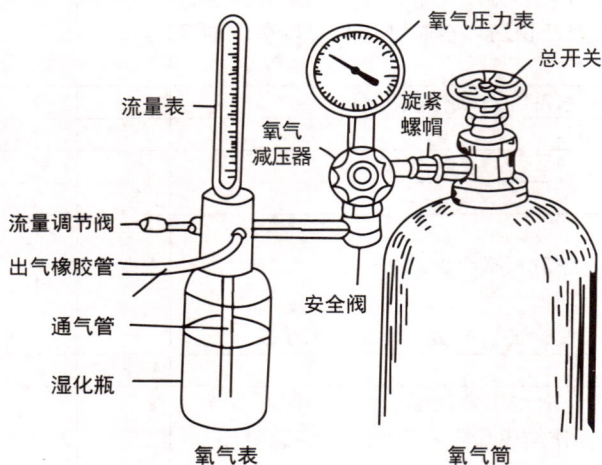

流量表
氧气减压器
流量调节阀
出气橡胶管
通气管
湿化瓶
氧气表

氧气压力表
总开关
旋紧螺帽
安全阀
氧气筒

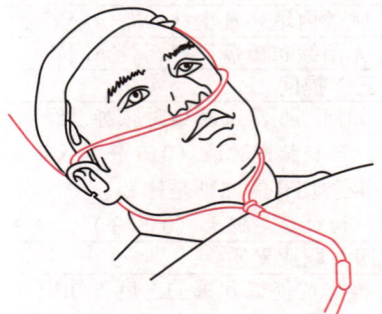

（3）三种不同的吸氧方式及固定

吸氧方式	固定方式	吸氧浓度
单鼻吸氧	单鼻吸氧管置入深度是进入鼻尖到耳垂深度的2/3，并用胶布做蝶形固定。	根据病情调节氧流量。
双鼻吸氧	双鼻吸氧管直接置入鼻腔固定，绕过耳后，在下颌下方固定即可。	根据病情调节氧流量。
鼻塞吸氧	将鼻塞置于一侧的鼻腔前庭，鼻塞大小以恰能塞住闭孔为宜,固定鼻塞。	根据病情调节氧流量。
面罩吸氧	面罩吸氧管调整好位置，松紧带固定，松紧适度。	6～8L/min。

（4）**操作后处理** 观察吸氧情况，记录开始给氧时间、氧流量。

昭昭老师总结：①手电筒→②棉签（清理鼻道）→③连接吸氧装置（将吸氧装置连接到氧气瓶或墙壁上）→④湿化瓶、弯盘倒入生理盐水→⑤湿化瓶连接到吸氧装置上→⑥吸氧管连接到湿化瓶上→⑦打开氧气总开关→⑧调节合适氧流量（面罩是6～8L/min，单鼻导管吸氧和双鼻导管吸氧根据病情需要调节氧流量）→⑨将吸氧管末端置入盛有生理盐水的弯盘中，有气泡冒出→⑩固定单鼻吸氧管：插入深度为鼻尖到耳垂连线的2/3，用胶布蝶形固定；双鼻吸氧管，直接固定于面部下方；面罩吸氧管（先插入氧气管，再扣上面罩）→⑪记录吸氧的时间和吸氧的流量。

5.注意事项 ①吸氧停止时，应先取下鼻导管和鼻塞→再关氧流量表→关闭总开关；然后，打开氧流量表放出多余氧气→关闭氧流量表。②如果需要调节氧流量，需要先将鼻导管或鼻塞取下，调节好氧流量后，再连接。

二、真题重现

11 号题

【临床情景】冯女士，77 岁。患急性心肌梗死，需吸氧治疗。

【要求】请为患者（医学模拟人）行面罩吸氧。

【考试时间】11 分钟

11 号题标准答案

评分标准	总分20分	
（一）操作前准备	6分	
1. 将治疗台（盘）置于床旁，向患者解释吸氧目的。		1分
2. 戴帽子、口罩（头发、鼻孔不外露），洗手（口述）。		1分
3. 用手电筒检查患者鼻腔，用湿棉签清洁两侧鼻孔。		1分
4. 查看氧气表，确定氧气瓶内的氧气量。		1分
5. 安装湿化瓶，连接氧气管。		2分
（二）面罩吸氧操作过程	10分	
1. 先打开氧气瓶开关，再打开流量表开关，检查氧气管是否通畅。		3分
2. 将氧气管连接到面罩的进气孔上。		2分
3. 置面罩于患者口鼻部。调整好位置，松紧带固定，松紧适度。		2分
4. 观察吸氧情况，视病情调节氧流量。		2分
5. 记录开始给氧时间、氧流量。		1分
（三）提问	2分	
1. 吸氧时为什么要用湿化瓶？ 答：为了保持患者吸入的气体湿度，防止气道干燥引起不适及黏膜损伤。 2. 应用面罩吸氧有哪些优缺点？ 答：面罩吸氧主要的优点是吸氧浓度相对稳定，可按需调节，对鼻黏膜的刺激小（0.5分）。 缺点是在一定程度上影响患者的咳痰、进食（0.5分）。		2分
（四）职业素质	2分	
1. 操作前能以和蔼的态度告知患者配合的方法。操作中无菌观念强，动作规范，体现爱护患者的意识。操作结束后能告知患者相关注意事项。 2. 着装整洁，仪表端庄，举止大方，语言文明，认真细致，表现出良好的职业素质。		2分

第9节　吸痰术

一、基础知识

1.目的　借助吸引装置清除呼吸道的分泌物，保持呼吸道通畅，改善肺通气功能，预防吸入性肺炎、肺不张、窒息等并发症的发生。

2.适应证　①老年体弱者；昏迷、危重、麻醉未苏醒者。②各种原因所致的咳嗽反射迟钝或会厌功能不全，不能自行清除呼吸道分泌物或误吸呕吐物的患者。③各种原因引起的窒息患者。④正在行机械通气的患者出现以下情况：出现明显痰鸣音或从人工气道观察到有痰液冒出；动脉血氧饱和度（SaO_2）和动脉血氧分压（PaO_2）明显下降；患者机械通气时，呼吸机上（使用容量控制模式）显示气道峰压明显增加或（使用压力控制模式）潮气量明显下降；患者机械通气时，呼吸机波形图上显示，压力－时间或流速－时间曲线中的吸气相和呼气相同时出现锯齿图形。

3.禁忌证

（1）**绝对禁忌证**　通常无，但对颅底骨折患者禁忌经鼻腔吸痰。

（2）**相对禁忌证**　严重缺氧者、严重心律失常者。

4.操作前准备

（1）**自己准备**　戴帽子、口罩（头发、鼻孔不外露）和手套，铺治疗巾。

（2）**患者准备**　告知患者，患者取半卧位或仰卧位，有义齿，应取下义齿。

（3）**物品准备**　手电筒、棉签、负压吸引器、2个一次性吸痰管、治疗巾、碗盘、0.9%生理盐水、纱布等。

昭昭老师提示：物品准备需要按照操作顺序拿东西就不会遗漏，即①手电筒→②棉签→③手套→④治疗巾→⑤弯盘→⑥生理盐水→⑦负压吸引装置→⑧吸痰管2根→⑨纱布。

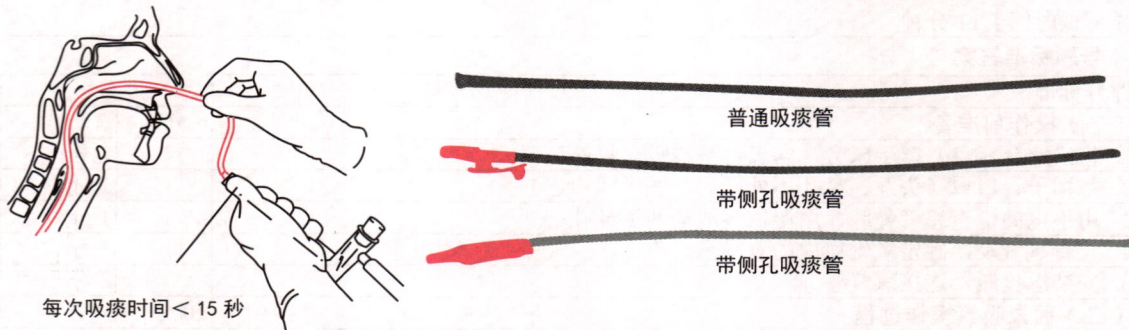

普通吸痰管

带侧孔吸痰管

带侧孔吸痰管

每次吸痰时间＜15秒

5.吸痰操作过程

昭昭老师提示：①先连接→②再吸水→③再吸痰→④再吸水。

（1）**先连接**　①吸痰器接通电源，检查吸引器性能是否良好，吸引管是否通畅，调节负压在40～53.3kPa→②将连接管连接于负压吸引器上，再将一次性吸痰管连接于连接管上。

（2）**再吸水**　连接吸痰管，试吸少量生理盐水确定其通畅并湿润导管。

（3）**再吸痰**　①一手反折吸痰管末端（使用控制侧孔装置的，打开侧孔），另一手持其前端，向口腔插入吸痰管至咽喉部（插入深度约为15cm）→②松开吸痰管末端反折（使用控制侧孔装置的，按压侧孔），吸尽口腔和咽喉部分泌物→③更换吸痰管→④再次反折吸痰管末端（使用控制侧孔装置的，打开侧孔），另一手持其前端，在无负压的状态下经一侧鼻孔在患者吸气时插入至气管深部（插入深度约为25cm）→⑤吸痰时以轻巧的动作左右旋转、上下提插，以便吸尽气管内痰液。每次抽吸时间＜15秒，一次未吸尽时，间隔3～5分钟后再吸。

（4）**再吸水**　吸痰后抽吸生理盐水冲洗管道，关闭吸引器开关。

（5）**操作后处理**　①检查患者鼻腔有无出血及鼻黏膜损伤。②擦拭病人脸部分泌物，取下治疗巾；询问患者感受，协助病人取舒适卧位。③处理吸痰管、脱手套。④整理操作器械。

昭昭老师总结：①手电筒→②棉签→③戴手套→④治疗巾→⑤弯盘（患者基本上准备完毕），负压吸引装置开到40～53.3kPa，连接吸痰管→⑥先吸水→⑦反折，插入口腔深处，松开，吸尽咽喉部痰液→⑧换第2根吸痰管→⑨先吸水→⑩反折，插入鼻腔深处，松开，边旋转边提拉，吸尽咽喉部痰液→⑪最后吸水，冲洗管道。

6.注意事项①严格执行无菌操作。②吸痰动作要轻柔，以防止损伤黏膜。③痰液黏稠的，可配合叩背、蒸汽吸入、雾化吸入等方法使痰液稀释；吸痰中患者如出现发绀、心率下降等缺氧症状，应当立即停止吸痰，待症状缓解后再吸。④小儿吸痰时，吸痰管应细些，吸力要小些。⑤贮液瓶内液体不得超过满刻度的2/3，以防损坏机器。

吸痰管控制部位
吸痰管
连接管

二、真题重现

12号题

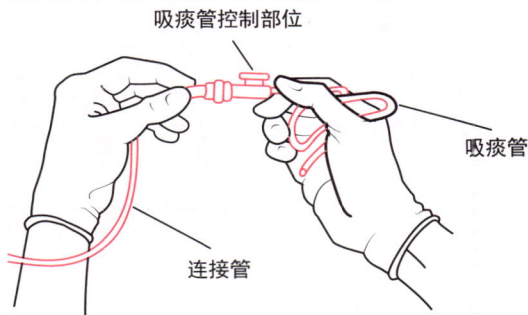

【临床情景】王先生，68岁。直肠癌根治术后第6天。出现咳嗽、气喘、痰多且黏稠，难以咳出，影响呼吸，需吸痰治疗。

【要求】请为患者（医学模拟人）吸痰。

【考试时间】11分钟

12号题标准答案

评分标准	总分20分	
（一）操作前准备	4分	
1. 将治疗台（盘）放置于床旁，患者取半卧位或仰卧位。		1分
2. 吸痰器接通电源，检查吸引器性能是否良好，吸引管是否通畅，调节负压在40～53.3kPa。		2分
3. 戴帽子、口罩（头发、鼻孔不外露）和手套，铺治疗巾。		1分
（二）吸痰操作过程	12分	
1. 连接吸痰管，试吸少量生理盐水确定其通畅并湿润导管。		1分
2. 一手反折吸痰管末端（使用控制侧孔装置的，打开侧孔），另一手持其前端，向口腔插入吸痰管至咽喉部。		2分
3. 松开吸痰管末端反折（使用控制侧孔装置的，按压侧孔），吸尽口腔和咽喉部分泌物。		2分
4. 更换吸痰管。		1分
5. 再次反折吸痰管末端（使用控制侧孔装置的，打开侧孔），另一手持其前端，在无负压的状态下经一侧鼻孔在患者吸气时插入至气管深部。		2分
6. 吸痰时以轻巧的动作左右旋转、上下提插，以便吸尽气管内痰液。		2分
7. 吸痰后抽吸生理盐水冲洗管道，关闭吸引器开关。		1分
8. 处理吸痰管、脱手套。整理操作器械。		1分
（三）提问	2分	
1. 吸痰时患者恶心、咳嗽，无发绀等缺氧症状时，该如何处理？答：如无发绀等缺氧症状，可以调整吸痰管的深度，减少对咽喉部的刺激，在患者吸气时插到深部抽吸。 2. 吸痰时插入吸痰管时，为什么要反折吸痰管？答：为了关闭负压，以防造成不适或损伤气道黏膜。		2分
（四）职业素质	2分	
1. 操作前能以和蔼的态度告知患者操作的目的，取得患者的配合。操作中无菌观念强，动作规范，体现爱护患者的意识。操作结束后能告知患者相关注意事项。 2. 着装整洁，仪表端庄，举止大方，语言文明，认真细致，表现出良好的职业素质。		2分

第 10 节　胃管置入术

一、基础知识

　　1.目的　①胃内灌食及给药。②胃内容物的抽吸或清洗。

　　2.适应证和禁忌证

适应证	禁忌证
①多种原因造成的无法经口进食而需鼻饲者（如昏迷患者，口腔疾病、口腔和咽部手术后的患者）。 ②清除胃内毒物，进行胃液检查。 ③胃肠减压（如急腹症有明显腹胀者、胃肠道梗阻者等）。 ④上消化道出血患者出血情况的观察和治疗。 ⑤上消化道穿孔。 ⑥腹部手术前准备。	①严重颌面部损伤。 ②近期食管腐蚀性损伤。 ③食管梗阻及憩室。 ④精神异常。 ⑤极度不合作的患者。 ⑥鼻咽部有癌肿或急性炎症。 ⑦食管静脉曲张。

　　3.操作前准备

　　（1）**自己准备**　戴帽子、口罩（头发、鼻孔不外露），洗手（口述）。

　　（2）**患者准备**　协助患者取半卧位。

　　（3）**物品准备**　盛水的治疗碗、胃管、手套、棉签、纱布、治疗巾、20ml注射器、液状石蜡、弯盘、别针、听诊器和胶布等。

　　昭昭老师提示：①手电筒→②棉签→③手套→④治疗巾→⑤弯盘→⑥胃管→⑦石蜡油→⑧注射器（20ml）→⑨纱布→⑩胶布→⑪曲别针。

　　4.插胃管操作过程

　　（1）**操作前准备**　检查患者鼻腔，用湿棉签清洁鼻孔。

　　（2）**插入胃管**　①戴手套，口周铺治疗巾，置弯盘于患者口角旁→②取出胃管，测量需要插入的长度（鼻尖→耳垂→剑突）。用液状石蜡纱布或蜡油棉球涂抹需要插入的胃管部分→③沿选定的鼻孔插入胃管，插入 14～16cm（咽喉部）时，嘱患者做吞咽动作，并在吞咽时顺势将胃管向前推进，直至预定长度（约45～55cm）→④检查胃管是否盘曲在口中→⑤确定胃管是否在胃腔内（选用以下3种方法之一即可）。→⑥确定胃管在胃内后，擦去口鼻处分泌物，脱手套→⑦用胶布将胃管固定于鼻翼及面颊部→⑧将胃管末端反折，用纱布包好，撤治疗巾，并用别针将胃管固定于枕旁或衣领处→⑨撤去治疗巾，清洁患者面部。

抽取胃液法	经胃管抽出胃液。
气过水声法	将听诊器放在患者上腹部，快速经胃管向胃内注入10ml空气听到气过水声。
气泡逸出法	胃管末端置于盛水的治疗碗内，如无气泡逸出，可排除误插入气管。

　　昭昭老师提示：①手电筒→②棉签→③戴手套→④治疗巾→⑤弯盘（患者基本上准备完毕）→⑥先测长度（45～55cm）→⑦涂抹石蜡油→⑧先插入14～16cm再插入45～55cm→⑨抽胃液→⑩胶布固定→⑪折叠胃管，纱布包裹，曲别针固定到胸前。

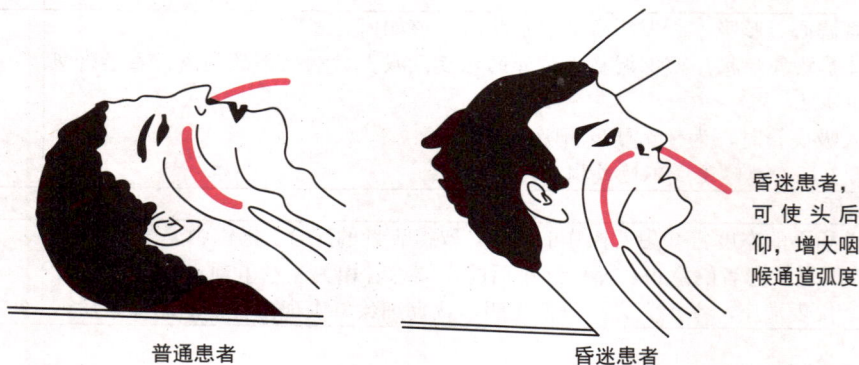

普通患者　　　　昏迷患者

昏迷患者，可使头后仰，增大咽喉通道弧度

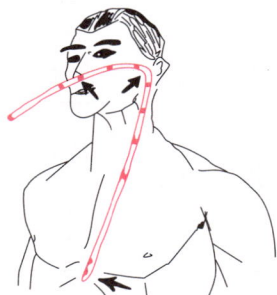

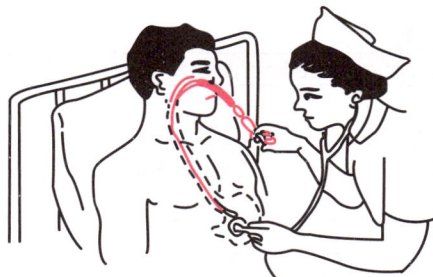

胃管置入深度　　　　　　　确定是否置入胃中　　　　　　　胃管固定

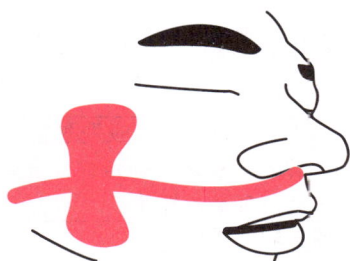

5．注意事项

（1）**观察及更换** 注意保持胃管通畅，记录每日引流胃液的**量**和**性质**。长期鼻饲者，应每日进行口腔护理，定期更换胃管。

（2）**鼻饲的注意事项** 于鼻饲营养时，每次鼻饲前均需验证胃管位置正确，可用50ml注射器连接胃管，先抽吸见有胃液抽出，注入少量温开水，再缓慢注入营养液或药物，鼻饲后用温开水冲洗胃管。鼻饲后30分钟内不能翻身。

（3）**胃肠减压** 用于胃肠减压时，将胃管远端接负压吸引装置。

（4）**洗胃** 用于洗胃时，可接洗胃管或电动吸引器，洗胃时应反复灌洗，直至洗出液澄清无味为止。在洗胃过程中，如患者出现腹痛，流出血性灌洗液或出现休克症状时，应停止灌洗，及时进行止血及抗休克处理。

（5）**胃管脱落问题** 胶布松动应及时更换，防止胃管脱落。

二、真题重现

13号题

【临床情景】张先生，36岁。因腹痛、腹胀伴呕吐1天急诊入院。该患者一年前行阑尾切除术。经检查诊断为：粘连性肠梗阻。
【要求】请为患者（医学模拟人）插胃管，行胃肠减压。
【考试时间】11分钟

13号题标准答案

评分标准		总分20分	
（一）操作前准备	5分		
1. 戴帽子、口罩（头发、鼻孔不外露），洗手（口述）。			1分
2. 盛水的治疗碗、胃管、手套、棉签、纱布、治疗巾、20ml注射器、液状石蜡、弯盘、别针、听诊器和胶布等。			1分
3. 协助患者取半卧位：戴手套，铺治疗巾，置弯盘于患者口角旁。			2分
4. 检查患者鼻腔，用湿棉签清洁鼻孔。			1分
（二）插胃管操作过程	11分		
1. 取出胃管，测量需要插入的长度（或看清刻度）（1分）。用液状石蜡纱布或蜡油棉球涂抹需要插入的胃管部分（1分）。			2分
2. 沿选定的鼻孔插入胃管，插入14～16cm（咽喉部）时，嘱患者做吞咽动作，并在吞咽时顺势将胃管向前推进，直至预定长度（约45～55cm）。			2分
3. 检查胃管是否盘曲在口中。			1分
4. 确定胃管是否在胃腔内（选用以下3种方法之一即可）。 （1）抽取胃液法：经胃管抽出胃液。 （2）气过水声法：将听诊器放在患者上腹部，快速经胃管向胃内注入10ml空气听到气过水声。 （3）气泡逸出法：胃管末端置于盛水的治疗碗内，如无气泡逸出，可排除误插入气管。			2分

5. 确定胃管在胃内后，擦去口鼻处分泌物，脱手套。用胶布将胃管固定于鼻翼及面颊部，用别针将胃管固定于枕旁或衣领处。	2分	
6. 将胃管末端接负压引流器，撤去治疗巾，清洁患者面部。	2分	
（三）提问	2分	
昏迷患者插胃管时，应采取怎样的方法？ 答：首先让患者头部后仰，当胃管插入会厌部时使患者下颌靠近胸骨，加大咽部通道弧度，再插入胃管。	2分	
（四）职业素质	2分	
1. 操作前能以和蔼的态度告知患者操作的目的，取得患者的配合。操作中无菌观念强，动作规范，体现爱护患者的意识。操作结束后能告知患者相关注意事项。 2. 着装整洁，仪表端庄，举止大方，语言文明，认真细致，表现出良好的职业素质。	2分	

第 11 节　三腔两囊管止血法（助理医师不要求）

一、基础知识

1. 目的　①用于食管胃底静脉曲张破裂出血的局部压迫止血。②抽吸胃内积液（血）、积气，减轻胃扩张。

2. 适应证和禁忌证

适应证	禁忌证
①经输血、补液、药物治疗难以控制的出血。 ②手术后，内镜下注射硬化剂或套扎术后再出血，一般止血治疗无效。 ③内镜下紧急止血操作失败，或无紧急手术、内镜下行硬化剂注射或套扎术的条件。	①病情垂危或躁动不合作。 ②咽喉食管肿瘤病变或曾经手术。 ③胸腹主动脉瘤。 ④严重冠心病、高血压。

3. 操作前准备

（1）**自己准备**　戴帽子、口罩（头发、鼻孔不外露），洗手（口述）。

（2）**患者准备**　告知患者，取得配合。

（3）**物品准备**　手电筒、棉签、手套、治疗巾、弯盘、三腔两囊管、50ml 注射器（2 个）、血管钳 3 把、液状石蜡、无菌纱布、沙袋或盐水瓶（0.5kg）、滑轮等。

（4）**三腔两囊管**　3 个腔→胃管腔、食管气囊腔、胃气囊腔；2 个囊→食管气囊、胃气囊；3 个标记→胃管上有 45cm、60cm、65cm 处三个标记，分别至贲门、胃、幽门；2 个数据→食管囊充气量 100～150ml，胃囊充气量 150～200ml。

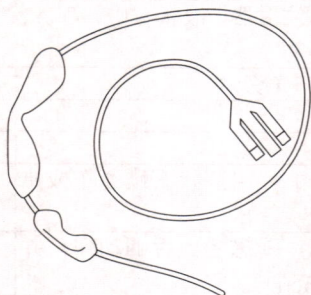

带放漏气阀的三腔两囊管　　　　　　普通三腔两囊管

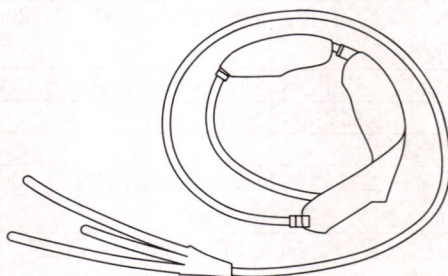

昭昭老师提示：物品准备按照操作顺序进行背诵就不会遗忘：①手电筒→②棉签→③手套→④治疗巾→⑤弯盘→⑥三腔两囊管→⑦石蜡油→⑧注射器（50ml）→⑨绷带→⑩定滑轮→⑪0.5kg 秤砣。

4. 插管操作过程

（1）**操作前准备**　①检查者戴手套；检查患者鼻腔，用湿棉签清洁鼻孔→②检查三腔两囊管有无漏气，充气后气囊是否偏移，并标记充气量。抽尽双囊中的气体，用血管钳夹闭。

　　（2）**插管过程**　①用液状石蜡纱布或液状石蜡棉球充分涂抹三腔两囊管→②将前端自患者一侧鼻孔插入，到达咽部时（插入14～16cm）嘱患者吞咽配合，插入至50～65cm，确定胃囊已在胃内→③用注射器向胃囊注入空气150～200ml（或参照产品说明书），使胃囊充气，随用血管钳将此管腔夹闭→④将三腔两囊管向外牵拉，末端系上牵引绳，牵引角度为45°左右（顺着鼻腔方向），再以0.5kg重的沙袋（或盐水瓶）通过固定于床架上的滑轮牵引→⑤经观察仍未能止血者，再向食管囊内注入空气100～150ml（或参照产品说明书），随即夹闭此管腔。

　　（3）**记录**　记录气囊充气压迫的开始时间。

昭昭老师提示：①手电筒→②棉签→③戴手套→④治疗巾→⑤弯盘（患者基本上准备完毕）　→⑥先检查测长度（50-65cm）→⑦石蜡油→⑧先插入14～16cm再插入50～65cm→⑨抽液→⑩打胃囊（3注射器）→⑪定滑轮、挂秤砣→⑫再打食管囊（2注射器）→⑬最后记录时间。

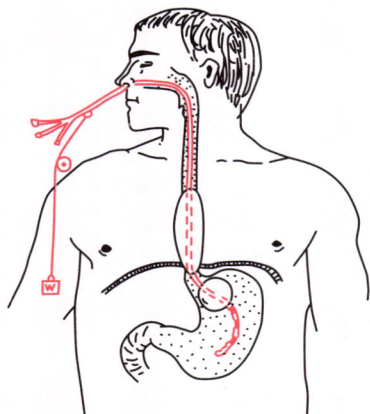

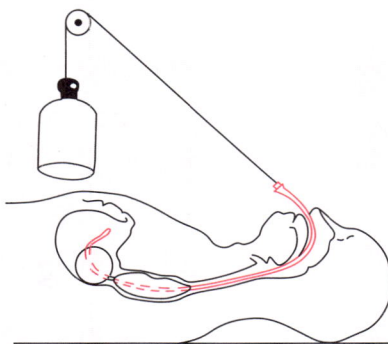

三腔两囊管固定

　　5. 拔出三腔两囊管

　　（1）**放气**　注意胃囊，每隔12～24小时放气15～30分钟；食管囊，每隔8～12小时放气30～60分钟。

　　（2）**拔管**　出血停止后，24小时先放食管囊，再放胃囊，再观察24小时，仍无出血，口服石蜡油20～30ml，抽尽食管及胃囊的气体，拔出三腔两囊管。

二、真题重现

14 号题

【临床情景】张先生，48岁，呕血伴黑便2天。患乙型肝炎15年。诊断为门静脉高压症、食管胃底静脉曲张破裂出血。该患者现仰卧于病床上，生命体征尚平稳。
【要求】请用三腔两囊管为患者（医学模拟人）止血。
【考试时间】11分钟

14 号题标准答案

评分标准	总分20分	
（一）操作前准备	4分	
1. 戴帽子、口罩（头发、鼻孔不外露），洗手（口述）。		1分
2. 物品准备：三腔两囊管、50ml注射器、血管钳3把、液状石蜡、无菌纱布、沙袋或盐水瓶等。		2分
3. 戴手套（0.5分）；检查患者鼻腔，用湿棉签清洁鼻孔（0.5分）。		1分
（二）插管操作过程	12分	
1. 检查三腔两囊管有无漏气，充气后气囊是否偏移，并标记充气量。		1分
2. 抽尽双囊中的气体，用血管钳夹闭。		1分

3. 用液状石蜡纱布或液状石蜡棉球充分涂抹三腔两囊管。	1分
4. 将前端自患者一侧鼻孔插入，到达咽部时嘱患者吞咽配合，插入至50～65cm，确定胃囊已在胃内。	2分
5. 用注射器向胃囊注入空气150～200ml（或参照产品说明书），使胃囊充气，随即用血管钳将此管腔夹闭。	2分
6. 将三腔两囊管向外牵拉，末端系上牵引绳，再以0.5kg重的沙袋（或盐水瓶）通过固定于床架上的滑轮牵引。	2分
7. 经观察仍未能止血者，再向食管囊内注入空气100～150ml（或参照产品说明书），随即夹闭此管腔。	2分
8. 记录气囊充气压迫的开始时间。	1分
（三）提问	2分
1. 使用三腔两囊管时为什么先在胃囊内注气？ 答：胃囊内注气后牵拉可以控制胃底部的出血情况（0.5分），另外，可避免食管气囊充气滑脱，造成呼吸道梗阻（0.5分）。 2. 患者首次应用三腔两囊管时，可以持续压迫多长时间？ 答：首次可以持续压迫24小时。	2分
（四）职业素质	2分
1. 操作前能以和蔼的态度告知患者操作的目的，取得患者的配合。操作中无菌观念强，动作规范，体现爱护患者的意识。操作结束后能告知患者相关注意事项。 2. 着装整洁，仪表端庄，举止大方，语言文明，认真细致，表现出良好的职业素质。	2分

第12节 导尿术

一、基础知识

1. 目的

治疗	①解除尿潴留。 ②手术中或危重患者监测尿量。 ③下尿路手术后膀胱引流，神经源性膀胱间歇导尿及膀胱内注射药物，恢复尿道损伤患者的尿道连续性。
诊断	①女性获取未受污染的尿标本做细菌培养。 ②测量膀胱容量、压力及测定残余尿量。 ③膀胱尿道造影时经导尿管灌注造影剂和尿流动力学测定膀胱尿道功能等检查。

2. 适应证 ①尿潴留、充溢性尿失禁患者。②获得未受污染的尿标本。③尿流动力学检查，测定膀胱容量、压力、残余尿量。④危重患者监测尿量。⑤行膀胱检查。⑥膀胱内灌注药物进行治疗。⑦腹部及盆腔器官手术前准备。⑧膀胱、尿道手术或损伤患者。

3. 禁忌证 ①急性下尿路感染。②尿道狭窄及先天性畸形无法留置导尿管者。③相对禁忌证为严重的全身出血性疾病及女性月经期。

4. 操作前准备

（1）自己准备 戴帽子、口罩（头发、鼻孔不外露），洗手（口述）。

（2）物品准备

昭昭老师提示：物品准备按照操作顺序拿东西就不会遗漏，①弯盘＋碘伏棉球＋手套＋治疗巾＋镊子＋纱布➡②手套＋洞巾＋碘伏棉球＋镊子＋纱布➡③导尿管➡④注射器／胶布➡⑤集尿袋。

导尿用物	治疗巾1条、方盘1个、弯盘1个、镊子2把、导尿管1根、10ml注射器1个、生理盐水10～20ml、碘伏棉球、润滑油袋（内有润滑棉片1个）、集尿袋1个、标本瓶1个、纱布1～2块、洞巾1条、手套1副。

| 其他物品 | 快速手消毒液、一次性垫巾（或小橡胶单及中单）、生活垃圾桶、医疗垃圾桶、其他如围帘或屏风。 |

（3）患者准备及初次消毒 告知患者，获得同意。患者取仰卧位，两腿屈膝外展，臀下垫油布或中单。用肥皂水棉球清洗患者外阴或者碘伏棉球消毒外阴，顺序为自外向内消毒。

| 男性病人 | ①操作者左手戴手套，右手持镊子夹取碘伏棉球。
②消毒顺序：阴阜（1块）→对侧阴茎腹面（1块）→同侧阴茎腹面（1块）→对侧阴茎背面（自上而下，1块）→同侧阴茎背面（自上而下，1块）→尿道口（1块）、阴茎头（1块）、冠状沟（绕式消毒，1块）。 |
| 女性病人 | ①操作者左手戴手套，右手持镊子夹取碘伏棉球。
②消毒顺序：阴阜（1块）→对侧大阴唇（1块）→同侧大阴唇（1块）→对侧小阴唇（1块）→同侧小阴唇（1块）→尿道口（1块）→尿道口至肛门口（1块）。 |

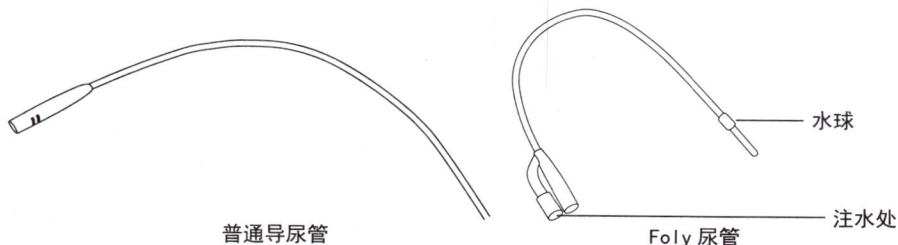

普通导尿管 Foly尿管 水球 注水处

5. 留置尿管操作过程
（1）操作前准备 ①更换无菌手套→②铺洞巾→③再次消毒：用消毒棉球自尿道口，消毒2～3遍，顺序为自内向外消毒。

| 男性病人 | 尿道口（1块）、阴茎头（1块）、冠状沟（1块）→再次尿道口（1块）。 |
| 女性病人 | 尿道口（1块）→对侧小阴唇（1块）→同侧小阴唇（1块）→再次尿道口（1块）。 |

（2）插入尿管 ①用无菌润滑油涂抹导尿管前端，导尿管末端用血管钳夹闭，置于消毒弯盘中。②男性患者用无菌纱布裹住阴茎并提起约60°；女性患者用手分开大小阴唇。③普通尿管和Floy尿管。

| 普通尿管 | ①右手持镊子将导尿管慢慢插入，男性尿道插入约15～20cm，女性尿道插入约6～8cm，松开血管钳，见尿流出。
②先退出至无尿液流出时，再插入约2cm→用胶布固定导尿管于阴茎或大阴唇及周围皮肤上→导尿管末端接引流袋。 |
| Floy尿管 | ①右手持镊子将导尿管慢慢插入，男性尿道插入约15～20cm，女性尿道插入约6～8cm，松开血管钳，见尿流出。
②见尿液流出后，再插入7～10cm→打入20ml水囊或气囊→向外牵拉尿管固定→导尿管末端接引流袋。 |

6. 注意事项 ①每次放尿后收拾物品，整理患者衣服，嘱患者休息。②每次放尿要＜500ml。

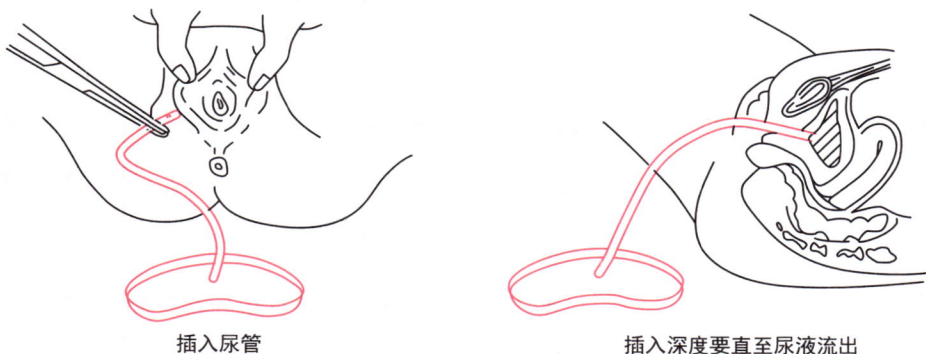

插入尿管 插入深度要直至尿液流出

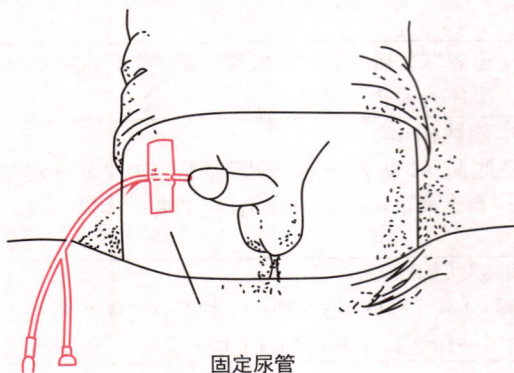

固定尿管

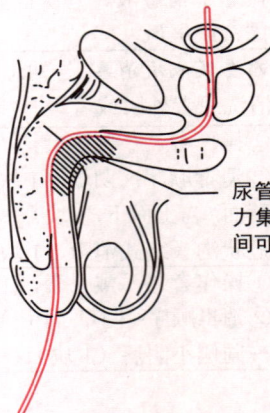

尿管拐弯处压力集中，长时间可导致瘘管

二、真题重现

15 号题

【临床情景】吴先生，71 岁。因尿潴留入院，拟诊为前列腺肥大。需要为该患者导尿。
【要求】请用普通导尿管为患者（医学模拟人）留置导尿。
【考试时间】11 分钟

15 号题标准答案

评分标准（全过程任何步骤违反无菌操作原则，一处扣 2 分）		总分 20 分
（一）操作前准备	3 分	
1. 患者取仰卧位，两腿屈膝外展，臀下垫油布或中单。		0.5 分
2. 戴帽子、口罩（头发、鼻孔不外露），洗手（口述），戴手套。		1 分
3. 用肥皂水棉球清洗患者阴茎及阴囊，需翻开包皮清洗。		1.5 分
（二）留置尿管操作过程	13 分	
1. 用消毒棉球自尿道口向外旋转擦拭，消毒至阴茎根部及其周围，消毒 2～3 遍。		2 分
2. 更换无菌手套。		1 分
3. 铺洞巾，仅暴露阴茎。		1 分
4. 用无菌润滑油涂抹导尿管前端（1 分），导尿管末端用血管钳夹闭，置于消毒弯盘中（1 分）。		2 分
5. 无菌纱布裹住阴茎并提起，用消毒棉球再次擦拭尿道口。		2 分
6. 右手持镊子将导尿管慢慢插入尿道约 15～20cm（2 分），松开血管钳，见尿流出（1 分）。		3 分
7. 缓慢退出至无尿液流出时，再插入约 2cm。		1 分
8. 用胶布固定导尿管于阴茎及周围皮肤上。导尿管末端接引流袋。		1 分
（三）提问	2 分	
1. 女性导尿时，要注意避免误插入哪个部位？ 答：要避免误插入阴道。 2. 长期留置导尿管的患者，如何训练保持膀胱的功能？ 答：应间断夹闭导尿管，每 3～4 小时开放一次，保持膀胱充盈，训练膀胱功能。		2 分
（四）职业素质	2 分	
1. 操作前能以和蔼的态度告知患者留置导尿的目的，以便取得患者的配合。操作时注意无菌观念，动作轻柔规范，体现爱护患者的意识。操作结束后能告知患者相关注意事项。 2. 着装整洁，仪表端庄，举止大方，语言文明，认真细致，表现出良好的职业素质。		2 分

16 号题

【临床情景】王女士，69 岁，渐进性排尿困难 1 年，近 1 天感腹胀逐渐加重，尿意强但排不出尿。到急诊治疗。

【要求】请用 Foly 尿管为患者（医学模拟人）留置导尿。

【考试时间】11 分钟

16 号题标准答案

评分标准（全过程任何步骤违反无菌操作原则，一处扣 2 分）	总分 20 分
（一）操作前准备	3 分
1. 嘱患者取仰卧位，两腿屈膝外展，臀下垫油布或中单。	0.5 分
2. 戴帽子、口罩（头发、鼻孔不外露），洗手（口述），戴手套。	1 分
3. 用肥皂水棉球常规擦洗外阴。	1.5 分
（二）留置导尿操作过程	13 分
1. 用消毒棉球由外及内、自上而下消毒外阴 2～3 遍，先后顺序为阴阜、两侧大小阴唇，最后消毒肛门部。	2 分
2. 更换无菌手套。	1 分
3. 铺洞巾，仅暴露尿道口。	1 分
4. 用注射器检查导尿管球囊是否漏气。	1 分
5. 用无菌润滑油抹导尿管，导尿管末端用止血钳夹闭，置于消毒弯盘中。	2 分
6. 以左手拇指、示指翻开小阴唇，暴露尿道口，由内而外、自上而下消毒尿道口和小阴唇。	2 分
7. 右手持镊子将导尿管慢慢插入尿道 6～8cm，松开止血钳，见尿液流出。	1 分
8. 将导尿管再插入 7～10cm，保证球囊完整进入膀胱。	1 分
9. 经导尿管侧管注入生理盐水 15～20ml 于球囊内。缓慢向外牵引导尿管至遇到阻力为止，导尿管末端接引流袋。	2 分
（三）提问	2 分
1. 女性导尿时，要注意避免误插入哪个部位？ 答：要避免误插入阴道。	1 分
2. 长时间留置导尿管，需多长时间更换一次导尿管？ 答：一般每 5～7 天更换一次。	1 分
（四）职业素质	2 分
1. 操作前能以和蔼的态度告知患者配合的方法。操作中无菌观念强，动作规范，体现爱护患者的意识。操作结束后能告知患者相关注意事项。	1 分
2. 着装整洁，仪表端庄，举止大方，语言文明，认真细致，表现出良好的职业素质。	1 分

第 13 节 脊柱损伤的搬运

一、基础知识

1. 目的 将伤者运往安全地带或有条件进一步救治的医疗机构。

2. 适应证 ①经止血、包扎、固定处理后需进一步进行专业处理的创伤伤者。②伤者所在环境有危险，如可能发生爆炸、燃烧、伴生物化学毒性伤害、交通事故二次伤害、泥石流、洪水等，应迅速将伤者转运至安全处。③没有经过详细检查，病情不清的伤者不能搬运。④病情危重，需要实施现场急救的伤者，特别是生命体征不稳定，有窒息、大出血、严重骨折、内脏外溢、昏迷、休克的伤者，或存在其他危及生命的情况，应先行有效的止血、抗休克、心肺复苏等抢救治疗，病情基本稳定后，安排转运。

昭昭老师速记：①先判断→②再搬运→③再固定。

3. 操作前准备

（1）患者准备 检测患者生命体征（口述）。

（2）**物品准备** 现场选择搬运用具即准备硬质担架搬运。

4. 搬运（整个过程中考生应主动指挥，考官给予搬运配合） ①先将患者双下肢伸直，两手相握放在身前，以便保持脊柱伸直位，不能屈曲或扭转→②现场选择搬运工具，准备硬质担架、木板或门板进行搬运→③**三人**站在患者同一侧，一个人负责抱头肩，一个人负责抱臀部，一个人负责抱下肢。如果是颈椎损伤，需要**增加一个人**，专门负责头部做纵向牵引→④搬运时的数人同时用力→⑤施以**平托法**使患者平稳移到担架上，**禁用**搂抱或一人抬头、一人抬足的搬运方法→⑥如果需要翻身，注意三人同时用力，保证患者**轴向翻身**。防止脊柱发生扭曲。

5. 固定 ①用带子将患者固定在担架上（一般用**4条带子**：胸、上臂水平，腰、前臂水平，大腿水平，小腿水平，各1条带子将患者绑在担架上）。②如果是**颈椎**骨折，需要在头部两侧放置**两个沙袋**或者**海绵块**固定，避免患者在搬运过程中发生颈椎的二次损伤。

昭昭老师提示：①生命体征→②先整理：将下肢伸直，两手相握放在身前，以便保证脊柱伸直位→③再搬运（三人平托，严禁一人抱头一人抱脚及搂抱）→④最后再固定。

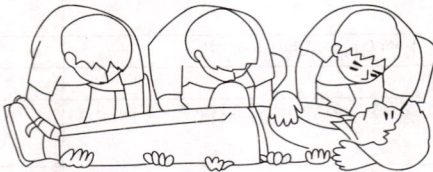
三人平拖-1

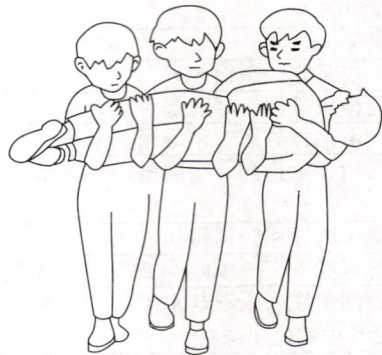
三人平拖-2

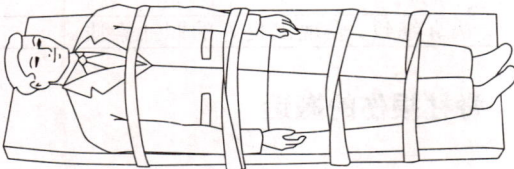
脊柱骨折患者的固定

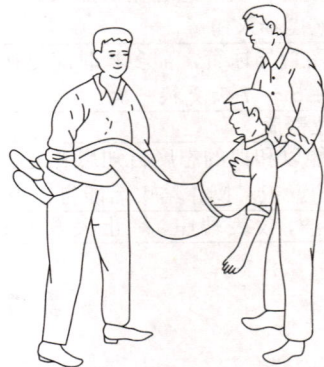
严禁一人抱头一人抱脚

6. 注意事项 ①颈椎患者要**牵引**用**双头锁**；要**翻身**用**头肩锁**；要**平移**用**双肩锁**。②有颈托者，可用颈托固定。③颈托固定：颈部测量、头锁牵引、调整颈托、环颈固定。颈部测量→拇指垂直掌心，与示指形成平面，拇指抵住伤者下额处，测量其切线与肩峰最高处的指间距；头锁牵引、调整颈托、环颈固定→一人头锁固定，另一人放置颈托。

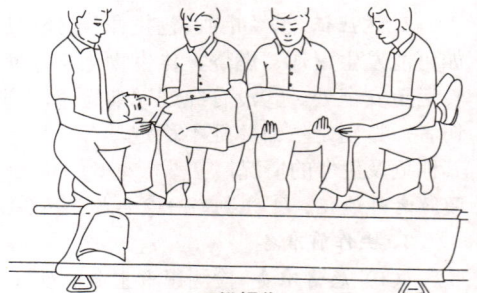
颈椎损伤

二、真题重现

17 号题

【临床情景】张先生，47 岁。从建筑脚手架（离地面 3 米）上跌落，臀部着地，腰部剧痛，站立及翻身困难。怀疑其腰椎受到损伤，需要送到医院进一步诊断治疗。 【要求】请将患者（医学模拟人）搬运并固定至担架上。 【考试时间】11 分钟	

17 号题标准答案

评分标准		总分 20 分
（一）操作前准备	3 分	
1. 检测患者生命体征（口述）。		2 分
2. 现场选择搬运用具：准备硬质担架搬运。		1 分
（二）搬运、固定操作过程	13 分	
1. 搬运时保持患者脊柱伸直位（不能屈曲或扭转）。		2 分
2. 三人（或四人）站在患者同一侧。		2 分
3. 搬运时的数人同时用力。		2 分
4. 施以平托法使患者平稳 移到担架上（禁用搂抱或一人抬头、一人抬足的搬运方法，若发现此种情况以上四项均不能得分）。		3 分
5. 固定：用带子将患者固定在担架上（一般用 4 条带子：胸、上臂水平，腰、前臂水平，大腿水平，小腿水平，各 1 条带子将患者绑在担架上）（4 分，每根带子固定正确得 1 分）。		4 分
（三）提问	2 分	
1. 搬运颈椎损伤患者的头部时应注意什么？ 答：需要有一人专门托扶头部，并沿纵轴向上略加牵引。 2. 为什么要用硬板搬运脊柱损伤的患者？ 答：脊柱损伤的患者在搬运过程中不能使脊柱弯曲和扭动，所以必须用硬板搬运。		2 分
（四）职业素质	2 分	
1. 搬运前能以和蔼的态度告知患者搬运、固定的目的，取得患者的配合，缓解焦虑紧张情绪。搬运时动作轻柔规范，体现爱护患者的意识。固定后告知患者相关注意事项。 2. 着装整洁，仪表端庄，举止大方，语言文明，认真细致，表现出良好的职业素质。		2 分

第 14 节　心肺复苏

一、基础知识

1. 目的 早期识别心脏骤停并迅速启动紧急医疗服务体系，尽快实施心肺复苏术，重建自主循环及呼吸功能。

2. 适应证 突然意识丧失，同时无正常呼吸或完全无呼吸，并伴有大动脉搏动消失的患者。

3. 禁忌证 无绝对禁忌证，在下列情况下不可实施心肺复苏。①周围环境可能对施救者产生严重或致命的损害，且被抢救者无法移动。②被抢救者已经出现不可逆死亡的明显临床体征（如尸僵、尸斑、断头、横断损伤或尸体腐烂等）。③被抢救者有有效的"不进行心肺复苏（do not resuscitation, DNR）"的生前医嘱。

4. 操作前准备 使患者仰卧于硬质平面上。

5. 初步处理 ①判断周围环境是否安全→②拍打双肩，判断意识是否丧失→③大声呼救，并嘱咐身边的人拨打 120 电话→④判断患者生命体征：站在患者右侧，触摸颈动脉，脸贴近患者口鼻、眼睛斜视其胸廓判断呼吸，计数 1001、1002、1003、1004、1005、1006、1007（口述该患者颈动脉搏动消失，胸廓无起伏，面部无气流铺面的气息），可判断该患者心脏骤停。

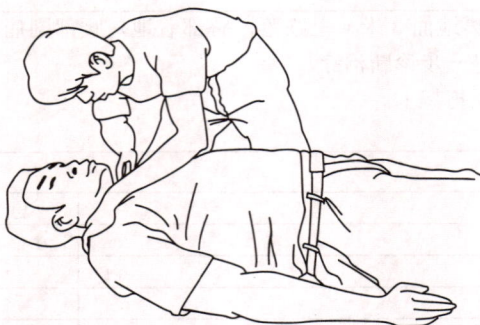
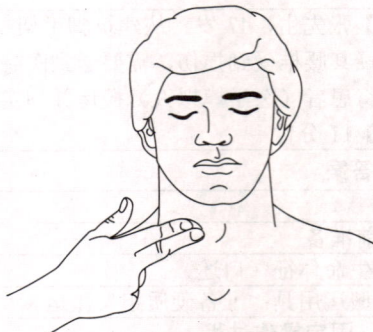

判断意识　　　　　　　　　　检查颈动脉搏动

6.心肺复苏操作过程 心肺复苏的顺序：C → A → B 即胸外心脏按压→开放气道→人工呼吸。

①考生立或跪在患者身体右侧；两手掌根部重叠置于胸骨中、下 1/3 交界处（婴幼儿按压部位在胸骨中部）→②手指抬起不触及胸壁→③肘关节伸直，借助身体重力垂直向下按压，按压力度使胸骨下陷至少 5cm，立刻放松，按压和放松时间一致，放松时手掌不离开按压部位。按压频率至少 100～120 次/分钟。按压与放开比例为 1：1→④判断有无义齿，头偏向右侧，清除口、鼻腔分泌物、异物等，保持呼吸道通畅→⑤右手抬起患者颈部，使其头部后仰，左手按压患者前额保持其头部后仰位置，使患者下颌和耳垂连线与地面垂直，右手将患者的下颌向上提起，左手以拇指和示指捏紧患者的鼻孔→⑥平静吸气后，将口唇紧贴患者口唇，把患者口部完全包住，深而快地向患者口内吹气，应持续 1 秒钟以上，直至患者胸廓向上抬起。吹气量每次 400～600ml，吹气频率 8～10 次/分→⑦然后使患者的口张开，并松开捏鼻的手指，观察胸部恢复状况，再进行下一次人工呼吸→⑧每胸外按压 30 次进行 2 次人工呼吸→至少要做 5 组心肺复苏。⑨判断效果（计时：1001 → 1002 → 1003 → 1004 → 1005 → 1006 → 1007），患者颈动脉搏动恢复，自主呼吸恢复，瞳孔由大变小，对光反射存在，口唇、甲床等颜色红润，抢救有效。

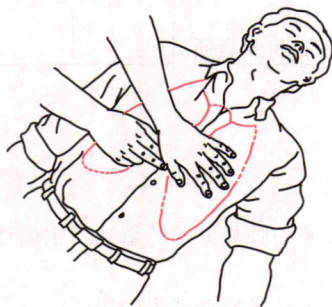
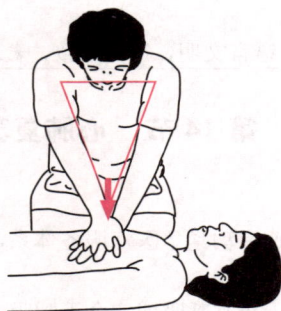
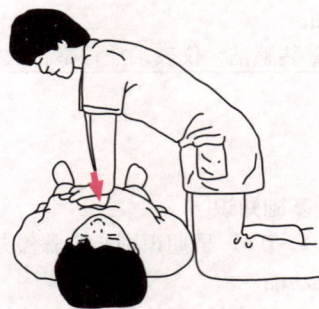

胸外按压部位　　　　　　　　　　　　　胸外按压方法

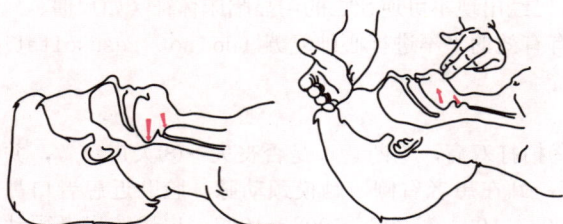
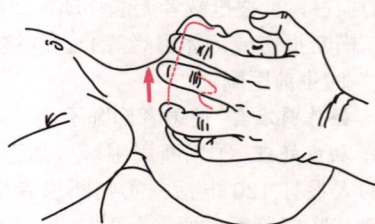

仰头举颏法　　　　　　　　　　　　推举下颌法

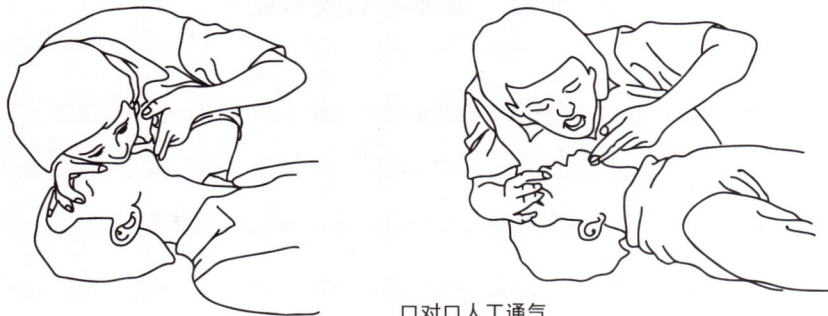

口对口人工通气

7. 判断复苏效果 观察颈动脉搏动、瞳孔对光反射、意识、自主呼吸、皮肤颜色。

二、真题重现

18号题

【临床情景】杨先生，67岁。因心前区压榨样疼痛伴出汗半小时急诊就诊。查体时，患者突然四肢抽搐，意识丧失，心音听不到。
【要求】请为患者（医学模拟人）行心肺复苏抢救，至少做2个循环。
【考试时间】11分钟

18号标准答案

评分标准	总分20分	
（一）操作前准备	2分	
使患者仰卧于硬质平面上。		2分
（二）心肺复苏操作过程	14分	
1. 考生立或跪在患者身体右侧。两手掌根部重叠置于胸骨中、下1/3交界处，手指抬起不触及胸壁。		2分
2. 肘关节伸直，借助身体重力垂直向下按压，按压力度使胸骨下陷至少5cm，立刻放松，按压和放松时间一致，放松时手掌不离开按压部位。按压频率100～120次/分钟。		2分
3. 清除口、鼻腔分泌物、异物等，保持呼吸道通畅。		2分
4. 右手抬起患者颈部，使其头部后仰，左手按压患者前额保持其头部后仰位置，使患者下颌和耳垂连线与地面垂直，右手将患者的下颌向上提起，左手以拇指和示指捏紧患者的鼻孔。		2分
5. 平静吸气后，将口唇紧贴患者口唇，把患者口部完全包住，深而快地向患者口内吹气，应持续1秒钟以上，直至患者胸廓向上抬起。吹气量每次400～600ml。		2分
6. 然后使患者的口张开，并松开捏鼻的手指，观察胸部恢复状况，再进行下一次人工呼吸。		2分
7. 每胸外按压30次进行2次人工呼吸，至少做2个循环。		2分
（三）提问	2分	
婴幼儿心外按压的要求有哪些？		
答：婴幼儿心脏位置较高，按压部位在胸骨中部（1分），频率至少100次/分，按压深度应结合患儿的大小，在1.5～3.5cm的范围内（1分）。		2分
（四）职业素质	2分	
1. 操作时动作迅速准确，不慌乱，操作结束后向患者家属告知急救结果以及下一步处理意见。 2. 着装整洁，仪表端庄，举止大方，语言文明，认真细致，表现出良好的职业素质。		2分

第 15 节 简易呼吸器的应用

一、基础知识

1．适应证 ①各种原因所致的呼吸停止或呼吸衰竭的抢救及麻醉期间的呼吸管理。②运送病员：适用于机械通气患者做特殊检查、进出手术室等情况。③临时替代呼吸机：遇到呼吸机因故障、停电等情况时，可以临时应用简易呼吸器替代。

2．禁忌证 ①活动性咯血；②大量胸腔积液；③肺大泡；④张力性气胸。

3．操作前准备

（1）**物品准备** 氧气连接装置、简易呼吸器、听诊器等。

（2）**连接氧气装置** 将呼吸囊连接面罩；将呼吸囊连接输氧管，氧流量 8～10L/min。

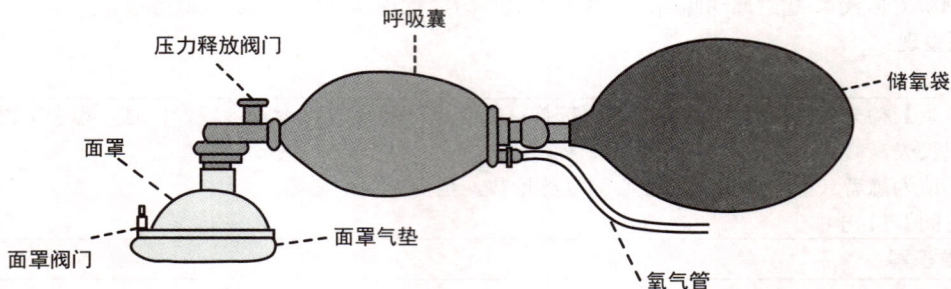

4．具体操作 ①考生站在病人头顶侧，观察病人胸廓无呼吸起伏动作、口鼻无气息吐出、呼叫无人应答，判定病人呼吸停止→②检查呼吸道是否通畅，清除口、鼻腔分泌物、异物等，保持呼吸道通畅→③开放呼吸道，托起患者下颌，使头后仰→④将简易呼吸器连接面罩→⑤EC 手法：扣紧面罩，一手以 "EC" 手法（拇指和示指按压面罩，其余三指提起下颌）固定面罩，另一手有规律地捏放呼吸囊，约挤压呼吸囊的 1/3～1/2 为宜。每次送气 500～600ml，捏放呼吸囊频率为每分钟 10～12 次（或 12～20 次）→⑥判断是否有效：随捏放呼吸囊观察胸廓起伏情况，听诊双肺呼吸音。

5．注意事项 ①如果患者存在微弱自主呼吸，应该在患者吸气时顺势挤压呼吸囊，达到一定潮气量后便完全松开气囊，让患者自行完成呼气动作。②面罩要扣紧，防止漏气。③如果外接氧气，应调节氧流量至氧气储气袋充满氧气鼓起（氧流量 8～10L/min）。

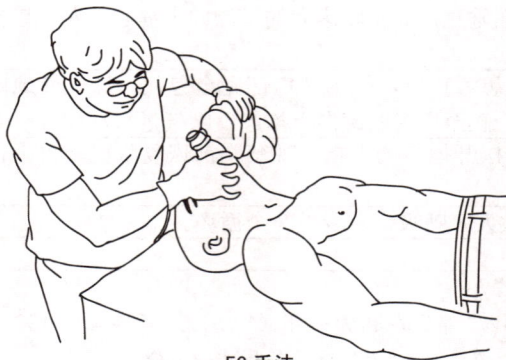

EC 手法

二、真题重现

19 号题

【临床情景】邓先生，56 岁。脑胶质瘤术后 2 年复发，呼吸浅慢，用急救车转运医院途中。
【要求】请用简易呼吸器为患者（医学模拟人）进行辅助呼吸。
【考试时间】11 分钟

19号题标准答案

【时间】11分钟		
评分标准		总分20分
（一）操作前准备	3分	
1. 将呼吸囊连接面罩。		1分
2. 将呼吸囊连接输氧管，氧流量8～10L/min。		2分
（二）简易呼吸器操作过程	13分	
1. 患者仰卧位，考生站位于患者头顶侧。		2分
2. 清除口、鼻腔分泌物、异物等，保持呼吸道通畅。		2分
3. 托起患者下颌，使头后仰。		2分
4. 扣紧面罩（1分），一手以"EC"手法（拇指和示指按压面罩，其余三指提起下颌）固定面罩，另一手有规律地捏放呼吸囊（3分）。		4分
5. 每次送气500～600ml，捏放呼吸囊频率为每分钟10～12次（或12～20次）。		2分
6. 随捏放呼吸囊观察胸廓起伏情况，听诊双肺呼吸音。		1分
（三）提问	2分	
1. 患者有自主呼吸时，如何挤压呼吸囊使之与患者呼吸同步？ 答：在患者吸气之初顺势挤压呼吸囊，达到一定潮气量便完全松开呼吸囊，让患者自行完成呼气动作。 2. 应用简易呼吸器时，为什么要尽量托起患者下颌使头后仰？ 答：为了减少呼吸道曲度，保持呼吸道通畅。		2分
（四）职业素质	2分	
1. 操作过程规范，动作轻柔，体现爱护患者的意识。 2. 着装整洁，仪表端庄，举止大方，语言文明，认真细致，表现出良好的职业素质。		2分

第16节 开放性伤口的止血包扎

一、基础知识

1. **目的** 快速、有效地控制外出血，减少血容量丢失，避免休克发生。

2. **适应证** ①周围血管创伤性出血。②特殊感染截肢不用止血带如气性坏疽。③动脉硬化症、糖尿病、慢性肾功能不全者，慎用止血带或休克裤。

3. **操作前准备**

（1）**自己准备** 戴帽子、口罩、洗手（口述）。

（2）**患者准备** 快速检测患者的主要生命体征（口述）。

（3）**物品准备** 止血带、夹板、毛巾、绷带、胶布等。

4. **止血方法**

（1）**加压包扎法** 用敷料覆盖伤口包扎，这种方法急救中最常用。

（2）**填塞止血法** 用消毒的纱布、棉垫等敷料填塞在伤口内，再用绷带、三角巾等加压包扎，常用于颈部、臀部等较深的伤口。

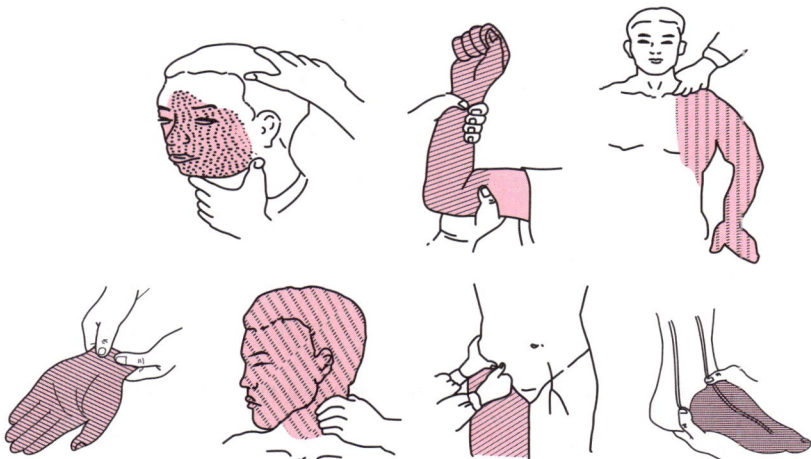

（3）**指压止血法** 适用于头颈部及四肢的动脉出血的急救。

（4）**止血带止血法**

部位	止血带位置选样：上臂、大腿的 中上 1/3。
操作步骤	①应将患侧肢体抬高 2～3 分钟，增加回心血量→②止血带处置衬垫物，将橡皮止血带适当拉紧、拉长，缠绕肢体 2～3 周→③绕扎松紧程度以控制出血，动脉摸不到搏动为宜→④在标志牌上记录使用止血带的开始时间。 （注意：止血带应该每隔 1 小时放开 1 次，松开时间约 1～2 分钟，否则会导致肢体缺血坏死）。
包扎	充分暴露肢体，伤口创面用无菌纱布或棉垫覆盖并用绷带固定。

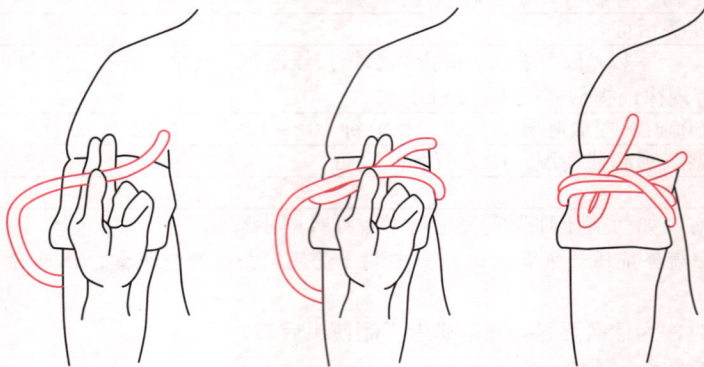

上肢橡皮管止血带止血

5．包扎方法 包扎在急救中应用广泛，主要目的是压迫止血、保护伤口、固定敷料、减少污染、固定骨折与关节、减少疼痛。常用材料有绷带、三角巾、多头带等，现场急救时可以使用毛巾、布单、衣物等替代。

（1）**绷带加压包扎** 一般应自远心端向近心端包扎，包括环形包扎法、螺旋包扎法、螺旋反折法、"8"字形包扎法、帽氏包扎法等。①了解病情，监测生命体征如血压、心跳、呼吸、脉搏等，应遵循"抢救生命第一"的原则→②先用无菌纱布叠加后敷在开放性伤口上，然后用绷带略施加压力，按以下方法缠绕固定，最后用胶布固定绷带头。

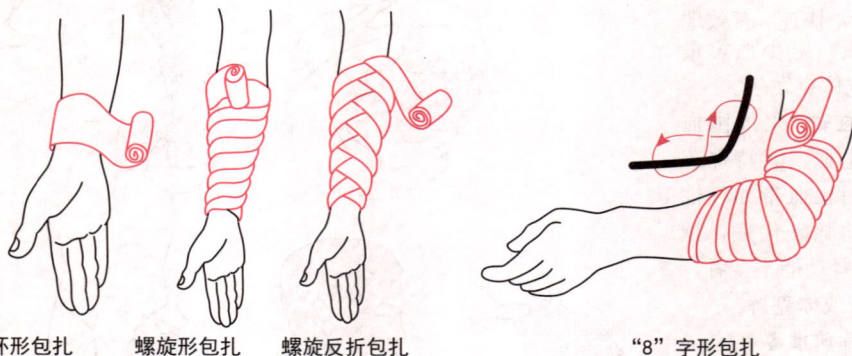

环形包扎　　螺旋形包扎　　螺旋反折包扎　　　　　　"8"字形包扎

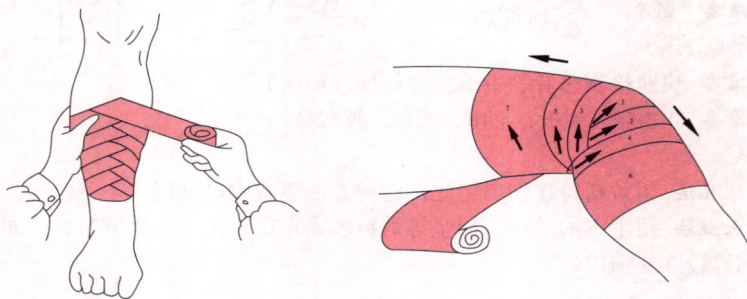

（2）**帽氏包扎法**　主要用于头颈部、指端和肢体残端，为一系列左右或前后回返包扎，将被包扎部位全部遮盖后，再做环形包扎2周。

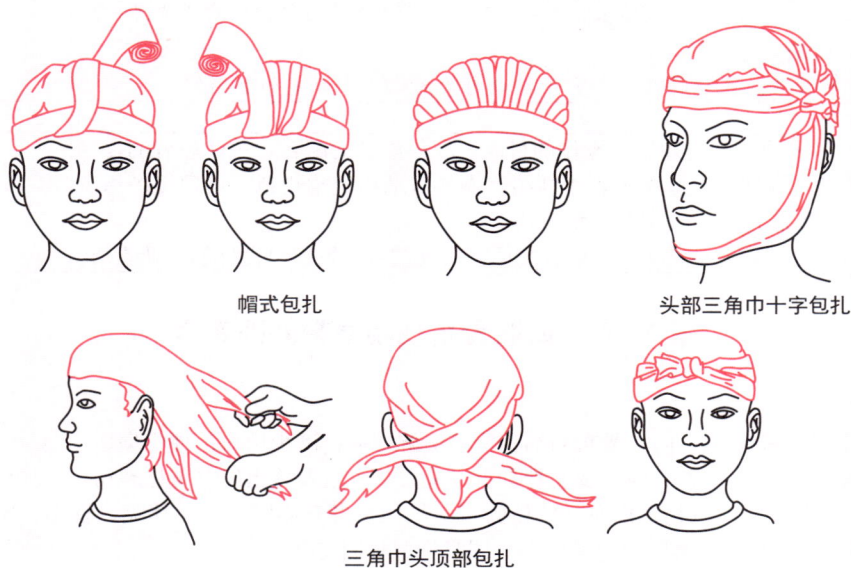

帽式包扎　　　　　　　　　　　　　　　　头部三角巾十字包扎

三角巾头顶部包扎

①**头部出血**的三角巾包扎　将三角巾底边折叠为约 3cm 宽，底边正中放在眉间上部，顶尖拉向枕部，底边经耳上向后在枕部交叉并压住顶角，再经耳上绕到额部拉紧，打结，顶角向上反折至底边内或用别针固定。

②**下颌部出血**的三角巾包扎　将三角巾底边折叠为约 3cm 宽带状，放于下颌伤口敷料处。两手将带巾两底角分别经耳部向上提，长的一段绕头顶与短的一端在颞部交叉成十字。然后两端水平环绕头部，经额部、颞部、耳上、枕部，与另一端打结固定。

二、真题重现

21号题

【临床情景】王先生，40岁。工伤导致右前臂损伤。于现场检查见右前臂有反常活动，伤口有活动性出血。
【要求】请用止血带、夹板等为患者（医学模拟人）行止血、固定处理。
【考试时间】11分钟

21号题标准答案

评分标准	总分20分	
（一）操作前准备	2分	
1. 快速检测患者的主要生命体征（口述）。		1分
2. 准备止血带、夹板等。		1分
（二）止血、固定操作过程	14分	
1. 止血带位置选样：右上臂上 1/3 处。		2分
2. 绕扎止血带：在扎止血带处置衬垫物（1分），绕扎松紧程度以控制出血、右侧桡动脉摸不到搏动为宜（1分）。		2分
3. 在标志牌上记录使用止血带的开始时间。		2分
4. 充分暴露右前臂，伤口创面用无菌纱布或棉垫覆盖并固定。		1分
5. 夹板长度超过肘关节和腕关节，置于前臂四侧。		2分
6. 固定前用毛巾等软物铺垫在夹板与肢体间。		2分
7. 用绷带捆扎固定夹板，上端固定至上臂，下端固定至手掌。		1分
8. 先捆扎骨折的下部，以减轻水肿，松紧度以绷带上下可移动 1cm 为宜。		2分

（三）提问	2分	
1. 压迫止血有哪些方法？		2分
答：指压止血法、加压包扎止血法、填塞止血法以及止血带止血法。（答出任意两项得1分）		
2. 加压包扎止血法有什么禁忌？		
答：伤口内有碎骨片或主要神经干暴露于伤口内禁用此法，以免加重损伤。		
（四）职业素质	2分	
1. 操作前能以和蔼的态度告知患者操作的目的，取得患者的配合，关注患者的疼痛程度并给予适当的处理，缓解焦虑紧张情绪。操作时动作轻柔规范，体现爱护患者的意识。操作结束后告知患者相关注意事项。		2分
2. 着装整洁，仪表端庄，举止大方，语言文明，认真细致，表现出良好的职业素质。		

第17节　四肢骨折现场急救外固定术

一、基础知识

1. **目的**　稳定骨折断端，防止骨折断端移位；缓解疼痛；减少出血；便于搬运。

2. **适应证**　①脊柱、骨盆、四肢及肋骨骨折。②关节脱位及软组织严重挫裂伤。③如伴有出血及开放性伤口存在，先行伤口包扎、止血，然后固定。④如伤者有心脏停搏、休克、昏迷、窒息等情况，先行心肺复苏、抗休克、开放呼吸道等处理，同时行急救固定。

3. **操作前准备**　①检测患者生命体征（口述）。②检查患肢：暴露患侧肢体，了解肢体有无畸形和反常活动等情况。

4. **外固定操作过程**

（1）**固定物**　小夹板及三角巾等。

（2）**固定方法**

前臂骨折	①选用4块夹板，其长度超过腕关节及肘关节，置于前臂内、外侧和前、后侧→固定前用毛巾等软物铺垫在夹板与肢体间→夹板上端固定至上臂，下端固定至腕关节及手，绷带捆扎。②松紧度以绷带上下可移动1cm为宜。
小腿骨折	①选用2块夹板，其长度超过膝关节及踝关节，置于小腿外侧和内侧→固定前用毛巾等软物铺垫在夹板与肢体间→夹板上端固定至大腿，下端固定至踝关节及足底，绷带捆扎。②松紧度以绷带上下可移动1cm为宜。
上臂骨折	三角巾折叠成燕尾式→三角巾中央放在前臂的中下1/3处→三角巾两端在颈后打结，将前臂悬吊于胸前→另用一条三角巾围绕上臂于腋下打结，固定患侧肩、肘关节于胸壁。

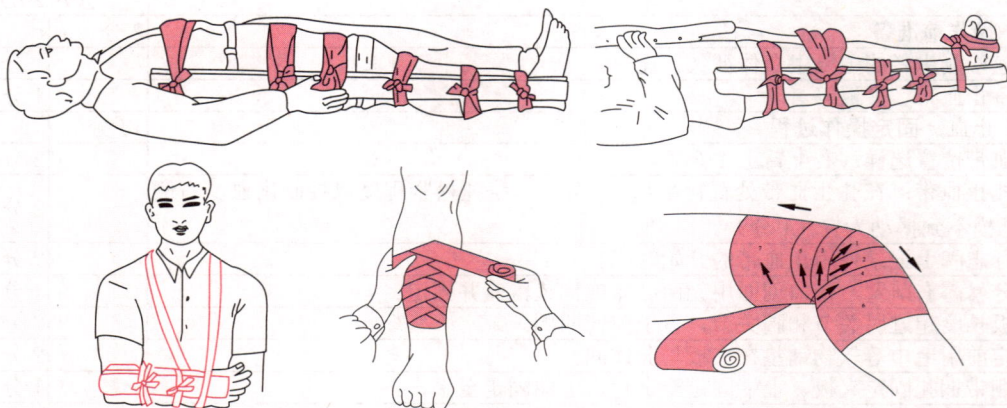

5．注意事项

（1）**夹板长度**　夹板固定务必<u>超过肢体上下两个关节</u>，否则肢体关节活动，会导致骨折端微动，发生愈合障碍。

（2）**松紧度**　绷带松紧合适，太松导致固定无效；太紧导致发生肢体远端肿胀及骨筋膜室综合征，松紧度以绷带上下可移动 1cm 为宜。

（3）**前臂骨折特点**　前臂用四块夹板的原因是<u>防止肢体旋转</u>，导致骨折端不愈合。

二、真题重现

22 号题

【临床情景】程先生，25 岁。在车祸中受伤，现场急救人员初步诊断为右小腿开放性骨折，伤口未见活动性出血。
【要求】请为患者（医学模拟人）行现场伤口包扎并用**夹板**行骨折外固定。
【考试时间】11 分钟

22 号题标准答案

评分标准	总分 20 分	
（一）操作前准备	4 分	
1. 检测患者生命体征（口述）。		2 分
2. 检查患肢：暴露右小腿，了解伤口及右下肢有无畸形和反常活动等情况。		2 分
（二）伤口包扎及夹板外固定操作过程	12 分	
1. 充分暴露伤口，除去伤口周围污物。		2 分
2. 伤口处覆盖无菌纱布或棉垫并包扎。		2 分
3. 选用 2 块夹板，其长度超过膝关节及踝关节，置于右小腿外侧和内侧。		2 分
4. 固定前用毛巾等软物铺垫在夹板与肢体间。		2 分
5. 夹板上端固定至大腿，下端固定至踝关节及足底（2 分），绷带捆扎，松紧度以绷带上下可移动 1cm 为宜（2 分）。		4 分
（三）提问	2 分	
1. 四肢骨折现场急救外固定的目的是什么？ 答：主要是对骨折临时固定，防止骨折断端活动刺伤血管、神经等周围组织造成继发性损伤（0.5 分），并减少疼痛，便于抢救和搬运（0.5 分）。 2. 考虑为静脉出血时，应该在患肢的何处应用止血带？（1 分） 答：应该在出血灶的远端应用止血带。		2 分
（四）职业素质	2 分	
1. 操作前能以和蔼的态度告知患者包扎固定的目的，取得患者的配合，缓解焦虑紧张情绪。操作时动作轻柔规范，体现爱护患者的意识。操作结束后告知患者相关注意事项。 2. 着装整洁，仪表端庄，举止大方，语言文明，认真细致，表现出良好的职业素质。		2 分

23 号题

【临床情景】李先生，27 岁。不慎摔伤致左上臂开放性骨折，伤口无活动性出血。
【要求】请为患者（医学模拟人）行现场伤口包扎并用**三角巾**固定。
【考试时间】11 分钟

23 号题标准答案

评分标准	总分 20 分	
（一）操作前准备	3 分	
1. 检测患者生命体征（口述）。		1 分
2. 检查患肢：暴露左上臂，了解伤口及左上肢有无畸形等情况。		2 分
（二）伤口包扎及夹板外固定操作过程	13 分	
1. 充分暴露伤口，除去伤口周围污物。		2 分

2. 伤口处覆盖无菌纱布或棉垫,并包扎。	2分
3. 三角巾折叠成燕尾式。	2分
4. 三角巾中央放在左前臂的中下 1/3 处。	2分
5. 三角巾两端在颈后打结,将前臂悬吊于胸前。	3分
6. 另用一条三角巾围绕左上臂于右腋下打结,固定左侧肩、肘关节于胸壁。	2分
(三)提问	2分
1. 四肢骨折用绷带固定夹板时,为何应先从骨折的远端缠起? 答:可以减少患肢充血水肿。 2. 考虑为静脉出血时,应该在患肢的何处应用止血带? 答:应该在出血灶的远端应用止血带。	2分
(四)职业素质	2分
1. 操作前能以和蔼的态度告知患者包扎固定的目的,取得患者的配合,缓解焦虑紧张情绪。操作时动作轻柔规范,体现爱护患者的意识。操作结束后告知患者相关注意事项。 2. 着装整洁,仪表端庄,举止大方,语言文明,认真细致,表现出良好的职业素质。	2分

第18节　清创术

一、基础知识

1. 目的　对新鲜开放性损伤及时、正确地采用手术方法清理伤口可以修复重要组织,使开放污染的伤口变为清洁伤口,防止感染,有利于伤口一期愈合。

2. 适应证和禁忌证

适应证	禁忌证
①伤后 6～8 小时 以内的新鲜伤口。 ②污染较轻,不超过 24 小时的伤口。 ③头面部伤口,一般在伤后 24 小时以内 争取清创后一期缝合。	①超过 24 小时、污染严重的伤口。 ②有活动性出血、休克、昏迷的患者。

3. 操作前准备

(1)**自己准备**　戴帽子、口罩(头发、鼻孔不外露),洗手(口述),戴无菌手套。

(2)**患者准备**　让患者做好准备。

(3)**物品准备**　手套、毛刷、肥皂水、3% 过氧化氢溶液、0.9% 生理盐水、注射器、2% 利多卡因、一次性清创缝合包、胶布。

昭昭老师提示:①手套、无菌纱布、肥皂水、毛刷、生理盐水、双氧水及生理盐水→②碘伏、换手套、铺巾、注射器、利多卡因、一次性清创包→③纱布、胶布。

4. 清创、缝合操作过程

(1)**初步处理**　①考生戴无菌手套,用无菌纱布覆盖伤口,用肥皂水刷洗伤口周围皮肤→②移去伤口纱布,用 3% 过氧化氢溶液及生理盐水反复冲洗伤口,初步检查伤口,无菌纱布擦干→③脱手套,消毒手臂(口述)。

(2)**进一步处理**　①伤口周围皮肤消毒 2～3 遍,方法规范,伤口距离 15cm 范围,铺洞巾→②戴无菌手套→③用 2% 利多卡因沿切口行局部浸润麻醉→④修剪创缘皮肤,去除可能存在的异物及失活组织→⑤用 3% 过氧化氢溶液和生理盐水再次冲洗伤口→⑥缝合操作:缝合手法正确(垂直进针,沿缝针弧度穿出),不留死腔。

(3)**最后处理**　①用 70% 酒精棉球消毒伤口周围皮肤→②用无菌纱布或棉垫覆盖伤口,胶布固定。

昭昭老师提示:跟理发一样,①先洗干净→②再剪→③再冲水。

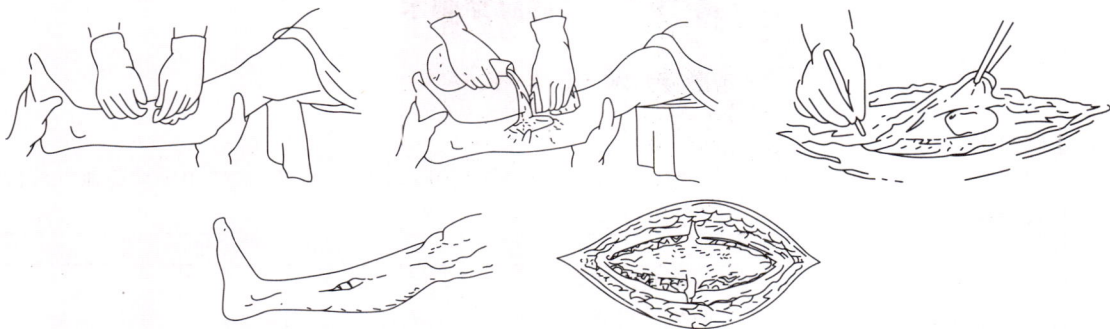

5. 注意事项 开放性伤口一般应在 6～8 小时内手术，头部因为血流丰富，开放伤口在 24 小时以内缝合即可。超过上述时间段以后，因为很可能会发生伤口感染，所以处理方式是敞开伤口，不做缝合。

二、真题重现

24 号题

【临床情景】张先生，34 岁。事故中右侧大腿软组织损伤 1 小时。伤口长 6cm，深达肌层，有渗血，并有轻度污染。
【要求】请为患者（医学模拟人或模具）行清创术，并单纯间断缝合 2 针。
【考试时间】11 分钟

24 号题标准答案

评分标准（全过程任何步骤违反无菌操作原则，一处扣 2 分）		总分 20 分
（一）操作前准备	2 分	
1. 戴帽子、口罩（头发、鼻孔不外露），洗手（口述）。		1 分
2. 戴无菌手套。		1 分
（二）清创、缝合操作过程	14 分	
1. 用无菌纱布覆盖伤口，用肥皂水刷洗伤口周围皮肤。		1 分
2. 移去伤口纱布，用 3% 过氧化氢溶液及生理盐水反复冲洗伤口，初步检查伤口。		2 分
3. 脱手套，消毒手臂（口述）。		1 分
4. 伤口周围皮肤消毒 2～3 遍，方法规范，范围正确，铺洞巾。		1 分
5. 戴无菌手套。		1 分
6. 用 2% 利多卡因沿切口行局部浸润麻醉。		1 分
7. 修剪创缘皮肤，去除可能存在的异物及失活组织（2 分）。用 3% 过氧化氢溶液和生理盐水再次冲洗伤口（1 分）。		3 分
8. 缝合操作：缝合手法正确（垂直进针，沿缝针弧度穿出），不留死腔。		2 分
9. 用 70% 酒精棉球消毒伤口周围皮肤（1 分）。用无菌纱布或棉垫覆盖伤口，胶布固定（1 分）。		2 分
（三）提问	2 分	
开放性损伤的伤口具备什么条件可以一期缝合？答：①通常伤后 6～8 小时内清创一般都可一期缝合，如果伤口污染较轻且不超过 8～12 小时，经彻底清创后可考虑一期缝合（1 分）。②头面部的伤口，一般在伤后 24～48 小时以内经清创后可行一期缝合（1 分）。		2 分
（四）职业素质	2 分	
1. 操作前能以和蔼的态度告知患者手术的目的，取得患者的配合。操作时注意无菌观念，动作轻柔规范，体现爱护患者的意识。操作结束后告知患者有关注意事项。2. 着装整洁，仪表端庄，举止大方，语言文明，认真细致，表现出良好的职业素质。		2 分

第 19 节　动静脉穿刺术

·动脉穿刺术·（助理医师不要求）

一、基础知识

1. 目的　通过动脉穿刺获取动脉血液标本，用于与动脉血相关指标的测定，主要用于动脉血气分析。

2. 适应证和禁忌证

适应证		禁忌证
①呼吸衰竭患者。	②电解质酸碱平衡紊乱患者。	①穿刺部位感染。
③呼吸困难的患者。	④使用人工呼吸机的患者。	②凝血功能障碍。

3. 操作前准备

（1）自己准备　戴帽子、口罩（头发、鼻孔不外露），洗手（口述）。

（2）患者准备　取仰卧位，穿刺侧下肢外展外旋位。

（3）物品准备

治疗车上层	①消毒液：2.5% 碘酊和 75% 酒精，或 0.5% 碘伏。
	②注射器：2ml 注射器或动脉血气针。
	③药物：2ml 肝素 1 支。
	④无菌物品：消毒棉签、消毒棉球若干、胶布 1 卷、无菌橡皮塞 1 个。
治疗车下层	生活垃圾桶、医疗垃圾桶、锐器桶、10‰清洗消毒液桶。

4. 动脉穿刺操作过程

（1）操作前准备　患者首先戴无菌手套，用肝素生理盐水或枸橼酸钠生理盐水冲洗注射器。

（2）桡动脉穿刺术

体位	患者取坐位或平卧位，前臂外展，掌心向上，手腕下放小垫枕，手掌稍背伸，暴露穿刺部位。
穿刺点选择	穿刺部位在掌横纹上 1～2cm 动脉搏动明显处（或桡骨茎突近端约 1cm 处）。
消毒	2.5% 碘酊和 75% 酒精，或 0.5% 碘伏，消毒患者穿刺部位皮肤（动脉搏动最强点），消毒范围 5cm。
穿刺	①术者消毒左手示指、中指和无名指。以左手示指和中指在穿刺部位相距约 1cm 轻轻按压，以固定要穿刺的动脉。 ②右手执肝素化注射器或动脉血气针，在两指间垂直或与动脉走向呈约 45° 角逆血流方向穿刺。 ③见血液顶入注射器时，固定注射器，直至采集到足够用于检测的动脉血标本（2ml）；用棉球按压穿刺部位，拔出注射器。 ④注射器立即套上橡皮塞。 ⑤将注射器固定在冰盒上（或放入冰桶中），尽快送检。
按压	穿刺点用无菌干棉球按压 5 分钟，直至完全止血。

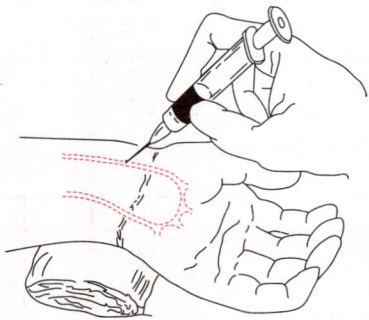

桡动脉穿刺

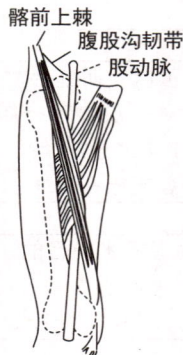

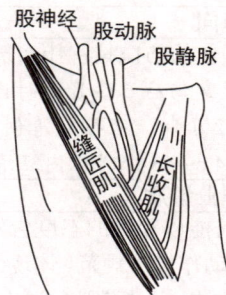

股静脉穿刺部位

（3）**股动脉穿刺术**

体位	患者取平卧位，下肢稍外展，暴露穿刺部位。
穿刺点选择	操作者触摸腹股沟动脉搏动最强点（髂前上棘与耻骨结节体表连线处中点下方1～2cm）作为穿刺点。
消毒	2.5%碘酊和75%酒精，或0.5%碘伏，消毒患者穿刺部位皮肤，消毒范围5～10cm。
穿刺	①操作者将左手示指和中指置于股动脉搏动最强处，稍用力固定皮肤（示指、中指略分开约0.5cm），然后在示指与中指之间搏动最强处垂直穿刺。 ②见血液顶入注射器时，固定注射器，直至采集到足够用于检测的动脉血标本（2ml）；用棉球按压穿刺部位，拔出注射器。 ③注射器立即套上橡皮塞。 ④将注射器固定在冰盒上（或放入冰桶中），尽快送检。
按压	穿刺点用无菌干棉球按压5分钟，直至完全止血。

5. 注意事项

（1）**穿刺注意** ①动脉穿刺点上方不要使用止血带，确定穿刺部位后方可穿刺。②切勿粗暴地反复穿刺，以免造成动脉壁损伤和出血。③动脉穿刺时，采用专用血气针，血液顶入注射器为动脉血。④穿刺过程中勿抽拉针栓形成负压，造成血液进入注射器后无法准确判断其来源于静脉还是动脉。⑤穿刺成功后，轻轻转动注射器，使血液与肝素充分融合，防止血液凝固。另外，塑料注射器易在管壁形成气泡，且不易排出，干扰血气分析结果。

（2）**手掌缺血** 可发生于Allen试验阴性的患者，建议穿刺前常规行Allen试验。

二、真题重现

25号题

【临床情景】秦先生，78岁。咳嗽，咳痰20多年，加重伴发热、呼吸困难3天。诊断为慢性阻塞性肺疾病、肺部感染。为进一步了解病情，需做血气分析。
【要求】请为患者（医学模拟人或模具）行股动脉穿刺采血。
【考试时间】11分钟

25号题标准答案

评分标准（全过程任何步骤违反无菌操作原则，一处扣2分）	总分20分	
（一）操作前准备	5分	
1. 戴帽子、口罩（头发、鼻孔不外露），洗手（口述）。		1分
2. 取仰卧位，穿刺侧下肢外展外旋位。		1分
3. 用肝素生理盐水或枸橼酸钠生理盐水冲洗注射器。		1分
4. 用消毒棉球在腹股沟区股动脉处由内向外消毒2遍。		1分
5. 戴无菌手套（或左手手指消毒：用消毒棉球消毒左手示指、中指末端指节）。		1分
（二）动脉穿刺操作过程	11分	
1. 穿刺点定位：左手示指、中指在腹股沟区股动脉搏动明显处（腹股沟韧带中点下方）定位。		2分
2. 右手持注射器，在两指间垂直刺入（2分），见鲜红色血液直升入注射器（2分）。		4分
3. 抽取需用量的动脉血。		1分
4. 快速拔出注射器，立即插入软木塞或橡皮塞。		2分
5. 压迫穿刺点至少5分钟（口述），穿刺点覆盖敷料，标本立即送检。		2分
（三）提问	2分	
1. 抽动脉血行血气分析时，为什么穿刺后要立即将针头插入软木塞？ 答：为了防止气体进入注射器，影响血气分析结果。 2. 抽动脉血行血气分析前，为什么要使注射器肝素化？ 答：为了防止血液凝固，影响血气分析结果。		2分
（四）职业素质	2分	

1. 操作前能以和蔼的态度告知患者动脉穿刺的目的，以便取得患者的配合。操作时注意无菌观念，动作轻柔规范，体现爱护患者的意识。操作结束后能告知患者相关注意事项。 2. 着装整洁，仪表端庄，举止大方，语言文明，认真细致，表现出良好的职业素质。	2分

·静脉穿刺术·

一、基础知识

1. 目的 ①浅静脉穿刺：通过外周静脉穿刺获取静脉血标本进行血常规、血生化、血培养等各项血液化验检查。建立外周静脉输液通道也需要进行外周静脉穿刺。②深静脉穿刺（包括锁骨下静脉、颈外静脉或股静脉）的目的是在外周静脉穿刺困难的情况下获取静脉血标本；也可通过留置导管建立深静脉通道，用于胃肠外营养或快速补液治疗、经静脉系统的血流动力学（如 Swan-Ganz 导管、中心静脉压、电生理）等检查、介入治疗（如射频消融、深静脉滤网）等。

2. 适应证和禁忌证

适应证	禁忌证
①需要留取静脉血标本的各种血液实验室检查。	①穿刺部位有感染为绝对禁忌证。
②需要开放静脉通道输液或进行相关检查的各种情况。	②有明显出血倾向为相对禁忌证。

3. 操作前准备

（1）自己准备 戴帽子、口罩（头发、鼻孔不外露），洗手（口述）。

（2）患者准备 局部肢体放置妥当，暴露采血部位。

（3）物品准备 ①止血带、②皮肤消毒液（2.5% 碘酊和 75% 酒精，或 0.5% 碘伏）、③采血针、④真空采血试管、⑤治疗巾、⑥无菌棉签。

4. 静脉穿刺操作过程

（1）肘静脉穿刺术

体位	核对患者信息，取平卧位或坐位，暴露前臂和上臂，肘部下方放置垫枕，上臂稍外展，于肘横纹上方约 6cm 处扎止血带，嘱患者握拳（若患者皮下脂肪较厚，可通过触摸寻找有明显弹性和张力的部位，即为充盈的静脉）。
穿刺点选择	肘静脉。
消毒	用无菌棉签蘸取消毒液，以穿刺点为中心螺旋式消毒注射部位皮肤，直径大于 5cm。
穿刺	①一手拇指绷紧静脉穿刺部位下端皮肤，一手拇指和示指持采血针，针头斜面向上，沿静脉走行，与皮肤成 20°～30° 角快速刺入皮肤→②见到回血后，针头再沿静脉走行向前送入少许，固定采血针，将采血针另一端插入真空采血管内进行采血，血液回吸至需要量。
按压	松开止血带，嘱患者松拳，拔针并用无菌干棉签按压穿刺点 3～5 分钟；将采血针弃于锐器盒内。

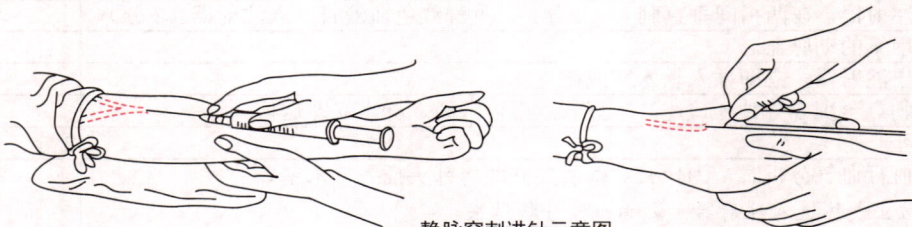

静脉穿刺进针示意图

（2）股静脉穿刺术

体位	患者取平卧位，下肢稍外展外旋。
穿刺点选择	在腹股沟处触摸股动脉搏动最明显处，其内侧即为股静脉穿刺部位。

消毒	①用无菌棉签蘸取消毒液，以穿刺点为中心螺旋式消毒注射部位皮肤，直径大于5cm→②此外还需消毒操作者左手示指、中指。
穿刺	①左手示指和中指扪及股动脉搏动最明显处固定。 ②右手持注射器，针头和皮肤成90°或45°，在股动脉内侧0.5cm处刺入。 ③抽动活塞见有暗红色回血，提示针头已进入股静脉，固定针头，抽取所需要的静脉血量。
按压	拔出针头后用无菌干棉签局部压迫止血3～5分钟至局部无出血。

5. 注意事项

（1）**血肿** ①穿刺部位出血可造成皮下瘀血或血肿，常见于按压不充分、反复穿刺、刺穿血管壁等情况。充分按压是预防出血的重要手段。②部分凝血功能差的患者在穿刺后应根据实际情况按压更长的时间，确定无出血后方可终止按压。皮下出血或血肿在24小时后可进行热敷等处理。

（2）**穿刺错误** 穿刺过程中，如果所抽出的血液为鲜红的动脉血，提示误穿股动脉，应拔出针头，按压5～10分钟后重新确定穿刺部位再行穿刺。

二、真题重现

26号题

【临床情景】李女士，62岁。既往肝炎病史20余年，今日黄疸加重，为进一步确定转氨酶的情况，需要静脉穿刺抽血。
【要求】请为患者（医学模拟人或模具）行静脉穿刺采血。
【考试时间】11分钟

26号题标准答案

评分标准（全过程任何步骤违反无菌操作原则，一处扣2分）	总分20分	
（一）操作前准备	5分	
1. 戴帽子、口罩（头发、鼻孔不外露），洗手（口述）。		1分
2. 局部肢体放置妥当，暴露采血部位。		1分
3. 在采血部位近心端用止血带绕扎肢体。		2分
4. 用消毒棉球对静脉穿刺区域由内向外消毒2遍。		1分
（二）静脉穿刺操作过程	11分	
1. 用左手固定好肢体穿刺部位。		2分
2. 右手持注射器，在预定穿刺点穿刺，穿刺针朝向近心端成30°～45°角缓慢刺入（2分），抽出暗红色血液（1分）。		3分
3. 抽取需用量的血液。		1分
4. 左手放松止血带。		2分
5. 迅速拔出穿刺针，用消毒棉球压迫穿刺点至止血。		2分
6. 静脉血标本送检。		1分
（三）提问	2分	
1. 抽动脉血气分析前，为什么要使注射器肝素化？ 答：为了防止血液凝固，影响血气分析结果。 2. 肘部外伤大出血，止血带结扎的适当部位是哪里？ 答：是上臂的上1/3处。		2分
（四）职业素质	2分	
1. 操作前能以和蔼的态度告知患者静脉穿刺的目的，以便取得患者的配合。操作时注意无菌观念，动作轻柔规范，体现爱护患者的意识。操作结束后能告知患者相关注意事项。 2. 着装整洁，仪表端庄，举止大方，语言文明，认真细致，表现出良好的职业素质。		2分

第20节　胸腔穿刺术

一、基础知识

1．目的

诊断作用	治疗作用
①抽取少量胸腔内液体标本检测，以明确胸腔积液病因。 ②抽取液体量50～100ml。	①抽出胸腔内液体，促进肺复张；胸膜腔内给药，达到治疗作用。 ②抽取液体量首次不能＞700ml，以后每次不能＞1000ml。

2．适应症和禁忌证

适应证	禁忌证
①胸腔积液需要明确诊断。 ②大量胸腔积液产生呼吸困难等压迫症状，抽出液体促进肺复张，缓解症状。 ③胸膜腔内给药。	①局部皮肤有感染。 ②对有凝血功能障碍或重症血小板减少者应慎用。

3．操作前准备

（1）**自己准备**　戴帽子、口罩（头发、鼻孔不外露），洗手（口述）。

（2）**患者准备**　患者取坐位，面向椅背，两前臂置于椅背上，前额伏于前臂上。选择常用的穿刺点之一并在体表定位。

疾病	穿刺点
胸腔积液	①右侧肩胛下角线或腋后线第7～8肋间。 ②腋中线第6～7肋间。 ③腋前线第5肋间的下一肋骨上缘。
气胸	锁骨中线与第2肋交点。

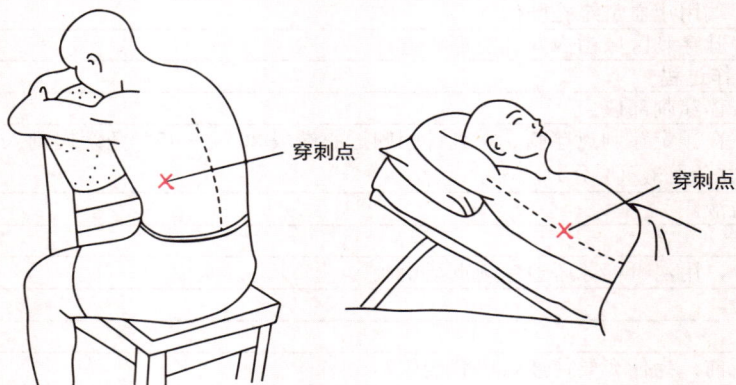

穿刺点

穿刺点

（3）**物品准备**

昭昭老师提示：按照操作顺序拿东西就不会遗漏，①碘伏、棉签➡②手套、治疗巾、注射器（5ml）、利多卡因➡③穿刺针、注射器（50ml）➡④纱布、胶布。

胸腔穿刺包	内含弯盘2个、尾部连接乳胶管的16号和18号穿刺针；棉球10个、纱布2块、小消毒杯2个、标本留置小瓶5个。
其余用品	2.5%碘酊和75%酒精，或0.5%碘伏；2%利多卡因5ml；5ml和50ml注射器各1个、500ml标本容器2个、胶布1卷、1000ml量筒或量杯1个、有靠背的座椅1个、抢救车1个、无菌手套2副。

4.胸腔穿刺操作过程

（1）**常规消毒皮肤** 以穿刺点为中心消毒 2遍，范围正确。

（2）**穿刺** ①戴无菌手套，铺洞巾→②用 2%利多卡因自穿刺点皮肤至胸膜壁层进行逐层 浸润麻醉，注意因为肋骨下缘有肋间神经、血 管，故麻醉进针点在下位肋骨上缘→③用血管 钳夹闭与穿刺针针座连接的橡皮管，以左手示 指与中指固定穿刺部位的皮肤→④右手持穿 刺针在局麻部位缓慢垂直进针，有突破感后 让助手在橡皮管尾端接上注射器，松开血管 钳，用血管钳协助固定穿刺针，用注射器缓 慢抽取积液→⑤用注射器抽取适量胸腔积液 留取标本后，嘱助手用血管钳夹闭橡皮管， 考生拔出穿刺针，按压穿刺点→⑥穿刺点消 毒，无菌纱布覆盖，胶布固定，标本送检。注意首次胸穿积液量不能＞600～700ml，以后每次不能 ＞1000ml。

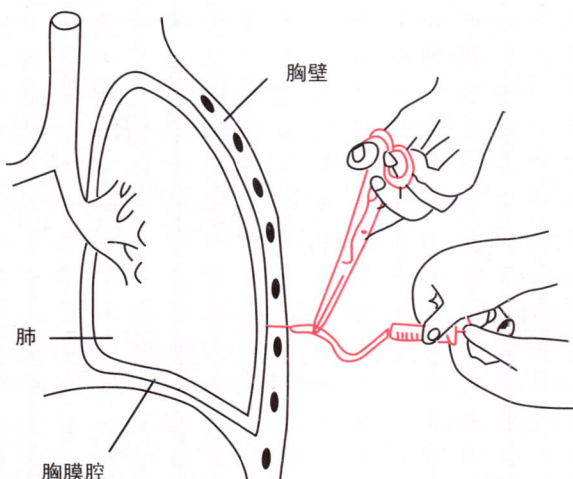

胸壁

肺

胸膜腔

昭昭老师提示：①棉签、碘伏（消毒两边）→②戴手套→铺巾→③注射器抽取利多卡因打麻药→④边 进针边回抽，无血，打麻药→⑤有突破感停住→⑥穿刺针在下位肋骨上缘进针→⑦突破感，停针，然 后抽取积液。

（3）**穿刺后观察** ①症状：有无气促、胸痛、头晕、心悸等→②体征：有无面色苍白、呼吸音减弱、 血压下降。

5.并发症及处理

并发症	表现	处理
胸膜反应	穿刺中患者出现头晕、气促、心悸、面色苍白、血压下降。	停止操作，平卧，皮下注射0.1%肾上腺素0.3～0.5ml。
复张性肺水肿	①胸腔积液引流速度不能过快，每次引流的体量应小于1000～1500ml。②如果引流量太大，会导致受压肺泡复张，引起复张性肺水肿，表现为气促、咳泡沫痰。	治疗以限制量、利尿为主。
气胸	少量气胸观察即可，大量时需要放置闭式引流管；但如患者是机械通气，气胸可能会继续发展，甚至成为张力性气胸。	应注意观察，必要时放置胸腔闭式引流管。
腹腔脏器损伤	穿刺部位选择过低，有损伤腹腔脏器的危险。	避免在肩胛下角线第9肋间和腋后线第8肋间以下进行穿刺。
血胸	一般情况下，穿刺过程中损伤肺、肋间血管。	①多可自行止血，不需特殊处理。②出现低血压、出血性休克需要输血、输液、闭式引流甚至开胸探查止血。

二、真题重现

27号题

【临床情景】李先生，46岁。胸闷半个月，加重2天。检查发现右侧胸腔中等量积液，准备抽取胸腔 积液做进一步检查。

【要求】请为患者（医学模拟人）行诊断性胸腔穿刺。

【考试时间】11分钟

27 号题标准答案

评分标准（全过程任何步骤违反无菌操作原则，一处扣2分）	总分20分
（一）操作前准备	5分
1. 戴帽子、口罩（头发、鼻孔不外露），洗手（口述）。	1分
2. 患者取坐位，面向椅背，两前臂置于椅背上，前额伏于前臂上。	1分
3. 选择常用的穿刺点之一并在体表定位（右侧肩胛下角线或腋后线第7～8肋间，腋中线第6～7肋间，腋前线第5肋间的下一肋骨上缘）。	2分
4. 常规消毒皮肤：以穿刺点为中心消毒2遍，范围正确。	1分
（二）胸腔穿刺操作过程	11分
1. 戴无菌手套。	1分
2. 铺洞巾。	1分
3. 用2%利多卡因自穿刺点皮肤至胸膜壁层进行逐层浸润麻醉。	1分
4. 用血管钳夹闭与穿刺针针座连接的橡皮管（1分），以左手示指与中指固定穿刺部位的皮肤（1分）。	2分
5. 右手持穿刺针在局麻部位缓慢垂直进针，有突破感后让助手在橡皮管尾端接上注射器，松开血管钳，用血管钳协助固定穿刺针（2分），用注射器缓慢抽取积液（1分）。	3分
6. 用注射器抽取适量胸腔积液留取标本后，嘱助手用血管钳夹闭橡皮管，考生拔出穿刺针，按压穿刺点。	2分
7. 穿刺点消毒，无菌纱布覆盖，胶布固定，标本送检。	1分
（三）提问	2分
气胸患者的穿刺点选什么部位？ 答：患侧锁骨中线第2肋间（1分）或腋中线第4～5肋间（1分）。	2分
（四）职业素质	2分
1. 操作前能以和蔼的态度告知患者胸腔穿刺的目的，取得患者的配合。告知患者操作过程中如果感到头晕、心慌或胸痛，应及时告诉操作者。操作时注意无菌观念，动作轻柔规范，体现爱护患者的意识。操作结束后应告知患者相关注意事项。 2. 着装整洁，仪表端庄，举止大方，语言文明，认真细致，表现出良好的职业素质。	2分

第 21 节　腹腔穿刺术

一、基础知识

1. 目的　用于检查腹腔积液的性质、给药、抽取积液，进行诊断和治疗。

2. 适应证和禁忌证

适应证	禁忌证	
①腹腔积液性质不明，协助诊断。 ②大量腹水引起严重腹胀、胸闷、气促、少尿等症状。 ③腹腔内注入药物。　④腹水回输治疗。 ⑤人工气腹。	①躁动不能合作。 ③电解质严重紊乱。 ⑤包虫病。 ⑦明显出血倾向。 ⑨肝性脑病前期（相对禁忌证）及肝性脑病。	②肠麻痹、腹部胀气明显。 ④腹膜炎广泛粘连。 ⑥巨大卵巢囊肿。 ⑧妊娠中后期。

3. 操作前准备

（1）**自己准备**　戴帽子、口罩（头发、鼻孔不外露），洗手（口述）。

（2）**患者准备**　患者取仰卧位或侧卧位。选择常用的穿刺点之一并在体表定位（仰卧位：脐与左髂前上棘连线中、外1/3交点，脐与耻骨联合连线中点上方1cm，偏左或偏右1.5cm处；侧卧位：脐水平线与腋前线或腋中线交点）。

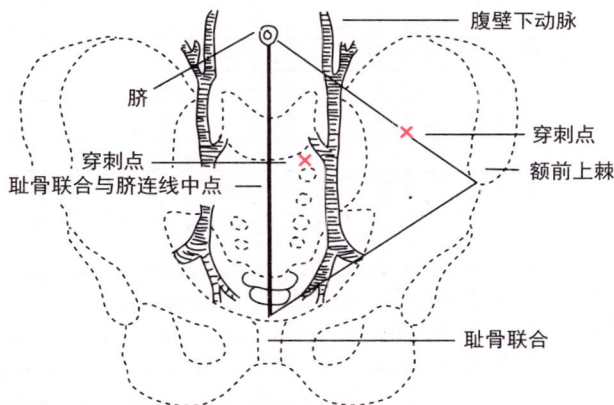

图中标注：腹壁下动脉、脐、穿刺点、穿刺点、耻骨联合与脐连线中点、髂前上棘、耻骨联合

（3）物品准备

昭昭老师速记：①碘伏、棉签➡②手套、治疗巾、注射器（5ml）、利多卡因➡③穿刺针、注射器（50ml）➡④纱布、胶布。

腹腔穿刺包	内有弯盘1个、止血钳2把、组织镊1把、消毒碗1个、消毒杯2个、腹腔穿刺针（针尾连接橡皮管的8号或9号针头）1个、无菌洞巾、纱布2～3块、棉球、无菌试管数支（留送常规、生化、细菌培养＋药敏等），5ml、20ml或50ml注射器各1个及引流袋。
其他	消毒治疗盘1套：碘酒、酒精、胶布；2%利多卡因10ml；无菌手套2副；皮尺、多头腹带、盛腹水的容器、培养瓶（需要细菌培养时）。

4．腹腔穿刺操作过程

（1）**常规消毒皮肤** 以穿刺点为中心消毒2遍，范围为以穿刺点为中心直径15cm的区域，第二次的消毒范围不要超越第一次的范围。

（2）**穿刺** ①戴无菌手套，铺洞巾➡②用2%利多卡因自穿刺点皮肤至腹膜壁层进行逐层浸润麻醉➡③穿刺针（诊断性穿刺用7号针头；治疗性穿刺用8或9号针头）橡皮管末端用血管钳夹闭置于消毒弯盘中，以左手示指与中指固定穿刺部位的皮肤，右手持穿刺针，经麻醉处刺入皮肤后，以45°～60°角刺入皮下，再呈直角角度刺入腹腔，此时针尖抵抗感消失，放开橡皮管末端的夹子，见腹水流出➡④助手用血管钳固定针头，将橡皮管末端接引流袋或引流瓶，用输液夹调节放液速度。治疗性放液一般初次不超过1000ml，以后每次不超过3000～6000ml，肝硬化病人一次性腹腔积液一般不超过3000ml➡⑤放液后，拔出穿刺针，按压穿刺点，穿刺点消毒，无菌纱布覆盖，胶布固定，标本送检。

（3）**术后处理** 用腹带加压包扎腹部，收拾物品，帮助病人穿好衣服，整理床铺，嘱病人平卧1～2小时。

5．注意事项

（1）**标本的采集** 置腹水于消毒试管中以备检验用（抽取的第一管液体应该舍弃）。腹水常规需要4ml以上；腹水生化需要2ml以上；腹水细菌培养需要在无菌操作下将5ml腹水注入细菌培养瓶；腹水病理需收集250ml以上。

（2）**放液速度** 放液速度不宜过快，放液量要控制，一次不要超过3000ml。出现症状时停止抽液，按照肝性脑病处理，并维持酸碱、电解质平衡。

（3）**术后清洁用品的处理** ①穿刺后腹水的处理：腹水消毒保留30分钟后，倒入医疗污物渠道；②腹穿针、注射器等锐器须放入医疗锐器收集箱；③其余物品投入医疗废物垃圾袋。

二、真题重现

28号题

【临床情景】张先生，既往有乙肝病史20余年，2年前确诊为肝硬化。现因喘憋来诊，查体：发现腹部膨隆，移动性浊音阳性，现要求腹腔穿刺放液。 【要求】请为患者（医学模拟人）行腹腔穿刺放液。 【考试时间】11分钟

28 号题标准答案

评分标准（全过程任何步骤违反无菌操作原则，一处扣 2 分）	总分 20 分	
（一）操作前准备	5 分	
1. 戴帽子、口罩（头发、鼻孔不外露），洗手（口述）。		1 分
2. 患者取仰卧位或侧卧位。		1 分
3. 选择常用的穿刺点之一并在体表定位（仰卧位：脐与左髂前上棘连线中、外 1/3 交点，脐与耻骨联合连线中点上方 1cm，偏左或偏右 1.5cm 处，侧卧位：脐水平线与腋前线或腋中线交点）。		2 分
4. 常规消毒皮肤：以穿刺点为中心消毒 2 遍，范围正确。		1 分
（二）腹腔穿刺操作过程	11 分	
1. 戴无菌手套。		1 分
2. 铺洞巾。		1 分
3. 用 2% 利多卡因自穿刺点皮肤至腹膜壁层进行逐层浸润麻醉。		1 分
4. 穿刺针橡皮管末端用血管钳夹闭置于消毒弯盘中，以左手示指与中指固定穿刺部位的皮肤，右手持穿刺针，经麻醉处刺入皮肤后，以 45°～60° 角刺入皮下，再呈直角角度刺入腹腔，此时针尖抵抗感消失，放开橡皮管末端的夹子，见腹水流出。		3 分
5. 助手用血管钳固定针头，将橡皮管末端接引流袋或引流瓶，用输液夹调节放液速度。		2 分
6. 放液后，拔出穿刺针，按压穿刺点（1 分），穿刺点消毒，无菌纱布覆盖，胶布固定，标本送检（1 分）。		2 分
7. 用腹带加压包扎腹部。		1 分
（三）提问	2 分	
腹腔大量放液时，如何操作才能避免腹水漏出和休克发生？ 答：穿刺时，进针要斜行，穿过腹壁各层时穿刺位置不同，可减少腹水漏出（1 分）。放液不能过快，穿刺后应将预先设置好的腹带束紧，以防内脏血管扩张引起休克（1 分）。		2 分
（四）职业素质	2 分	
1. 操作前能以和蔼的态度告知患者腰椎穿刺的目的，取得患者的配合。操作时注意无菌观念，动作轻柔规范，体现爱护患者的意识。操作结束后应告知患者相关注意事项。 2. 着装整洁，仪表端庄，举止大方，语言文明，认真细致，表现出良好的职业素质。		2 分

第 22 节　骨髓穿刺术（助理医师不要求）

一、基础知识

1. 目的

诊断作用	通过检查骨髓细胞增生程度、细胞组成及其形态学变化、细胞遗传学检查（染色体）、分子生物学检查（基因）、造血干细胞培养、寄生虫和细菌学检查等协助临床诊断。
治疗作用	观察疗效和判断预后，还可为骨髓移植提供骨髓。

2. 适应证和禁忌证

适应证	禁忌证
①各类血液病的诊断和全身肿瘤性疾病是否有骨髓侵犯或转移。 ②原因不明的肝、脾、淋巴结肿大及某些发热原因未明者。 ③某些传染病或寄生虫病需要骨髓细菌培养或涂片寻找病原体。 ④诊断某些代谢性疾病，如戈谢（Gaucher）病。 ⑤观察血液病及其他骨髓侵犯疾病的治疗反应和判断预后。 ⑥骨髓移植时采集足量的骨髓。	①血友病及有严重凝血功能障碍者。 ②骨髓穿刺局部皮肤有感染者。

3. 操作前准备

（1）**自己准备**　戴帽子、口罩（头发、鼻孔不外露），洗手（口述）。

（2）**患者准备**　患者取仰卧位或侧卧位。选择常用的穿刺点之一，并在体表定位：髂后上棘穿刺点（患者侧卧位取髂后上棘突出的部位）、髂前上棘穿刺点（患者仰卧位，髂前上棘后方2cm处取骨面较宽、平处）、胸骨穿刺点（胸骨中线第2肋间水平）。

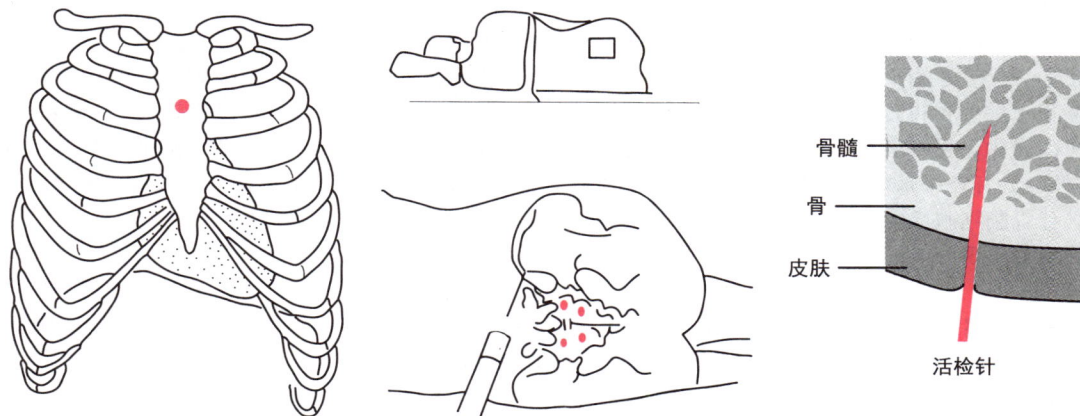

骨髓
骨
皮肤
活检针

（3）**物品准备**

昭昭老师速记：按照操作顺序拿东西就不会遗漏，①碘伏、棉签→②手套、洞巾、注射器（5ml）、利多卡因→③穿刺针、注射器（20ml）→④特殊物品：骨穿（载玻片6张）、腰穿（脑压表、试管）→⑤纱布、胶布。

骨髓穿刺包	内含骨髓穿刺针1个、无菌盘1个、镊子1把、洞巾1个、纱布2块、棉球若干。
消毒和麻药	2.5%碘酊和75%酒精，或0.5%碘伏；2%利多卡因5ml。
其他	一次性注射器2个（2ml或5ml、10ml或20ml）、无菌手套2副、干净玻片6～8张和1张好的推片。

4.骨髓穿刺操作过程

（1）**常规消毒皮肤**　以穿刺点为中心由内及外消毒2遍，范围为以穿刺点为中心直径15cm的区域，第二次的消毒范围不要超越第一次的范围。

（2）**穿刺**　①戴无菌手套；铺洞巾→②用2%利多卡因自皮肤至骨膜做局部浸润麻醉，注意向穿刺点四周方向做浸润麻醉。对骨膜进行多点麻醉，以达到麻醉一个面，而非一个点，这样可防止因穿刺点与麻醉点不完全相符而引起的疼痛→③将骨髓穿刺针固定器固定在适当的长度上（髂骨穿刺约1.5cm），用左手的拇指和示指固定穿刺部位。

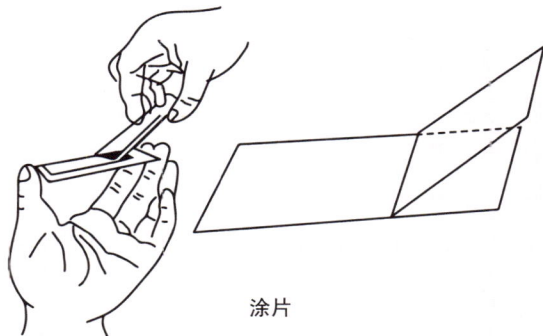

涂片

以右手持针向骨面垂直刺入，当针尖接触骨质时，则将穿刺针围绕针体长轴左右旋转，缓缓钻刺骨质，直至穿刺针阻力消失，且穿刺针已固定在骨内，提示穿刺成功→④拔出针芯，放于无菌盘内；接上干燥的10ml或20ml注射器，用适当力量抽吸0.1～0.2ml骨髓液。将抽取的骨髓液滴于载玻片上，快速做骨髓液推片2张→⑤抽吸完毕，将针芯重新插入；将穿刺针连同针芯一起拔出，按压穿刺点1～2分钟，无菌纱布覆盖，用胶布固定。

昭昭老师速记：打麻药略不同：要往四个方向都打一些；进针手法不同：钻进去的。液体量：抽取0.1～0.2ml骨髓，涂2张片。

5.注意事项

（1）**内脏损伤**　穿透胸骨内侧骨板，伤及心脏和大血管，这是胸骨穿刺时用力过猛或穿刺过深发生的意外。因此，胸骨穿刺时固定穿刺针长度很重要，一定要**固定在距针尖约1cm处**，缓慢左右旋转骨髓穿刺针刺入，且开始用力一定要轻，特别是对老年骨质疏松者和多发性骨髓瘤患者。初次操作者最好先不从胸骨穿刺开始。

（2）**穿刺点感染** 患者**3天内**穿刺部位不要着水，并保持清洁。

（3）**骨穿失败** 若未能抽出骨髓液，则可能是穿刺的深度或方向不合适，或穿刺针的针尖堵在骨质上，或是穿刺针针腔被皮肤和皮下组织块堵塞，此时应重新插上针芯，稍加旋转或再钻入少许，重新接上注射器再行抽吸，即可取得骨髓。若仍抽不出骨髓成分或仅吸出少许稀薄血液，则称为**干抽**，这可能是由于操作者技术欠佳或由于骨髓纤维化，或由于骨髓成分太多、太黏稠，如急性白血病等。

（4）**符合要求的骨髓片** 合格而规范的骨髓片要求达到有**头**、**体**、尾三部分，涂片厚薄应适宜，即估计骨髓细胞增生极度活跃时，涂片要薄，增生低下或重度低下时，涂片要厚。

二、真题重现

29 号题

【临床情景】男孩，6岁。反复出现贫血、出血、感染6个月。查体：全身淋巴结肿大，拟诊断为：急性淋巴细胞白血病。现在行骨髓穿刺活检进一步确诊该疾病。

【要求】请为患者（医学模拟人）行骨髓穿刺术。

【考试时间】11分钟

29 号题标准答案

评分标准（全过程任何步骤违反无菌操作原则，一处扣2分）		总分20分
（一）操作前准备	5分	
1. 戴帽子、口罩（头发、鼻孔不外露），洗手（口述）。		1分
2. 患者取仰卧位或侧卧位。		1分
3. 选择常用的穿刺点之一，并在体表定位：髂后上棘穿刺点（患者侧卧位，取髂后上棘突出的部位）、髂前上棘穿刺点（患者仰卧位，髂前上棘，取骨面较宽、平处）、胸骨穿刺点（胸骨中线第2肋间水平）。		2分
4. 常规消毒皮肤：以穿刺点为中心由内及外消毒2遍，范围正确。		1分
（二）骨髓穿刺操作过程	12分	
1. 戴无菌手套。		1分
2. 铺洞巾。		1分
3. 用2%利多卡因自皮肤至骨膜做局部浸润麻醉。		1分
4. 将骨髓穿刺针固定器固定在适当的长度上（髂骨穿刺约1.5cm），用左手的拇指和示指固定穿刺部位。		2分
5. 以右手持针向骨面垂直刺入，当针尖接触骨质时，则将穿刺针围绕针体长轴左右旋转，缓缓钻刺骨质，直至穿刺针阻力消失，且穿刺针已固定在骨内，提示穿刺成功。		2分
6. 拔出针芯，放于无菌盘内；接上干燥的10ml或20ml注射器，用适当力量抽吸0.1～0.2ml骨髓液。		2分
7. 将抽取的骨髓液滴于载玻片上，快速做骨髓液推片2张。		1分
8. 抽吸完毕，将针芯重新插入；将穿刺针连同针芯一起拔出，按压穿刺点1～2分钟（1分），无菌纱布覆盖，用胶布固定（1分）。		2分
（三）提问	2分	
骨髓穿刺检查是否需要同时做一个外周血涂片检查？为什么？ 答：需要同时做外周血图片检查（1分），目的是对照检查（1分）。		2分
（四）职业素质	2分	
1. 操作前能以和蔼的态度告知患者骨髓穿刺的目的，取得患者的配合。操作时注意无菌观念，动作轻柔规范，体现爱护患者的意识。操作结束后应告知患者相关注意事项。 2. 着装整洁，仪表端庄，举止大方，语言文明，认真细致，表现出良好的职业素质。		2分

第23节　腰椎穿刺术（助理医师不要求）

一、基础知识

1. 目的　①常用于检查**脑脊液的性质**，对诊断脑膜炎、脑炎、脑血管病变、脑瘤、脊髓病变等神经系统疾病有重要意义；②也可测定**颅内压力**以及了解蛛网膜下腔是否阻塞等；③用于**鞘内注射药物**。

2. 适应证和禁忌证

适应证	禁忌证
①**明确诊断**：脑膜炎、脑炎、吉兰－巴雷综合征、脊髓炎、蛛网膜下腔出血、淋巴瘤、脑膜转移性肿瘤及其他情况。 ②**脑脊液压力**及脑脊液动力学检查。 ③**注射造影剂及药物**：脊髓造影时注射造影剂；注射抗肿瘤药、镇痛药及抗生素。	①**颅内压增高**，脑疝形成的征兆。 ②穿刺点附近感染。 ③凝血功能障碍。 ④休克、衰竭或濒危状态。 ⑤后颅窝有占位性病变。

3. 操作前准备

（1）**自己准备**　戴帽子、口罩（头发、鼻孔不外露），洗手（口述）。

（2）**患者准备**　患者取侧卧位，背部与床面垂直，头向前胸屈曲，两手抱膝紧贴腹部。选择穿刺点并在体表定位（一般以**第3～4腰椎**棘突间隙为穿刺点，即髂嵴最高点连线与后正中线的交会处，也可上移或下移一个腰椎间隙）。

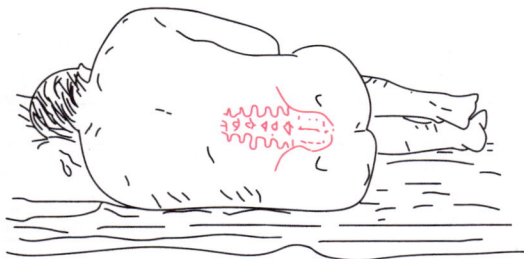

腰椎穿刺体位

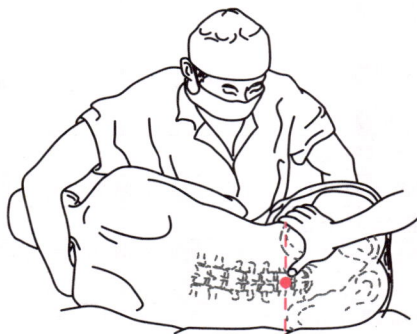

（3）**物品准备**　消毒腰椎穿刺包，内含弯盘、腰椎穿刺针、洞巾、止血钳、巾钳、小消毒杯、纱布、标本容器；无菌手套、操作盘、5ml注射器、脑压表、2%利多卡因、碘伏、纱布、胶布。

昭昭老师提示：按照操作顺序拿东西就不会遗漏，①碘伏、棉签➡②手套、治疗巾、注射器（5ml）、利多卡因➡③穿刺针、注射器（50ml）➡④特殊物品：脑压表、试管➡⑤纱布、胶布。

4. 腰椎穿刺及测脑脊液压力操作过程

（1）**常规消毒皮肤**　以穿刺点为中心由内及外消毒**2遍**，范围正确，直径约**15cm**。

（2）**穿刺**　①戴无菌手套，铺洞巾➡②用**2%利多卡因**自皮肤至椎间韧带做局部浸润麻醉➡③用左手固定穿刺点皮肤，右手持穿刺针以**垂直背部**或**针尖稍斜向头部**的方向（约**30°**）缓慢刺入。当感到穿刺阻力突然消失（即针头穿过韧带与硬脊膜，一般进针**4～6cm**），将针芯慢慢抽出，见有脑脊液流出。如仍无脑脊液流出，可注射1ml空气，但不要注射盐水或蒸馏水➡④测压与放液：接测压管测量**脑脊液压力**并记录（正常脑脊液压力**80～180mmH$_2$O**）➡⑤撤去测压管，用试管收集适量**脑脊液送检**。取脑脊液2～5ml送化验，顺序如下：第一管进行细菌学检查：革兰染色、真菌染色及真菌培养。第二管化验糖及蛋白，如怀疑多发性硬化，可化验寡克隆区带及髓鞘碱性蛋白质。第三管进行细胞计数及分类。第四管根据患者情况进行特异性化验：怀疑结核性脑膜炎或单纯疱疹性脑炎应进行PCR检测；怀疑隐球菌感染应进行墨汁染色→⑥收集脑脊液后将针芯插入，缓慢拔出穿刺针，按压穿刺点。消毒穿刺点，无菌纱布覆盖，胶布固定。

（3）**术后处理**　嘱患者去枕平卧4～6小时，多饮水预防腰椎穿刺后头痛。

昭昭老师提示：麻醉和进针手法不一样，向头侧倾斜30°，先测脑压力（80～180mmH$_2$O），再接数管脑脊液，然后插入针芯，拔管。术后要去枕平卧4～6小时。

5. 注意事项

（1）**腰椎穿刺的禁忌证**　①颅内压增高，有脑疝形成的征兆；②穿刺点附近感染；③凝血功能障碍；④休克、衰竭或濒危状态；⑤后颅窝有占位性病变。

（2）**腰椎穿刺后头痛**　是最常见的腰椎穿刺并发症，见于穿刺后24小时。患者卧位时头痛消失，坐位时头痛加剧，多为枕部跳痛，可持续一周。病因可能是穿刺点渗出或脑组织牵拉、移位。腰椎穿刺后嘱患者去枕平卧4～6小时、多饮水，尽量用细的穿刺针，穿刺针的针尖斜面与患者身体长轴平行有助于预防腰椎穿刺后头痛。

（3）**常用穿刺点**　①成人脊髓多终止于L$_1$～L$_2$椎间隙水平，腰椎穿刺最常用的穿刺点是L$_3$～L$_4$椎间隙。双侧髂嵴上缘连线与后正中线相交处为L$_3$～L$_4$椎间隙。②儿童脊髓多终止于L$_2$～L$_3$椎间隙，腰椎穿刺最常用的穿刺点是L$_3$～L$_4$椎间隙。

（4）**穿刺针依次穿过下列结构**　皮肤→脊上韧带→脊间韧带→黄韧带→硬膜外腔→硬脊膜→硬膜下间隙→蛛网膜→蛛网膜下腔。

二、真题重现

30号题

> 【临床情景】患儿，男，11岁。头痛、发热3天，伴有喷射状呕吐。急诊室初步诊断为急性脑膜炎，需做脑脊液检查。
>
> 【要求】请为患儿（医学模拟人）行腰椎穿刺并测脑脊液压力。
>
> 【考试时间】11分钟

30号题标准答案

评分标准（全过程任何步骤违反无菌操作原则，一处扣2分）	总分20分	
（一）**操作前准备**	5分	
1. 戴帽子、口罩（头发、鼻孔不外露），洗手（口述）。		1分
2. 患者取侧卧位，背部与床面垂直，头向前胸屈曲，两手抱膝紧贴腹部。		1分
3. 选择穿刺点并在体表定位（一般以第3～4腰椎棘突间隙为穿刺点，即髂嵴最高点连线与后正中线的交会处，也可上移或下移一个腰椎间隙）。		2分
4. 常规消毒皮肤：以穿刺点为中心由内及外消毒2遍，范围正确。		1分
（二）**腰椎穿刺及测脑脊液压力操作过程**	11分	
1. 戴无菌手套。		1分
2. 铺洞巾。		1分
3. 用2%利多卡因自皮肤至椎间韧带做局部浸润麻醉。		1分
4. 用左手固定穿刺点皮肤，右手持穿刺针以垂直背部或针尖稍斜向头部的方向缓慢刺入。		2分
5. 当感到穿刺阻力突然消失（即针头穿过韧带与硬脊膜），此时将针芯慢慢抽出，见有脑脊液流出。		2分
6. 测压与放液：接测压管测量脑脊液压力并记录（1分）。撤去测压管，用试管收集适量脑脊液送检（1分）。		2分
7. 收集脑脊液后将针芯插入，缓慢拔出穿刺针，按压穿刺点。消毒穿刺点，无菌纱布覆盖，胶布固定。		1分
8. 嘱患者去枕平卧4～6小时。		1分
（三）**提问**	2分	

腰椎穿刺时为什么让患者尽量抱膝使后背弯曲？ 答：为了使腰椎棘突之间的间隙扩大，利于穿刺。	2分
（四）职业素质	2分
1. 操作前能以和蔼的态度告知患者腰椎穿刺的目的，取得患者的配合。操作时注意无菌观念，动作轻柔规范，体现爱护患者的意识。操作结束后应告知患者相关注意事项。 2. 着装整洁，仪表端庄，举止大方，语言文明，认真细致，表现出良好的职业素质。	2分

第 24 节　除颤仪（昭昭老师说明：大纲不要求，但是抽题总有）

一、基础知识

1. 目的 ①非同步电除颤是通过瞬间高能量的电脉冲对心脏进行紧急非同步电击，以终止心室颤动（包括心室扑动）。②同步电转复是以患者的心电信号为触发标志，瞬间发放通过心脏的高能量电脉冲，达到终止有 R 波存在的某些异位快速性心律失常，并使之转为窦性心律。

2. 适应症

（1）**非同步电除颤** 心室颤动（包括心室扑动）与无脉室速。

（2）**同步电转复** ①**室性心动过速**：室速不伴有血流动力学障碍时如经药物治疗无效或血流动力学受到严重影响时，应及时采用同步电转复；发生室速后临床情况严重如伴有意识障碍、严重低血压、急性肺水肿、急性心肌梗死等，应首选同步电转复。②**室上性心动过速**：阵发性室上速发作时，常规物理或药物治疗无效且伴有明显血流动力学障碍者，应采用同步电转复；预激综合征伴室上速在药物治疗无效时，可行同步电转复；心房颤动（房颤）是同步电转复最常见的适应证。符合下列情况者可考虑电转复：房颤时心室率快（＞120 次／分）且药物控制不佳者；房颤后心力衰竭或心绞痛恶化和不易控制者；持续房颤病程在 1 年内，且房颤前窦房结功能正常，心功能 Ⅰ～Ⅱ级（NYHA），心脏无明显扩大，心胸比率≤55%，左房内径≤45mm，无左房附壁血栓者；二尖瓣病变已经纠正 6 周以上者，因二尖瓣手术或人工瓣膜置换术后 6 周内部分患者可自行恢复窦性心律，且 6 周内常因手术创伤未完全恢复不易电击成功，但也有人认为手术 3 个月后行电转复，此时左房已缩小，电转复后不易复发；预激综合征合并快速房颤者，如药物无效且存在血流动力学障碍时，应尽快电转复；去除或有效控制基本病因（如甲状腺功能亢进、心肌梗死、肺炎等）后，房颤仍持续存在者；心房扑动是一种药物较难控制的快速性心律失常，对于药物治疗无效或伴有心室率快（如房扑 1：1 传导时）、血流动力学恶化的患者，宜同步电转复，成功率高，且所用电能较小，因而是同步电转复的最佳适应证。

3. 禁忌证

绝对禁忌证	相对禁忌证
①洋地黄中毒引起的快速性心律失常。 ②室上性心律失常伴高度或完全性房室传导阻滞。 ③持续房颤在未用影响房室传导的药物情况下心室率已缓慢者。 ④伴有病态窦房结综合征（即快-慢综合征）。 ⑤近期内有动脉栓塞或经超声心动图检查发现左房内存在血栓而未接受抗凝治疗者。	①拟近期接受心脏外科手术者。 ②电解质紊乱尤其是低血钾，电转复应在纠正后进行。 ③严重心功能不全未纠正者，因转复后有发生急性肺水肿的可能。 ④心脏明显扩大者，即使成功转复后，维持窦性心律的可能性也不大。 ⑤甲状腺功能亢进伴房颤而未对前者进行正规治疗者。 ⑥伴风湿活动或感染性心内膜炎而未控制的心脏病患者。 ⑦转复后在胺碘酮的维持下又复发或不能耐受抗心律失常药物维持治疗者。 ⑧房颤为阵发性，既往发作次数少、持续时间短，预期可自动转复者。因为电转复并不能预防其发作。

4．操作前准备

（1）**自己准备** 考生位于患者右侧。

（2）**患者准备** 患者取仰卧位。

（3）**物品准备** 除颤仪、导电糊。

5．电除颤操作过程

昭昭老师提示：①先开机，选择模式和电量→②涂抹导电糊→③放置位置正确→④按充电→⑤嘱咐人离开，按放电→⑥观察是否恢复，未恢复继续做5组心肺复苏。

（1）**操作前准备** ①患者仰卧于硬板床上，身体不接触床上任何金属部分，连接除颤器上的心电监护仪。在准备除颤器的同时，给予持续的胸外按压→②打开除颤器电源开关，室颤或无脉室速患者将按钮设置为"非同步"位置（其余的心律失常均为同步电除颤）→③暴露患者胸壁，将两个电极板涂上导电糊或包上4～6层浸有生理盐水的纱布垫→④两电极分别放置于患者胸骨右缘锁骨下区及左腋中线，中心在第5肋间（心底→心尖部），即将电极板分别置于胸骨右缘第2～3肋间和心尖区。两电极板之间至少相距10cm，用力按电极板，使其紧贴皮肤→⑤按充电按钮充电（单相波电除颤充电360J，双相波电除颤150～200J）。

（2）**电除颤** ①充好电后再将电极板放置在病人身体上→②明确无人与患者病床接触，同时按压两个电极板的放电按钮（口述）。

（3）**放电后** ①放电后患者表现为躯干和四肢抽动，立即听诊心脏并观察心电监测仪，观察患者的心律是否转为窦性（口述）。②除颤后立即开始心脏按压，5个循环后根据心电显示判断是否进行下一次除颤。

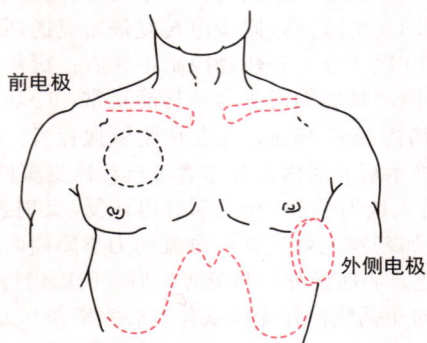

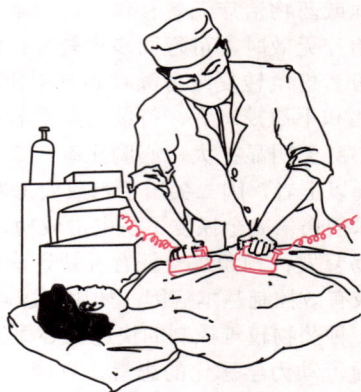

前电极

外侧电极

6．注意事项 ①影响电除颤成功的主要因素是发生心室颤动到进行除颤的时间，每延迟1分钟，除颤成功率下降7%。②除颤过程中和除颤成功后均应监测并记录心律、心率、呼吸、血压及神志等的变化。

二、真题重现

31号题

【临床情景】王先生，49岁。大面积心肌梗死抢救中突然出现心搏骤停，触不到颈动脉搏动，心电图示心室颤动。

【要求】请为患者（医学模拟人）进行心电除颤模拟操作。

【考试时间】11分钟

31号题标准答案

评分标准		总分20分
（一）操作前准备	2分	
患者取仰卧位（1分），考生位于患者右侧（1分）。		2分

（二）电除颤操作过程	14分	
1. 暴露患者胸壁，将电极板涂导电糊或在电极部位垫一生理盐水湿纱布。		2分
2. 将电极板分别置于胸骨右缘第2～3肋间和心尖区。		2分
3. 按压非同步放电按钮。		2分
4. 按充电按钮充电（单相波电除颤充电360J，双相波电除颤150～200J）。		2分
5. 明确无人与患者病床接触（2分），同时按压两个电极板的放电按钮（口述，2分）。		4分
6. 放电后（患者躯干和四肢抽动后）立即听诊心脏并观察心电监测仪，观察患者的心律是否转为窦性（口述）。		2分
（三）提问	2分	
1. 为什么除颤电极板要涂导电糊或垫湿纱布？ 答：为了电除颤的电流能传导入患者体内，并避免皮肤灼伤。 2. 同步电复律与非同步电除颤各用在哪型心律失常？ 答：同步电复律用于除室颤以外的快速型心律失常（0.5分），非同步电除颤仅用于心室颤动（0.5分）。		2分
（四）职业素质	2分	
1. 操作时动作迅速准确、不慌乱，操作结束后向患者或家属告知急救结束以及下一步处理意见。 2. 着装整洁，仪表端庄，举止大方，语言文明，认真细致，表现出良好的职业素质。		2分

第 25 节　气管插管术（昭昭老师说明：大纲不要求，有同学反应抽到）

一、基础知识

1. 目的　①开放气道，保证有效的人工或机械通气。②保护气道，防止异物（胃内容物）误入呼吸道。③及时吸出气道内分泌物或血液。④提供气管内给药（如全身麻醉药）的途径。

2. 适应证和禁忌证

适应证	禁忌证
①呼吸、心搏骤停或窒息； ②呼吸衰竭需进行机械通气者； ③全身麻醉或静脉复合麻醉者； ④气道梗阻或呼吸道分泌物过多； ⑤呼吸保护反射（咳嗽、吞咽反射）迟钝或消失	①喉水肿； ②急性喉炎； ③喉头黏膜下血肿； ④插管创伤引起的严重出血； ⑤相对禁忌：呼吸道不全梗阻，出血倾向，主动脉瘤压迫或侵蚀气管壁，颈椎骨折、脱位（颈部固定后可以插管），咽喉部烧灼伤、肿瘤或异物

3. 操作前准备

（1）**自己**准备　戴口罩、帽子、手套，必要时穿隔离衣，戴防护眼镜、防护面罩等。

（2）**患者**准备　检查患者口腔、牙齿（有义齿需取出）、张口度、颈部活动度、咽喉部情况，判断是否为困难气道。

（3）**物品**准备　①吸氧和通气装置：面罩、氧气、简易呼吸器或呼吸机、麻醉机、口咽通气道。②气管导管的准备：准备不同规格的气管导管3根→导管选择：一般成年**男性**患者多选用 7.5～8.5 号气管导管，**女性**患者多选用 7.0～8.0 号气管导管→检查导管套囊是否漏气→③管芯准备：将插管管芯放入导管内并塑型，管芯前端不能超过导管斜面，导丝末端反折固定，防止脱落→④**润滑**：用水溶性润滑剂润滑气管导管套囊表面以及气管导管的前端→⑤药品：根据情况选择镇静药、镇痛药或肌肉松弛药备用→⑥喉镜准备：将喉镜镜片与喉镜手柄连接，确认连接稳定，并检查光源亮度→⑦其他：无菌手套、水溶性润滑剂、牙垫、10ml注射器、胶布、吸痰管、吸引器、听诊器、心电监护设备。

4．操作过程

①摆放体位	①患者枕部垫一薄枕，使口、咽、喉三轴线尽量呈一致走向； ②插管者站于患者头侧，患者的头位相当于插管者剑突水平
②加压给氧	①若采用诱导麻醉插管法，待患者入睡后，采用仰头提颏法，开放气道； ②插管者使用球囊面罩加压给氧，吸100%纯氧2～3分钟，送气频率10～12次／分
③暴露声门	①患者肌肉松弛度满意后，插管者用右手拇指和示指呈"剪刀式"交叉，拇指推开患者的下磨牙，示指抵住上门齿，打开口腔； ②左手握持喉镜手柄，将镜片从患者右口角送入，向左推开舌体，以避免舌体阻挡视线，切勿把口唇压在喉镜镜片与牙齿之间，以免造成损伤； ③然后，缓慢地把镜片沿中线向前推进，显露患者悬雍垂及会厌，镜片前端放置在会厌谷（会厌和舌根连接处）；此时操作者应保持左腕伸直，向前、向上约45°角提拉喉镜，间接提起会厌，暴露声门
④插入气管导管	①操作者右手持气管导管，从患者右口角将导管沿镜片插入口腔，同时双目注视导管前进方向，对准声门将导管送入气管内。见套囊进入气管后，请助手帮助将管芯拔出，拔出时注意固定导管； ②术者继续将导管向前送入（成人一般再送入2～3cm），导管尖端距门齿约22cm±2cm
⑤放置牙垫	①气管导管插入气管后，立即放置牙垫，然后退出喉镜； ②牙垫侧翼应放于牙齿与口唇之间，防止掉入口腔
⑥套囊充气	给气管导管套囊充气，立即连接简易呼吸器
⑦确认导管位置	①挤压呼吸球囊人工通气时见双侧胸廓对称起伏； ②听诊器听诊双肺呼吸音存在并对称
⑧固定导管	用胶布将牙垫与气管导管固定于面颊，胶布长短以不超过下颌角为宜，粘贴要牢靠、不可粘住口唇；然后将患者头部复位，动作要轻柔
⑨连接	连接呼吸机进行人工通气

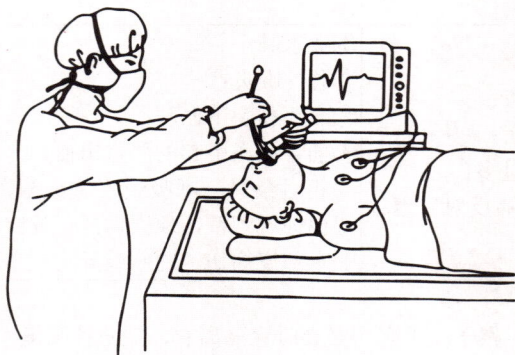

气管插管患者体位及操作者位置、姿势

　　6．注意事项 ①气管导管误入食管：易引起无通气和胃充气的严重后果。②导管插入太深可误入一侧支气管内（常发生在右侧），引起通气不足、缺氧或术后肺不张。

二、模拟题

32号题

【临床情景】李先生，58岁。因为肺炎导致严重呼吸困难，病情危急。
【要求】请为患者（医学模拟人）进行气管插管术操作。
【考试时间】11分钟

32 号题标准答案

评分标准		总分 20 分
（一）操作前准备	2 分	
患者枕部垫一薄枕，使口、咽、喉三轴线尽量呈一致走向，插管者站于患者头侧，患者的头位相当于插管者剑突水平。		2 分
（二）操作过程	16 分	
1. 左手握持喉镜手柄，将镜片从患者右口角送入，向左推开舌体，以避免舌体阻挡视线，切勿把口唇压在喉镜镜片与牙齿之间，以免造成损伤。然后，缓慢地把镜片沿中线向前推进，显露患者悬雍垂及会厌，镜片前端放置在会厌谷（会厌和舌根连接处）；此时操作者应保持左腕伸直，向前、向上约45°角提拉喉镜，间接提起会厌，暴露声门。		4 分
2. 操作者右手持气管导管，从患者右口角将导管沿镜片插入口腔，同时双目注视导管前进方向，对准声门将导管送入气管内。见套囊进入气管后，请助手帮助将管芯拔出，拔出时注意固定导管，术者继续将导管向前送（成人一般再送入 2～3cm），导管尖端距门齿约 22cm±2cm。		4 分
3. 气管导管插入气管后，立即放置牙垫，然后退出喉镜。牙垫侧翼应放于牙齿与口唇之间，防止掉入口腔。		2 分
4. 给气管导管套囊充气，立即连接简易呼吸器。		1 分
5. 挤压呼吸球囊人工通气时见双侧胸廓对称起伏。听诊器听诊双肺呼吸音存在并对称。		2 分
6. 用胶布将牙垫与气管导管固定于面颊，胶布长短以不超过下颌角为宜，粘贴要牢靠、不可粘住口唇；然后将患者头部复位，动作要轻柔。		2 分
7. 连接呼吸机进行人工通气。		1 分
（三）职业素质	2 分	
1. 操作时动作迅速准确、不慌乱，操作结束后向患者或家属告知急救结束以及下一步处理意见。2. 着装整洁，仪表端庄，举止大方，语言文明，认真细致，表现出良好的职业素质。		2 分

第 26 节　灌肠术（昭昭老师说明：大纲不要求，有同学反应抽到）

一、基础知识

　1．目的　将一定量的液体由肛门经直肠灌入结肠，以帮助患者清洁肠道、排便、排气或由肠道供给药物或营养，以达到确定诊断和治疗目的的方法。

　2．分类
　（1）保留灌肠
　（2）不保留灌肠

大量不保留灌肠	①解除便秘、肠积气；②清洁肠道：肠道手术、检查、分娩前准备；③稀释并消除肠道内的有害物质，减轻中毒；④降温
小量不保留灌肠	①为年老体弱、幼儿及腹部或盆腔手术后病人软化粪便，解除便秘；②排出肠道内积气，减轻腹胀

　3．操作前准备
　（1）自己准备　衣帽整洁，修剪指甲，洗手，戴口罩。
　（2）患者准备　①了解灌肠的目的、方法和注意事项并配合操作。②嘱患者排尿。
　（3）物品准备　①屏风→②输液架→③一次性尿布→④弯盘→⑤灌肠袋、灌肠液 0.1～0.2% 肥皂水或者生理盐水、体温计→⑥手套→⑦肛管、连接管、石蜡油→⑧止血钳（夹闭器）→⑨手纸→⑩笔和纸。

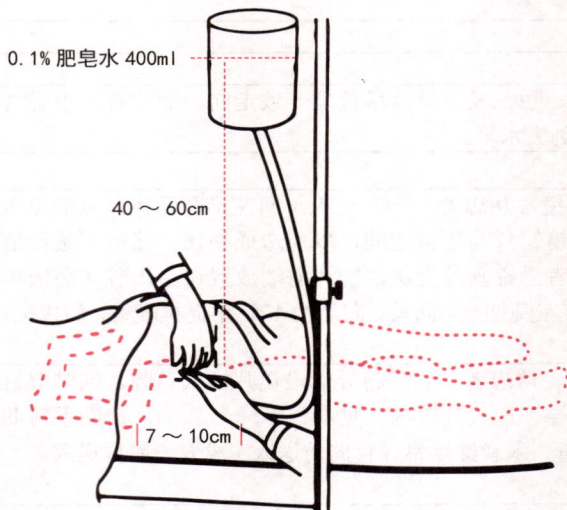

0.1% 肥皂水 400ml

40 ～ 60cm

7 ～ 10cm

4. 操作过程

昭昭老师提示：①核对解释→②安置卧位→③润管排气→④插管灌液→⑤拔出肛管→⑥整理记录。

①核对解释	备齐用物携至床旁，核对病人床号，姓名，并向病人及家属解释目的和需配合事项，以取得合作
②安置卧位	①协助病人取左侧卧位，双膝屈曲，脱裤至膝部； ②臀部移至床沿（对不能自控排便者可取仰卧位，臀下放便器），臀下垫橡胶单和治疗巾，臀边放弯盘
③润管排气	挂灌肠筒于输液架上，筒内液面距肛门 40 ～ 60cm，润滑肛管前端，连接肛管，排净管内空气，夹管
④插管灌液	①戴手套； ②分开臀部，显露肛门，嘱病人深呼吸，右手持肛管轻轻插入直肠 7 ～ 10cm（注意儿童 4 ～ 7cm），固定肛管，去钳松管，使溶液缓缓流入，待溶液即将灌完时夹管（灌液量：成人 500 ～ 100ml；小儿 200 ～ 500ml）
⑤拔出肛管	①用纸巾包住肛管轻轻拔出置弯盘内，擦净肛门； ②协助平卧，嘱病人尽量忍耐 5 ～ 10min 后再排便（降温灌肠时保留 30min）
⑥整理记录	①协助病人穿裤，使病人取舒适体位，整理床单位； ②记录：灌肠后排便一次→ 1/E；灌肠后未排便→ 0/E

5. 注意事项 ①插入肛门深度：成人 7 ～ 10cm；小儿 4 ～ 7cm。②灌肠液的量：成人 500 ～ 100ml；小儿 200 ～ 500ml。③温度：一般 39 ～ 41℃；降温 28 ～ 32℃；中暑 4℃。④肝性脑病、颅内高压、脑疝、消化道出血、妊娠、急腹症、严重心血管疾病等病人禁忌灌肠。⑤灌肠过程中应随时观察病人的病情变化，如病人出现脉速，面色苍白，出冷汗，剧烈腹痛，心慌气急时，应立即停止灌肠，并与医生联系给予紧急处理。

二、模拟题

33 号题

【临床情景】张先生，62 岁。便秘 3 天，急诊使用开塞露后无效，现腹痛较重，拟排便治疗。 【要求】请为患者（医学模拟人）进行灌肠术操作。 【考试时间】11 分钟

33 号题标准答案

评分标准	总分 20 分	
（一）操作前准备	2 分	
患者取左侧卧位，双膝屈曲，脱裤至膝部，臀部移至床沿（1分），考生位于患者右侧（1分）。		2 分
（二）电除颤操作过程	16 分	
1. 臀下垫橡胶单和治疗巾，臀边放弯盘。		1 分
2. 挂灌肠筒于输液架上，筒内液面距肛门 40～60cm，润滑肛管前端，连接肛管，排净管内空气，夹管。		1 分
3. 戴手套，分开臀部，显露肛门，嘱病人深呼吸，右手持肛管轻轻插入直肠 7～10cm（注意儿童 4～7cm），固定肛管，去钳松管，使溶液缓缓流入，待溶液即将灌完时夹管（灌液量：成人 500～100ml；小儿 200～500ml）。		5 分
4. 用纸巾包住肛管轻轻拔出置弯盘内，擦净肛门；协助平卧，嘱病人尽量忍耐 5～10min 后再排便（降温灌肠时保留 30min）。		4 分
5. 协助病人穿裤，使病人取舒适体位，整理床单位。		4 分
6. 记录：灌肠后排便一次→ 1/E；灌肠后未排便→ 0/E。		1 分
（三）职业素质	2 分	
1. 操作时动作迅速准确、不慌乱，操作结束后向患者或家属告知急救结束以及下一步处理意见。 2. 着装整洁，仪表端庄，举止大方，语言文明，认真细致，表现出良好的职业素质。		2 分

附　录　实验室检查结果参考值

一、血常规

红细胞（RBC）计数	①成年男性（4.5～5.5）×10^{12}/L，②成年女性（4.0～5.0）×10^{12}/L，③新生儿（6.0～7.0）×10^{12}/L
血红蛋白（Hb）	①成年男性120～160g/L，②成年女性110～150g/L，③新生儿170～200g/L
白细胞（WBC）计数	①成人（4.0～10.0）×10^{9}/L，②新生儿（15.0～20.0）×10^{9}/L
白细胞分类（DC）	①中性杆状核粒细胞0.01～0.05，②中性分叶核粒细胞0.5～0.7，③嗜酸粒细胞0.005～0.05，④嗜碱粒细胞0～0.01，⑤淋巴细胞0.2～0.4，⑥单核细胞0.03～0.08
血小板（PLT）计数	（100～300）×10^{9}/L
红细胞沉降率	①男性0～15mm/h，②女性0～20mm/h
血细胞比容测定	①男性0.4～0.5（40～50vol%），平均0.45 ②女性0.37～0.48（37～48vol%），平均0.40

二、尿常规

一般症状检查	尿量	1000～2000ml/24h（成人）
	酸碱反应	pH约6.5，波动在4.5～8.0之间
	尿相对密度	1.015～1.025
化学检查	尿蛋白	尿蛋白定性试验阴性，定量试验0～80mg/24h
	尿糖	尿糖定性试验阴性，定量为0.56～5.0mmol/24h
	尿胆红素	定性阴性，定量≤2mg/L
	尿胆原	定性为阴性或弱阳性，定量≤10mg/L
显微镜检查	红细胞	玻片法平均0～3/HP，定量检查0～5/µl
	白细胞	玻片法平均0～5/HP，定量检查0～10/µl
尿微量清蛋白	尿清蛋白排出率（UAE）	5～30mg/24h
尿电解质	尿钠	130～260mmol/24h（3～5g/24h）
	尿钙	5～7.5mmol/24h（0.1～0.3g/24h）
	尿钾	51～102mmol/24h

三、凝血功能及纤溶活性检测

血浆凝血酶原时间测定	手工法和血液凝固仪法	11～13s或（12±1s），必须指出本试验需设正常对照值。测定值超过正常对照值3s以上为异常
	凝血酶原时间比值（PTR）	1.0±0.05
	国际正常化比值（INR）	1.0±0.1
活化的部分凝血活酶时间测定	手工法	31～43s
	Clauss法（凝血酶比浊法）	2～4g/L
血浆D-二聚体定量测定	ELISA法	＜0.5mg/L

四、脑脊液检测

化学检查	蛋白定量试验	①腰椎穿刺0.20～0.45g/L，②小脑延髓池穿刺0.10～0.25g/L，③脑室穿刺0.05～0.15g/L
	葡萄糖测定	2.5～4.5mmol/L（腰池）
	氯化物测定	120～130mmol/L（腰池）
	酶学测定	①乳酸脱氢酶（LDH）测定成人3～40U/L ②天门冬氨酸氨基转移酶（AST）测定5～20U/L ③肌酸激酶（CK）测定0.94±0.26U/L（比色法） ④腺苷脱氨酶（ADA）0～8U/L

显微镜检查	白细胞计数	①成人（0～8）×10⁶/L，②儿童（0～10）×10⁶/L
免疫学检查	免疫球蛋白检测	① IgG0.01～0.04g/L，② IgA0.001～0.006g/L，③ IgM0.00011～0.000022g/L
电泳测定	前清蛋白电泳测定	0.02～0.07（2%～7%）
	清蛋白电泳测定	0.56～0.76（56%～76%）
	球蛋白电泳测定	① α₁-球蛋白 0.02～0.07（2%～7%） ② α₂-球蛋白 0.06～0.09（6%～9%） ③ β-球蛋白 0.08～0.18（8%～18%） ④ γ-球蛋白 0.03～0.12（8%～18%）

五、浆膜腔积液检测

胸腔液	＜20ml
腹腔液	＜50ml
心包腔液	10～50ml

六、肝功能检测

血清蛋白测定	血清总蛋白（双缩脲法）	①成人 60～80g/L ②新生儿 46～70g/L ③7个月～1周岁 51～73g/L ④1～2周岁 56～75g/L ⑤＞3周岁 62～76g/L
	血清清蛋白（溴甲酚绿法）	①清蛋白 40～55g/L　②新生儿 28～44g/L ③＜14 岁 38～54g/L　④＞60 岁 34～48g/L
	醋酸纤维素膜法定量	①清蛋白 0.62～0.71（62%～71%） ② α₁-球蛋白 0.03～0.04（3%～4%） ③ α₂-球蛋白 0.06～0.10（6%～10%） ④ β-球蛋白 0.07～0.11（7%～11%） ⑤ γ-球蛋白 0.09～0.18（9%～18%）
	血清前清蛋白测定	①1 岁 100mg/L　②1～3 岁 168～281mg/L ③成人 280～360mg/L
血浆凝血因子测定	凝血酶原时间（PT）测定	11～14s
	活化部分凝血活酶时间测定（APTT）	30～42s
	酶时间（TT）测定	16～18s
血氨测定	18～72μmol/L	
血清脂类代谢	总胆固醇	2.9～6.01mmol/L
	胆固醇酯	2.34～3.38mmol/L
	胆固醇酯：游离胆固醇	3：1
胆红素代谢检测	血清总胆红素	①新生儿：0～1d 34～103μmol/L；1～2d 103～171μmol/L；3～5d 68～137μmol/L ②成人 3.4～17.1μmol/L
	血清结合胆红素	0～6.8μmol/L
	血清非结合胆红素	1.7～10.2μmol/L
	尿中尿胆原	①定量≤10mg/L，②定性阴性或弱阳性
	总胆汁酸（酶法）	0～10μmol/L
	胆酸（气-液相色谱法）	0.08～0.91μmol/L
	鹅脱氧胆酸（气-液相色谱法）	0～1.61μmol/L
	甘氨胆酸（气-液相色谱法）	0.05～1.0μmol/L
	脱氧胆酸（气-液相色谱法）	0.23～0.89μmol/L

摄取、排泄功能检测	靛氰绿滞留率试验	15min 血内吲哚青绿（ICG）滞留率 0 ～ 10%
	利多卡因试验	100±18μg／L
血清酶及同工酶检测	血清氨基转移酶及其同工酶测定	① ALT 5 ～ 25 卡门单位，10 ～ 40U/L ② AST 8 ～ 28 卡门单位，10 ～ 40U/L ③ ALT/AST ≤ 1
	碱性磷酸酶测定	①女性 1 ～ 12 岁＜500U/L，15 岁以上 40 ～ 150U/L ②男性 1 ～ 12 岁＜500U/L，12 ～ 15 岁＜700U/L，20 岁以上 40 ～ 150U/L
	γ-谷氨酰转移酶及同工酶测定	①男性 11 ～ 50U/L　②女性 11 ～ 50U/L
	乳酸脱氢酶	①连续检测法 104 ～ 245U/L ②速率法 95 ～ 200U/L
	α-L-岩藻糖苷酶测定	27.1±12.8U/L
	谷氨酸脱氢酶测定	①男性 0 ～ 8U/L，②女性 0 ～ 7U/L
	5'-核苷酸酶测定	0 ～ 11U/L
	单胺氧化酶测定	0 ～ 3U/L
	脯氨酰羟化酶测定	39.5±11.87μg/L

七、肾功能检测

肾小球功能检测	血清肌酐（Cr）	①全血 88.4 ～ 176.8μmol/L ②血清或血浆：男性 53 ～ 106μmol/L，女性 44 ～ 97μmol/L
	内生肌酐清除率（Ccr）	成人 80 ～ 120ml/min
	血尿素氮（BUN）	①成人 3.2 ～ 7.1mmol/L， ②婴儿、儿童 1.8 ～ 6.5mmol/L
	肾小球滤过率测定（GFR）	100±20ml/min
	β_2-微球蛋白（β_2-MG）	成人血清 1 ～ 2mg/L
近端肾小管功能检测	尿 β_2-微球蛋白测定	成人尿低于 0.3mg/L，或以尿肌酐校正为 0.2mg/L 以下
	α_1-微球蛋白测定（α_1-MG）	成人尿 α_1-MG ＜ 15mg/24h，或肌酐＜10mg/g，血清游离 α_1-MG 为 10 ～ 30mg/L
远端肾小管功能检测	昼夜尿相对密度试验	成人夜尿量＜ 750ml，昼尿量和夜尿量比值一般为（3 ～ 4）：1，夜尿或昼尿中至少 1 次尿相对密度＞1.018，昼尿中最高与最低尿相对密度差值＞0.009
	3h 尿相对密度试验	成人 24h 尿量 1000 ～ 2000ml，昼尿量（晨 8 时至晚 8 时 4 次尿量和）多于夜尿量，（3 ～ 4）：1，至少 1 次尿相对密度＞ 1.020（多为夜尿），1 次低于 1.003
	尿渗量（尿渗透压）测定	禁饮后尿渗量为 600 ～ 1000mOsm/（kg·H_2O），平均 800mOsm/（kg·H_2O），血浆 275 ～ 305mOsm/（kg·H_2O），平均 300mOsm/（kg·H_2O），尿/血浆渗量比值为 3 ～ 4.5：1

八、血尿酸检测

血清（浆）尿酸浓度	成人酶法	①男性 150 ～ 416μmol/L， ②女性 89 ～ 357μmol/L

| 肾小管性酸中毒（RTA） | 氯化铵负荷（酸负荷）试验 | 成人短或长程法的5次尿样中至少有1次pH＜5.5 |
| | 碳酸氢离子重吸收排泄试验（碱负荷试验） | 成人尿 HCO_3^- 部分排泄率≤1%，即原录中的 HCO_3^- 几乎100%被重吸收 |

九、血清电解质检测

血清阳离子检测	血钾测定	3.5～5.5mmol/L
	血钠测定	135～145mmol/L
	血钙测定	①总钙2.25～2.58mmol/L，②离子钙1.10～1.34mmol/L
血清阴离子检测	血氯测定	95～105mmol/L
	血磷测定	0.97～1.61mmol/L

十、血糖及其代谢产物的检测

空腹血糖（FBG）	葡萄糖氧化酶法	3.9～6.1mmol/L
	邻甲苯胺法	3.9～6.4mmol/L
	口服葡萄糖耐量试验	FPG 3.9～6.1mmol/L，口服葡萄糖后30min～1h，血糖达高峰（一般为7.8～9.0mmol/L），峰值＜11.1mmol/L，2h血糖（2hPG）＜7.8mmol/L，3h血糖恢复至空腹水平，各检测时间点的尿糖均为阴性
空腹胰岛素	血清胰岛素检测和胰岛素释放试验	空腹胰岛素10～20mU/L，口服葡萄糖后胰岛素高峰在30min～1h，峰值为空腹胰岛素的5～10倍，2h胰岛素（2hPG）＜30mU/L，3h后达到空腹水平
空腹C-肽	C-肽释放试验	空腹C-肽0.3～1.3nmol/L，口服葡萄糖后30min～1h出现高峰，其峰值为空腹C-肽的5～6倍
糖化血红蛋白（GHb）	① HbA_1c 4%～6%，② HbA_1 5%～8%	

十一、心肌酶检测

肌酸激酶（CK）	酶偶联法（37℃）	①男性38～174U/L，②女性26～140U/L
	酶偶联法（30℃）	①男性15～105U/L，②女性10～80U/L
	肌酸显色法	①男性15～163U/L，②女性3～135U/L
	连续监测法	①男性37～174U/L，②女性26～140U/L
肌酸激酶同工酶	①CK-MM94%～96%，②CK-MB＜5%，③ICK-BB极少或无	
肌酸激酶异型（CK-MB）	①CK-MB1＜0.71U/L，②CK-MB2＜1.0U/L，③MB2/MB1＜1.4	
乳酸脱氢酶（LDH）	连续检测法	104～245U/L
	速率法	95～200U/L
乳酸脱氢酶同工酶测定	LDH1:32.7%±4.60%，LDH2:45.10%±3.53%，LDH3:18.50%±2.96%，LDH4:2.90%±0.89%，LDH5:0.85%±0.55%，LDH1/LDH2:＜0.7	

十二、心肌蛋白检测

心肌肌钙蛋白T	0.02～0.13μg/L，＞0.2μg/L为临界值，＞0.5μg/L可以诊断AMI
心肌肌钙蛋白I测定	＜0.2μg/L，＞1.5μg/L为临界值
肌红蛋白（Mb）	定性	阴性
	定量	IELISA法50～85μg/L，RIA法6～85μg/L，＞75μg为临界值
脂肪酸结合蛋白（FABP）	＜5μg/L	

十三、血、尿淀粉酶检测

淀粉酶（AMY）总活性	Somogyi 法	800 ～ 1800U/L
	染色淀粉法	760 ～ 1450U/L
同工酶	S-AMS 45% ～ 70%	
	P-AMS 39% ～ 55%	

十四、血清铁及其代谢产物检测

血清铁	①男性 11 ～ 30μmol/L，②女性 9 ～ 27μmol/L，③儿童 9 ～ 22μmol/L
血清转铁蛋白（Tf）	28.6 ～ 51.9μmol/L（2.5 ～ 4.3g/L）
血清总铁结合力（TIBC）	①男性 50 ～ 77μmol/L，②女性 54 ～ 77μmol/L
血清转铁蛋白饱和度（Tfs）	33% ～ 55%
血清铁蛋白（SF）	①男性 15 ～ 200μg/L，②女性 12 ～ 150μg/L
细胞内游离原卟啉（FEP）	①男性 0.56 ～ 1.00μmol/L，②女性 0.68 ～ 1.32μmol/L

十五、甲状腺功能检测

甲状腺素（TT_4）和游离甲状腺素（FT_4）测定	① TT_4 65 ～ 155nmol/L，② FT_4 10.3 ～ 25.7pmol/L
三碘甲腺原氨酸（TT_3）和游离三碘甲腺原氨酸（FT_3）测定	① TT_3 1.6 ～ 3.0nmol/L，② FT_3 2.16 ～ 6.78pmol/L
反三碘甲腺原氨酸（rT_3）	0.2 ～ 0.8nmol/L
甲状腺素结合球蛋白（TBG）	15 ～ 34mg/L
三碘甲腺原氨酸摄取率（T_3RUR）	25% ～ 35%

十六、血气分析和酸碱测定

动脉血氧分压（PaO_2）	95 ～ 100mmHg（12.6 ～ 13.3kPa）
肺泡－动脉血氧分压差	15 ～ 20mmHg（2 ～ 2.7kPa）最大不超过 30mmHg（4.0kPa）
动脉血氧饱和度（SaO_2）	95% ～ 98%
混合静脉血氧分压（PO_2）	35 ～ 45mmHg（4.1 ～ 6.0kPa），平均 40mmHg（5.33kPa）Pa-DO_2 60mmHg（8.0kPa）
动脉血二氧化碳分压（$PaCO_2$）	35 ～ 45mmHg（4.1 ～ 6.0kPa），平均值 40mmHg（5.33kPa）
pH	pH 7.35 ～ 7.45，平均 7.40
标准碳酸氢盐（SB）	22 ～ 27mmol/L，平均 24mmol/L
实际碳酸氢盐（AB）	22 ～ 27mmol/L
缓冲碱（BB）	45 ～ 55mmol/L，平均 50mmol/L
剩余碱（BE）	0±2.3mmol/L
血浆 CO_2 含量（$T-CO_2$）	25.2mmol/L
阴离子间隙（AG）	8 ～ 16mmol/L

十七、肿瘤标志物检测

放射免疫法（RIA）化学发光免疫测定（CLIA）酶联免疫吸附试验（ELISA）	甲胎蛋白测定	＜ 25μg/L
	癌胚抗原测定	＜ 5μg/L
	糖链抗原 19-9 测定	＜ 37kU/L
	癌抗原 125 测定	＜ 35μg/L

十八、人绒毛膜促性腺激素（HCG）测定

血清	男性或未孕女性＜ 5IV/L，绝经后妇女＜ 10IV/L
尿	未孕成年女性：定性阴性，妊娠期：阳性